1706/8m 10,-

Andrew Newberg / Mark Robert Waldman

Der Fingerabdruck Gottes

AF862130

GOLDMANN
Lesen erleben

Buch

Über die Frage, ob Gott existiert, kann man sich streiten. Über die Frage, welch heilsame Wirkungen religiöse und spirituelle Erfahrungen auf Geist und Psyche haben können, nicht. Dieses Buch geht über die bisher veröffentlichten Erkenntnisse der Forschung weit hinaus: Die führenden Neurowissenschaftler Andrew Newberg und Mark Robert Waldman decken auf fesselnde und leicht verständliche Weise eine Fülle von Zusammenhängen zwischen Mystik und Gehirn auf, beispielsweise dass schon zwölf Minuten Meditation täglich ausreichen, um das Gedächtnis zu stärken und Alterungsprozess zu verlangsamen; dass die Kontemplation eines liebenden Gottes Stress reduziert und Ängste lindert; oder dass intensives Gebet positive neuronale Bahnen im Gehirn aktiviert und mentale Verfallsprozesse stoppt. Vor allem aber geben sie uns mit diesem Buch erstmals einen Leitfaden an die Hand, um die Erkenntnisse praktisch umzusetzen und unser körperliches und emotionales Wohlbefinden zu steigern. Die von den Autoren vorgestellten Methoden schöpfen aus einer Vielfalt östlicher und westlicher spiritueller Praktiken und sind für jeden ohne großen Zeitaufwand zu erlernen und anzuwenden. Mithilfe ihrer neu entwickelten Technik der »Mitfühlenden Kommunikation« können wir auch unsere Beziehungen nachhaltig verbessern.

Autoren

Andrew Newberg widmet sich an der Universität von Pennsylvania seit vielen Jahren dem Erforschen der Zusammenhänge zwischen Spiritualität und Neurowissenschaften. Er ist einer der Begründer der neuen interdisziplinären Richtung »Neurotheologie« und außerdem Professor an den Instituten für Radiologie, Psychiatrie und Religionsstudien. Der Autor dreier Bücher zählt zu den führenden Neurowissenschaftlern der USA.

Mark Robert Waldman ist Dozent an Newbergs *Center for Spirituality and Mind*, Therapeut und Autor zu den Themen Neurowissenschaften und Spiritualität.

Andrew Newberg / Mark Robert Waldman

Der Fingerabdruck Gottes

Wie religiöse und spirituelle Erfahrungen unser Gehirn verändern

Aus dem Amerikanischen von
Dagmar Mallett

GOLDMANN

Die amerikanische Originalausgabe erschien 2009 unter dem Titel
»How God changes your Brain« bei Ballantine Books, einem Imprint der
Random House Publishing Group, Random House, Inc., New York.
Die deutsche Erstausgabe erschien 2010 bei Kailash, München.

FSC
www.fsc.org
MIX
Papier aus verantwortungsvollen Quellen
FSC® C014496

Verlagsgruppe Random House FSC-DEU-0100
Das für dieses Buch verwendete FSC®-zertifizierte Papier
Super Snowbright liefert Hellefoss AS, Hokksund, Norwegen.

1. Auflage
Vollständige Taschenbuchausgabe Oktober 2012
©2012 Wilhelm Goldmann Verlag, München,
in der Verlagsgruppe Random House GmbH
© 2009 Ballantine Books, Random House, Inc., New York
Umschlaggestaltung: UNO Werbeagentur, München;
unter Verwendung eines Entwurfs von WEISS WERKSTATT MÜNCHEN
Umschlagmotiv: © Sebastian Kaulitzki – Fotolia
Die Übersetzung wurde vermittelt durch VerlagsService Dr. Ulrich Mihr
Lektorat: Claudia Göbel, München
SSt · Herstellung: cb
Satz: EDV-Fotosatz Huber, Verlagsservice G. Pfeifer, Germering
Druck: GGP Media GmbH, Pößneck
Printed in Germany
ISBN 978-3-442-21999-5

www.goldmann-verlag.de

Inhalt

Vorwort

Die Neuropsychologie zählt zu den Bereichen der Wissenschaft und der Medizin, die nur schwer mit einfachen Worten beschrieben werden können. Dies trifft in besonderer Weise zu für Themen wie das Bewusstsein, die Logik, die emotionale Bewältigung und die Mechanismen des Gehirns zur Realitätsverarbeitung. Schließlich sind dies unerlässliche Kernpunkte, wenn es um die neurologischen Übereinstimmungen von spirituellen Erfahrungen und religiösen Glaubensüberzeugungen geht. Wir haben die Informationen so leserfreundlich wie möglich aufbereitet, aber Verallgemeinerungen lassen oft wichtige Voraussetzungen und Belange unberücksichtigt. Um die von uns gezogenen Schlussfolgerungen zu untermauern, haben wir für diejenigen, die an zusätzlichen Informationen interessiert sind, in den Anmerkungen zahlreiche Literaturverweise angeführt, die auch durch Fachkollegen begutachtet wurden.

Mark Robert Waldman und ich, Andrew Newberg, sprechen in diesem Buch hauptsächlich mit vereinter Stimme zu Ihnen, denn die Forschungsarbeiten, die wir Ihnen vorstellen, haben wir in enger Zusammenarbeit durchgeführt. Unsere Schilderungen spiegeln überwiegend unsere gemeinsamen Erfahrungen und Werte wider, weswegen wir frei zwischen der Ich- und der Wir-Form wechseln und uns nur gelegentlich als Individuen hervorheben. Was die an der Universität von Pennsylvania durchgeführten Gehirnscan-Studien angeht, so zeichne ich, Andrew Newberg, dafür verantwortlich. Auch die meisten Geschichten zu Kindheits- und Universitätserfahrungen stammen von mir. Da wissenschaftliche Forschungsarbeiten aber nie von einem Menschen allein durchgeführt werden, sprechen wir oft von »unserer« Arbeit und meinen damit nicht nur Marks und meinen Anteil, sondern auch jenen der Mitarbeiter meines Forschungsteams an der Universität, ohne die ich meine Arbeit unmöglich durchführen könnte. In der Danksagung am Ende des Buches nennen wir all jene, die zu den hier zusammengetragenen Forschungsarbeiten beigetragen haben.

TEIL EINS

Religion und das menschliche Gehirn

Unsere Zeit ist ausgezeichnet durch wunderbare Leistungen auf den Gebieten des wissenschaftlichen Verstehens und der technischen Anwendung der gewonnenen Einsichten; wer würde sich dessen nicht freuen? Indessen dürfen wir nicht vergessen, dass Wissen und Können allein die Menschen nicht zu einem würdigen und glücklichen Leben zu führen vermag. Die Menschheit hat allen Grund dazu, die Verkünder hoher moralischer Normen und Werte höher zu stellen als die Entdecker objektiver Wahrheit. Was die Menschheit Persönlichkeiten wie Buddha und Jesus verdankt, steht mir höher als alle Leistungen des forschenden und konstruktiven Geistes.

Albert Einstein, 1937[1]

1

Wer interessiert sich für Gott?

Auftakt zu einer neurologischen und spirituellen Revolution

Gott.

In vielen Teilen der Welt gibt es kaum ein anderes Wort, das die Fantasie der Menschen mehr beflügelt. Selbst Kinder aus nichtreligiösen Milieus verstehen den Begriff, und wenn man sie bittet, ein Bild von Gott zu malen, tun sie dies gern und malen das übliche Bild eines alten Mannes mit Bart und langen Haaren. Im Laufe des Erwachsenwerdens nimmt ihre visuelle Vorstellung von Gott oft abstraktere Formen an, und sie versuchen die Qualitäten einer unsichtbaren Realität mit Wolken, Spiralen, Sonnenstrahlen und sogar Spiegeln bildlich auszudrücken. Je mehr sich ein Mensch mit Gott beschäftigt, desto komplexer und fantasievoller wird seine Vorstellung, und es entstehen feine, individuelle Bedeutungsnuancen, die für jeden Menschen unterschiedlich und einzigartig sind.

Wer lange genug über Gott nachdenkt, löst überraschende Entwicklungen im Gehirn aus – neuronale Funktionen beginnen sich zu verändern. Bestimmte Neuralkreise werden aktiviert, andere deaktiviert. An und zwischen den Nerven werden neue Fortsätze (Dendriten) und Kontaktstellen (Synapsen) gebildet und das Gehirn wird feinfühliger für subtile Bereiche der Erfahrung. Gleichzeitig beginnt ein Wahrnehmungs- und Glaubenswandel, und Gott wird zur neurologischen Realität für alle, die an ihn glauben. Für manche Menschen ändert sich womöglich nichts und Gott bleibt eine primitive Vorstellung, die genauso begrenzt ist wie das Weltbild eines kleinen Kindes. Für die meisten wird Gott jedoch zum Symbol beziehungsweise zur Metapher für eine Vielfalt von persönlichen, moralischen, sozialen und universalen Werten. Für den Forschungsdrang eines Neurobiologen kann Gott zu einer der faszinierendsten menschlichen Erfahrungen werden.

Die Wissenschaft von Gott

In den letzten 15 Jahren habe ich viel Zeit damit verbracht, die vom Nervensystem ausgehenden Mechanismen der Spiritualität genauso leidenschaftlich zu erforschen wie ein Pfarrer, der über Gott nachdenkt. Die meisten religiösen Rituale dienen hauptsächlich der Entspannung oder helfen, die eigene Konzentrationsfähigkeit und Wachsamkeit zu stärken.

Einige können darüber hinaus jedoch transzendente Bereiche der mystischen Erfahrung öffnen und lebensverändernde Erlebnisse hervorrufen.

Die Forschungsarbeiten unseres Teams an der Universität von Pennsylvania liefern beständige Beweise dafür, dass Gott Teil unseres Bewusstseins ist. Je mehr wir über Gott nachdenken, desto mehr verändern sich die Neuralkreisläufe in bestimmten Teilen des Gehirns. Deswegen bin ich fest davon überzeugt, dass Gott das Gehirn verändern kann. Es spielt keine Rolle, welcher Religion man angehört, denn dies trifft sowohl auf Christen, Muslime und Juden als auch auf Hindus, Atheisten und Agnostiker zu.

In meinem Buch *Der gedachte Gott* habe ich die einzigartige Struktur des Gehirns nachgewiesen, die es uns ermöglicht, spirituelle Realitäten wahrzunehmen und zu erzeugen.[2] Das Gehirn ist zwar nicht in der Lage, die Genauigkeit dieser Empfindungen einzuschätzen, aber es kann mit Hilfe von Logik, Vernunft, Intuition, Vorstellungskraft und Gefühlen Gott und das Universum in ein komplexes System persönlicher Werte, Verhaltensweisen und Glaubensvorstellungen einfügen.

Die wahre Beschaffenheit des Universums wird das Gehirn jedoch nie begreifen können, egal, wie sehr wir uns anstrengen. Die eigentliche Frage bleibt also bestehen: Wo hat das Leben seinen Ursprung, wo endet es und worin besteht sein Sinn? Gibt es wirklich eine spirituelle Realität oder ist sie nichts weiter als ein Hirngespinst? Angenommen, Gott existiert wirklich, würde eine derartige Kraft uns mit ausgestreckter Hand zu erreichen versuchen, so wie Gottvater in dem Deckengemälde von Michelangelo in der Sixtinischen Kapelle? Oder ist genau das Gegenteil der Fall und unser Gehirn versucht sich zu einem Gott zu bekennen, der möglicherweise gar nicht existiert?

Fragen wie diese haben Neurowissenschaftler bisher nicht beantworten können. Sie sind aber sehr wohl imstande, die Auswirkungen von religiösen Glaubensvorstellungen und Erfahrungen auf das menschliche Gehirn festzuhalten. Die Neurowissenschaft gibt uns außerdem Einblick in die Art und Weise, wie die Menschen Gott – sei es in Form eines Bildes, Gefühls oder Gedankens – interpretieren, wie sie auf ihn reagieren und ihn als etwas Bedeutsames und Reales wahrnehmen. Sie kann uns jedoch keinen Aufschluss darüber geben, ob es Gott tatsächlich gibt oder nicht. Wir meinen, dass es dem Großteil des Gehirns ziemlich gleichgültig ist, ob die Dinge, die wir sehen, wirklich vorhanden sind. Für das Gehirn ist es lediglich wichtig zu wissen, ob etwas überlebensnotwendig ist oder nicht. Wenn

Ihnen der Glaube an Gott das Gefühl von innerer Ruhe und Sicherheit gibt, dann wird Gott Ihr Leben bereichern. Wenn Gott für Sie allerdings eine rachsüchtige Gottheit darstellt, mit der Sie es rechtfertigen, anderen oder der Gesellschaft im Ganzen Schaden zuzufügen, dann kann dieser Glaube sich ungünstig auf Ihr Gehirn auswirken.

Es zählt nicht zu den Stärken des Gehirns, die Realität fehlerfrei wahrzunehmen. Mark R. Waldman und ich haben bereits in unserem Buch *Why We Believe What We Believe* darauf hingewiesen, dass es dem Gehirn anscheinend schwerfällt, die Realität von der Fantasie zu unterscheiden.[3] Es sieht manche Dinge, die nicht existieren, und erkennt dafür andere nicht, die echt sind. Das Gehirn macht keinerlei Versuch, ein detailliertes Abbild der Außenwelt zu kreieren. Stattdessen konzentriert es sich auf eine Handvoll von Signalen und ergänzt den Rest mit Vermutungen, Fantasien und Glauben. Diese neurologische Vieldeutigkeit ist keineswegs ein Hindernis, sondern sie erlaubt es uns, eine Welt zu erschaffen, die wir mit utopischen, praktischen und durchaus auch nutzlosen Dingen, wie Augenklappen für Hühner und elektronischen Hornhäuten für Blinde, füllen können.

Wenn wir über Gott nachdenken, erschafft das Gehirn ein ähnlich breites Spektrum an utopischen, praktischen und manchmal nutzlosen Theologien – von komplexen moralischen Wertsystemen bis zu der Frage, wie viele Engel auf einen Stecknadelkopf passen. Doch wie umfangreich unsere Theologien auch werden, unser Gehirn gibt sich selten mit deren Gottesbildern und -konzepten zufrieden. Das Endergebnis dieser bemerkenswerten Gedankengänge sind Tausende von verschiedenen spirituellen Ritualen und Glaubensbekenntnissen.

Je mehr wir also über Gott nachdenken, desto mysteriöser wird er. Manche schließen sich dieser erwachenden Vieldeutigkeit begeistert an, anderen macht sie eher Angst. Wieder andere ignorieren sie schlechthin, während manche sie ganz und gar ablehnen. Dennoch bleibt die Tatsache bestehen, dass sich jedes menschliche Gehirn vom Kindheitsstadium an mit der Frage befasst, ob es die spirituellen Welten wirklich gibt. Gläubige wie Isaac Newton, Agnostiker wie Charles Darwin und Atheisten wie Richard Dawkins haben sich alle intensiv mit der Faszination beschäftigt, die Gott in den Menschen hervorruft. Denn sobald das menschliche Gehirn Gott entdeckt, kann das neurologische Konzept nicht mehr verschwinden.

In letzter Zeit wurden zahlreiche antireligiöse Bücher, wie *Der Gotteswahn* von Richard Dawkins, *Das Ende des Glaubens* von Sam Harris und *Der Herr ist kein Hirte* von Christopher Hitchens, veröffentlicht, die behaupten, der religiöse Glaube sei sowohl für jeden Einzelnen wie auch für die Gesellschaft gefährlich. Die Forschungsarbeiten, auf die wir in diesem Buch näher eingehen werden, deuten allerdings stark auf das Gegenteil hin. Allerdings repräsentieren die Auffassungen dieser Autoren natürlich weder die Meinung des Großteils der Naturwissenschaftler noch der Atheisten. So bin ich zum Beispiel durchaus offen für die Vorstellung, dass es Gott gibt, auch wenn ich nicht gerade sehr religiös bin. Währenddessen betrachtet mein Kollege und Forschungspartner Mark R. Waldman das Universum eher aus einer rein naturalistischen und auf Belegbarkeit basierenden Perspektive. Dennoch können wir beide den Weg der religiösen und spirituellen Entwicklung wertschätzen und sogar unterstützen, solange er nicht das Leben oder den religiösen Glauben anderer missachtet.

Mark und ich untersuchen bereits seit fünf Jahren die verschiedenen Gotteskonzepte und deren Auswirkungen auf das menschliche Gehirn. Ich habe »Gehirnscan«-Studien mit Nonnen des Franziskanerordens durchgeführt, während sich diese

Frauen in die Gegenwart Gottes vertieften. Bei Buddhisten habe ich die neurologischen Veränderungen beim Meditieren über das Universum aufgezeichnet. Ferner habe ich beobachtet, was im Gehirn eines Anhängers der Pfingstgemeinde passiert, wenn dieser den Heiligen Geist bittet, mit ihm »in Zungen« zu reden. Ich konnte zusehen, wie das Gehirn von Atheisten reagiert beziehungsweise nicht reagiert, wenn diese sich bei der Meditation auf ein gegenständliches Bild Gottes konzentrieren.[4]

Mit meinem Forschungsteam an der Universität von Pennsylvania und dem Zentrum für Spiritualität und Geist führen wir derzeit Untersuchungen durch, um mit Anhängern der Sikh-Religion, des Sufismus, des Yoga und der höheren Meditation die neurochemischen Veränderungen aufzeichnen zu können, die durch spirituelle und religiöse Praktiken hervorgerufen werden. Die Ergebnisse erlauben folgende Schlussfolgerungen:

1. Jeder Teil des Gehirns hat seine eigene Auffassung von Gott.
2. Jedes menschliche Gehirn sammelt seine Auffassungen von Gott auf einzigartige Art und Weise, so dass Gott für jeden unterschiedliche Eigenschaften bezüglich Bedeutung und Wert besitzt.
3. Auch ohne religiöse Prägung verbessern spirituelle Rituale die nervlichen Funktionen des Gehirns und fördern sowohl die körperliche als auch die emotionale Gesundheit.
4. Intensives und längeres Nachdenken über Gott und andere spirituelle Werte scheint die Struktur jener Gehirnteile dauerhaft zu verändern, die für die Kontrolle unserer Stimmungen zuständig sind, unser Selbstgefühl erwecken und unsere Sinneswahrnehmungen der Außenwelt bestimmen.
5. Kontemplative Übungen stärken einen bestimmten Neuralkreis, der in uns Friedlichkeit, soziales Bewusstsein und Mitgefühl für andere hervorbringt.

Spirituelle Rituale können außerdem dazu dienen, unser Erkenntnisvermögen, unsere Kommunikation und Kreativität zu fördern, und sie verändern nach und nach selbst unsere neurologische Realitätswahrnehmung. Natürlich handelt es sich hier um eine Realität, die wir nicht objektiv bestätigen können. Dank der Ergebnisse der Forschungsarbeiten kommen wir zu dem Schluss, dass drei voneinander unabhängige Realitäten zusammen das Grundgerüst für unser Verständnis der Welt bilden: eine externe Realität, die außerhalb des Gehirns besteht, und zwei innere Realitäten – Abbilder, die das Gehirn für die Welt erstellt. Eines dieser Abbilder ist unterbewusst und kümmert sich hauptsächlich um das Überleben und das leibliche Wohl. Es *ist* aber keineswegs die Welt an sich, es dient lediglich dazu, uns durch das Gelände zu führen. Der Mensch schafft zudem eine zweite, innere Realität, die unser bewusstes Wahrnehmungsvermögen des Universums widerspiegelt. Dieses Bewusstsein unterscheidet sich stark von der unterbewussten Realität, die vom Sinnes- und Emotionskreis gestaltet wird. Wir sind uns der Existenz dieser beiden inneren Abbilder zwar bereits bewusst, aber es ist nun an uns herauszufinden, inwiefern diese beiden inneren Realitäten miteinander kommunizieren.[5]

Im Grunde genommen könnten unser Bewusstsein und die damit verbundene Realität nicht weiter von der Welt, die außerhalb des Gehirns besteht, entfernt sein. Wenn es Gott also tatsächlich gibt, dann muss man drei voneinander unabhängige Realitäten berücksichtigen: den weltlichen Gott, unsere unterbewusste Auffassung dieses Gottes und die bewussten Gottesbilder und -konzepte, die wir in kleinen Teilen der Frontal-, Temporal- und Parietallappen bilden. Mein Ziel ist es, zu zeigen, dass mit Hilfe von spirituellen Ritualen die Spalte zwischen diesen inneren und externen Realitäten überbrückt werden kann und wir somit der wahren Welt mit allem, was wirklich existiert, näher kommen. Ich bin mir noch nicht sicher, ob dies möglich ist, aber die gesundheitsfördernden Qualitäten von Meditation und religiösen Ritualen sind nicht von der Hand zu weisen.

Der Aufbau des Buches

In den ersten beiden Abschnitten untersuchen wir die neuronalen »Gegenstücke« der spirituellen Erfahrungen, die wir mit unseren Forschungsarbeiten aufgedeckt haben. Der dritte Abschnitt enthält praktische Übungen, mit denen jeder die physischen, emotionalen, kognitiven und kommunikativen Prozesse des Gehirns steigern kann.

In Kapitel 2 – »Braucht man Gott zum Beten?« – gehen wir auf die Ergebnisse unserer neuesten Studie ein und zeigen, wie spirituelle Rituale sowohl das Gedächtnis fördern als auch die Prozesse neurologischer Altersschäden verlangsamen. Wir beweisen anhand unserer Gedächtnisstudie, dass sich sogar religiöse Rituale ohne jegliche spirituelle Anspielungen positiv auf das Gehirn auswirken. Abschließend demonstrieren wir, wie ein jeder für sich selbst eine Meditation zur »Gedächtnisförderung« erstellen und individuell anpassen kann.

In Kapitel 3 – »Wie beeinflusst Gott das Gehirn?« – untersuchen wir, wie die nervlichen Funktionen bei Meditation und Gebet variieren, und erklären, wie verschiedene Teile des Gehirns unterschiedliche Auffassungen von Gott bilden. Wir verraten, wie Gott aus neurologischer Sicht wahr wird, und gehen darauf ein, wie Neurotransmitter und Drogen unseren Glauben unterschiedlich verändern.

In Kapitel 4 – »Wie fühlt sich Gott an?« – offenbaren wir die überraschenden Ergebnisse unserer Online-Umfrage zu spirituellen Erfahrungen. Die von uns gesammelten Daten deuten darauf hin, dass Gott eher ein Gefühl als ein Gedanke ist und dass die spirituellen Erfahrungen eines jeden einzigartig sind. Diese Erfahrungen führen oft zu lang andauernden Zuständen von Einheit, Friedlichkeit und Liebe, und sie haben die Kraft, die religiöse Orientierung von Menschen samt ihrem Umgang mit anderen zu ändern.

In Kapitel 5 – »Wie sieht Gott aus?« – zeigen wir die Gottesbilder von Kindern auf und erklären, warum jeder Mensch ein »Gottes«-Neuron beziehungsweise einen »Gottes«-Kreis besitzt, der sich immer weiter ausdehnt, je mehr er über religiöse Konzepte nachdenkt.

In Kapitel 6 – »Hat Gott ein Herz?« – erklären wir, wie sich Gott aus kultureller Sicht gesehen von einem autoritären, strafenden Gott zu einer Kraft voller Mitgefühl und Liebe entwickelt hat. Dieser »mystische« Gottesaspekt beeinflusst eine sehr wichtige Hirnregion, den anterioren cingulären Cortex (ACC), wie er in der Fachsprache heißt. Diesen Teil des Gehirns müssen wir sorgfältig hegen, während wir uns mit der pluralistischen Welt voller verschiedenartiger Auffassungen des Göttlichen beschäftigen.

In Kapitel 7 – »Was geschieht, wenn Gott wütend wird?« – befassen wir uns eingehend mit den neurologischen Gefahren von Zorn, Angst, Autoritarismus und Idealismus. Wir erläutern zudem, warum jeder Mensch – ob gläubig oder nicht – mit einer fundamentalistischen Grundstruktur geboren wurde, die tief in den Neuralkreislauf des Gehirns eingebettet ist.

In Kapitel 8 – »Gehirntraining« – finden Sie acht Übungen, die das Gehirn physisch, geistig und spirituell funktionsfähig erhalten. Hiervon unterliegen drei Techniken direkt den neurologischen Prinzipien der Meditation. Einige andere werden Sie eher überraschen, besonders jene, von denen wir glauben, dass sie für die Gesundheit des Gehirns am notwendigsten sind. Alle Übungen sind relativ einfach, und wir geben Ihnen Tipps, wie sie am besten in den Alltag integriert werden können. Wir zeigen Ihnen sogar, wie der Präcuneus, der Hirnlappen, der durchaus der Schlüssel zum menschlichen Bewusstsein sein könnte, in weniger als 60 Sekunden angeregt werden kann.

In Kapitel 9 – »Innere Ausgeglichenheit finden« – erstellen wir anhand der Resultate unserer neurologischen Forschungsarbeiten ein individuelles Programm zur »Gehirnförderung«. Damit können Sie nicht nur Stress reduzieren, Ihre Aufmerksamkeit, Achtsamkeit, Empfindsamkeit und Ihr Einfühlungsvermögen verbessern und stärken, sondern gleichzeitig auch positive Verbesserungen Ihrer gesamten Hirnfunktionen herbeiführen. Wir erläutern die drei Hauptprinzipien der Meditation und führen Sie durch zwölf Übungen, die Sie allein zu Hause machen können. Darunter sind drei einfache Verfahren, mit denen Sie zum Beispiel Wut – die Emotion, die am ehesten die normalen Hirnfunktionen negativ beeinträchtigt – unter Kontrolle halten können.

In Kapitel 10 – »Mitfühlende Kommunikation« – kombinieren wir die Verfahren von Kapitel 8 und 9 zu einer neuen Technik, die Sie anwenden können, wenn Sie sich mit anderen unterhalten. In weniger als 15 Minuten können Sie ein persönliches, anteilnehmendes Gespräch ohne die gewöhnlichen Abwehrmechanismen führen, die wir so oft in sozialen Kreisen an den Tag legen. Derzeit führen wir Gehirnscan-Studien durch, um den neurologischen Nutzen der »mitfühlenden Kommunikation« zu dokumentieren, und wir werden Ihnen genaue Anleitungen dafür geben, wie Sie diese Methode mit Freunden und Familienangehörigen üben können.

Eine Analyse der Komplexität Gottes

Die Hauptintention dieses Buches ist es, dem Leser dabei zu helfen, sein Verständnis und seinen Sinn für spirituelle Rituale und Erfahrungen zu erweitern. Der religiöse Glaube ist viel komplexer und facettenreicher, als die Resultate öffentlicher Meinungsumfragen besagen.

Aus neurologischer Sicht ist Gott eine sich stets ändernde und weiterentwickelnde Auffassung und Erfahrung, die sich im menschlichen Gehirn abspielt. Dies macht es nahezu unmöglich, die spirituelle Landschaft Amerikas zu definieren. Gott ist nicht entweder gut oder schlecht. Man kann die inneren Werte einer Person weder anhand ihres Glaubens noch anhand der Kirche, in die sie geht, intuitiv erahnen. Wenn mehr Menschen begreifen würden, dass jeder für sich eine von Grund auf persönliche und individuelle Auffassung besitzt, dann würde vielleicht ein gewisses Misstrauen wegfallen.

In unseren Studien haben wir uns zwar hauptsächlich mit Amerikanern beschäftigt, aber wir sind davon überzeugt, dass diese religiöse Glaubensvielfalt auch in anderen Kulturen existiert. Selbst innerhalb der fundamentalistischen Gemeinden Amerikas gibt es Mitglieder mit unterschiedlichen Auffassungen, denn viele Fundamentalisten sind entgegen der allgemeinen Auffassung liebevolle und mitfühlende Menschen, die andere Glaubensüberzeugungen tolerieren.

Dank unserer Forschung können wir ferner öffentlich vertreten, dass es, was Gott betrifft, kaum einen »wahren Gläubigen« gibt. Selbst die treuesten Gläubigen haben manchmal Zweifel an der Geltung ihres spirituellen Glaubens[6] und die meisten befragten Atheisten sind sich ihres Unglaubens auch nicht immer sicher. Es gibt weitere aktuelle Forschungsprojekte, die besagen, dass immer weniger Menschen bereit sind, sich mit nur einem einzigen Glaubenssystem zu identifizieren. Es ist jedoch wichtig, genügend Fragen zu stellen. Wenn einem Teilnehmer bei einer Meinungsumfrage nur wenige Antwortmöglichkeiten zur Verfügung stehen, dann kann auch das Ergebnis nur schwarz oder weiß ausfallen. Wir lassen unseren Teilnehmern daher freien Lauf, damit sie ihren religiösen Glauben und ihre spirituellen Erfahrungen ohne Einschränkungen beschreiben können. Wir sind nicht auf der Suche nach einer einfachen Kategorisierung, stattdessen entdecken wir immer wieder eine bunte Vielfalt farbenprächtiger Beschreibungen und Auffassungen. Anhand eines Fragebogens haben wir Beweise dafür gefunden, dass die gebildete Jugend heutzutage weniger Vorurteile als frühere Generationen von Gläubigen hat. Dies ist ein gutes Zeichen für die Zukunft.

Abschließend bleibt festzuhalten, dass es ein Fehler wäre anzunehmen, dass selbst erwählte Etiketten, Kategorien oder Glaubensbeschreibungen das wahre Wertesystem und die persönliche Moral eines Menschen akkurat erfassen könnten. Unsere Forschungsarbeiten deuten außerdem darauf hin, dass sich die persönlichen Werte und Glaubensbekenntnisse verändern, je mehr man über diese nachdenkt.

Die Schattenseite Gottes

Die zahlreichen antireligiösen »wissenschaftlichen« Publikationen, die zum Teil in die Bestsellerlisten gelangt sind, sollten ebenfalls skeptisch betrachtet werden. Mark und ich sind besonders von den Autoren enttäuscht, die mangelhafte empirische Beweise zitieren und behaupten, Religion sei gesundheitsschädlich. Dies entspricht nicht den Ergebnissen psychologischer, soziologischer und neurowissenschaftlicher Untersuchungen.

Das Problem liegt keineswegs in der Religion, sondern in der Kombination aus Autoritarismus und dem menschlichen Bedürfnis, anderen die eigenen idealistischen Ansichten aufzudrängen.

Man darf ferner nicht vergessen, wie viele Zigmillionen Menschen im 12. Jahrhundert von glaubenslosen und religionsfeindlichen Systemen getötet wurden, während vergleichsweise wenige Menschen im Namen eines autoritären Gottes ums Leben kamen. Es hat sich außerdem herausgestellt, dass die Hälfte der Menschen, die an Selbstmordattentaten beteiligt sind, keiner Religion angehören.[7] Deren Gewalttaten geschehen vielmehr aus rein politischen und gesellschaftlichen Gründen. Wie wir bereits in einem früheren Buch beschrieben haben, besitzen Menschen eine neurologische und biologische Neigung zu schwerwiegenden feindlichen Verhaltensmustern. Die meisten spirituellen Rituale unterdrücken jedoch die Fähigkeit des Gehirns, mit Zorn oder Angst zu reagieren. Trotzdem haben religiöse und politische »Organisationen« auch ihre Schattenseiten, besonders jene, die vorschreiben, dass es nur eine absolute und unbestreitbare Wahrheit gibt. Sobald sich Menschen in dieser Weise zusammenschließen, schüren sie unbewusst eine »Wir gegen die anderen«-Mentalität, die in unserem Nervensystem Angst und Feindseligkeit gegenüber Andersgläubigen erzeugt. Aufgrund neurobiologischer Befunde wissen wir, dass ein verärgertes Gesicht oder eine wütende Äußerung im Gehirn Stresssubstanzen in Form einer Überreaktion freisetzt. Diese verleiten uns dazu, in die Konfrontation zu gehen oder wegzurennen. Zorn erzeugt Zorn, und je wütender eine Gruppe ist, desto wahrscheinlicher wird die Anwendung von Gewalt.

In den letzten drei Jahrzehnten haben sowohl Religionen als auch politische Systeme, die auf Angst basieren, stark an Beliebtheit und Macht gewonnen. Und obwohl deren Anhängerzahlen langsam anfangen zurückzugehen[8], stellen manche dieser »Fundamentalismen« für viele Staatsoberhäupter, Politiker und Nobelpreisträger eine wirkliche Bedrohung des Weltfriedens dar.[9] Laut Meinungsumfragen ist nur etwa ein Prozent aller Christen der Welt bereit, gegen Ungläubige Gewalt auszuüben, aber selbst dieses eine Prozent steht für viele wütende Menschen. Für mich stellt sich die Frage: Was geschieht, wenn diese Millionen von wütenden Menschen versuchen, den Millionen von militanten Nichtchristen dieser Welt gegenüberzutreten?

Jesus sagte: »Liebet eure Feinde; tut wohl denen, die euch hassen; segnet, die euch fluchen; betet für die, welche euch beleidigen.«[10] Auch wenn dies in der Tat eine schwierige Aufgabe ist, wundere ich mich, wie oft dieses Bibelzitat von den Fundamentalisten sogar im Umgang mit anderen Christen ignoriert wird. Als Mark einen besonders konservativen Pastor über die Feindesliebe Jesu befragte, antwortete dieser knapp und treffend: »Ich kann Sie lieben, ich muss Sie jedoch nicht *mögen!*« Während Mark noch von dieser so unberechtigten Feindseligkeit schockiert war, drängte sich mir die Frage auf, ob dieser Pastor eine Ausnahme oder die Regel war.

Wir haben zahlreiche Leiter von fundamentalistischen Gemeinden in Amerika informell interviewt und bisher haben alle einen außerordentlich freundlichen und höflichen Eindruck auf uns gemacht. Viele geben zu, dass sie lieber keinen Umgang mit den Anhängern anderer Religionen haben möchten, und manche »meiden« diejenigen, die aus ihrer Religionsgemeinde ausgetreten sind.[11] Aber es gibt sehr wohl auch Gemeinden, die Menschen mit einem anderen Glauben als dem ihren mit offenen Armen empfangen. Mark wurde sogar von einer Gruppe von Pfingstpredigern – in Zungenrede! – für unsere neurowissenschaftliche Arbeit gesegnet. Mit anderen Worten, man kann Menschen nur aufgrund ihrer Verhaltensweisen anderen gegenüber und nicht aufgrund ihrer religiösen Überzeugungen beurteilen.

Erfreulicherweise fördern die meisten religiösen Führer Amerikas den interreligiösen Dialog und Austausch, und manche der am schnellsten wachsenden Kirchengemeinden begrüßen eine überkonfessionelle Spiritualität, die eine Vielfalt geistiger Philosophien aus dem Christentum, Judentum, Islam und Hinduismus harmonisch kombiniert.[12] Was mir an den heutigen Andachtsorten besonders angenehm auffällt, ist die Wärme und die Freundlichkeit, mit der jeder Teilnehmer unabhängig von seiner ethnischen Zugehörigkeit oder seinem Glauben empfangen wird. Manche Autoren, wie zum Beispiel die zuvor erwähnten Autoren Richard Dawkins, Sam Harris und Christopher Hitchens, unterscheiden jedoch kaum zwischen fundamentalistischen und liberalen Theologien und behaupten, Religion an sich stelle eine Bedrohung für die Welt dar. Beweise gibt es dafür allerdings keine und nur eine Minderheit der Glaubensgemeinden bedienten sich der Religion, um diskriminierende politische Ziele zu verfolgen.[13] Im Laufe dieses Buches werden wir anhand von Forschungsarbeiten in der Psychologie und Sozialwissenschaft zeigen, dass sich Religion sowohl auf den physischen als auch auf den psychischen Gesundheitszustand zumindest neutral und möglicherweise sogar positiv auswirkt. Der Gegner ist nicht die Religion, sondern es sind vielmehr Zorn, Feindseligkeit, Intoleranz, Separatismus, extremer Idealismus und schädliche Angst – egal ob weltlichen, religiösen oder politischen Ursprungs.

In der relativ kurzen Geschichte Amerikas haben religiöse Bewegungen eine entscheidende Rolle bei der Förderung der Menschenrechte, der Abschaffung der Sklaverei und der Einführung von Rechten für Frauen und Kinder gespielt. Und letztlich haben sie die Bürgerrechtsbewegung des 20. Jahrhunderts angeführt.[14] Auf der ganzen Welt ernähren religiöse Institutionen die Hungernden, sie bieten Obdachlosen Unterkunft und misshandelten Frauen Schutz. Episkopalkirchen weihen heutzutage schwule und lesbische Priester und Priesterinnen. Katholische, jüdische und andere Religionsgruppen kämpfen für interreligiöse Toleranz, und viele Theologen respektieren in aller Öffentlichkeit Atheismus und agnostische Lehrreden. Man bedenke zudem die zahlreichen religiösen Führer, die sich für die Förderung des Weltfriedens eingesetzt haben und mit dem Friedensnobelpreis ausgezeichnet wurden, wie Martin Luther King, Bischof Desmond Tutu, der Dalai Lama und Mutter Teresa.

Unsere Forschungsarbeiten haben zusammen mit anderen umfangreichen Studien anderer Universitäten ergeben, dass die traditionellen Religionen seit über 30 Jahren still und leise dahinschwinden. Stattdessen wächst das Interesse an der Spiritualität. Dieser Begriff beschreibt die Vielfalt der individuellen Wertschätzungen und persönlichen Theologien und ist nicht an die traditionellen religiösen Institutionen gebunden. Gott ist also noch immer genauso weit verbreitet wie früher, aber wir werden in diesem Buch ausführlich schildern, wie sehr sich der heutige Gott von den historischen Glaubensüberzeugungen unterscheidet. Wenn wir uns auf die Ergebnisse unserer Meinungsumfragen verlassen können, dann wird Gott von jeder Generation immer wieder neu erfunden. Alles deutet auf eine Akzeptanz und Wertschätzung unserer pluralistischen Welt hin.

Um in ihr überleben zu können, müssen wir sowohl unsere Spiritualität wie auch unsere Weltlichkeit weiterentwickeln und Religion und Wissenschaft so zusammenführen, dass es allen zugutekommt. Bevor wir dazu imstande sind, müssen wir veraltete religiöse Vorstellungen überwinden, die der Religionsfreiheit anderer im Wege stehen. Unsere wichtigste Aufgabe dabei ist es, innovative Wege zur Förderung des friedlichen zwischenmenschlichen Kooperierens zu finden, besonders für Menschen mit unterschiedlichen religiösen Ansichten. Diesbezüglich müssen vor allem Wissenschaftler, Psychologen, Soziologen, Theologen und Politiker neue Bündnisse der Zusammenarbeit schmieden, damit die Art und Weise, wie Menschen miteinander umgehen, auf der ganzen Welt verbessert werden kann.

Gott und die neuronale Plastizität des Gehirns

Bei der Gottesbesinnung verändert sich das Gehirn, aber ich möchte darauf hinweisen, dass man genauso Veränderungen im Gehirn verursachen kann, wenn man intensiv über andere bedeutsame Themen meditiert. Wer sich mit dem Urknall beschäftigt, sich in die Theorie der Evolution vertieft oder ein Musikinstrument spielt, bewirkt eine Änderung des Neuralkreislaufes, die sich positiv auf die kognitive Gesundheit auswirkt. Religiöse und spirituelle Besinnung verursachen jedoch Veränderungen grundverschiedener Art. Sie dienen nämlich der Stärkung eines einzigartigen Neuralkreislaufes, der gezielt das soziale Bewusstsein und Einfühlungsvermögen fördert und destruktive Gefühle und Emotionen eindämmt. Wenn wir die Konflikte in der heutigen Welt lösen wollen, müssen wir genau diese Art von neuronalen Veränderungen durchlaufen. Der hier zugrunde liegende Mechanismus, der diese Veränderungen ermöglicht, hängt mit einer einzigartigen Qualität, der »neuronalen Plastizität« zusammen. Darunter versteht man die

Fähigkeit des menschlichen Gehirns, sich als Reaktion auf sowohl positive wie auch negative Ereignisse strukturell neu anordnen zu können.

In den letzten zwei Jahren hat die neurobiologische Forschung große Fortschritte gemacht und unser Verständnis des Gehirns von Grund auf geändert. Zuvor galt das Gehirn als ein Organ, das in 20 Jahren heranreift und dann während des Alterungsprozesses langsam abbaut. Jetzt verstehen Wissenschaftler das menschliche Gehirn als eine sich stets verändernde und aktive Masse. Bei Säugetieren können sich die Dendriten, Tausende von fühlerähnlichen Rezeptoren, die einem Ende eines jeden Neurons – einer Nervenzelle – entspringen, in nur wenigen Wochen schnell ausbreiten und wieder zurückziehen. Jüngste Forschungsergebnisse beweisen sogar, dass neuronale Veränderungen innerhalb von nur wenigen Stunden vonstatten gehen können. So behauptet Akira Yoshii, ein Hirnforscher am Massachusetts-Institut für Technologie: »Die Entstehung von bestimmten neurologischen Verbindungen oder Fähigkeiten geschieht nicht gradweise, sondern diese Veränderungen neigen dazu, plötzlich und in kurzen Intervallen nach beständiger Stimulation einzutreten. Es scheint, als handele es sich um einen einzigen entscheidenden Auslöser, der einen funktionstüchtigen Kreislauf entstehen lässt.«[15]

Nobelpreisträger Eric Kandel, der unter anderem bewiesen hat, dass Neuronen nie auslernen, hat eine weitere wichtige Dimension der neuronalen Plastizität aufgedeckt. Jede kleinste Veränderung der externen Reize verursacht eine Veränderung der internen Funktion einer Nervenzelle und führt neues Wachstum von Axonen herbei, faserartigen Zellfortsätzen, die verschiedenartige Impulse an andere Teile des Gehirns weiterleiten.[16] Jede Veränderung der internen oder externen Bedingungen veranlasst eine Umstrukturierung der Zellaktivitäten und des Zellwachstums. Noch interessanter ist, dass jedes Neuron sozusagen ein eigenes Sinneszentrum besitzt und selbst entscheiden kann, ob und wie stark ein Impuls übertragen werden soll.[17]

Wissenschaftler glaubten früher, dass Neuronen mit zunehmendem Alter verkümmern, aber die damit verbundenen Mechanismen sind viel komplizierter. Wir wissen heute zum Beispiel, dass sich bestimmte biochemische Botenstoffe erschöpfen und sich demnach sowohl die Zellaktivitäten als auch das Zellwachstum verändern. Kontaktstellen zwischen Nervenzellen können absterben oder deren Hyperaktivität und überschüssige Verbindungen können für Chaos und Verwirrung in unseren internen »Organisationskarten« sorgen. Unsere Forschung mit Patienten, die an Gedächtnisstörungen leiden, deutet darauf hin, dass Meditation potenziell das strukturelle Gleichgewicht bewahren und den Alterungsprozess verlangsamen kann.

Die Technologie im Bereich der bildgebenden Verfahren zur Darstellung von Hirnaktivitäten hat in den letzten Jahren große Fortschritte gemacht. Dank dieses »Neuroimaging«, hier Gehirnscan genannt, ist es möglich, einem lebenden Gehirn bei der Arbeit zuzusehen. Es ist verblüffend zu beobachten, wie jedes Gefühl und jeder Gedanke den Blutfluss sowie die elektrochemische Aktivität in vielen Hirnregionen gleichzeitig verändert. Und es scheint, als würden wir kein einziges Gefühl oder keinen einzigen Gedanken wiederholen. Selbst beim Aufrufen einer einfachen Erinnerung ändert sich die Kontaktstelle zu anderen Neuralkreisen – ein weiteres interessantes Beispiel für die neuronale Plastizität des menschlichen Gehirns.

Wie schnell wandeln sich die neuronalen Verbindungen des Gehirns? Stellen Sie sich vor, Sie haben hundert Jahre lang das Wachstum eines dichten Waldes gefilmt und spielen diesen

Film nun im Schnellvorlauf ab. Sie können beobachten, wie Äste mit einer unvorstellbaren Geschwindigkeit wachsen und wieder absterben. Bei Säugetieren können sich im Gehirn ähnliche Veränderungen in nur wenigen Wochen abspielen. Ich möchte behaupten, dass sich die neuronalen Veränderungen in den Frontallappen des menschlichen Gehirns, die für die Prägung unserer spirituellen Konzepte zuständig sind, noch schneller ereignen.

Die Studien über die neuronale Plastizität erlauben uns folgenden Schluss zu ziehen: Neuronen haben weder fixe Eigenschaften noch feststehende Positionen.[18] Sie unterliegen stattdessen ständigen Veränderungen, die durch Wettbewerb, den Wandel der Umgebung und Bildung ausgelöst werden.[19] Wir befinden uns in einem unaufhörlichen Lernprozess, und unsere Erinnerungen werden kontinuierlich neu überarbeitet. Neue Ideen entstehen, strömen kurzzeitig in unser Bewusstsein und verschwinden genauso schnell wieder, um für den nächsten kurzen Moment des Gewahrseins Platz zu machen.

Was hat neuronale Plastizität also mit Gott zu tun? Alles, denn wer über etwas so Komplexes und Mysteriöses wie Gott nachdenkt, verursacht unglaubliche Schübe an neuronaler Aktivität, die in verschiedenen Hirnregionen ausgelöst werden. Es führt dazu, dass neue Dendriten schnell wachsen und alte Assoziationen unterbrochen werden, während neue fantasievolle Perspektiven entstehen. Folgende Kernaussage ist demnach festzuhalten: Wenn man über die zentralen Fragen des Lebens nachdenkt – ob religiöse, naturwissenschaftliche oder psychologische –, wächst das Gehirn.

Das Einmaleins der Neurowissenschaft

Wir werden in diesem Buch nicht intensiv auf die Anatomie des Gehirns eingehen. Aber um verstehen zu können, wie Gott das menschliche Gehirn beeinflusst, sollten Sie sich die folgenden sechs Strukturen merken: Frontallappen, limbisches System, anteriorer cingulärer Kortex, Amygdala, Thalamus und Parietallappen. Auf Seite 73 sind diese Strukturen grafisch dargestellt, dennoch möchte ich Ihnen eine einfache Methode zeigen, wie Sie sich diese wichtigen Hirnregionen bildlich vorstellen können.

Zuerst legen Sie in Ihrer Vorstellung zwei Mandeln (ohne Schale) auf Ihren Handteller. Diese stellen die zwei Hälften der *Amygdala* dar, auch Mandelkern genannt, die bei wirklichen und gedanklichen Furchtwahrnehmungen unsere Kampf-Flucht-Reaktionen steuern. Dann legen Sie zwei imaginäre Walnusshälften (wiederum ohne Schale) mit auf Ihren Handteller. Diese stehen für den *Thalamus**, der sensorische Informationen an andere Teile des Gehirns weiterleitet und dem wir unser Gespür für Bedeutung und für wahre Realität verdanken.

Jetzt formen Sie eine Faust und beugen Ihren Unterarm so, dass Ihre Fingerknöchel zur Decke zeigen. Ihr Unterarm stellt nun das Rückenmark dar, und Ihre Faust symbolisiert, zusammen mit den Mandeln und der Walnuss, das *limbische System*. Das limbische System gilt als der älteste Teil des Gehirns, der bei allen Reptilien, Fischen, Amphibien, Vögeln und Säugetieren zu finden ist. Es spielt eine wichtige Rolle beim Kodieren von Erinnerungen, emotionalen Reaktionen und vielen anderen Körperfunktionen.

Als Nächstes nehmen Sie vier 20 mal 25 Zentimeter große Papierbögen, legen diese auf Ihre Faust und zerknittern sie darauf

* Streng genommen besitzt jedes menschliche Gehirn in beiden Gehirnhälften jeweils einen Thalamus, eine Amygdala und einen Frontal- und einen Parietallappen – insgesamt also jeweils zwei. Sie können voneinander unabhängigen neurologischen Funktionen nachgehen. Der Einfachheit halber bleiben wir hier aber beim Singular.

mit der anderen Hand so lange, bis sie fest um Ihre Faust gewickelt sind. Und schon haben Sie ein menschliches Gehirn vor Augen. Die vier Papierbögen sind in etwa so groß und dick wie der Neokortex, in dem alle im Laufe des Lebens gesammelten Erinnerungen, Glaubensvorstellungen und Verhaltensweisen zusammen mit den visuellen, auditiven, motorischen und kognitiven Zentren sowie dem Sprachzentrum des Gehirns gespeichert werden. 30 Prozent dieses Papierbogens machen den *Frontallappen* aus, der sich direkt hinter und über den Augen befindet und nahezu alles kontrolliert, was bewusst wahrgenommen wird: Logik, Vernunft, Aufmerksamkeit, Sprachvermögen und eine durch in der Sache liegende, Anreize bedingte, also intrinsische Motivation.

Die Stelle, an der das Papier Ihren Daumen berührt, stimmt in etwa mit der Position des *anterioren cingulären Kortex* überein, der unter anderem soziales Bewusstsein, Intuition und Mitgefühl verarbeitet. Er beherbergt einzigartige Nervenzellen, die nur bei Säugetieren und einer Handvoll von Primatenarten vorkommen. Es gibt diese Nervenzellen erst seit etwa 15 Millionen Jahren, während die Amygdala, die Mandeln in Ihrer Faust, bereits seit gut 450 Millionen Jahren mit Begeisterung Angst erzeugt. Mit Hilfe von spirituellen Ritualen kann der anteriore cinguläre Kortex gezielt gestärkt und können die Amygdala-Aktivitäten verlangsamen.

Schließlich kommen wir zu den *Parietallappen*, die sich über und knapp hinter den Ohren befinden. Auch wenn sie weniger als ein Viertel der Papieroberfläche einnehmen, spielen sie eine große Rolle dabei, wie wir uns selbst im Verhältnis zu anderen Objekten in dieser Welt sehen und in sie integrieren. Sobald die Aktivitäten in dieser Region abflachen, werden Sie von dem Gefühl ergriffen, eins zu sein mit Gott, dem Universum und sämtlichen anderen Konzepten, auf die Sie sich bewusst konzentrieren.

Damit hätten wir 500 Millionen Jahre neurologischer Evolution in nur sechs Absätzen zusammengefasst. Durch Meditation können Sie lernen, die jeweiligen Funktionen der einzelnen Hirnregionen gezielt zu verändern und sowohl Ihren physischen als auch Ihren emotionalen Gesundheitszustand zu verbessern.

Religion macht uns menschlicher

Wenn man die neurologische Evolution des Gehirns genauer betrachtet, könnte man zu dem Schluss kommen, dass Mitgefühl und soziales Bewusstsein den Teil der psychologischen Anatomie ausmachen, der zuletzt entwickelt wurde. Ursprünglich war das menschliche Gehirn hauptsächlich darauf ausgelegt, in einer unglaublich harten Umgebung überleben zu können, und es hat bereits viele Tausende von Jahren ohne Bequemlichkeiten wie die Medizin, sanitäre Anlagen oder die Demokratie überstanden. Menschen lebten in kleinen Gruppen und mussten sich mit anderen um begrenzte Mengen von Eigentum, Nahrung und Vermögen streiten. Aus der Situation heraus haben sich zwei gegensätzliche Dynamiken herausgebildet. Dieser Prozess wurde durch die Entwicklung eines Sprachzentrums im Frontallappen weiter vorangetrieben. Der alte, reptilische Teil des Gehirns kämpfte selbstsüchtig ums Überleben, während neuere und zerbrechlichere Hirnregionen darum rangen, kooperative Bündnisse mit anderen zu schließen.

Mark und ich sind fest davon überzeugt, dass historische religiöse Gemeinden diesen inneren neuronalen Konflikt zwischen dem neuen und dem alten Gehirn bereits intuitiv erfasst hatten.

Manche Traditionen entwickelten durch praktisches Ausprobieren kontemplative Übungen, mit denen man die Neuralkreisläufe stärken konnte, die mit Besinnung, Mitgefühl und sozialem Bewusstsein befasst sind. Im aktivierten Zustand halfen diese Neuralkreisläufe nicht nur dabei, kooperativer und wachsamer zu sein, sondern sie mäßigten zugleich die instinktiven Neigungen zu Wut, Angst und Misstrauen. Unsere Vorfahren waren durch kontemplative Übungen imstande, sich eine bessere Welt – und mögliche Nachwelten – vorzustellen. Und die kreativen Prozesse innerhalb unseres Gehirns haben es uns ermöglicht, manche dieser Visionen Wirklichkeit werden zu lassen. In erster Linie haben uns kontemplative Übungen dieser Art jedoch dabei geholfen, unsere Mitmenschen mit mehr Einfühlungsvermögen und Mitgefühl zu behandeln.

Lernen, Mitgefühl zu empfinden

Letztendlich geht es in diesem Buch um Mitgefühl – ein Schlüsselkonzept, das nahezu in jeder religiösen Tradition zu finden ist. Ich spreche hier von Mitgefühl im Sinne von Mitempfinden und meine damit unsere neurologische Leistungsfähigkeit, mit den Gefühlen anderer *mitzuschwingen*. Mitgefühl steht darüber hinaus für unsere Fähigkeit, auf den Schmerz unserer Mitmenschen zu *reagieren*. Mitgefühl gibt uns die Kraft, anderen gegenüber toleranter zu sein und unsere eigenen Schwächen und Fehler besser akzeptieren zu können.

Mitgefühl scheint ein evolutionärer, adaptiver Prozess zu sein. Unser neurologisches Herz ist anscheinend im anterioren cingulären Kortex beherbergt, einer kleinen Struktur, die sich im Zentrum eines wichtigen Kommunikations-Knotenpunktes befindet, und zwar zwischen dem Frontallappen (der unsere Gedanken und Verhaltensweisen initiiert) und dem limbischen System (das eine Vielfalt an Gefühlen und Emotionen verarbeitet). Es hilft dabei, das empfindliche Gleichgewicht zwischen unseren Gefühlen und Gedanken aufrechtzuerhalten, und gilt in der evolutionären Geschichte des Gehirns als dessen jüngster Teil. Es kommt vor, dass Menschen mit einem größeren oder aktiveren anterioren cingulären Kortex mehr Mitgefühl empfinden und weniger dazu neigen, mit Zorn oder Angst zu reagieren. Fehlfunktionen des anterioren cingulären Kortex können nicht nur die Kommunikationsfähigkeit negativ beeinträchtigen, sondern auch dazu führen, dass man nicht mehr genau einzuschätzen weiß, was andere denken oder fühlen.

Der anteriore cinguläre Kortex scheint ausschlaggebend für Mitgefühl und Mitempfinden zu sein und zahlreiche Gehirnscan-Studien über die Wirkung von Meditation belegen, dass genau diese Hirnregion durch derartige Rituale angeregt wird. Die Neuralkreise, die sich über den anterioren cingulären und den präfrontalen Kortex erstrecken, integrieren neben vielen anderen Funktionen jene der Aufmerksamkeit, des Arbeitsgedächtnisses und der Motivation. Wir werden in diesem Buch immer wieder auf die funktionelle Bedeutung dieser besonderen Hirnregion zurückkommen.

Mithilfe von spirituellen Ritualen lernen wir, uns weniger feindselig und raffgierig anderen gegenüber zu verhalten, und wir empfinden mehr Mitgefühl mit unseren Mitmenschen. Inneres Mitgefühl reicht jedoch nicht aus, um die Probleme dieser Welt zu meistern. Wir müssen daher unbedingt einen Weg finden, die Spiritualität in unsere Gespräche mit anderen zu integrieren. Dabei drängt sich zunächst die Frage auf, wie man am besten eine friedliche Kooperation zwischen Menschen *neurologisch* fördern kann, besonders wenn diese gegensätzliche Meinungen vertreten. Mark und ich haben darum eine besondere Meditationsübung entwickelt, die Mitgefühl direkt in den Prozess des Dialoges mit einfließen lässt. Sie wird derzeit als Komponente der Psychotherapie für Beziehungskonflikte getestet, und wir geben inzwischen Vorführungen in Schulen, religiösen Gemeinden und Unternehmen. Wir unterrichten erfolgreich, wie man besser mit anderen Menschen auskommen kann. Doch wie sehr wir uns auch anstrengen, zerstörerische Emotionen unter Kontrolle zu halten, das alte, reptilische Gehirn hört nicht auf, sich einzumischen.

Erzfeind der Menschheit: der Zorn

Von all den Emotionen, mit denen wir geboren werden, entspricht Zorn dem Urgefühl, das am schwierigsten zu kontrollieren ist. Die Intensivität der Zornausbrüche spielt dabei keine Rolle, denn wie schwach sie auch sein mögen, sie werden prinzipiell mit Ängstlichkeit, Abwehrhaltung und Aggression – der bekannten Kampf-Flucht-Reaktion, die in jedem Lebewesen fest verankert ist – erwidert. Auch wenn die meisten Gehirne darauf ausgelegt sind, auf den Zorn anderer mit Reizbarkeit zu reagieren, wird das eigentliche Problem dadurch nur noch verschlimmert.

Wutausbrüche unterbrechen die Funktionen der Frontallappen und führen dazu, dass man sämtliche Vernunft verliert und zugleich nicht mehr in der Lage ist, seine eigene Irrationalität zu erkennen. Sobald die Frontallappen abschalten, ist es uns weder möglich, anderen Menschen zuzuhören noch Mitgefühl oder Mitempfinden für sie aufzubringen. Stattdessen neigen wir zu Selbstrechtfertigung und Selbstgerechtigkeit und zerstören somit jegliche Kommunikationsprozesse. Durch Zorn werden Teile des Gehirns mit biochemischen Botenstoffen geflutet, die jene Hirnregionen zerstören, welche unser emotionales Reaktionsvermögen kontrollieren.

Es erfordert viel Durchsetzungsvermögen und regelmäßiges Training, um uns in die Lage zu bringen, auf Zorn mit Güte zu reagieren. Genau das versuchen spirituelle Lehrer uns seit Jahrzehnten beizubringen. Wenn man sich intensiv und konsequent auf seine spirituellen Werte und Ziele konzentriert, erhöht man den Blutfluss zu den Frontallappen des anterioren cingulären Kortex, der die Aktivitäten der emotionalen Zentren des Gehirns hemmt. Maßgebend ist dabei die bewusste Intention: Je intensiver man sich mit seinen inneren Werten beschäftigt, desto mehr übernimmt man die Kontrolle über sein Leben. Meditation – sei sie religiöser oder kirchlicher Art – hilft uns dabei, unsere Ziele einfacher zu erreichen. Aus diesem Grund haben wir gleich drei ganze Kapitel der ausführlichen Beschreibung dieser Praktiken gewidmet. So können auch Sie lernen, Ihr Gehirn liebevoll und mit Mitgefühl zu trainieren.

Gläubig sein

Je mehr ich mich als Wissenschaftler mit den Grundsätzen des menschlichen Gehirns beschäftige, desto bewusster wird mir, wie mysteriös wir Menschen wirklich sind. Wenn ich zwei Dinge nennen müsste, die ich im Leben als Arzt, Lehrer, Ehemann und Vater gelernt habe, so würde ich zuallererst festhalten wollen, dass das Leben heilig ist. Wir werden regelrecht zum Leben getrieben, denn jede Zelle in unserem Körper kämpft täglich ums Überleben und jede einzelne Nervenzelle in unserem Gehirn versucht ständig, stärker zu werden.

Zweitens habe ich gelernt, dass sich hinter unserem Überlebensdrang eine weitere Kraft verbirgt, die ich am besten mit dem Begriff Glaube in Worte fassen kann. Ich spreche dabei nicht nur von dem Glauben an Gott, die Wissenschaft oder die Liebe, sondern auch von jenem an uns selbst und aneinander. Es ist der Glaube an den menschlichen Geist, der uns dazu treibt, überleben *und* uns selbst übertreffen zu wollen. Er macht das Leben lebenswert und gibt ihm Bedeutung. Ohne eine solche Hoffnung und einen solchen Optimismus – Synonyme für meine Interpretation von Glaube – kann der Verstand leicht zu Depression und Verzweiflung übergehen. Der Glaube ist tief in unseren Neuronen und Genen verwurzelt, und er zählt zu einem der wichtigsten Prinzipien, nach denen wir unser Leben führen sollten.

Manche schenken ihren Glauben Gott, während andere ihn der Wissenschaft, ihren Beziehungen oder ihrer Arbeit schenken. Unabhängig davon, wem wir unseren Glauben schenken, müssen wir uns alle weitergehende Fragen stellen: Was sind unsere wichtigsten Ziele und Träume? Was wünschen wir uns nicht nur für unser eigenes Leben, sondern auch für die Welt? Und was ist die richtige Vorgehensweise, um diese Wünsche Wirklichkeit werden zu lassen? Hoffnung und Glaube sind dabei unerlässlich, aber es ist noch etwas anderes erforderlich: die Fertigkeit und Disziplin, das Gehirn so zu organisieren, dass es unser Leben erfolgreich motiviert. Unsere Forschungsergebnisse zur Meditation werden Ihnen dabei helfen, sich mit den richtigen Grundwerkzeugen auszustatten, mit denen Sie Ihre Ziele erreichen können. Wenn Sie diese in Ihrem alltäglichen Leben anwenden, fühlen Sie sich wahrscheinlich glücklicher und verbreiten gleichzeitig ein bisschen mehr Frieden auf dieser Welt.

2

Braucht man Gott zum Beten?

Meditation, Gedächtnis und das alternde Gehirn

Im Sommer 2006 begann ich mit einer neuen Untersuchungsreihe, um herauszufinden, ob Meditation bei Patienten mit Gedächtnisproblemen positive Reaktionen hervorrufen kann. Es ist allgemein bekannt, dass man im Alter immer anfälliger für kognitive Störungen wird, und somit liegt es in unser aller Interesse, unser Gehirn gesund, glücklich und »weise« zu erhalten.

Es gibt vielerlei Dinge, die unsere Lebenserwartung steigern können, trotzdem beginnt in jedem Fall im Alter von 30 Jahren der Gehirnstoffwechsel langsam nachzulassen.[1] Uns wird es zwar erst in späteren Jahren wirklich bewusst, aber ähnlich wie bei einem Auto, das älter wird, fangen auch bei uns die Dinge an kaputtzugehen und abzubauen. Dichtungsringe werden brüchig, das Getriebeöl trocknet langsam aus und die Zündung funktioniert nicht immer auf Anhieb. Nach und nach gerät die neuronale Plastizität aus ihrem optimalen Gleichgewicht und wir müssen zusehen, wie das Gedächtnis, das Koordinationsvermögen, die Konzentration, die Informationsverarbeitung, die Fähigkeit, Probleme zu lösen, und das soziale Entscheidungsvermögen beeinträchtigt werden und nachlassen.[2] Das Gehirn können wir nicht wie ein Auto generalüberholen, und wir können auch nicht einfach fehlerhafte Elemente der elektrischen Verkabelung gegen neue Ersatzteile austauschen. Wir können es aber sehr wohl einem Tuning unterziehen, indem wir verschiedene Bereiche mit unterschiedlichen Übungen trainieren.

Die Pharmakonzerne investieren regelmäßig Unsummen in die Suche nach einem chemischen Jungbrunnen, da sie wissen, dass die ganze Welt besessen ist von dem Verlangen, jung zu bleiben. Mir war demgegenüber daran gelegen, mit meiner Forschung nachzuweisen, dass Meditation und Gebet eine bessere, billigere und sichere Alternative zu einem chemischen Jungbrunnen sein könnten. Sie können sich bestimmt gut vorstellen, wie glücklich ich war, als ich von der Stiftung zur Erforschung und Vorbeugung der Alzheimer-Krankheit einen Zuschuss erhielt. Auf Wunsch von Dr. Dharma Singh Khalsa, dem Direktor der dortigen medizinischen Abteilung, begann ich die möglichen Wirkungen einer bestimmten Meditationsform auf die neuralen Fähigkeiten von Patienten mit Gedächtnisschwund zu untersuchen.

Für mich war dies eine sehr spannende Aufgabe, denn unsere vorherigen Forschungsergebnisse konnten zwar belegen, dass Fachleute der fortgeschrittenen Meditation imstande sind, die normalen Fähigkeiten verschiedener Hirnregionen bewusst zu verändern. Aber sie hatten noch keinen Aufschluss über folgende, tiefer liegende Frage geben können: Können wir mit der Meditation die chemischen Vorgänge in unserem Nervengewebe und die Neuralkreisläufe manipulieren, um unsere kognitive Leistungsfähigkeit zu stärken? Und wenn dem so ist, sind diese Veränderungen vorübergehend oder dauerhaft?

Nach jahrelangen heftigen Debatten bot sich uns endlich die Möglichkeit, Antworten auf diese Fragen zu finden. Noch interessanter wurde das Projekt mit der Entscheidung, ausschließlich mit Menschen zu arbeiten, die kaum oder keine Erfahrung mit Meditation hatten. Wir konnten den Veränderungen, die im Laufe der Zeit im Gehirn stattfanden, zusehen und diese genau dokumentieren.

Die Meditationsform, die wir für diese Forschungsarbeit gewählt hatten, heißt Kirtan Kriya. Diese Technik stammt aus dem 16. Jahrhundert und hat ihren Ursprung in den spirituellen Traditionen Nordindiens. In den Vereinigten Staaten wurde sie in den siebziger und achtziger Jahren bekannt.[3] Diese Form der Meditation integriert insbesondere drei Elemente: Atmung, Klang und Bewegung. Im Zentrum steht das erste Element, die bewusste Atemregulierung, die bei so vielen fernöstlichen Meditationsformen das Fundament bildet. Die Ergebnisse zahlreicher umfangreicher Untersuchungen belegen, dass man mit diversen Yoga-Praktiken und Techniken des kontrollierten Atmens sowohl Stress, Bluthochdruck, Angstzustände und viele andere Probleme wirksam mindern[4] und gleichzeitig die Aufmerksamkeit und Kognition steigern kann.[5] Weitere moderne Studien haben ergeben, dass sich Atemmeditationen positiv auf die Regulierbarkeit des Immunsystems, des Alterungsprozesses und das Absterben der Zellen auswirken.[6]

Das zweite Element der Kirtan-Kriya-Meditation besteht darin, in stetiger Wiederholung die Klänge *Sa, Ta, Na* und *Ma* zu rezitieren. Dies geschieht entweder laut oder nur in Gedanken. Manchmal werden die Silben auch in Melodien oder Lieder eingebunden. Diese sogenannten Mantras sind vergleichbar mit der katholischen Tradition, kurze Gebete für eine bestimmte Zeit kontinuierlich zu wiederholen. In den fernöstlichen Traditionen gibt es Hunderte von verschiedenen Mantras. Manchen wird eine heilige oder symbolische Bedeutung beigemessen, während andere lediglich eine Wiederholung von Urklängen sind. Mantras werden oft in spirituellen Texten zitiert oder spirituell besonders Eingeweihten zugeschrieben. Im

Grunde lassen sie sich sehr einfach und leicht merken. Mantras und Wiederholungsgebete, wie der Rosenkranz, wirken sich erwiesenermaßen stark und sofort auf den Herz-Kreislauf-Rhythmus der Übenden aus.[7] Wir hofften, dass unsere Gehirnscan-Studien noch mehr Aufschluss über diese spezielle Meditationsform geben könnten.

Bei der dritten Meditationstechnik handelt es sich um bestimmte Fingerbewegungen. In Ostasien nennt man derartige Hand-, Gesichts- und Körperbewegungen Mudras. Gemäß der Kirtan-Kriya-Tradition sprechen die Meditierenden jede einzelne Silbe des Mantras *Sa Ta Na Ma* mit Bedacht aus, während sie die Spitzen von Zeige-, Mittel-, Ring- und kleinem Finger der Reihe nach die Daumenspitze derselben Hand berühren lassen. Diese Technik ist mit der Hilfestellung durch Gebetsperlen zu vergleichen, die weltweit verbreitet ist und in Christentum, Islam, Hinduismus und Buddhismus angewendet wird.

Jede Mudra beziehungsweise jedes Mantra steht aus spiritueller Sicht für eine bestimmte theologische und metaphysische Vorstellung.[8] Hingegen behauptet die Wissenschaft, dass alle sich wiederholenden Bewegungen und Klänge das Konzentrationsvermögen stärken – unabhängig von ihrem jeweiligen Inhalt.[9] Für mich war dies von besonderem Interesse, denn Abbauprozesse des Nervensystems beeinträchtigen im Alter oft die Koordination der Muskeln und die Fähigkeit, sich sprachlich auszudrücken. Daher eignete sich die Kirtan-Kriya-Meditation ideal für weitere Experimente. Sie ist einfach zu erlernen und zu praktizieren. Das Experiment war so aufgebaut, dass die Testpersonen weder einen spezifischen religiösen Glauben annehmen noch länger als zwölf Minuten am Tag meditieren mussten. Andere Meditationsforscher erwarten, dass ihre Teilnehmer langwierige und zeitintensive Rituale ausüben – wir taten dies nicht.

Meditation für Bauarbeiter?

Mir war bei unserer Forschungsarbeit wichtig, dass fast jeder diese Meditation erlernen konnte. Aber als Gus meine Klinik betrat, hatte ich plötzlich meine Zweifel. All unsere vorherigen Studien hatten wir stets mit Testpersonen durchgeführt, die jahrelange Erfahrung mit spirituellen und meditativen Ritualen hatten. Gus hatte jedoch noch nie meditiert und interessierte sich nicht im Geringsten für Religion. Er wollte lediglich, dass sein schwerfälliges Gehirn wieder besser funktionierte.

Gus war ein ziemlich großer, ungeschliffener, aber angenehmer Kerl. Er sah aus wie ein Klempner, dem man eher auf einer Baustelle begegnen würde und der es sich nach getaner Arbeit mit einer Flasche Bier auf dem Sofa gemütlich macht. Gus schien einfach nicht der Typ zum Meditieren, und er fühlte sich sichtlich unbehaglich, als ich ihm die Übungen erklärte. Doch sobald wir ihm Ziel und Zweck dieser Studie genauer erläuterten, kam sein anfänglicher Enthusiasmus zurück.

»Wann soll ich anfangen?«, fragte er.

»Gleich morgen früh direkt nach dem Aufstehen«, antwortete ich.

Er dachte einen kurzen Augenblick nach und antwortete: »In der Anleitung steht, dass ich während der Meditation laut singen soll*, aber ich stehe meist gegen fünf Uhr morgens auf und mache mich für die Arbeit fertig. Ich glaube, ich würde das

* Der Begriff *kirtan* stammt aus Nordindien und beschreibt eine gesungene Form der Andacht. Das Mantra wird also nicht im Sprechchor rezitiert, sondern melodisch gesungen. Wenn Sie mehr über Kirtan Kriya wissen möchten oder sich die Meditation, die wir in dieser Studie verwendet haben, anhören möchten, gehen Sie auf die Website www.alzheimersprevention.org.

ganze Gebäude wecken.« Gus, so stellte sich heraus, war tatsächlich Industriemechaniker.

Ich wusste genau, wovon Gus sprach, denn ich hatte das Mantra auch ein paarmal ausprobiert und mich dabei sehr unsicher gefühlt. Es kommt einem in der Tat eigenartig vor, laut »*Sa Ta Na Ma*« zu singen, besonders wenn man in einem dicht bewohnten Apartmentblock in Downtown Philadelphia zu Hause ist. Daraufhin schlug ich Gus vor, das Mantra entweder am späten Morgen zu singen oder es in der Früh leise zu sprechen.

Gus hatte jedoch noch seine Zweifel, denn für ihn stand seine geistige Gesundheit auf dem Spiel, und er wollte alles »richtig« machen. Erst als ich ihn davon überzeugen konnte, dass der Erfolg nicht beeinträchtigt werden würde, war er zufrieden, und wir konnten anhand einer Reihe von Tests seine kognitiven Fähigkeiten auswerten.

Die erste der vier erforderlichen Gehirnscans diente der Kontrolle. Gus musste dabei lediglich zehn Minuten lang still sitzen bleiben und zuhören, während die Meditationsübung intellektuell beschrieben wurde. Ich machte während dieser Zeit zahlreiche Bilder, die am Ende des achtwöchigen Trainingprogramms als Kontrolldarstellungen dienen würden, um die Veränderung der Gehirnaktivitäten im Vergleich mit späteren Aufnahmen messen zu können.

Danach erklärte ich Gus die Meditation im Detail und zeigte ihm ein Video von einer Person, die nach dieser Technik meditierte. Ich bat ihn zu versuchen, wie die Person in dem Video zu meditieren, und nachdem er das Mantra eine Weile lang geübt hatte, machten wir die zweite Aufnahme, die uns Aufschluss darüber geben würde, wie sich sein »untrainiertes« Gehirn während der Meditation verhielt. Dazu spritzten wir wenige Minuten vor Ende der Meditation einen Tracer in seine Armvene, eine leicht radioaktiv markierte Substanz, die sich vorübergehend im Gehirn ablagert und so die Aktivitäten des zerebralen Blutflusses markiert. Nach Abschluss der Meditation konnten wir in aller Ruhe den Raum wechseln. Die Scan-Geräte würden die Gehirnaktivität zur Zeit des Höhepunktes der Meditation festhalten.

Dann war es an der Zeit, Gus mit einer Audio-CD nach Hause zu schicken und ihn täglich üben zu lassen. Wir telefonierten alle zwei Wochen mit ihm, denn wir wollten natürlich wissen, wie er mit der Meditation vorankam, und ihm auch all seine Fragen beantworten. Jedes Mal versicherte er uns, dass er die Meditation gewissenhaft ausübe und dass alles gut laufe. Nach acht langen Wochen war es dann endlich an der Zeit, Gus zu weiteren Tests und neuen Aufnahmen in unser Labor zu bitten.

»Es hat mit sehr gut gefallen«, sagte Gus. »Es war wunderbar, und ich habe mir fest vorgenommen, weiter zu meditieren.« Seine Reaktion war die gleiche wie die der anderen Testpersonen, die genauso wie Gus unter Gedächtnisproblemen litten. Auch sie waren ganz normale Menschen, die zuvor noch nie wirklich meditiert hatten, und ich war äußerst positiv überrascht, als sie eifrige Bereitschaft zeigten, regelmäßig zu üben. Offensichtlich wollten sie so viel wie möglich von diesen Meditationsübungen profitieren, und sie wussten, dass wir sie ständig überwachten, um schließlich die Langzeitverbesserungen der Kognition auswerten zu können.

Im Mittelpunkt stand währenddessen natürlich immer die Frage: *Hat es funktioniert?* Würden wir am Ende einen merklichen Wandel im Gehirn oder Verbesserungen des Gedächtnisses feststellen können? Unsere anderen Studien hatten bereits gezeigt, *wie* das Gehirn während intensiver Meditationen und Gebete verändert wird. Aber unsere vorherigen Teilnehmer hatten alle mehr als zehn Jahre Erfahrung mitgebracht und waren es gewohnt gewesen, täglich mindestens 45 Minuten lang intensiv zu meditieren. Im Gegensatz zu diesen früheren Testreihen hatten unsere Gedächtnispatienten nur acht Wochen Zeit, in denen sie zwölf Minuten am Tag meditierten. Dieser entscheidende Unterschied würde uns herauszufinden helfen, wie lange es in der Regel dauert, bis sich erhebliche neurologische Veränderungen bemerkbar machen. Ferner würden die hier gesammelten Forschungsergebnisse Aufschluss darüber geben, inwieweit die neuronale Plastizität beim Menschen auch im höheren Alter intakt bleibt.

Wir wissen bereits von den gesundheitsfördernden Qualitäten von Herz-Kreislauf-Übungen für Körper und Geist, aber es gibt erst wenige Beweise für die Hypothese, dass Meditation die kognitive Gesundheit fördern kann. Dazu kommt das Problem der Komplexität. Das Gehirn beherbergt 100 Milliarden Neuronen, die miteinander Billionen über Billionen von Verbindungen knüpfen, und die genaue Konfiguration dieser Verbindungen ist bei jedem Menschen verschieden und einzigartig. Die Neurowissenschaft hat bisher nur einen kleinen Prozentsatz aller Neuralkreise oberflächlich entschlüsseln können, die für unsere Emotionen, Handlungsweisen und Gedanken zuständig sind. Doch je mehr wissenschaftliche Belege wir zusammentragen, desto stärker erhärtet sich die Annahme, dass es tatsächlich möglich ist, das menschliche Gehirn durch Meditation gesund zu erhalten.

Das alternde Gehirn beschützen und stärken

Kommen wir noch einmal auf Gus zurück: Hat er nun innerhalb von acht Wochen durch regelmäßiges Meditieren seine Gehirnfunktionen verändern können? Ja, das hat er. Im Vergleich zur ersten konnten wir in der zweiten Aufnahme, die im Ruhezustand gemacht wurde, eine erhebliche Intensivierung der neuronalen Aktivitäten im präfrontalen Kortex erkennen. Diese Hirnregion hilft uns unter anderem dabei, klare Gedanken zu fassen und uns auf eine Aufgabe zu konzentrieren. Darüber hinaus wurde der anteriore cinguläre Kortex aktiviert, der für die emotionale Regulierung, den Lernprozess und das Erinnerungsvermögen wichtig[10], allerdings auch sehr anfällig für Altersschäden ist.[11] Der anteriore cinguläre Kortex spielt außerdem sowohl bei der Minderung von Angstzuständen und Reizbarkeit als auch bei der Förderung von sozialem Bewusstsein eine wichtige Rolle, aber diese besonderen Fähigkeiten lassen im Alter oft nach. Wir werden in diesem Buch immer wieder auf die Wichtigkeit dieser Hirnstruktur zurückkommen und anhand von verschiedenen Meditationsübungen erläutern, wie der anteriore cinguläre Kortex auf unterschiedliche Art und Weise stimuliert werden kann.

Die Aktivierung des präfrontalen und des anterioren cingulären Kortex verbessert nicht nur das Gedächtnis und die Kognition. Sie wirkt gleichzeitig den Auswirkungen der Depression entgegen, die so oft Symptome altersbedingter Erkrankungen sind.[12] Auch bei Alzheimer- und Parkinson-Patienten wurden im anterioren cingulären Kortex geringere im Stoffwechselprozess entstandene Aktivitäten gemessen.[13] Daraus schließen wir, dass man mit Hilfe dieser Meditationsübungen in der Lage sein sollte, die von diesen Krankheiten verursachten Abnutzungsprozesse zu verlangsamen. Des Weiteren hat man feststellen können, dass die Alzheimer-Krankheit bei Menschen, die regelmäßig persönliche religiöse Rituale ausüben oder auf einer höheren spirituellen Ebene »schwingen«, langsamer fortschreitet.[14]

Ähnliche positive Wirkungen wurden auch bei anderen Meditationsforschungsarbeiten entdeckt. Im Jahr 2007 haben For-

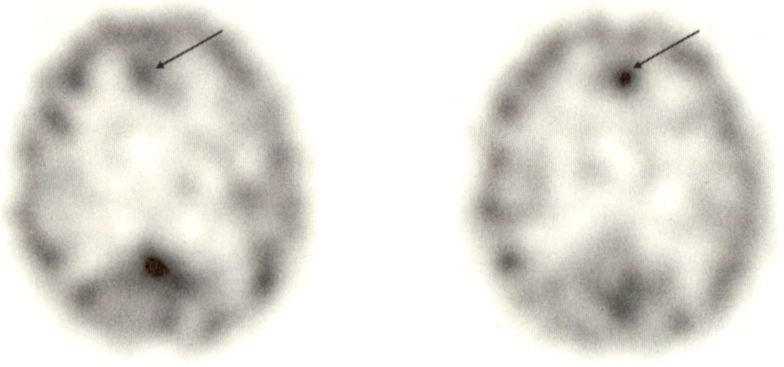

Diese Aufnahmen zeigen die Aktivität im anterioren cingulären Kortex (Pfeil) jeweils vor und nach dem achtwöchigen Kirtan-Kriya-Meditationsprogramm. Die Bilder sind nicht nur wegen der angewandten Technologie unscharf, sondern auch, weil sie in Farbe erstellt und in Schwarz-Weiß umgewandelt wurden.

scher an der Emory-Universität wissenschaftlich belegen können, dass die Zen-Meditation »Qualitäten zum Schutz der Nerven freisetzt und die altersbedingte kognitive Abnutzung reduziert«.[15] In Anbetracht sämtlicher wissenschaftlicher Nachweise besteht keinerlei Zweifel mehr: Die meisten kontemplativen Meditationen und Yoga-Übungen sind ein hervorragendes Training für die Erhaltung und Förderung der kognitiven Gesundheit und Vitalität des menschlichen Gehirns.

Inwiefern sich kurze Gebete auf unsere Fähigkeit des Wahrnehmens und Erkennens auswirken, wurde noch nicht gezeigt, aber es scheint, als könnten sie bei älteren Menschen, die keiner bestimmten Religion angehören, verstärkt Depressionen auslösen.[16] Wenn sie aber einen Bestandteil von langen intensiven Meditationen bilden oder wenn man jede Woche zusätzlich zu den Gebeten religiösen Aktivitäten nachgeht, können Gebete durchaus gesundheitsfördernd und sogar lebensverlängernd

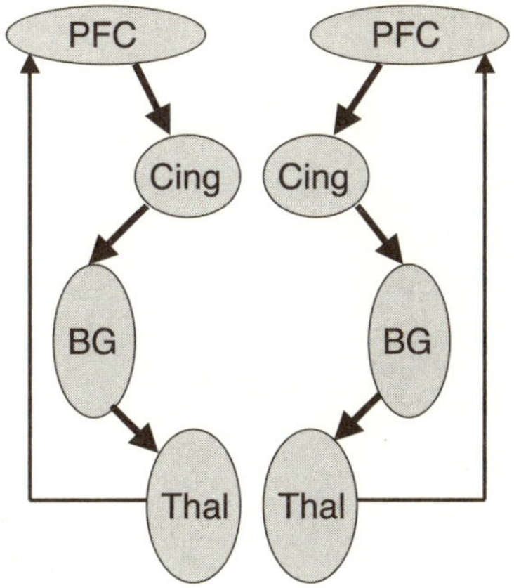

Das Schaltschema des Kreislaufes, der durch Kirtan-Kriya-Übungen aktiviert wurde: präfrontaler Kortex (PFC), cingulärer Kortex (Cing), Basalganglien (BG) und Thalamus (Thal). Während der Meditation werden wir konzentrierter und wachsamer (PFC) sowie nachdrücklicher und gesellschaftbewussster (Cing), und wir können unsere Körperbewegungen und Emotionen besser kontrollieren (BG). Dies beeinflusst unsere Sinneswahrnehmungen aus der Außenwelt (Thal), und die gesammelten Informationen werden auf andere Teile des Gehirns umgeschaltet.

wirken.[17] Sie geben uns das Gefühl der Verbundenheit zu anderen[18], aber die Tatsache, dass es in der Regel nicht länger als ein paar Minuten dauert, sie aufzusagen, könnte erklären, warum sie unsere Kognition kaum beeinflussen. Unseres Erachtens werden die kognitiven Kreisläufe des Gehirns nur dann stimuliert, wenn wir uns intensiv und nachhaltig auf ein bestimmtes Objekt, Ziel oder Konzept konzentrieren.

Unsere Gehirnscan-Studien haben gezeigt, dass die Meditation, die auch Gus ausgeübt hat, einen bestimmten Kreislauf stärkt, der ansonsten im Alter abnehmen würde.[19] Dieser Kreislauf setzt sich aus dem präfrontalen und dem anterioren cingulären Kortex, dem orbitalen Frontallappen, dem Thalamus und den Basalganglien zusammen und ist für die Regulierung einer Vielzahl von Aktivitäten zuständig. Diese stehen wiederum in engem Zusammenhang mit unserem Bewusstsein, Einfühlungsvermögen, Mitgefühl und emotionalen Gleichgewicht.

Ferner spielen sie eine wichtige Rolle bei der Realitätsgestaltung und dem Unterdrücken von Wut- und Angstzuständen und fördern unsere Fähigkeiten, einen klaren Verstand zu bewahren und Fehler zu erkennen. Wenn dieser Kreislauf abnimmt oder aussetzt, leistet er der Entwicklung von Depressionen, Angstzuständen, Zwangsneurosen und Schizophrenie Vorschub. Wir sind jedoch imstande, den Gesundheitszustand dieses Kreislaufes zu bewahren und gar zu verbessern, indem wir unabhängig vom religiösen Glauben Meditationen in unsere alltäglichen Gewohnheiten und Tätigkeiten integrieren.

Die erstaunliche Plastizität des Gehirns

Nach acht Wochen baten wir Gus, in unserem Labor zu meditieren, und injizierten ihm erneut einen Tracer, um eine weitere Aufnahme von seinem Gehirn machen zu können. Wir wollten testen, ob es nun auf Meditation anders reagierte als zu Beginn des Trainingsprogramms. Wir konnten gegen Ende der zwölfminütigen Meditation tatsächlich reduzierte Aktivitäten im Parietallappen feststellen, das heißt in dem Teil der Großhirnrinde, in dem unser Selbstgefühl entsteht.

Bei unseren Gehirnscan-Studien mit Nonnen und Buddhisten konnten wir ähnlich reduzierte Aktivitätslevel im Parietallappen messen. Diese deuten darauf hin, dass unser Selbstgefühl sich aufzulösen beginnt. Der Meditierende wird eins mit dem Objekt der inneren Einkehr und Intention. Die Nonnen wollten sich Gott näher fühlen, das Bestreben der Buddhisten war es, reines Bewusstsein zu erfahren, und Gus hatte sein Ziel erreicht, sein Erinnerungsvermögen zu verbessern. Auch wenn wir die Gründe dafür noch nicht wirklich verstehen, sieht es so aus, als würde der Verlust unseres Selbstgefühls dazu führen, dass wir unsere Ziele besser verfolgen und mehrere Aufgaben gleichzeitig mit mehr Freude verrichten können.[20] Sportler reden hier von »Rausch«, in der Psychologie nennen wir dieses Gefühl des völligen Aufgehens in einer Tätigkeit »Flow«.[21]

Die Ergebnisse der Gehirnscans, die wir von Gus gemacht hatten, waren erstaunlich. Endlich konnten wir beweisen, dass die neuronalen Funktionen des Gehirns in weniger als zwei Monaten grundlegend verändert werden können. Außerdem konnten wir bestätigen, dass jeder Mensch die Kraft hat, sein Gehirn bewusst zu verändern und seine neuronalen Funktionen viel schneller zu verbessern, als es die Wissenschaft bisher für möglich gehalten hatte. Wie bereits im ersten Kapitel erwähnt, können sich einzelne Nervenzellen innerhalb von nur wenigen Tagen permanent wandeln. Und laut weiteren Studien führen nahezu alle Formen der Meditation innerhalb weniger Monate zu zwar leichten, aber dennoch deutlichen Veränderungen. Es ist noch zu früh zu behaupten, diese kognitiven Verbesserungen seien dauerhafter Natur. Doch wir sind uns dank vorheriger Studien bereits der gravierenden Unterschiede bewusst, die im Gehirn eines Menschen zu finden sind, der jahrelang eine fortgeschrittene Form der Meditation ausgeübt hat, im Vergleich zu dem eines anderen, der noch nie meditiert hat. Auch wenn der Erstgenannte gerade nicht meditiert, sind die Unterschiede erkennbar. Es gibt allerdings noch keine Langzeitstudien darüber, ob das Gehirn des Meditierenden zu einem »Normalzustand« zurückkehren würde, wenn dieser ganz und gar aufhören würde zu meditieren. Wahrscheinlich ist es ähnlich wie beim Sport: Je mehr man trainiert, desto besser sind die Leistungen, die aber nachlassen, sobald man damit aufhört.

Wie bereits erwähnt, haben wir sowohl im präfrontalen als auch im anterioren cingulären Kortex erhebliche Leistungssteigerungen entdeckt. Beide Hirnregionen unterstützen unser Konzentrationsvermögen. Sie werden auch durch andere Arten von Meditations- und Yoga-Übungen stimuliert, aber bei unseren Gedächtnispatienten haben wir zusätzlich gesteigerte Aktivitäten im Kleinhirn, dem Zerebellum, feststellen können, das für die Umwandlung bewusster Köperbewegungen zuständig ist. Dies ist insofern einleuchtend, als die Handbewegungen, die während der Meditation ausgeführt werden, die Teile des Gehirns aktivieren, die für die motorische Koordination zuständig sind.

Gus wies ferner einen höheren Aktivitätslevel in den tief im Zentrum des Gehirns verborgenen Basalganglien auf. Sie sind einerseits in die Steuerung der Willkürmotorik, der Körperhaltung und der sequenziellen Bewegungen eingebunden. Andererseits wirken sie bei der Erinnerungsgestaltung, der Verhaltenskontrolle und der kognitiven Flexibilität mit.[22] Man verbindet abnormale Funktionen in dieser Hirnregion mit dem normalen Alterungsprozess[23] und mit degenerativen Erkrankungen der motorischen Systeme,[24] wie zum Beispiel mit der Parkinson- und der Alzheimer-Krankheit, dem Tourette-Syndrom und der Chorea Huntington, früher Veitstanz genannt.[25] Hieraus schließen wir, dass Bewegungsmeditationen im Gegensatz zu passiven Meditationen die neuronalen Funktionen der Gehirnteile stärken, die normalerweise für viele altersbedingte Krankheiten anfällig sind. Es gibt jedoch auch andere Meditationen, wie die Zen-Meditation, die ebenfalls die Kognition verbessern, indem sie die verschiedenen Neuralkreisläufe stärken, die normalerweise altersbedingt schwächer werden.[26]

Gus' kognitive Fähigkeiten werden getestet

Nachdem wir die zweite Scan-Reihe erstellt hatten, führten wir erneut den Test zur Messung von Gus' Kognition durch, um zu sehen, ob sich sein Gedächtnis tatsächlich verbessert hatte. Das Ergebnis war unfassbar. Bei einem der Tests konnten wir eine Verbesserung von 50 Prozent verzeichnen. Dieser Test, auch Pfadfinder- oder Trail-Making-Test[27] genannt, ähnelt einer fortgeschrittenen Variante des Zahlen-Verbindungs-Testes. Mit ihm werden schon seit Jahrzehnten kognitive Funktionen gemessen, denn er erfordert neben der visuellen Wahrnehmungsorganisation auch die visuell-motorische Koordination und visuellräumliche Fertigkeiten. Vor Beginn des Kirtan-Kriya-Trainingsprogramms brauchte Gus noch 107 Sekunden für den Test, acht Wochen später nur noch 68.

Auch wenn der Grad der Verbesserung bei den anderen Testteilnehmern nicht immer ganz so ausgeprägt war, haben alle sowohl ihr Erinnerungs- und Konzentrationsvermögen als auch ihre Sprachgewandtheit steigern können. Im Schnitt lag der Verbesserungsgrad zwischen zehn und 20 Prozent, was an sich beeindruckend ist, wenn man bedenkt, dass für derartige Veränderungen acht Wochen eine eher kurze Zeitspanne sind. Im Laufe der nächsten Jahre werden wir unsere Teilnehmer weiteren sporadischen Tests unterziehen. Wir gehen davon aus, dass sich viele der kognitiven Fähigkeiten weiter verbessern werden, vorausgesetzt, die Testteilnehmer üben weiter täglich, um den einmal erreichten Stand zu wahren.[28]

Meditieren ohne Gott

Endlich hatten wir wissenschaftliche Beweise für die Hypothese, nach der Meditationsübungen auch außerhalb eines spirituellen und religiösen Rahmens zur Verbesserung des Erinnerungsvermögens von Menschen mit kognitiven Problemen beitragen. Es war wie eine Freudenbotschaft für Millionen von älter werdenden Amerikanern, denn es ist auch für sie ein Leichtes, täglich zwölf Minuten lang zu meditieren.

Außerdem haben wir anhand unserer Studien zeigen können, wie wertvoll Meditation für die Verbesserung der Kognition ist, selbst wenn sie von sämtlichen spirituellen Wurzeln losgelöst ist. Es gibt also keinen Grund, warum wir nicht verschiedene Arten der Meditation in unseren Schulen einführen sollten, um die akademischen Leistungen unserer Kinder zu verbessern. In einer Längsschnittstudie von 2007 haben Schüler mit Hilfe einer einfachen tiefen Atemübung merklich weniger unter »Prüfungsangst, Nervosität, Selbstzweifeln und Konzentrationsverlust gelitten«.[29] Eine weitere Studie stammt von einigen Forschern der Medizinischen Hochschule von Georgia. Sie wurde durch Zuschüsse des Nationalen Instituts für Gesundheit gefördert und gibt Aufschluss über das veränderte Verhalten von afroamerikanischen Jugendlichen, denen eine einfache Meditationsübung mit Entspannungs-, Atem- und Klangwiederholungselementen beigebracht wurde. Sie fingen an, »weniger zu schwänzen, begannen, sich an die Schulregeln zu halten, und sie bekamen weniger Schulverbot«.[30] Eine Gruppe von Schülern, die an der öffentlichen Mittelschule von Boston einem Tai-Chi-Verein beitraten, bemerkte, wie sich ihr Wohlbefinden und soziales Bewusstsein verbesserte.[31] Und eine weitere Gruppe junger Teenager, die an einem Yoga-Freizeitlager teilnahmen, erzielte eine Verbesserung ihres räumlichen Erinnerungsvermögens um 43 Prozent.[32] Welche Eltern würden bei solchen Ergebnissen nicht zustimmen, dass ihre Kinder lernen sollten zu meditieren, zu atmen und sich zu entspannen?

Gus' Vermächtnis: die Kraft der selektiven Aufmerksamkeit

Gus ist ein perfektes Beispiel für die erstaunliche Fähigkeit des Gehirns, sich selbst heilen und verändern zu können. Es ist in der Lage, genau die Region zu verändern, die uns einzigartig und menschlich macht: jene der Frontallappen. Hier sind sämtliche neurologischen Wurzeln verankert, denen wir unsere Vorstellungskraft, Kreativität, Einsichts- und Kommunikationsfähigkeit zu verdanken haben. Ohne sie würde es uns schwerfallen, stets friedfertig, barmherzig und motiviert zu sein.

Der Schlüssel zur Verwirklichung unserer Träume liegt in unseren Frontallappen. Dieses Geheimnis kann mit den beiden Worten *selektive Aufmerksamkeit* zusammengefasst werden. Dank der Frontallappen können wir freiwillig entscheiden, welche der Millionen von Informationen für unser Leben am relevantesten sind. Durch tägliches Meditieren stärken wir unser Aufmerksamkeitsvermögen, so dass wir uns auf nahezu jedes angestrebte Ziel konzentrieren können und gleichzeitig die Gedächtnisfunktionen unseres Gehirns verbessern. Dies geschieht, indem wir irrelevante und verwirrende Informationen verwerfen. Meditation hilft insbesondere dabei, das Arbeitsgedächtnis des Gehirns instand zu halten, das wir benötigen, um bewusste Entscheidungen zu treffen.[33] Mit unseren Forschungsarbeiten haben wir konkrete Beweise für die Veränderungen in den Gehirnstrukturen liefern können, die Teile des neuronalen Kreislaufs des Arbeitsgedächtnisses ausmachen.[34]

Unsere spirituellen Erfahrungen und die Techniken, mit denen wir diese hervorlocken, bedürfen eines komplexen Netzwerkes von miteinander verbundenen neuronalen Funktionen. Diese werden gleichermaßen beeinflusst von Gedanken, Gefühlen, Erinnerungen, physischen Zuständen, genetischen Veranlagungen und persönlichen Erfahrungen, die wir im Laufe des Lebens sammeln. Der wahre Schlüssel zu einer wirkungsvollen Meditation und der Fähigkeit, unser Gehirn zu verändern, kann in die folgenden vier wichtigen Schritte unterteilt werden, mit denen Gus sein Erinnerungsvermögen verbessern konnte:

1. Er *wollte* es verbessern.
2. Er *hielt fest* an seiner Aufgabe und seinem Ziel.
3. Er *regulierte* bewusst seine Atmung, Körperhaltung und Körperbewegungen.
4. Er *übte* die Meditation über einen langen Zeitraum aus.

Im ersten Schritt zählt das Verlangen, der bewusste Wunsch, sich zu ändern. Sobald diese Entscheidung getroffen ist, muss man regelmäßig üben, bis es einem gelingt, sich auf sein Ziel zu konzentrieren. Dies erfordert zwar regelmäßiges Training, dauert aber nicht lange, wie unsere Studien gezeigt haben. Konzentrierte Aufmerksamkeit führt dazu, dass neue Neuralkreisläufe entstehen. Sind diese erst einmal fest etabliert, fangen sie automatisch an, die Gehirnregionen zu aktivieren, die für die motivierenden Aktivitäten zuständig sind. Wie stark diese Kreisläufe werden, hängt davon ab, wie oft diese Aktionspotenziale wiederholt werden. Dieser Mechanismus, nach ihrem Verfasser Donald O. Hebb auch Hebb'sche Lernregel genannt, gilt als einer der grundlegenden Mechanismen, nach dem jedes Lebewesen lernt, die Welt besser zu verstehen. Diese Regel besagt, dass die Verbindung zwischen zwei Neuronen stärker wird, wenn sie gemeinsam aktiviert werden, denn Zellen, die gemeinsam arbeiten, verbinden sich demzufolge miteinander – »cells that fire together, wire together«. Durch das Wiederholen einer Aufgabe wie der Meditation oder des Betens verändern wir die synaptischen Aktivitäten am Ende der Neuronen, was letztendlich zu einer strukturellen Umgestaltung der Zelle führt.[35] Veränderungen dieser Art haben Auswirkungen auf den Informationsfluss an andere Teile des Gehirns.

Verlangen und Konzentration reichen eigentlich vollkommen aus, um das Gehirn dauerhaft zu verändern, aber spirituell Gläubige haben eine weitere Methode entdeckt, wie man die neuronalen Funktionen verbessern kann. Reguliertes Atmen aktiviert die Mechanismen, die unsere Emotionen und Sinneswahrnehmungen kontrollieren. Zu tiefes Atmen kann allerdings das Sehen oder Hören betreffende Halluzinationen hervorrufen. Durch langsames, reguliertes Atmen entspannen wir Körper und Geist, was wiederum die Stoffwechsel-Aktivitäten in vielen Hirnregionen verlangsamt. Dies ist besonders für die Frontallappen wichtig, denn sie neigen in der Regel zu Hyperaktivität, und manchmal würde ihnen eine Ruhepause guttun. Wenn sie überaktiv sind, verbrauchen die Frontallappen eine Unmenge an Energie, die eigentlich dafür benötigt wird, andere neuronale Mechanismen in Betrieb zu halten. Der Denkprozess an sich verbraucht bereits viel neuronale Energie, aber durch langsames, tiefes Atmen kann diese wieder aufgestockt werden. In späteren Kapiteln werden wir hierauf näher eingehen.

Allein durch das Rezitieren von *Sa Ta Na Ma*-Mantren und die Anwendung anderer spiritueller Praktiken gibt man dem Gehirn die Möglichkeit, sich zu entspannen und sich gleichzeitig der Umgebung bewusst zu sein – eine sehr nützliche Fähigkeit. Wenn man diese darüber hinaus mit sich wiederholenden Handbewegungen und Sprachmustern kombiniert, erzielt man eine zusätzliche Stärkung der Hirnregionen, die für die Motorik und Koordination zuständig sind. Je leistungsfähiger also das gesamte Gehirn ist, desto mehr spart es neuronale und Stoffwechsel-Energie ein, was wiederum dazu führt, dass Erinnerungen leichter gespeichert und abgefragt werden können.

Gus hat also sein Ziel erreicht und sein Erinnerungsvermögen verbessert. Andere Testpersonen haben mit ähnlichen Meditationstechniken allerdings noch ganz andere Ziele erreichen können. Manche haben für sich einen dauerhaften Zustand der Ruhe und des Friedens gefunden, während wieder andere bei der Arbeit produktiver geworden sind. Ausschlaggebend dabei ist, dass man seinem Ziel in der Meditation intensiv und beständig nachgeht. Dann fängt das Gehirn nämlich an, diese Zielvorstellung als ein handfestes Objekt der Außenwelt zu betrachten, und es erhöht die Aktivitäten im Thalamus, der bei der Entstehung der Realität mitwirkt. Das zuvor nur gedachte Konzept nimmt immer wirklichere und greifbarere Formen an, woraufhin andere Teile des Gehirns dazu angeregt werden, mit bedachten Handlungen in die Welt einzugreifen.

Der Glaube an die Erfüllung der eigenen Ziele

Den vier einzelnen Schritten – Verlangen, Konzentration, regulierte Körperbeherrschung und Übung – liegt ein fünfter Schritt zugrunde, ohne den es für einen Menschen nicht möglich wäre, die eigenen Wünsche und Ziele zu erreichen. Wir sprechen hier von »Erwartung«, einem Begriff, der ganz wie der Begriff »Glaube« dafür steht, dass wir gemäß unseren neurologischen Neigungen fest daran glauben: Wir können unsere

Ziele erreichen und werden sie erreichen. Im Gegensatz zu Hoffnungen geben uns Erwartungen die innere Überzeugung, dass sämtliche Ziele erreichbar sind, auch wenn sie manchmal irrational erscheinen. Sie zählen zu den Grundprinzipien des Optimismus und spielen eine entscheidende Rolle bei der Kontrolle des neurologischen Mechanismus, den wir Placeboeffekt nennen. Man muss nur stark genug an etwas beziehungsweise an sich selbst glauben, um sowohl das Immun- als auch das Motivationssystem in Gang zu setzen.[36]

Anders als manche Selbsthilfebücher oft behaupten, handelt es sich hier weder um Magie noch um ein von der Quantenphysik bewiesenes Verfahren. Im Mittelpunkt steht vielmehr die elementare Fähigkeit des Gehirns, genau das zu tun, wozu es in all den Millionen von Jahren der Evolution programmiert wurde: Es erreicht die Ziele, die wir uns in den Kopf gesetzt haben. Das Gleiche trifft übrigens auf das Verfolgen von religiösen Zielen zu. Wer ein spirituelles Ziel vor Augen hat, der steigert auch aus neurologischer Sicht den Glauben, dass man geistige Wirklichkeiten erleben kann. Ebenso ist es möglich, dass Abraham, Moses, Mohammed, Jesus und Buddha ihre geistige Erleuchtung erreicht haben, weil sie sich jahrelang nahezu ausschließlich mit intensiver Meditation und Gebeten befasst haben. Gleichermaßen können auch Patienten, die wie Gus unter Gedächtnisproblemen leiden, ihr Erinnerungsvermögen mit täglichen Meditationen verbessern.

Das alternde Gehirn schützen

Wir können unsere Kognition nachweislich mit Hilfe von fast allen kontemplativen Praktiken verbessern. Aber wie finden wir heraus, welche Technik am besten für uns geeignet ist?

Oder, um es genauer auszudrücken, ist die Meditation, die Gus ausgeübt hat, besser als andere spirituelle Praktiken? Es wird noch eine ganze Weile dauern, bis wir diese Frage eindeutig beantworten können, doch wir verfügen bereits über zahlreiche Arbeitshypothesen. Bei diesen stützen wir uns auf die Ergebnisse von Forschungsarbeiten, die wir und andere über viele Jahre zusammengetragen haben.

Unseres Erachtens eignet sich diese Meditation besonders für jene Menschen, die sowohl ihr Erinnerungsvermögen als auch ihre Kognition verbessern möchte. Sie kombiniert nämlich insgesamt sechs unterschiedliche Techniken, die allesamt neuronale Funktionen verändern können: Entspannung, Atmung, Gesang (Wiederholungen von Mantras/Worten oder Klängen), koordinierte Fingerbewegungen, Hintergrundmusik und intensive Konzentration. Viele andere Arten der Meditation wenden nur eine oder zwei dieser Techniken an. In Kapitel 9 werden wir näher auf die positiven Auswirkungen von Entspannung, Atmung und Konzentration eingehen. Erst einmal wollen wir uns jedoch näher mit den Auswirkungen beschäftigen, die wiederholte Bewegungen, Klänge und Musik auf unser Gehirn haben.

Zahlreiche Studien belegen mittlerweile, dass man durch einfaches Wiederholen von Klängen, Wortkombinationen oder Fingerbewegungen über einen langen Zeitraum hinweg die Symptome von Stress, Ängstlichkeit, Depression und Zorn erheblich reduzieren kann. Gleichzeitig lässt sich das Wahrnehmungsvermögen für Lebensqualität und spirituelles Wohlbefinden verbessern.[37] Tatsächlich sollten sämtliche Meditationen die kognitive Leistungsfähigkeit des Gehirns mit einer zusätzlichen Bewegungskomponente deutlich steigern.[38] Das geschickte Wiederholen bestimmter Fingerbewegungen scheint außerdem eine Verbesserung des zentralen und des peripheren Nervensystems zu bewirken und gleichzeitig dem altersbedingten Verlust der Kontrolle über die Hände entgegenzuwirken.[39] Eine Studie deutet darauf hin, dass Musiker, die regelmäßig bestimmte Fingerbewegungen wiederholen, im Alter seltener an Demenz leiden.[40] Eine weitere Studie hat gezeigt, inwiefern frühes musikalisches Training mit Kindern zu »Langzeitsteigerungen der visuell-räumlichen, verbalen und mathematischen Fähigkeiten« führt.[41] Im Grunde genommen kann man durchaus jede Form des musikalischen Trainings als eine Art der kognitiven Meditation verstehen, denn sie erfordert intensive Konzentration, Wiederholung von Lehrtechniken, Körperkoordination und motivierte Aufmerksamkeit.

Zudem gibt es vielerlei Belege für die positiven Auswirkungen, die angenehme Musik auf das Gehirn hat. Sie vertieft emotionale Erfahrungen[42], steigert das Verarbeitungsvermögen[43] beim Sehen und Hören und verbessert die Aufmerksamkeit sowie die Fähigkeit, Emotionen zu verarbeiten.[44] Wir empfehlen Ihnen deswegen, beim Meditieren oder Beten klassische oder auf jeden Fall melodische Hintergrundmusik laufen zu lassen. Noch besser »singen« Sie Ihr Mantra oder Gebet, so wie es auch in der Kirtan-Kriya-Tradition üblich ist, denn damit steigern Sie Ihre kognitiven Leistungen.[45]

Ferner möchten wir darauf hinweisen, dass die Gehirnmechanismen eng zusammenarbeiten, die unsere Ängstlichkeit, Stresszustände und unser Gedächtnis regulieren.[46] So führt ein hohes Maß an Stress zu Gedächtnisverlust und erhöht das Risiko der Alzheimer-Krankheit.[47] Dem können wie gesagt die meisten der in diesem Buch beschriebenen Meditationen entgegenwirken, indem sie Entspannungsreaktionen im Körper auslösen und den Stresslevel reduzieren. Es ist längst allgemein bekannt, dass Stress in der heutigen Welt eine der Haupttodesursachen ist, denn er greift nahezu jedes Körperorgan und besonders das Gehirn an.

Training für Dendriten

Nach dem heutigen Verständnis des menschlichen Gehirns werden unsere kognitiven Funktionen durch sämtliche Abnutzungen der Neuronen behindert, mögen diese auch noch so fein sein. Dabei spielt es keine Rolle, ob sie in der äußeren Beschichtung, den Synapsen oder bei der Reaktionsfähigkeit auf chemische Überträgerstoffe passieren.[48] Der wahre Schlüssel zu unserem Verständnis der kognitiven Verbesserungen und Abnutzungen scheint jedoch in den mikroskopischen Dendriten zu liegen, die sich an den Enden der Neuronenrezeptoren befinden. Es ist sogar durchaus möglich, dass in ihnen das Geheimnis verborgen liegt, warum sich nur die Menschen mit dem Wesen Gottes beschäftigen.

Ein einfaches Neuron kann bis zu 10 000 fühlerähnliche kleine Fortsätze aufweisen, die sich zu den signalgebenden Enden anderer Neuronen hin ausstrecken. Wenn Sie sich den Aufbau veranschaulichen möchten, stellen Sie sich die Wurzeln eines Baumes vor: Sie stellen die Dendriten dar, die Informationen sammeln und an den Zellkörper der Neuronen, den Baumstamm, weitergeben. Dies entscheidet dann, an welche weiteren Dendriten das Signal über die »Axonterminale« weitergereicht werden soll, die wie Blätter aus den Spitzen der Neuronen, den Zweigen, herauswachsen.

Sowohl leichte und kurzzeitige als auch chronische Stresszustände beeinträchtigen das Gedächtnis, indem sie die normalen dendritischen Aktivitäten unterbrechen.[49] Forschungsarbeiten mit Ratten, deren Hirnfunktionen denen der Menschen erstaunlich ähnlich sind, haben gezeigt: Sowohl die Organisation als auch das Wachstum von Dendriten können sich innerhalb von nur einer Woche maßgeblich verändern, wenn diese einem leichten Stresszustand ausgesetzt werden.[50] Fällt dieser Stress-

Typische Struktur eines Neurons

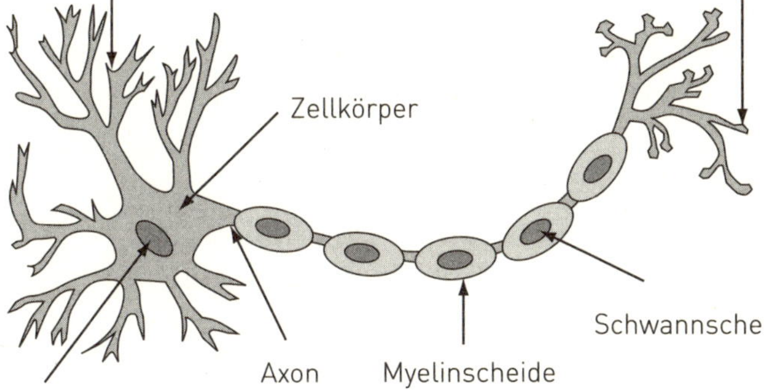

In dieser vereinfachten Darstellung empfangen die Dendriten Signale von anderen Neuronen und leiten diese Information an die Axonterminale weiter, die wiederum chemische Botenstoffe freisetzen und die Signale an andere Neuronen weitergeben.[55]

zustand weg, so werden die dendritischen Funktionen wiederhergestellt.[51] Tritt er aber zu einem späteren Zeitpunkt erneut ein, stirbt beinahe ein Drittel der zuvor beschädigten Dendriten endgültig ab.[52]

Der Verlust von Dendriten im präfrontalen Kortex gehört zu den üblichen Alterserscheinungen des Menschen.[53] Wir wissen zum Beispiel bereits seit Jahrzehnten, dass Alzheimer-Patienten an einem derartigen Verlust leiden.[54] Durch die Meditation können wir jedoch die neuronalen Aktivitäten im präfrontalen Kortex und in anderen Hirnregionen wieder steigern und somit die Auswirkungen dieses Verlustes mildern.[56] Aus diesem Grund sind wir davon überzeugt, dass sich Meditation positiv auf die dendritischen Funktionen auswirkt: Sie senkt den allgemeinen Stresspegel und stimuliert zugleich die kognitive Wachsamkeit. Mittlerweile gibt es sogar Beweise dafür, dass man, je mehr man sein Gehirn trainiert, die dendritischen Abnutzungen verlangsamen und so sein Gedächtnis und seine kognitiven Fertigkeiten erhalten kann.

Eine individuelle Meditation zur Gedächtnisförderung erstellen

Seit Jahren gibt es wissenschaftliche Belege dafür, dass einfache Gedächtnisübungen wie das Spielen von Mah-Jongg oder das Auswendiglernen von willkürlichen Zahlen- oder Namenkombinationen eine Vielfalt von kognitiven Funktionen steigern können. Dies gilt besonders für Menschen über fünfzig Jahren.[57] Wie wir des Weiteren in diesem Buch erläutern, scheint Meditation die Neuralkreise unseres Gehirns aber noch wirkungsvoller stärken zu können.

Grundsätzlich gilt: Je mehr das Gehirn trainiert wird – mental, physisch, sozial und kontemplativ –, desto gesünder wird es. Forscher des Stockholmer Forschungszentrums für Gerontologie und des Schwedischen Zentrums für Alterungsforschung haben eine noch interessantere Entdeckung gemacht: Wenn man sich selbst ein persönliches gedächtnisförderndes Trainingsprogramm zusammenstellt, erzielt man noch bessere Resultate und ist zugleich stärker motiviert, regelmäßig zu üben.[58] Warum sollte man also nicht auch eine eigene gedächtnisfördernde Meditation erstellen können? Dabei ist es lediglich wichtig, folgende einfache Schlüsselelemente zu berücksichtigen: das Bewahren des entspannten Bewusstseins, das Regulieren des Atems und das Ausführen einer einfachen oder auch einer komplizierteren Körperbewegung mit einem beliebigen Körperteil. Gleichzeitig wiederholen Sie singend, im Sprechgesang oder auch lautlos einen für Sie bedeutsamen Klang oder eine für Sie sinntragende Wortverbindung, und zwar für mindestens zwölf Minuten täglich. Vergessen Sie dabei nicht den wichtigsten Schritt: Halten Sie sich immer das Ziel vor Augen, das Sie erreichen möchten.

Gestalten Sie die Meditation so einfach oder kompliziert, wie Sie möchten, und zögern Sie nicht, sie jede Woche zu ändern. Je komplexer und je länger eine Meditation wird, desto intensiver werden die Neuralkreisläufe gestärkt, die normalerweise dazu neigen, im Alter schwächer zu werden. Man kann sogar beim Spazierengehen, Joggen oder bei gymnastischen Übungen meditieren, denn prinzipiell lässt sich sagen: Je mehr Körperteile in Bewegung sind, desto mehr Hirnregionen werden stimuliert.

Wie lange dauert es, bis Sie merkliche Verbesserungen registrieren können? Streng genommen können sich Verbesserungen von heute auf morgen bemerkbar machen. Aber wenn Sie messbare Verbesserungen sehen möchten, müssen Sie jeden Tag üben. Einer aktuellen Studie zufolge reichen 14 Tage lang tägliches mentales und physisches Training, Stressreduzierung und gesunde Ernährung aus, um Kognition und Hirnfunktionen bei Menschen im Alter zwischen 35 und 69 Jahren deutlich zu verbessern.[59]

Andere Forschungsarbeiten zur Meditation haben zu der Schlussfolgerung geführt, man könne die besten Verbesserungen erreichen, wenn man zwischen 30 und 60 Minuten am Tag übt. Einfach ausgedrückt heißt dies, je länger Sie meditieren, desto größer ist die Belohnung. Nach ein paar Wochen sollten Sie feststellen können, wie sich Ihre Einstellung und Ihr emotionales Wohlbefinden verbessert haben. Und wenn Sie Meditation mit Psychotherapie oder kognitiven Verhaltenstherapien kombinieren, werden Sie merken, dass Sie Zustände von Depression oder Angst vermeiden oder auf einem niedrigen Level halten können, solange Sie – wie gesagt – die Meditationsübungen zur Entspannung, Wachsamkeit und Konzentration fortsetzen.[60]

Legen Sie Kaffee-, Tee- und Kognitionspausen ein

Meditation ist gut für das Gehirn, aber wenn es darum geht, eine schnelle Kognitionsspritze zu bekommen, gibt es kaum etwas Besseres als frisch gebrühten Kaffee.[61] Man nimmt sogar an, Kaffee könne das Risiko von Krankheiten wie Diabetes, Gicht, Parkinson und bestimmten Krebsarten senken.[62]

Eine Studie des Forschungsinstituts der US-Armee über die Wirkungen von Kaffee beziehungsweise Koffein auf Auszubildende der Navy-Spezialeinheit SEAL hat ergeben, dass »Kaffee in moderaten Mengen selbst in den widrigsten Situationen kognitive Funktionen wie Wachsamkeit, Lernfähigkeit, Erinnerungsvermögen und Gemütslage verbessern kann«.[63] Außerdem kann Kaffee für Menschen in extremen Stresssituationen gerade dann von großem Vorteil sein, wenn kognitive Leistungen unbedingt erforderlich sind. Zwei Tassen Kaffee beziehungsweise 200 Milligramm Koffein scheinen die optimale Dosis zu sein.

Koffein mag zwar lebensverlängernde Eigenschaften besitzen,[64] aber es ist auch erwiesen, dass mehr als zwei Tassen Kaffee am Tag viele Nebenwirkungen verursachen können. Chronische Kaffeetrinker können unter Migräne leiden[65] und der übertriebene Kaffeegenuss kann den Knochenbau schwächen, weil Koffein dem Körper Kalzium entzieht.[66] Koffeintabletten können außerdem giftig wirken, in seltenen Fällen kann eine Koffeinüberdosis sogar tödlich sein.[67] Für diejenigen, die keinen Kaffee mögen, sind sowohl grüner als auch schwarzer Tee gute

Alternativen zur Verbesserung der kognitiven und geistigen Gesundheit.[68] Auch diese haben die meisten der physiologischen Wirkungen, die Kaffee zugeordnet werden, und besitzen darüber hinaus noch den Vorteil, dass sie den Blutdruck senken.[69] Ein weiterer Inhaltsstoff, das Theanin, steigert die neuronale Kognition.[70]

Letztendlich sollte man nicht vergessen, viel Wasser zu trinken, besonders wenn man sich körperlich anstrengt, denn eine Verminderung des Wassers im Körper scheint sich negativ auf die Kognition, die motorische Koordination und die Gemütslage auszuwirken.[71] Die Veränderungen – positiver oder negativer Art –, die durch moderaten Wasserentzug verursacht werden, sollen jedoch laut weiteren Forschungsergebnissen eher unbedeutend sein.[72]

Abschließend möchte ich in diesem Kapitel noch auf einen wichtigen, aber oft vergessenen Punkt eingehen. Man muss sich gewissenhaft überlegen, was man zum Gegenstand seiner Meditation oder Gebete macht, denn es kann durchaus passieren, dass man mehr als nur eine Veränderung des Gehirns einleitet. Sollten Sie sich dafür entscheiden, sich auf etwas zu konzentrieren, was Ihnen Angst oder Wut einflößt, kann es passieren, dass Sie Ihrem Gehirn damit Schaden zufügen. Psychologen nennen dieses gesundheitsschädliche Phänomen »Rumination«.[73] Die Testpersonen, die sich zum Zweck einer Gehirnscan-Studie in Stanford auf ihre eigenen negativen Seiten oder auf eine negative Lebensanschauung konzentrierten, hatten messbar über den Normalwerten liegende Amygdala-Aktivitäten. Die Folge waren Angstschübe, die das Gehirn mit zerstörerischen chemischen Botenstoffen fluteten.

Glücklicherweise bewirkt die Meditation genau das Gegenteil von Rumination. Sie ist in gewissem Maß mit dem psychoanalytischen Modell der freien Assoziation von Sigmund Freud zu vergleichen. Wie bei einer Therapie lernen wir auch während der Meditation, unsere negative Seite im Auge und unter Kontrolle zu halten. Dabei trainieren wir die Fähigkeit des Gehirns, selbst bei Widrigkeiten Ruhe zu bewahren. So wird Meditation zu einer hervorragenden Art und Weise, Schwierigkeiten und Probleme im Leben neu einzuschätzen. Die wahrscheinlich wichtigste Eigenschaft der Meditation ist jedoch die Tatsache, dass sie uns dabei hilft, unsere alten Wünsche, Verbundenheiten und Glaubensvorstellungen loszulassen. Sobald wir das geschafft haben, sehen wir uns selbst und die Welt mit anderen Augen.

3

Wie beeinflusst Gott das Gehirn?

Die neuronalen Unterschiede zwischen den spirituellen Praktiken

In dem Moment, in dem wir Gott oder die Vorstellung von Gott entdecken, fängt unser Gehirn an, sich zu verändern. Für die meisten Kinder in Amerika fällt dieser Zeitpunkt in ihr erstes Lebensjahr, wenn sie mit der religiösen Symbolik der Festtage konfrontiert werden. Farbenfrohe Weihnachtsbäume und Osternester fesseln die Aufmerksamkeit der Kinder, und dieses Bild prägt sich dauerhaft in ihr Gedächtnis ein. Später, wenn sie die elterlichen Gotteskonzepte entdecken, wird diese Vorstellung mit den frühen Erinnerungen und Gedanken neurologisch verbunden. Bilder bauen so lange auf Bildern und Konzepte so lange auf Konzepten auf, bis sie zusammen einen komplexen neurologischen Kreislauf bilden, der mit einem primitiven System religiöser Glaubensvorstellungen gleichzusetzen ist.

Das Erzählen von Geschichten kann zwar die kindlichen Vorstellungen von Gott bestärken, aber erst das Ausüben von Ritualen verleiht den theologischen Konzepten individuelle Bedeutung. Deswegen lassen religiöse Eltern ihre Kinder beten und an religiösen Zeremonien und Veranstaltungen teilnehmen. Wir nehmen die Kinder an den großen Feiertagen mit in unsere Kirchen, Moscheen und Tempel, wo ihre Sinne mit

Klängen und Gerüchen von unserem geistigen Erbe und unseren spirituellen Glaubensvorstellungen erfüllt werden. Sie blicken staunend durch Buntglasfenster, singen fremdsprachige Loblieder, zünden Kerzen an, knien zum Gebet nieder und kosten heilige Speisen. Sie betreten förmlich eine ganz andere Welt. So wird Gott noch gewaltiger und mysteriöser – und manchmal durchaus auch furchterregend –, und neue Teile des Gehirns beginnen wie ein Feuerwerk zu leuchten.

Rituale verleihen unserem Glauben Gewicht und je intensiver die Rituale ausgeübt werden, desto wahrscheinlicher ist es, religiöse oder spirituelle Erleuchtung zu erfahren. Spirituelle Praktiken bilden also den Grundstein für die persönliche Suche nach einem bedeutsamen und wahren Gott. Aber für einen Wissenschaftler wie mich ist selbst das einfachste Ritual schwierig zu erforschen, weil so viele Variablen berücksichtigt werden müssen. Betrachten wir zum Beispiel den Kirchgang ein wenig genauer. Wir alle wissen, dass es eine Wechselbeziehung gibt zwischen religiösem Engagement, Gesundheit und Langlebigkeit[1], es ist jedoch nicht einfach herauszufiltern, warum das so ist. Hat es etwas damit zu tun, wie lange oder wie oft man in die Kirche geht? Ist es von Bedeutung, welcher Glaubensgemeinschaft man angehört? Zum Kirchgang gehören die Beichte, die Kommunion, der Gesang, der Sprechgesang, das Beten, Spenden, Dialoge mit Gemeindemitgliedern, Lesungen von Heiligen Schriften sowie die ehrenamtliche Arbeit. Aber welche dieser Aktivitäten wirken sich auf das Gehirn aus? Sind es nur wenige oder gar alle – oder nur ein paar bestimmte Beschäftigungskombinationen? Es gibt erst wenige Studien, die erfolgreich jene Aspekte herausgefiltert haben, die sich auf die Gesundheit auswirken. Doch allmählich entdecken wir, dass jeder einzelne unsere Einstellung und unsere Gedanken Gott gegenüber verändern kann.

Verschiedene religiöse Aktivitäten haben unterschiedliche Auswirkungen auf bestimmte Teile des Gehirns, was die Auswertung der Ergebnisse nicht einfacher macht. Das stille Gebet wirkt sich auf eine bestimmte Hirnregion aus, während das laute Beten einen ganz anderen Teil des Gehirns beeinflusst. Ferner kann es bei der mehrfachen Wiederholung eines einzigen Gebets vorkommen, dass ein bestimmter Teil des Gehirns in den ersten paar Minuten aktiviert wird, andere Regionen nach zehn Minuten in ihrer Aktivität nachlassen, während wiederum andere Hirnfunktionen erst nach 40 oder 50 Minuten intensiven Gebets Veränderungen aufweisen.

Die Angelegenheit wird noch komplizierter, wenn man bedenkt, dass eine einzige Struktur im menschlichen Gehirn gleichzeitig an Dutzenden von verschiedenen Funktionen beteiligt sein kann. Davon werden manche gezielt religiösen Ritualen zugeordnet und andere nicht. So hat zum Beispiel der anteriore cinguläre Kortex, der eine entscheidende Rolle bei spirituellen Praktiken spielt, zu tun mit Lern- und Erinnerungsprozessen, konzentrierter Aufmerksamkeit, emotionalen Regulierungen, der motorischen Koordination, dem Herzrhythmus, der Fehlererkennung, Belohnungserwartung und Konfliktüberwachung sowie der strategischen Planung und der Empathie.[2] Um also besser verstehen zu können, wie diese einzelnen Strukturen die religiöse Erfahrung beeinflussen, ist es notwendig, Informationen aus Hunderten von Untersuchungen herauszudestillieren, auch wenn sie dem Anschein nach in keinerlei Bezug zueinander stehen. Wenn man die Punkte aber erst einmal verbindet, lässt sich ein kurzer Blick auf die neuronale Realität von Gott erhaschen.

Wir werden in diesem und den folgenden vier Kapiteln ein allgemeines Modell umreißen, welches uns Einblick in die Art und Weise verschafft, wie unterschiedliche Gotteskonzepte das

Gehirn beeinflussen und wie das Gehirn spezifische Gotteseindrücke erstellt. Die Tabelle auf den Seiten 72 ff. fasst zusammen, wie spezifische Teile des Gehirns verschiedene Gotteserfahrungen hervorrufen.

DIE »GOTTESKREISLÄUFE« DES GEHIRNS

Gott existiert in den Gehirnen der Menschen von deren frühester Kindheit an als eine Kombination aus Vorstellungen, Bildern, Gefühlen, Empfindungen und Beziehungen zu anderen Personen und zu sich selbst. Die folgenden neuronalen Strukturen und Kreisläufe sind für die Gestaltung unseres Gottesbildes zuständig:

Okzipital-Parietal-Kreislauf	Identifiziert Gott als ein in unserer Welt existierendes Objekt. Kleine Kinder verstehen Gott als ein Gesicht, weil sie abstrakte spirituelle Konzepte geistig noch nicht begreifen können.
Parietal-Frontal-Kreislauf	Stellt eine Beziehung her zwischen den zwei als »Du« und »Gott« bekannten Objekten. Gott ist nicht mehr erdgebunden und seine Nähe lässt sich erfahren. Die Grenzen zwischen Gott und Mensch können durch eine Verringerung der Aktivitäten im Parietallappen über Meditation oder intensive Gebete aufgelöst werden. Man fühlt sich eins mit dem Objekt der Einkehr und seinem spirituellen Glauben.
Frontallappen	Erstellt und integriert alle Gottesvorstellungen – positiver und negativer Art – sowie die angewandte Logik zur Einschätzung der

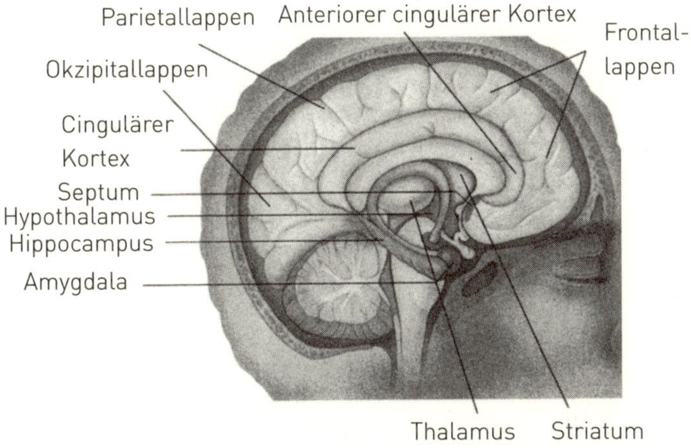

Anatomische Positionen bestimmter Gehirnstrukturen. Das limbische System setzt sich aus der Amygdala, dem Hippocampus, dem Thalamus und anderen nicht dargestellten Strukturen zusammen.

	eigenen religiösen und spirituellen Glaubensüberzeugungen. Hier findet die Voraussage der eigenen auf Gott bezogenen Zukunft statt. Außerdem wird an dieser Stelle versucht, die geistigen Fragen »Was?«, »Wo?«, Warum?« intellektuell zu beantworten.
Thalamus	Verleiht der eigenen Gottesvorstellung emotionale Bedeutung. Der Thalamus vermittelt uns ein ganzheitliches Gespür für die Welt und scheint das Hauptorgan zu sein, das uns das Gefühl gibt, Gott sei eine objektive Realität.

Amygdala	Erzeugt – wenn überstimuliert – das emotionale Bild eines furchterregenden, autoritären und strafenden Gottes und unterdrückt die Fähigkeit der Frontallappen, logisch über Gott nachzudenken.
Striatum	Hemmt die Aktivitäten der Amygdala, so dass man sich in der Nähe Gottes oder eines anderen Objekts der Einkehr sicher und geborgen fühlt.
Anteriorer cingulärer Kortex	Ermöglicht es, Gott als ein liebevolles und mitfühlendes Wesen zu erleben. Er hemmt die Amygdala-Aktivitäten und mindert somit die Gefühle religiöser Beklemmung, Schuld, Angst und Wut.

Kann man Spiritualität und Gott trennen?

Früher haben wir unsere Forschungsarbeiten ausschließlich mit Teilnehmern durchgeführt, die engagierte Anhänger ihres religiösen und spirituellen Glaubens waren, und wir konnten sie nicht von den jeweiligen Ritualen trennen. Soweit wir wussten, bekräftigten sie sich neurologisch gesehen untereinander. Die Ausübenden fingen jeweils mit einer bestimmen Zielsetzung gemäß ihren religiösen Glaubensvorstellungen an und praktizierten ein bestimmtes Ritual, das diesen Glauben stärken sollte. Ohne derartige Rituale handelte es sich um kaum mehr als ein intellektuelles Verständnis von Gott.

Wir haben mittlerweile aber entdeckt, dass man Gott durchaus aus diesen Ritualen entfernen und trotzdem das Gehirn beeinflussen kann. Genau dies haben unsere Gedächtnisstudien ergeben. Wir brachten den Teilnehmern eine traditionelle östliche Meditation mit Klängen und Bewegungen bei, die tiefe religiöse Bedeutungen haben, gingen aber nicht weiter auf die spirituelle Seite der Rituale ein. Keiner der Teilnehmer berichtete von irgendwelchen spirituellen Erfahrungen und niemand erwähnte auch nur das Wort Gott.

Wer seine Kognition wie unsere Gedächtnispatienten um zehn Prozent steigert, ist sicher glücklich darüber, dadurch bestimmte altersbedingte Angstzustände reduzieren zu können. Ich bin jedoch davon überzeugt, dass sich die Begeisterung in Grenzen hält. Wenn man aber seine Gotteswahrnehmung um zehn Prozent steigert, dann ist das schon etwas ganz Besonderes, vor allem für jene, die noch immer an den Gottesbildern und -vorstellungen der Kindheit festhalten. Wie Sie im nächsten Kapitel erfahren werden, fühlen sich Menschen, die ihr Gottesbild verändert haben, oft so, als sei ihr gesamtes Leben komplett umgekrempelt worden.

Spirituelle Praktiken sind zwar darauf angelegt, dramatische Erfahrung zu stimulieren. Doch man kann nahezu jede religiöse Ideologie von einer spirituellen Übung auf eine andere übertragen und trotzdem den gleichen neurologischen Nutzen aus der Erfahrung ziehen. In den siebziger Jahren hat Herbert Benson dies erstmals an der Harvard-Universität bewiesen, als er mit bestimmten wesentlichen Bestandteilen der buddhistischen Meditation die mittlerweile berühmte »Entspannungsreaktion« entwickelte. Nach einem Dutzend gut konzipierter Studien konnte er nachweisen, dass man sowohl den Stress- wie auch den Spannungspegel im Körper bewusst reduzieren kann, wenn man langsam atmet und Wörter oder Wortverbindungen wiederholt, die einem das Gefühl von Behaglichkeit verleihen (Gott, Om, Friede o. Ä.).

Heute ist die Entspannungsreaktion nach Benson ein fester Bestandteil zahlreicher medizinischer und psychotherapeutischer Richtungen, weil sie zur erfolgreichen Behandlung verschiedenster Beschwerden und Krankheiten eingesetzt werden kann, darunter Bluthochdruck, Herzrhythmusstörungen, chronische Schmerzen, das prämenstruelle Syndrom, Schlafstörungen, Angstanfälle, Depression, Feindseligkeit und Unfruchtbarkeit. Diese einfache Meditation verringert sogar die Nebenwirkungen bei der Behandlung von Krebs und Aids[3] und fördert die Kognition bei gesunden alternden Erwachsenen.[4]

Darüber hinaus hat Benson festgestellt, dass diese heilsamen Eigenschaften auch durch andere Meditations- und Entspannungsübungen wie Yoga, Zen, Hypnose und progressive Muskelentspannung (siehe Tabelle unten), hervorgerufen werden können. All diese Techniken verwenden Atem- und Entspannungsübungen, während der Geist konzentriert und wachsam bleibt.

	Sauerstoff-verbrauch	Atem-frequenz	Herz-frequenz	Blutdruck
Progressive Muskelent-spannung	reduziert sich	reduziert sich	reduziert sich	reduziert sich
Zen und Yoga	reduziert sich	reduziert sich	reduziert sich	reduziert sich
Entspan-nungsphase der Hypnose	reduziert sich	reduziert sich	reduziert sich	ohne Ergebnis
Transzen-dentale Meditation	reduziert sich	reduziert sich	reduziert sich	reduziert sich

Östliche Meditation und westliche Gebete

In den siebziger Jahren verloren die traditionellen Werte der USA für viele junge Heranwachsende wegen der gesellschaftlichen Probleme rund um den Vietnamkrieg und die Bürgerrechtsbewegungen ihren Zauber. Zwei Drittel der sogenannten Babyboom-Generation kehrten den religiösen Aktivitäten der Eltern den Rücken und suchte nach einer persönlicheren spirituellen Verbundenheit.[5] Viele wandten sich den östlichen Philosophien zu, unter anderem weil diese Traditionen Techniken zur Verfügung stellten, mit denen man den Frieden direkt erfahren konnte.

Nachdem 50 Prozent der Kirchenbesucher den Gotteshäusern fernblieben, mussten sich die christlichen Religionsgemeinschaften neu positionieren. Sie führten zeitgenössische Musik und viele neue soziale Anreize ein und sie fingen an, ihren Glauben mit Freude zu zelebrieren. Daraufhin wurden evangelikale Kirchen zur zweitbeliebtesten religiösen Bewegung in den Vereinigten Staaten. Meditation wurde gemieden, weil man mit ihr die Philosophien des Hinduismus, des Zen und anderer buddhistischer Richtungen in Verbindung brachte.

Obwohl in der Bibel ungefähr zwanzigmal Bezug auf die Meditation genommen wird[6], ist den meisten Menschen nicht bewusst, wie viele kontemplative Praktiken es in der christlichen Geschichte gibt. In der Genesis heißt es: »Und Isaak aber war hinausgegangen, um auf dem Feld zu sinnen«, und im Buch Josua sollen die christlichen Anhänger per Gesetz »Tag und Nacht darüber nachsinnen«. Es ist gut möglich, dass intensive Meditationen dieser Art die Katalysatoren für viele der spirituellen Erleuchtungen waren, von denen biblische Propheten und Heilige berichteten.

Die erste offizielle christliche Meditation wurde zu frühchristlichen Zeiten von Mönchsorden entwickelt. Im 12. Jahrhundert teilte der Kartäusermönch Guigo II. die Meditation in vier Ebenen ein: *lectio* (aufmerksames Lesen von Bibelpassagen), *meditatio* (Reflektieren über die tiefere Bedeutung des Gotteswortes), *oratio* (spontanes Gebet) und *contemplatio* (wortloses Konzentrieren auf die Liebe Gottes).

Im 16. Jahrhundert entwickelte der heilige Ignatius eine Reihe von spirituellen Übungen. Eine davon setzte voraus, dass sich der Ausübende eine Szene aus dem Leben Jesu bildlich vorstellte. Seine Schriften hatten großen Einfluss auf andere Heilige, zum Beispiel Teresa von Ávila, die stets betonte, wie wichtig es sei, sich unbeirrt auf ein spirituelles Ziel zu konzentrieren.

Mitte des 20. Jahrhunderts wurden viele christliche Theologen, wie der in Frankreich geborene Mystiker Thomas Merton, von östlichen Philosophien beeinflusst, und ihre Bücher inspirierten viele Menschen dazu, den zeitgenössischen kontemplativen Weg zu gehen. Andere wiederum nahmen östliche Praktiken mit in die christliche Tradition auf. So war der britische Benediktinermönch John Main davon überzeugt, dass man sein Herz mit Gottes Nähe erfüllen könne, wenn man nur lange genug einen Satz aus der Bibel wiederhole.[7] Das letztendliche Ziel bestand darin, sich mit Hilfe von Meditation zu »transformieren« und einen Zustand zu erreichen, der den hinduistischen und buddhistischen Vorstellungen der Erleuchtung gleicht.

Die mystischen Rituale des frühen Christentums wurden von Theologen »wiederentdeckt« und neu belebt. So hat der amerikanische Mönch Thomas Keating zum Beispiel in den siebziger Jahren zusammen mit zwei Trappisten eine kontemplative Tradition abgeändert, die zum ersten Mal in einer Schrift aus dem 14. Jahrhundert als *Die Wolke des Nichtwissens* beschrieben wurde.[8] Bei Keating heißt es:

> Es bringt uns dem Geist Gottes näher und fördert die kontemplativen Geisteshaltungen des Zuhörens und der Aufnahmefähigkeit. Genau genommen ist es nicht die Kontemplation, die in der katholischen Tradition als reines Geschenk des Geistes angesehen wird, sondern vielmehr die Vorbereitung für die Kontemplation durch das Reduzieren von Hindernissen, die durch Überaktivität unseres Geistes und unseres Lebens verursacht werden.[9]

Seine einfache Form der Meditation nannte Keating kontemplatives Gebet. Sie ist mittlerweile bei Tausenden von amerikanischen Katholiken und anderen Christen bekannt.[10] Zunächst wählt man ein Wort mit einer heiligen Bedeutung aus. Dann konzentriert man sich in einer bequemen Sitzhaltung und mit geschlossenen Augen mindestens 20 Minuten lang auf dieses Wort. Sollte man während der Meditation von Gedanken oder Gefühlen abgelenkt werden, kehrt man ähnlich wie bei der Entspannungsmethode von Benson vorsichtig wieder zu dem heiligen Wort zurück. (In Kapitel 9 werden wir auf eine unspezifische Form des kontemplativen Gebets eingehen, die sich sowohl in das spirituelle als auch das weltliche Leben einbinden lässt.)

Das kontemplative Gebet im Vergleich zur buddhistischen Meditation

Im Sommer 1999 hatte ich die Gelegenheit, eine Studie mit einer Gruppe von Nonnen durchzuführen, die seit mindestens 15 Jahren das kontemplative Gebet praktizierten. In dieser ersten Gehirnscan-Studie mit Anhängern christlicher kontemplativer Rituale entdeckten wir merkliche neurologische Veränderungen, die sich von den normalen Hirnfunktionen eines Menschen deutlich unterschieden.[11] Noch erstaunlicher war es aber, feststellen zu können, dass diese neurologischen Veränderungen fast identisch waren mit jenen, die wir bei einer Gruppe von Buddhisten gemessen hatten, die offensichtlich eine ganz andere Glaubensvorstellung haben.[12] Diese Ergebnisse bestätigten unsere Hypothese, dass die positiven Eigenschaften von Gebeten und Meditationen weniger auf einer bestimmten Theologie beruhen, sondern vielmehr auf rituellen Techniken der Atmung, dauerhafter Entspannung und der Fähigkeit, sich auf ein bestimmtes Konzept zu konzentrieren, das ein Gefühl von Geborgenheit, Mitgefühl oder innerer Ruhe vermittelt. Natürlich gilt auch hier: Je intensiver man an das Objekt der Meditation glaubt, desto stärker ist die Reaktion.

Meditation und Gebet: Sind sie wirklich ein und dasselbe?

Wir definieren das Gebet meistens als Kommunikationsakt mit einer Gottheit, besonders in Form eines Hilfegesuchs. Dahingegen wird Meditation gewöhnlich als kontemplatives Nachdenken oder geistiges Training definiert, mit dem man höhere Ebenen spiritueller Achtsamkeit erreichen, spirituelle oder religiöse Erfahrungen auslösen oder den Geist gezielt trainieren kann. Wir halten das Gebet für eine bestimmte Form der Meditation, mit welcher der Ausübende ein spirituelles Wesen oder einen Geist um etwas ganz Bestimmtes bittet. Für uns zählen außerdem psychologische Verfahren wie das geführte Bild-Erleben, auch »Symboldrama« genannt, die Hypnose und die freie Assoziation zu den kontemplativen Aktivitäten.

Sowohl Gebete als auch Meditationen können religiöse Schriften, Lieder oder Bewegungsrituale beinhalten, aber als Meditation bezeichnet man meist eine längere und intensivere Aktivität. Aus neurologischer Sicht haben wir festgestellt, dass das Gehirn umso mehr Veränderungen durchmacht, je länger man betet oder meditiert. Wer nur einmal die Woche fünf Minuten lang betet, wird kaum eine Wirkung erzielen, aber wer es über Jahre hinweg täglich 40 Minuten lang tut, kann dauerhafte Veränderungen im Gehirn bewirken.

Außerdem haben wir entdeckt, dass andere Formen religiöser Rituale sehr unterschiedliche neurologische Auswirkungen haben. Im Jahr 2003 habe ich Anhänger der amerikanischen Pfingstkirche hinzugezogen und Gehirnscans von ihnen erstellt, während sie »in Zungen« redeten. Für die, die mit diesem Brauch nicht vertraut sind, mag sich das Zungenreden wie eine unbekannte Sprache oder Geschwätz anhören, jedoch habe ich bereits Darbietungen gehört, die mich an italienische Liturgien des Mittelalters und assyrische Gedichte der Antike erinnert haben. In den Augen der Pfingstler handelt es sich um einen belebenden Zustand voller tiefsinniger spiritueller Bedeutung und Freude.

Die Zungenrede, wissenschaftlich auch »Glossolalie« genannt, gehört nicht zu den kontemplativen Meditationen. Sie ist vielmehr mit einem spontanen verbalen Monolog zu vergleichen, der von Dreh- und Schüttelbewegungen des Körpers begleitet sein kann. Diese Körperbewegungen ähneln einem mit einer Ekstase vergleichbaren Trancezustand, den wir aus verschiedenen spirituellen und schamanischen Traditionen kennen. Der Ausübende konzentriert sich nicht auf eine bestimmte Wortverbindung oder ein Ideal, was die Aktivitäten im Frontallappen steigern würde. Stattdessen gibt er jegliche Form der freiwilligen Kontrolle – und somit einen erheblichen Grad des normalen Bewusstseins – ab, indem er bewusst die Aktivitäten im Frontallappen reduziert. Dadurch wird wiederum der limbische Bereich des Gehirns aktiver und die emotionale Intensität der Erfahrung wird neurologisch gesteigert. Bei den Nonnen und den Buddhisten trat genau das Gegenteil ein. Die Aktivitäten im Frontallappen stiegen an, die im limbischen System ließen nach. Diese Kombination erzeugt einen friedlichen und gelassenen Bewusstseinszustand. Interessanterweise hielten die Nonnen und Pfingstler unsere Studien einmütig für einen Beweis, dass Gott eingreifen und unser Gehirn direkt beeinflussen könne.

Die neuronale Struktur Gottes

Nachdem wir die Ergebnisse all unserer Forschungsarbeiten analysiert hatten, konnten wir belegen, dass verschiedene Teile des Gehirns unterschiedliche Erfahrungen erzeugen. Diese beeinflussen die Art und Weise, wie wir Gott, das Universum, unseren Geist und unser Leben wahrnehmen und wie wir darüber denken. So erwecken zum Beispiel die Frontallappen (der entwicklungsgeschichtlich jüngste Teil des menschlichen Gehirns) logische Vorstellungen eines rationalen, bedächtigen und liebevollen Gottes. Demgegenüber löst das limbische System (der älteste Teil des Gehirns) eine emotional bedeutsame Erfahrung Gottes aus. Fällt auch nur eine dieser beiden Hirnregionen aus, kann dies zu ungewöhnlichen Gedanken und Wahrnehmungen führen. Manche Menschen mit neuronalen Störungen sind mitunter von Gott geradezu besessen, während andere jegliches Interesse an Religion verlieren können. Es kann also sein, dass jemand mit einem überaktiven limbischen

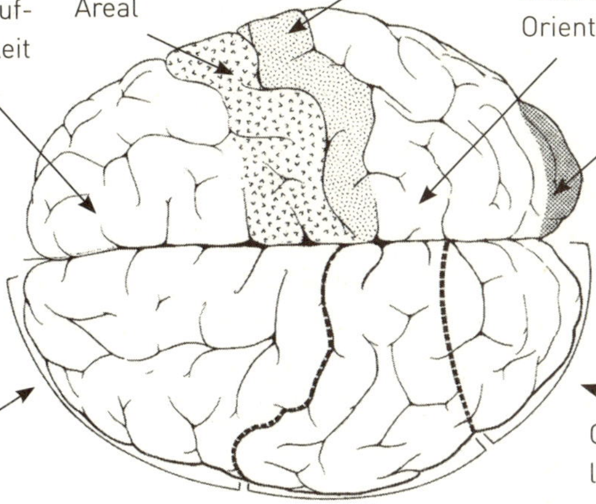

Anatomische Positionen der Hauptlappen und der wichtigsten Gehirnregionen

System Tag für Tag über die Erbsünde nachdenkt, während sich jemand mit einem überaktiven Frontallappen darin vertieft, wie der Österreicher Kurt Gödel, die ontologische Existenz Gottes mathematisch zu beweisen.[13]

Ein überaktives limbisches System, das unsere Emotionszustände erzeugt, ist aus physischer wie aus psychologischer Sicht gefährlich. Aber dank unserer neuen Yoga-Studie verfügen wir heute über Belege dafür, dass ein zwölfwöchiges Trainingsprogramm (verschiedene Körperhaltungen, Bewegungen, Dehnübungen und Meditationen eingeschlossen) die Aktivitäten in der Amygdala senkt, dem Kernorgan des limbischen Systems, in dem Beklemmung und Angst erzeugt werden. Die Aktivitäten in der Amygdala können außerdem durch bewusste Meditationen reduziert werden. Dazu gehört eine Übung, bei der man von Minute zu Minute seine jeweiligen Gefühle bewusst benennt.[14]

Am anderen Ende der neurologischen Skala kann es passieren, dass weder die Frontallappen noch das emotionale Zentrum des Gehirns bei der Besinnung auf Gott aktiviert werden und Gott kaum Bedeutung oder Wertschätzung beigemessen wird. Dies ist unserer Meinung nach bei religiös nicht gebundenen Menschen der Fall, und unsere ersten Gehirnscan-Studien mit Atheisten scheinen dies zu bestätigen.[15]

Um Gott positiv wahrnehmen oder erfahren zu können, ist es wichtig, dass das Verhältnis zwischen den frontalen und den limbischen Aktivitäten »stimmt«. Doch die neurologische Fachliteratur gibt eindeutig zu verstehen, dass jede meditative Erfahrung in sich einzigartig ist und dass eine jede andere Teile des Gehirns unterschiedlich stark stimuliert. Vielleicht erklärt dies, warum auch die Gotteserfahrungen eines jeden Menschen einzigartig sind. Selbst in der pfingstlichen Tradition des Zungenredens ist jede Botschaft absolut ursprünglich und kaum ein Ausübender erlebt ein und dieselbe zweimal.

Aber auch andere Teile des Gehirns werden mit unterschiedlichen Gotteserfahrungen und Gottesvorstellungen in Verbindung gebracht. Der Okzipitalkortex am hinteren Teil des Gehirns hilft uns zum Beispiel dabei, uns einen vermenschlichten Gott vorzustellen, während der Temporallappen (über dem Ohr, aber unter dem Parietalbereich) dafür verantwortlich ist, dass manche Menschen die Stimme Gottes vernehmen. Wenn diese Bereiche geschädigt sind, fangen einige Patienten an, allerlei Phänomene zu hören oder zu sehen, die sie als religiös, mystisch oder dämonisch interpretieren.[16]

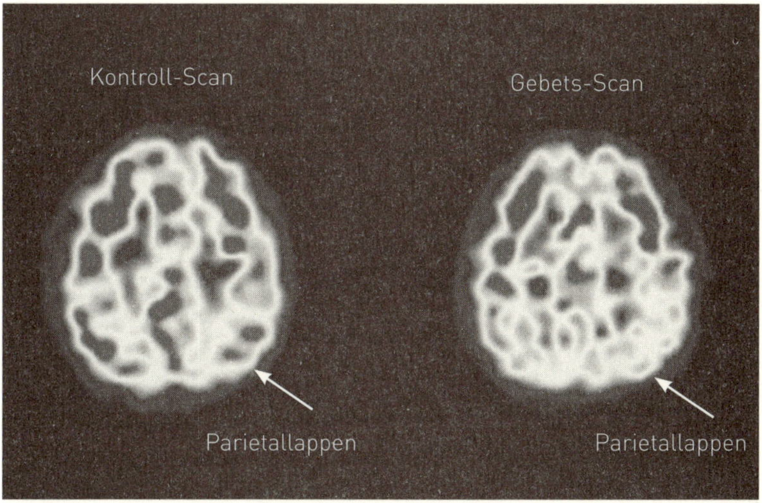

Die Gehirnscans einer Nonne während der Ruhe- und der Gebetsphase zeigen merklich reduzierte Aktivitäten im Parietallappen, was mit dem Verlust des Selbstgefühls in Verbindung gebracht werden könnte.

Der Parietallappen verleiht uns im aktiven Zustand unser Selbstgefühl in Bezug auf Zeit, Raum und andere weltliche Objekte und erlaubt es uns, Gott als ein Wesen zu sehen, das getrennt von uns und jenseits der Grenzen unseres Selbst existiert. Unsere Gehirnscan-Studien über die kontemplativen Formen der buddhistischen und der christlichen Meditation offenbaren, dass reduzierte Aktivitäten im Parietalbereich das Gefühl von Zeit- und Raumlosigkeit auslösen. Dadurch ist es dem Ausübenden möglich, sich eins zu fühlen mit dem Objekt der Einkehr: sei es Gott, das Universum, die Friedlichkeit oder ein beliebiges anderes Objekt der Besinnung.

Bei Pfingstlern, die »in Zungen reden«, steigen jedoch die Parietalaktivitäten, so dass diese Personen das Gefühl bekommen, mit einem eigenständigen Wesen zu kommunizieren. Daher berichten Pfingstler nie von einem Erlebnis des Einsseins mit Gott. Da der Parietalbereich bei der Sprachbildung und Artikulation eine wichtige Rolle spielt, haben wir derartige Aktivitäten logischerweise besonders bei pfingstlichen Zeremonien wie dem Zungenreden gemessen.[17] Warum aber haben wir bei unseren Gedächtnispatienten, die während der Meditation *Sa Ta Na Ma* gesungen haben, genau dieselben reduzierten Parietalaktivitäten wie bei den Nonnen und Buddhisten festgestellt? Wir sind uns über dieses Phänomen noch nicht ganz im Klaren, aber wir vermuten, dass man ein hohes Maß an Selbstgefühl aufrechterhalten muss, um mit Gott einen inneren Dialog zu führen.

Durch wiederholendes Singen kann man die Neigung des Gehirns unterbrechen, einem Wort selbstbezogene oder anderweitige Bedeutung beimessen zu wollen.

Es hat sich außerdem herausgestellt, dass die Parietalaktivitäten bei fortgeschrittenen Meditierenden höher waren, wenn sie nicht meditierten. Im Laufe der Zeit scheint Meditation unser Selbstgefühl in Bezug auf die Außenwelt und die spirituellen Dimensionen des Lebens zu stärken. Es sieht so aus, als könne man diese Hirnregion durch bewusste Manipulation der Parietalaktivitäten genauso kräftigen, wie der Frontallappen durch intellektuelle Tätigkeiten gestärkt werden kann. Des Weiteren geht man sogar davon aus, dass sich durch gesteigerte Parietalaktivitäten das Bewusstsein, die Achtsamkeit und die Fähigkeit, mit den Gefühlen und Gedanken anderer mitschwingen zu können, steigern lässt.

Mitgefühl und soziales Bewusstsein steigern

Viele Formen der Meditation stimulieren einen weiteren wichtigen Teil des Gehirns: den anterioren cingulären Kortex.[18] Er befindet sich zwischen dem Frontallappen und dem limbischen System und fungiert als Vermittler zwischen unseren Gefühlen und unseren Gedanken.* Der anteriore cinguläre Kortex wirkt an unserem sozialen Bewusstsein und unserer Intuition mit. Die Tatsache, dass er bei Frauen ausgeprägter ist als bei Männern, könnte erklären, warum Frauen gewöhnlich einfühlsamer sind, über mehr soziale Kompetenz verfügen und intensiver auf furchterregende Reize reagieren.[19] Größer heißt aber keineswegs »besser«. So ist zum Beispiel bei Männern, denen es schwerfällt, ihre Gefühle zu äußern oder die Gefühle anderer zu erkennen, der anteriore cinguläre Kortex in der rechten Gehirnhälfte größer.[20] Man geht folglich davon aus, dass sie eher dazu imstande sind, sämtliche Emotionen abzustellen, indem sie furchterzeugende Aktivitäten in der Amygdala einstellen. Diese Männer verspüren schlichtweg weniger Emotionen, es sei denn, sie werden stark provoziert. Andere Studien haben bei gefühllosen Männern *geringere* Aktivitäten im anterioren cingulären Kortex gemessen, was vermuten lässt, dass diese zwar durchaus negative Gefühle spüren können, sich ihrer aber nicht bewusst sind.[21]

Kontemplative Praktiken stimulieren Aktivitäten im anterioren cingulären Kortex und helfen daher Menschen dabei, feinfühliger für die Gefühle anderer zu werden. Es ist sogar

---

* Für manche Neurowissenschaftler ist der anteriore cinguläre Kortex ein Teil des Frontallappens und des präfrontalen Kortex. Andere ordnen ihn dem limbischen und paralimbischen System zu. Wir sind aber keinesfalls die Einzigen, die ihn zwar als Teil des dorsolateralen präfrontalen Kortex, gleichzeitig aber auch getrennt vom diesem betrachten.

möglich, die neurologischen Kreisläufe zu stärken, die es uns erlauben, Mitgefühl mit anderen zu empfinden, indem man über jegliche Form der Liebe, einschließlich der Liebe Gottes, meditiert.[22]

Im Gegensatz dazu können religiöse Aktivitäten, die sich auf Angst konzentrieren, dem anterioren cingulären Kortex Schaden zufügen. In diesem Fall verlieren Menschen oft entweder jegliches Interesse an den Besorgnissen anderer oder sie verhalten sich anderen gegenüber aggressiv.[23] Wir vermuten, dass auf Angst basierende Religionen sogar Symptome hervorrufen können, die jenen der posttraumatischen Belastungsstörung gleichzusetzen sind.[24] Laut zahlreichen Gehirnscan-Studien steigen die Aktivitäten in der Amygdala. Sie fallen jedoch im anterioren cingulären Kortex ab, sobald man anfängt, an ein anstehendes negatives Ereignis zu denken, was wiederum Neurotizismus und Angstzustände verstärkt.[25] Besonders ängstliche Menschen mögen sich deswegen zu fundamentalistischen Religionen hingezogen fühlen, weil deren stark durchstrukturierte Glaubenssysteme ihren Anhängern das Gefühl der Verunsicherung nehmen können. Mitglieder einer strengen Ordensgemeinschaft lernen ihre Gefühle von Wut, Beklommenheit und Angst zu zügeln. Nach Aufnahme in die Gemeinschaft werden sie von den anderen Gemeindemitgliedern mit offenen Armen und voller Freude empfangen. Das hat unserer Meinung nach positive Auswirkungen auf den anterioren cingulären Kortex und fördert die Fähigkeit, mit sich selbst und anderen Gruppenmitgliedern Mitgefühl zu empfinden. Die Funktionen des anterioren cingulären Kortex können aber genauso gehemmt werden, wenn Mitglieder der Gemeinde gemieden werden.

Wenn Sie also die Gesundheit des anterioren cingulären Kortex, des Frontalkortex und des limbischen Systems erhalten wollen, dann sollten Sie meditieren und beten, aber nur solange Sie sich dabei auf Konzepte konzentrieren, die Ihnen ein Gefühl von Liebe, Freude, Optimismus und Hoffnung vermitteln. Wir glauben, die Meditation ist für das Gehirn so wichtig, weil sie unserer biologischen Neigung entgegenwirkt, in gefährlichen Situationen mit angstgesteuerter Feindseligkeit zu reagieren. Außerdem scheint Meditieren unsere Empfänglichkeit für das Elend anderer zu steigern. Dies mag erklären, warum sich viele Anhänger von Glaubensrichtungen, bei denen großes Gewicht auf Meditation gelegt wird, in gemeinschaftsbewussten Benefizveranstaltungen und Projekten zur Friedenssicherung engagieren.

In welchem Teil des Gehirns wird Gott Wirklichkeit?

Die wohl ungewöhnlichste Entdeckung, die wir während dieser Gehirnscan-Studie machten, betrifft den Thalamus, eine walnussförmige Struktur, die sich im Zentrum des Gehirns über dem limbischen System befindet (genau genommen setzt sich der Thalamus aus zwei Thalami zusammen, mit jeweils einem Thalamus in jeder Gehirnhälfte). Der Thalamus ist für die Sinnesverarbeitung zuständig und ist als solcher mit der berühmten Bahnhofshalle der *Grand Central Station* in New York zu vergleichen: Jede Wahrnehmung, jede Gemütslage und jeder Gedanke durchläuft den Thalamus, von dem aus die Informationen an andere Teile des Gehirns weitergeleitet werden. Sollte der Thalamus ganz seinen Dienst einstellen, würde man ins Koma fallen. Selbst ein minimaler Schaden reicht aus, um die Leistungen von anderen Teilen des Gehirns zu beeinträchtigen.[26]

Bei fast allen unseren Patienten, die bereits zehn Jahre oder länger meditiert hatten, konnten wir asymmetrische Aktivitä-

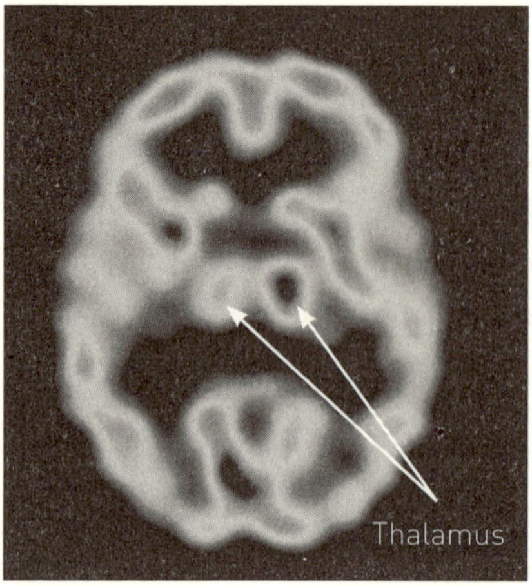

Diese Aufnahme wurde im Einzelphotonen-Emissions-Tomografieverfahren (Single Photon Emission Computed Tomography, SPECT) erstellt. Sie zeigt die Asymmetrie der Thalamus-Aktivitäten eines Menschen, der bereits mehr als 15 Jahre lang meditiert.

ten der linken und der rechten Thalamushälfte feststellen, während sie keinerlei kontemplativer Tätigkeit nachgingen. Mit anderen Worten: Eine Hälfte war aktiver als die andere. Normalerweise sind aber die Aktivitäten in beiden Hälften gleich, besonders im Ruhezustand.

Was könnte dies also bedeuten? Gelegentlich kommen derartige Asymmetrien bei Menschen mit Epilepsie oder Schizophrenie vor, aber unsere Patienten wiesen keinerlei Symptome dieser Art auf. Der Thalamus spielt eine entscheidende Rolle bei der Entscheidung des Gehirns, was echt ist und was nicht, und er misst den im Frontallappen erzeugten Gedanken emotionale Bedeutung bei. Bei den meisten Tieren sendet der Thalamus die Informationen primär zum frontalen Kortex, während bei den Menschen ein umfangreicher neuronaler Dialog stattfindet.

Wir können also sagen, dass der Thalamus immer aktiver wird, je mehr man über ein bestimmtes Objekt – sei es Gott, Frieden oder finanzieller Erfolg – meditiert. Dies tut er, bis er so weit stimuliert ist, dass er Gedanken genauso wie andere Empfindungen wahrnimmt. Wenn man einer Vorstellung wiederholt nachgeht, fängt das Gehirn nach und nach an, so zu reagieren, als existiere diese Vorstellung in der Außenwelt wirklich. Das ist wahrscheinlich der Grund, weswegen bei erfahrenen Meditierenden eine derartige thalamische Asymmetrie auftritt. Je mehr man sich auf Gott konzentriert, desto realistischer fühlt sich Gott an, aber diese Realität ist keineswegs »symmetrisch«. Stattdessen wird diese Realität »asymmetrisch« wahrgenommen, das heißt, sie unterscheidet sich von dem normalen Weltbild eines Menschen. Bei fortgeschrittenen Meditierenden wird der normale Bewusstseinszustand durch die asymmetrische Realität ersetzt, so dass Gott, Ruhe und Einheit nicht mehr nur Gedanken sind, sondern zu spürbaren Erfahrungen werden, die genauso echt sind wie das Buch, das Sie in Händen halten.

Der Thalamus unterscheidet nicht zwischen inneren und äußeren Realitäten, daher kann jede Vorstellung realitätsnahe Formen annehmen, wenn man sie sich nur lange genug vor Augen führt. Der eigene Glaube wird zur neurologischen Realität und das Gehirn reagiert dementsprechend. Wenn jemand über andere Glaubens- oder Zielvorstellungen meditiert, nimmt diese andere Wahrheit realitätsgetreue Formen an.

Die chemischen Eigenschaften Gottes

Spirituelle Praktiken wirken sich außerdem auf die Neurotransmitter, die chemischen Botenstoffe, die das Gehirn und den Körper in Bewegung halten, aus. Wir haben zum Beispiel bei Menschen während der Yoga-Nidra-Übung, einer Form der Meditation, die Tiefenentspannung und bewusste Achtsamkeit kombiniert, eine Dopaminsteigerung von 65 Prozent festgestellt.[27] Dopamin erhöht die Zahl der sensorischen Bilder, erzeugt angenehme Erfahrungen, stimuliert positive Gedanken, verbessert das Wohlbefinden und lässt uns ein Gefühl von Sicherheit in dieser Welt empfinden. Selbst der Kokainrausch steht in direktem Zusammenhang mit der plötzlichen Freisetzung von Dopamin im Gehirn. Vielleicht erklärt das, warum manche Menschen spirituelle Erfahrungen mit jenen unter Drogeneinfluss gleichsetzen, denn beide Formen durchlaufen dieselben Gehirnbahnen.

Unsere Fähigkeit, an eine spirituelle Dimension zu glauben, ist möglicherweise von der Menge Dopamin abhängig, die im Frontallappen ausgeschüttet wird. Wird zu wenig erzeugt, können sich Skepsis und Ungläubigkeit entwickeln. Zu hohe Dopaminwerte wiederum können dazu führen, dass jemand paranormale Glaubensvorstellungen hegt.[28] Weitere Forschungsarbeiten lassen vermuten, dass je nach Art der Balance zwischen der linken und der rechten Gehirnhälfte eine Person entweder für eine eher spirituelle oder eine mehr atheistische Haltung zugänglich ist.[29]

Während intensiver Formen der Meditation (Achtsamkeits-, Vipassana-, Erkenntnis- und transzendentale Meditation) verändern sich die Serotoninwerte im Blut. Bei manchen Versuchen steigt der Wert, bei anderen fällt er, und man stellt sich die Frage, ob die Auswirkungen nutzbringend oder schädlich sind.[30] Manche Wissenschaftler behaupten, Meditation könne leichte epilepsieähnliche Krampfanfälle hervorrufen, aber soweit ich weiß, konnte bisher noch kein einziger Fall von Epilepsie direkt mit spirituellen Bräuchen in Verbindung gebracht werden. Es gibt allerdings einige wenige Berichte, denen zufolge bei Menschen mit labilen Persönlichkeiten die Symptome vorübergehend zunehmen können. Die Meditation ist mittlerweile in der Psychotherapie weit verbreitet und wird dort besonders bei der Behandlung von schweren Depressionen erfolgreich eingesetzt. Daher stellt sie nachweislich eine wirkungsvolle Behandlungsmethode für Störungen des Gemütszustands dar.[31] Das Serotonin, das während der Meditation freigesetzt wird, ist möglicherweise auch für das erhöhte Maß an Bildsymbolik und Sinneserfahrungen zuständig, von denen so oft aus intensiven spirituellen Übungen berichtet wird.

Forschungsergebnissen zufolge wirken sich spirituelle Praktiken auch auf andere Neurotransmitter im Gehirn aus. Sanfte Yoga-Übungen, zu denen auch Atem- und Dehnübungen gehören, steigern nachweislich die Werte der Gamma-Aminobuttersäure (GABA) im Gehirn bis zu 27 Prozent. Dies führt man auf die geringeren Grade von Depressionen und Angstzuständen zurück.[32] Transzendentale Meditation (eine einfache Kombination aus Entspannung, Atmung und der Wiederholung symbolischer Klänge) senkt außerdem die Anzahl der Stressmoleküle sowie die Epinephrin- und Norepinephrinwerte. Dies erklärt, warum man nach kontemplativen Praktiken so angenehm entspannt ist.[33] Spirituelle Praktiken verändern die Neurochemie des Gehirns und spenden nicht nur das Gefühl von Frieden, Glück und Sicherheit, sondern reduzieren auch gleichzeitig die Symptome von Ängstlichkeit, Depression und Stress.

Findet man Gott, indem man Pillen schluckt?

Was ist nun mit den spirituellen Erfahrungen, die durch Drogen induziert werden? Können sie dabei helfen, Gott zu finden? Über Jahrzehnte hinweg wurden halluzinogene Pflanzen wie der Peyote-Kaktus und das Lianengewächs Ayahuasca verwendet, um mit spirituellen Wesen und Kräften zu kommunizieren. Als in den sechziger Jahren LSD populär wurde, glaubten Befürworter der Droge zunächst, sie hätten einen schnellen Weg zur spirituellen und psychologischen Erleuchtung gefunden. Seine Wirkung war aber außergewöhnlich unberechenbar und Psychologen erkannten schnell, dass Menschen mit labilen Persönlichkeiten damit in einem negativen Rauschzustand, auf einem »Horrortrip«, der manchmal Tage, Wochen und sogar Monate andauert, hängen bleiben können.

Experten aus fast allen Richtungen der Psychologie und der Religion sind sich einig, dass durch Drogen bewirkte spirituelle Erfahrungen keine spirituelle Grundlage schaffen, nach der man sein Leben ausrichten könnte.[34] Es gibt aber auch Forscher, die dem widersprechen. Sie glauben, dass bestimmte Drogen tiefgehende, bedeutsame Erfahrungen hervorrufen können, indem sie die funktionsgestörten neurologischen Kreisläufe unterbrechen. Marihuana ändert beispielsweise die dem Kleinhirn zugeordnete innere Uhr eines Menschen[35], was dabei helfen könnte, Hyperaktivität zu lindern.[36] Vier neue Studien aus dem Jahr 2008 belegen jedoch, dass der Konsum von Marihuana viele kognitive Funktionen hemmt.[37] Das Gleiche gilt für MDMA, die populäre Droge Ecstasy.[38] Meditation fördert die Kognition, das Gedächtnis und die Fähigkeit, sich auf bestimmte Aufgaben zu konzentrieren, ohne ein Gesundheitsrisiko für das Gehirn darzustellen.

Halluzinogene Substanzen wie das Meskalin des Peyote-Kaktus, das Dimethyltryptamin der Ayahuasca-Pflanze und LSD stimulieren zahlreiche Zentren des Gehirns. Diese produzieren Vorstellungen und andere sinnliche Phänomene, denen hin und wieder ein religiöser Charakter zugesprochen wird. In einer aktuellen kulturübergreifenden Studie wurden Konsumenten von psychedelischen Drogen mit Marihuana- und Alkoholkonsumenten verglichen. Dabei schnitten die Konsumenten der psychedelischen Drogen in Bezug auf ihre mystische Glaubensvorstellung, ihre Werte des spirituellen Lebens und ihre Fähigkeit, mit anderen Mitgefühl zu empfinden, wesentlich besser ab. »Das Bewältigungsvermögen von Konsumenten illegaler, nichtpsychedelischer Drogen war dahingegen erheblich schlechter.«[39]

Laut einer weiteren Studie waren die Konsumenten von psychedelischen Drogen einfallsreicher und einfühlsamer. Sie neigten zwar stärker zu Fantasievorstellungen. Im Vergleich zu Menschen, die keine Drogen nahmen, bestand bei ihnen allerdings eine höhere Wahrscheinlichkeit, dass sie ihre Gefühle ausleben und sich feindseliger verhalten würden.[40] Während Meditationen die Aktivitäten im Frontallappen sanft anregen und gleichzeitig die Aktivitäten in den emotionalen Zentren reduzieren, erzeugen psychedelische Drogen im gesamten Gehirn überschüssige Reize, die den Symptomen bei akuten psychotischen Episoden ähneln.[41] Es ist dementsprechend viel schwieriger, Erfahrungen, die durch Drogen bewirkt wurden, praktisch und sinnvoll aufzunehmen.

Eine in der Öffentlichkeit stark propagierte Studie der medizinischen Fakultät der Johns-Hopkins-Universität hat diese Denkweise allerdings in Frage gestellt.[42] 36 Teilnehmern, die noch nie zuvor psychedelische Drogen genommen hatten, wurden zu verschiedenen Zeitpunkten zwei unterschiedliche Drogen verabreicht: Psilocybin (der Wirkstoff, der in sogenannten Zauberpilzen oder Magic Mushrooms vorkommt) und Ritalin, eine verschreibungspflichtige Stimulanzdroge, die zur Behandlung von Aufmerksamkeitsdefiziten eingesetzt wird. Keiner der Probanden wusste, was ihm verabreicht wurde. Nach Einnahme von Psilocybin berichteten die Testpersonen von stärkeren Gefühlen von Einheit, Heiligkeit, intuitiver Erkenntnis und Unaussprechlichkeit. Zwei Monate später brachten sie diese Erfahrung noch immer mit verstärkten Gefühlen von Altruismus, Positivität und Konstruktivität in Verbindung. Für 70 Prozent der Teilnehmer zählte diese Erfahrung zu den Top-Ten-Erlebnissen ihres Lebens, ein Drittel der Beteiligten ordnete sie unter die Top Five ein, und für ein weiteres Drittel war sie die spirituell wohl bedeutsamste Erfahrung ihres Lebens.

Im Vergleich dazu waren die durch Ritalin erzeugten Ergebnisse eher bedeutungs- und wertlos, auch wenn vereinzelt Teilnehmer mystische Erfahrungen durchlebt haben sollen. Bevor Sie nun loslaufen und nach Zauberpilzen suchen, möchte ich Sie aber bitten, Folgendes zu berücksichtigen: Bei einigen Teilnehmern traten verstärkt Angstzustände auf und etwa zehn Prozent der Teilnehmer weigerten sich, eine derartige Erfahrung erneut durchzumachen. Außerdem besteht bei Drogenmissbrauch ein erhöhtes Risiko von lebenslangen Panikattacken.[43] Wir wissen noch nicht genau, wie und warum bestimmte Drogen unsere spirituellen und religiösen Glaubensvorstellungen beeinflussen, aber eines steht fest: Meditation ist sicherer.

Gott neu erfinden

Sämtliche Erfahrungen, egal ob religiös oder weltlich, müssen als Teil eines Kontinuums angesehen werden. Während eine bestimmte Erfahrung für eine Person intensiv sein mag, kann dieselbe Erfahrung bei jemand anderem kaum eine neurologische Reaktion auslösen. Bei manchen Menschen ruft allein das Wort »Gott« negative neurologische Reaktionen hervor, während es bei anderen das Gefühl von Glücklichsein und Frieden neurologisch stimuliert.

An Gott zu denken löst selbst bei Atheisten eine Vielfalt von Reaktionen aus. Wir baten Kevin, einen Atheisten, der schon seit langem regelmäßig meditiert, sich auf ein Gottesbild zu konzentrieren, und stellten fest, dass bei ihm eine Seite des Frontallappens aktiver wurde, während die Stoffwechsel-Aktivitäten auf der anderen Seite nachließen. In unserem letzten Buch haben wir dies als eine Art kognitive Dissonanz bezeichnet.[44] Wenn sich Menschen also auf eine Glaubensvorstellung konzentrieren, die ihnen eigentlich zuwider ist, löst dies im Gehirn einen gewissen emotionalen Konflikt und geistige Verwirrung aus. Bei anderen ist das nicht der Fall. Wir führten bei einer weiteren Atheistin während der Meditation einen Gehirnscan durch und konnten keine bezeichnenden Veränderungen der neuronalen Aktivitäten feststellen. Vermutlich gibt es genauso viele Geschmacksrichtungen des Atheismus wie des Theismus und Nichtgläubige ziehen ihre Schlussfolgerungen über unterschiedliche neurologische Bahnen der Logik und Erfahrung, der Emotionen und gesellschaftlichen Einflüsse. Wir gehen demnach davon aus, dass jeder Atheist, der über Gott nachdenkt, unterschiedliche Muster neuronaler Aktivitäten aufzeigt.

Ein »Schlag« der Erleuchtung

In ihrem Buch *Mit einem Schlag* beschreibt die Neurowissenschaftlerin Jill Bolte Taylor ihr außergewöhnliches Erlebnis, als sie im Alter von 37 Jahren einen Schlaganfall erlitt. Dieser fügte ihrer linken Gehirnhälfte zwar einen schweren neurologischen

Schaden zu. Er löste aber auch eine unglaublich euphorische Erfahrung aus, bei der sie das Gefühl verspürte, mit allem eng vertraut und zutiefst verbunden zu sein. Losgelöst von den abstrakten und reduktionistischen Denkweisen der linken Gehirnhälfte kann man das tiefe Mitgefühl und die Spiritualität erleben, die in uns Menschen ruhen. Mittlerweile hat sich Dr. Taylor wieder vollständig erholt. Sie sagt, sie könne heute leicht zwischen den systematisch und den transzendent agierenden Teilen des Gehirns hin und her wechseln. Ihre Erfahrung ist ein Beweis dafür, dass jeder von uns die innere Kraft besitzt, auf diese wunderbaren Teile des Selbst zuzugreifen – eine Vorstellung, die auch durch unsere Gehirnscan-Studien an der Universität von Pennsylvania belegt werden kann.

Da jeder Mensch eine andere Gottesvorstellung hat, kann man davon ausgehen, dass es Hunderte von verschiedenartigen neurologischen »Fingerabrücken« gibt. Dies konnte durch unsere bisherigen Forschungsergebnisse bestätigt werden. Kinder haben jedoch eher gleichbleibende spirituelle und religiöse Vorstellungen, was vermuten lässt, dass jeder Mensch in den ersten Lebensjahren eine ähnliche Vorstellung einer übersinnlichen Realität entwickelt, die meist die Form eines Gesichts oder einer im Himmel wohnenden Person annimmt. Dieser Vorstellung liegen zum einen neuronale Defizite zugrunde, zum anderen hängt viel davon ab, woran die Erwachsenen glauben und was sie an ihre Kinder weitergeben. (In Kapitel 5 erörtern wir genauer, wie sich Kinder Gott vorstellen.[45])

Zusammenfassend möchte ich festhalten, dass die neuronalen Variationen der religiösen Gotteserfahrungen in der Tat Variationen sind. Es gibt weder einen »Ort Gottes«, noch können religiöse Glaubensvorstellungen nach einer einfachen Formel kategorisiert werden. Die Forschungswerte deuten darauf hin, dass spirituelle Praktiken die kognitiven, emotionalen und erfahrungsbetonten Prozesse des Gehirns auf unendlich viele Arten beeinflussen können und dass jede einzelne Erfahrung zu einer unterschiedlichen Gotteserfahrung führt.

Ist es gesund, in die Kirche zu gehen?

Wenn man regelmäßig oder über lange Jahre hinweg in die Kirche geht, verändert man sowohl das Gehirn als auch seine Gesundheit.[46] Außerdem kann man gemäß zahlreichen Studien seinen Blutdruck natürlich senken, indem man immer wieder an religiösen Aktivitäten teilnimmt. Es scheint aber nicht auszureichen, um das Risiko eines Herzinfarkts oder Schlaganfalls zu reduzieren. Eine Umfrage in den USA hat beispielsweise ergeben, dass die Blutdruckwerte von Menschen, die mindestens einmal in der Woche einen Gottesdienst besuchten, 1,46 Millimeter niedriger ausfielen als bei Nichtkirchengängern. Bei denjenigen, die mehr als 52-mal im Jahr in die Kirche gingen, waren sie sogar 3,03 Millimeter niedriger.[47] Natürlich mindert man bei Menschen mit einem systolischen Druck von 150 Millimetern nicht gleich das Gesundheitsrisiko, wenn man den Druck auf 147 reduziert, aber wir stimmen den Optimisten zu, die überzeugt sind, dass auch noch so kleine Schritte zum Erfolg führen können. Michael Shermer, Professor an der Graduiertenuniversität von Claremont und Anhänger des Skeptizismus betont allerdings:

> In verschiedenen Studien zum Zusammenhang von Religiosität und Sterblichkeit (fromme Menschen leben angeblich länger) wurde eine Reihe von religiösen Variablen herangezogen. Doch

> es wurde nur von jenen berichtet, die in Wechselbeziehungen miteinander standen. Währenddessen haben aber weitere Studien mit den gleichen zugrunde liegenden religiösen Variablen neue Wechselbeziehungen entdeckt und natürlich nur diese in ihren Bericht aufgenommen. Alle anderen wurden sorgfältig zu den unwichtigen Akten gelegt. Zieht man aber alle Variablen in Betracht, besteht keinerlei Zusammenhang zwischen Religiosität und Sterblichkeit.[48]

Religionskritiker berufen sich immer wieder gern auf die zahlreichen Forschungsergebnisse, die behaupten, Verbesserungen der Gesundheit seien nicht viel mehr als reiner Zufall.[49] Aber die Tatsache, dass Religion überhaupt eine Wirkung haben kann, ist sehr wichtig und sollte nicht unberücksichtigt gelassen werden, auch wenn manche Forscher dies zu tun versuchen. Wie immer man die Ergebnisse auch interpretieren mag, es steht fest, dass religiöses Engagement kaum negative, dafür aber zahlreiche positive Auswirkungen hat, besonders wenn man sich in seinem religiösen Glauben wohlfühlt. Der Nutzen kann ausgesprochen spektakuläre Formen annehmen. So hat ein landesweites Stichprobenverfahren in den USA zum Beispiel belegen können, dass das Todesfallrisiko bei Menschen, die mindestens einmal im Monat einen Gottesdienst besuchen, um 30 bis 35 Prozent niedriger als beim Durchschnitt liegt.[50] Dieses Verhältnis gilt für Amerikaner sowohl weißer und schwarzer Hautfarbe genauso wie für jene mexikanischer Herkunft. Die Ergebnisse haben gezeigt, dass religiöse Aktivitäten im Alter noch nutzbringender werden.[51] Der wöchentliche Kirchgang trägt zur Minderung des Schlaganfallrisikos bei, aber es wurden keine Anzeichen dafür gefunden, dass religiöses Engagement bei Diabetes oder Herzinfarkten zum Tragen kommt.[52] Gott scheint demnach zwar für das Gehirn, aber nicht unbedingt für das Herz gut zu sein.

Während dieser langfristigen Längsschnittstudien wurden die Testpersonen bis zu 30 Jahre lang beobachtet. Diejenigen, die selten in die Kirche gingen, wiesen eine erheblich höhere Sterberate auf, und zwar aufgrund von Kreislauferkrankungen sowie solchen des Verdauungstrakts und der Atemwege.[53] Je häufiger Menschen den Gottesdienst besuchen, desto seltener rauchen sie[54], und dabei ist es egal, welchem Glauben sie angehören.[55]

Selbstverständlich könnte man argumentieren, dass dies bei allen religiösen und auch weltlichen Formen der sozialen Gruppeninteraktion der Fall ist. Das ist ein entscheidender Punkt, denn bisher ist es noch niemandem gelungen, andere Variablen effektiv auszuklammern und unwiderlegbar zu beweisen, dass Religiosität an sich gesundheitsfördernd ist. Religionen betreffen von Natur aus jeden Bereich des menschlichen Lebens und sie unterstützen bestimmte Gewohnheiten, während sie versuchen, andere zu unterbinden. Religionsgemeinschaften fördern soziales Engagement und verleihen dem Leben Sinn und Bedeutung, was zu den Variablen gehört, die für unsere psychische Gesundheit notwendig sind.

Dies heißt aber keineswegs, dass man Widerwillige zwingen sollte, öfter in die Kirche zu gehen. In einer der wenigen Forschungsarbeiten über die potenziellen Gesundheitsrisiken von Religion haben die Wissenschaftler Kenneth Pargament und Harold Koenig entdeckt, wie sehr religiöses *Kämpfen* die Lebensdauer verkürzen kann. Jemand befindet sich in einem religiösen Kampf, wenn er das Gefühl hat, von Gott bestraft zu werden, denkt, von Dämonen besessen zu sein, oder generell religiös und spirituell unzufrieden ist.[56] Wer viel über Schuld und Angst nachdenkt oder Gott, dem Klerus oder anderen Kirchenmitgliedern gegenüber negative Gedanken hegt, der beeinträchtigt seine Gesundheit und neigt zu Depressionen.[57]

Menschen, die einen Groll gegen Gott hegen, leiden unter gesundheitlichen Problemen und erholen sich langsamer von Krankheiten und Krankenhausaufenthalten.[58] Dabei sind Patienten mit nachhaltigen religiösen Problemen besonders gesundheitsgefährdet.[59]

Diese Studie untermauert unser Argument, dass angstbasierte Religionen gesundheitsgefährdende Auswirkungen haben können. Leider kann der Gesundheitsminister aber weder in der Bibel noch im Koran sämtliche Passagen, die die Gewaltbereitschaft anderen gegenüber fördern, mit Warnhinweisen versehen.

Die zeitliche Komponente

Bei der Datenanalyse der Meditationsstudien stellt die Zeit einen der einflussreichsten Faktoren dar. Je länger und öfter man meditiert, desto mehr Veränderungen lassen sich im Gehirn wahrnehmen. Nach nur einer oder zwei Sitzungen verändern sich die Gehirnfunktionen bei den Meditationsanfängern wenig bis gar nicht. Nach nur acht Wochen und täglichen Übungen zeigen jedoch die meisten Studien, so auch die unsere, Anzeichen von kleinen, aber bedeutsamen Veränderungen der Gehirnaktivitäten.

Diejenigen, die täglich mindestens 30 Minuten lang meditieren und das viele Jahre lang tun, weisen nicht nur während der Meditation, sondern auch im Ruhezustand die größten Unterschiede in der neuronalen Aktivität auf.[60] Richard Davidson, Leiter des Waisman-Labors für funktionelle Hirntomografie und Verhaltensmuster an der Universität von Wisconsin, arbeitet mit den fortgeschrittensten Meistern der Meditation zusammen. Er und sein Team haben entdeckt, dass diese Hochbegabten über außergewöhnliche Fähigkeiten verfügen, mit denen sie bestimmte Teile des Gehirns, die der Gedanken- und Gefühlskontrolle dienen, gezielt manipulieren können.[61] Außerdem sind sie imstande, in gewissen Situationen ein Maß an Mitgefühl zu erzeugen, das sonst kaum jemand erzielen kann.[62]

Davidsons Forschungsergebnisse beweisen, dass die neuronale Plastizität des Gehirns größer ist, als wir es für möglich gehalten hatten.[63] Laut einer weiteren wichtigen Studie, die vor kurzem von dem Psychiatrischen Neuroimaging-Forschungsprogramm des Allgemeinen Krankenhauses von Massachusetts veröffentlicht wurde, stärkt Meditation sowohl die Dicke als auch die neuronale Plastizität des Gehirns.[64] Im Alter wird die Hirnrinde meist dünner.

Auf den Punkt gebracht

Unsere neurologischen Befunde beweisen, dass unterschiedliche Meditationsübungen und Gebete unterschiedliche Teile des Gehirns verschiedenartig beeinflussen. Alle scheinen sich nutzbringend auf die neurologischen Funktionen sowie auf den physischen und psychischen Gesundheitszustand auszuwirken. Manche Techniken erhöhen die Blutzufuhr zu den frontalen, den parietalen, den temporalen und den limbischen Hirnregionen, während andere die Stoffwechsel-Aktivitäten in diesen Bereichen reduzieren. Intensive Meditation kann außerdem die Ursache einer ungewöhnlichen neuronalen Aktivität – der Deafferenzierung – sein, bei der die eine Gehirnhälfte die Informationen der anderen ignoriert. Wenn dieser Zustand eintritt, verändern wir unsere täglichen Wahrnehmungen der Außenwelt radikal.

Wir können mit Hilfe der Atmung, des Körpers, der Aufmerksamkeit, der Gefühle und der Gedanken sowohl Anspannung als auch Stress reduzieren. Wir können spezifische Emotionen hervorrufen und unterdrücken, und wir sind in der Lage, unsere Gedanken so zu bündeln, dass sie andere Teile des Gehirns biologisch beeinflussen. Aus neurowissenschaftlicher Sicht ist dies erstaunlich, denn es widerlegt jede herkömmliche Annahme, wir könnten die unbewussten Bereiche des Gehirns nicht bewusst beeinflussen. Nur Menschen können sich unabhängig von der Außenwelt eigenständig in einen Zustand der Fröhlichkeit oder Verzweiflung hineindenken. Je mehr wir uns also mit spirituellen Praktiken beschäftigen, desto mehr Kontrolle gewinnen wir über unseren Körper, unseren Geist und unser Schicksal.

TEIL ZWEI

Die neuronale Evolution und Gott

Die Einbildungskraft ist eine der höchsten Vorrechte des Menschen. Durch dieses Vermögen verbindet er unabhängig vom Willen frühere Eindrücke und Ideen und erzeugt damit glänzende und neue Resultate … Der Wert der Produkte unserer Einbildungskraft hängt natürlich von der Zahl, Genauigkeit und Klarheit unserer Eindrücke ab, ferner von dem Urteil und dem Geschmack bei der Auswahl und dem Zurückweisen der unwillkürlich sich darbietenden Kombinationen und in einer gewissen Ausdehnung von unserer Fähigkeit, sie willkürlich zu kombinieren.

Charles Darwin, Die Abstammung des Menschen

4

Wie fühlt sich Gott an?

Die Variationen spiritueller Praktiken

Wie fühlt sich Gott wirklich an?

Wenn ich diese Frage stelle, reagieren viele Menschen mit einem langen Zögern. Diese Reaktion ist für uns Neurowissenschaftler von besonderer Bedeutung. Denn während verschiedene Teile des Gehirns versuchen, eine Vorstellung in Worte zu fassen, die sich für viele nicht mit ihren sprachlichen Möglichkeiten erklären lässt, finden zahlreiche neuronale Aktivitäten statt. Für die meisten Gläubigen ist Gott mehr als nur eine Vorstellung. Gott ist eine zutiefst geschätzte Erfahrung, die die Grenzen sämtlicher theologischer Definitionen des Wortes überschreitet, weswegen die Antwort bei den meisten in etwa so anfängt: »O je! Was für eine Frage … Schwer zu sagen.«

Selbst die von mir befragten Atheisten zögerten. Manche fingen an zu lachen und viele antworteten, dass Gott sich »wie nichts« anfühle. Für sie war Gott lediglich eine abstrakte Vorstellung. Einer meiner nichtgläubigen Freunde, der eigentlich ungern über religiöse Themen diskutiert, antwortete in aller Offenheit, dass sich Gott »wohlig warm« anfühle. Genau die gleiche Antwort hatte ich schon am Tag zuvor von einem evangelikalen Kollegen bekommen.

»Aber du glaubst doch gar nicht an Gott«, sagte ich zu meinem atheistischen Freund.

»Stimmt, aber ich glaube an überweltliche Erfahrungen – weißt du, diese Momente, in denen tiefe Dimensionen des Lebens offenbart werden.« Seine Antwort erinnerte mich daran, dass spirituelle Erfahrungen sowohl religiös als auch weltlich definiert werden können.

Nur zwei Teilnehmer antworteten auf meine informelle Befragung in weniger als fünf Sekunden und beide waren Katholiken, die sich durch ihre religiöse Erziehung missbraucht fühlten. Der Gedanke an Gott weckte bei ihnen beunruhigende Erinnerungen, die sie lieber vermeiden wollten. Traumatische Erinnerungen werden länger gespeichert und schneller abgerufen, was erklären würde, warum meine beiden Interviewpartner so schnell und so negativ antworteten.[1] Wenn das Gehirn eine traumatische Erfahrung erfasst, werden Neuralkreisläufe zusätzlich mit verwandten Erinnerungen verbunden. Nehmen wir beispielsweise an, dass Sie auf den Stufen einer Kirche gestolpert sind und sich die Hüfte gebrochen haben. Auch wenn dieses Ereignis mit Ihren religiösen Gefühlen nichts zu tun hat, kann Ihre Gottesvorstellung sich mit der Erinnerung an dieses schmerzvolle Ereignis verbinden.

Ein großer Teil der befragten Menschen sagten, Gott fühle sich wie Liebe an. Als ich sie daraufhin aber fragte, wie sich Liebe – englisch *love* – anfühle, zögerten sie wieder lange.* Es mag noch schwieriger sein, *love* – im Deutschen Liebe und lieben – zu beschreiben, da es genauso als Substantiv wie als Verb verwendet werden kann. Diese beiden semantischen Ausdrücke werden unterschiedlich verarbeitet. Laut wissenschaftlichen Studien erfordern zweideutige Wörter wie *love* mehr neu-

* Gemäß einer neuen Umfrage, die wir erst vor kurzem fertiggestellt haben, ist es tatsächlich so, dass viele Studenten Gott und seine Gefühle der Liebe auf sehr ähnliche Art und Weise beschreiben.

rologische Aktivitäten – und folglich dauert es länger, sie zu verarbeiten, als einfache Substantive oder Verben.[2] Wenn man also über Gott als ein Gefühl und nicht als eine Entität, die im Universum existiert, nachdenkt, braucht die Verarbeitung mehr neuronale Zeit und Energie. Es deutet außerdem darauf hin, dass Menschen, die viel Zeit damit verbringen, sich auf Gott zu konzentrieren, Gott eher anspruchsvoll wahrnehmen.

Es ist einfach, die Eigenschaften eines realen Gegenstandes wie zum Beispiel eines Tisches oder eines Baumes zu beschreiben. Für viele ist Gott genauso real wie alles andere, was wir auf dieser Welt sehen und spüren. Warum ist es dann so schwierig, Gott zu beschreiben? Wenn man die zahlreichen religiösen Umfragen, theologischen Schriften und psychologischen Theorien liest, findet man genügend Definitionen von Gott, um darüber ganze Bücher zu schreiben. Unterschiedliche Gläubige sehen Gott als Freund, Führer, Lehrer, Vater, Mutter, Schöpfer oder Richter. Manche stellen sich vor, Gott sei ein Gesetzgeber, ein Wundertäter oder ein Betrachter, der aus der Ferne das Schicksal der Menschheit beobachtet. Andere bezeichnen Gott als Geist, Hoffnung, Inspiration, Leben, Liebe oder Wahrheit. Wiederum andere stellen Gott gleich mit allem oder mit gar nichts, mit einer höheren Macht, einer illusorischen Fantasievorstellung oder ihrem inneren Selbst. In der traditionellen Psychoanalyse wird Gott manchmal einer symbolischen Projektion der Eltern, einer notwendigen Illusion oder einem moralischen Ideal gleichgestellt.

Die meisten Menschen verbinden mehrere Bedeutungen und Wahrnehmungen mit Gott, aber wenn man durchschnittliche Amerikaner fragt, ob sie an Gott glauben, so antworten mehr als 75 Prozent von ihnen mit Ja.[3] Wendet man allerdings eine strengere Definition an und beschränkt sich auf eine bestimmte Gruppe von Menschen, dann sehen die Ergebnisse ganz anders aus. Dies taten Edward Larson und Larry Witham, als sie Tausende von willkürlich ausgewählten Mitgliedern der Nationalen Akademie für Wissenschaft befragten. Für diese Zielgruppe definierten Larson und Witham Gott als eine Entität, die »mit der Menschheit intellektuell und emotionall kommuniziert, das heißt als jemanden, zu dem man in Erwartung einer Antwort beten mag«.[4] Das Ergebnis war: Nur 40 Prozent von ihnen glaubten an eine derartige Gottheit.

Wenn man also herausfinden möchte, woran Menschen glauben, muss man die Fragen auf unterschiedliche Art und Weise stellen. Genau das wollten Mark und ich mit mehreren innovativen Ansätzen erreichen. Wir waren daran interessiert herauszufinden, wie Menschen Gott und Spiritualität definierten, und besonders daran, ob es einen Unterschied zwischen den religiösen Vorstellungen und den persönlichen spirituellen Erfahrungen eines Menschen gibt. Als wir unsere Ergebnisse mit anderen Umfragen der letzten 20 Jahre kombinierten, entdeckten wir, dass Amerika sich in einem Wandel befindet. Die »physischen« Eigenschaften von Gott werden immer unwichtiger, während das Interesse an spirituellen Werten steigt.

Eine Umfrage zu spirituellen Erfahrungen

Im Jahre 2005 stellte ich eine »Umfrage zu spirituellen Erfahrungen« ins Internet, um Daten über die religiöse Orientierung von Menschen und über deren Glaubenssysteme zu sammeln. Ich war besonders daran interessiert, die Ich-Beschreibungen aus den spirituellen Erfahrungen der Befragten zu analysieren und diese mit ihren sozialen, religiösen und persönlichen Vorgeschichten zu verknüpfen.

Wir entschieden uns, diese Umfrage online durchzuführen, weil die Teilnehmer nachweislich offener, ehrlicher und weniger voreingenommen sind, wenn sie keinem Interviewer gegenüberstehen.[5] Ende 2007 hatten wir Informationen von fast 1000 Teilnehmern gesammelt, von denen mehr als 300 bestimmte spirituelle Erfahrungen im Detail beschrieben. Die meisten wohnten in den Vereinigten Staaten, ungefähr 15 Prozent lebten in anderen Ländern, und zwar in Kanada, Großbritannien, Spanien, Australien, Nigeria, Brasilien, Dänemark, Katar, Israel, Pakistan, Indien, Myanmar, Finnland und im Kongo.

In unsere Umfrage nahmen wir mehrere etablierte Fragebögen mit auf, um die religiöse Vorgeschichte, die spirituellen Aktivitäten und das Maß an Religiosität, besonders in Bezug auf die Ehe, den Umgang mit Drogen und die geistige Gesundheit zu ermitteln. Ich wollte außerdem wissen, wie tolerant Menschen sind, wenn sie Menschen mit anderen Glaubensüberzeugungen gegenübertreten. Darum entwickelten wir darüber hinaus unsere eigene Umfrage namens »Glaubensakzeptanz-Skala«. Die Ergebnisse waren überraschend – und ein wenig entmutigend –, denn fast 30 Prozent der Befragten fiel es schwer, Menschen mit anderen Glaubensüberzeugungen zu akzeptieren. Es gab mehr Leute, die eher bereit waren, Menschen mit einer anderen Hautfarbe und/oder ethnischen Herkunft zu heiraten (85 Prozent) als jemanden mit einer anderen religiösen Orientierung (72 Prozent).

Auf der Suche nach der Realität Gottes

Es ist zwar einfach, Fakten über den religiösen Glauben und die religiösen Aktivitäten eines Menschen zu analysieren. Aber es ist schwierig, ausreichende Daten über Erfahrungen zu sammeln, die die Realitätswahrnehmungen eines Menschen transformieren können. Deswegen baten wir die Online-Teilnehmer, alle Erfahrungen, die ihrer Meinung nach ihr Leben tief greifend und nachhaltig beeinflusst haben, mit eigenen Worten und so detailliert wie möglich zu beschreiben. Diejenigen, die noch keine derartige Erfahrung gemacht hatten, baten wir zu schildern, inwiefern ihre religiösen oder spirituellen Perspektiven ihr Leben beeinflusst oder verändert haben. Abschließend stellten wir die folgenden beiden Fragen:

1. Wie würden Sie dieses Erlebnis im Vergleich zu Ihrem gewöhnlichen Sinn für Realität beschreiben?
2. Wie real fühlt sich das Erlebnis im Nachhinein an?

Diese Fragen waren mir wichtig, weil ich in meiner bisherigen Arbeit immer wieder betont hatte, dass spirituelle Erfahrungen die Realitätswahrnehmung eines Menschen neurologisch verändern. Wie wir aber bereits im ersten Kapitel erwähnten, ist es möglich, dass unser *Wahrnehmungssinn* für Realität sich von *unserer bewussten Wahrnehmung* der Realität unterscheidet, denn beide Formen der Realität werden jeweils in unterschiedlichen Neuralkreisläufen zusammengefügt, die nicht miteinander kommunizieren.[6] Das Bewusstsein stellt eine begrenzte und ziemlich fragmentierte Auffassung der Realität dar. Diese unterscheidet sich von der ganzheitlichen Betrachtungsweise, die die unbewussten Gehirnprozesse erzeugt. Vielleicht erklärt das, warum Menschen intuitiv wissen, dass Realität mehr ist als das, was sie bewusst verstehen, und warum manche diese Realität Gott gleichsetzen. Wir kombinierten unsere neurologischen Forschungsarbeiten über Meditation mit den subjektiven Berichten der Umfrage und hofften, mehr darüber zu erfahren, wie spirituelle Erfahrungen das Gehirn verändern und warum sich Menschen nie einigen können, wenn es um religiöse und spirituelle Glaubensüberzeugungen geht.

Wie analysiert man aber am besten subjektive erzählerische Beschreibungen von spirituellen Erfahrungen? Die von uns angewendete Technik heißt »Inhaltsanalyse« *(content analysis)*, und sie kategorisiert nach Häufigkeit bestimmter Wörter oder Wortgruppen. Wenn ich zum Beispiel herausfinden wollte, wie viele Menschen das Gefühl hatten, mit Gott oder dem Universum eins zu sein, dann könnte man Begriffe wie *eins* (oder *Einheit*), *eins sein* oder *ganz sein* gruppieren und diese mit Wörtern wie *getrennt, entfernt* oder *einsam* vergleichen, die andere zur Beschreibung von spirituellen Erfahrungen verwendeten. Im Prinzip suchten wir nach den Gemeinsamkeiten zwischen religiösen und spirituellen Erfahrungen – und wir machten eine sehr bedeutsame Entdeckung: Es gab keine.

Persönliche Variationen der spirituellen Erfahrung

Unter den 5500 Wörtern, mit denen die Teilnehmer ihre Erfahrungen beschrieben, zeichneten sich keine gebräuchlichen Terminologien ab. Selbst Wörter wie *Erfahrung* und *Spiritualität*, von denen man meinen sollte, dass sie in einer Umfrage zu spirituellen Erfahrungen oft vorkommen, machten nur 23, beziehungsweise 17 Prozent aus. *Gott* wurde nur zu 18 Prozent und *Jesus* zu weniger als 4 Prozent erwähnt. Knapp zehn Prozent der Teilnehmer benutzten das Wort *Liebe*, und nur sechs Prozent sprachen von *Frieden*. Weniger als fünf Prozent erwähnten *Glaube, Bewusstsein* oder *Wahrheit* – Wörter, von denen ich gedacht hatte, dass sie bei der Beschreibung von spirituellen und religiösen Erfahrungen viel öfter benutzt werden würden. Hier sind die sechs meistgenannten Wörter und die Prozentzahlen der Befragten, die sie verwendet haben:

Erfahrung	23,0 %
Gott	18,0 %
Gefühl	17,0 % (einschließlich *fühlt, Gefühle* und *gefühlt*)
Spiritualität	16,7 % (einschließlich *spirituell*)
Leben	14,9 %
Glaube	13,8 % (einschließlich *glauben* und *Glaubensüberzeugung*)

Damit Sie sich von den – mangelnden – Gemeinsamkeiten einen besseren Eindruck verschaffen können, müssen Sie wissen, dass die vollständige Liste der verwendeten Wörter 100 Seiten mit jeweils 57 Wörtern umfasste. Die Wörter der zweiten Seite wurden durchschnittlich zu sechs Prozent erwähnt, der Durchschnittswert der dritten Seite betrug nur fünf Prozent, die zehnte Seite lag unter zwei Prozent und kein Wort der darauffolgenden Seiten wurde zu mehr als einem Prozent benutzt. Im Grunde hat kaum jemand seine persönlichen Begegnungen mit dem Göttlichen mit denselben Wörtern, Phrasen oder Ausdrücken beschrieben wie irgendein anderer. Wahrhaftige religiöse und spirituelle Erfahrungen sind einzigartig, wenn auch nur in der Art und Weise, wie wir sie mit Worten beschreiben können.

Dies ist gerade deswegen erstaunlich, weil sich viele Forscher der Psychologie und der Religion für die universale Gültigkeit von spirituellen Phänomenen, der »perennierenden Philosophie«, aussprechen.[7] Der einzige gemeinsame Nenner, den wir finden konnten, lag nicht in der Beschreibung, sondern in der positiven Art und Weise, wie sich derartige Erfahrungen auf das Leben der Teilnehmer auswirkten. Tatsächlich verspürten

89 Prozent der Teilnehmer das Gefühl tiefer Spiritualität. Nur zehn Prozent hatten den Eindruck, dass die Erfahrungen ihren Glauben unverändert ließen, während bei einem Prozent der Sinn der Spiritualität negativ beeinträchtigt worden sein soll. Wichtiger noch war, dass 79 Prozent von einem klareren Lebensinhalt sprachen, und nur vier Prozent meinten, sie verspürten weniger Sinn im Leben.

Bei unserer Fragestellung, wie spirituelle Erfahrungen die Religiosität beeinflusse, blieben wir absichtlich bei einer vagen Definition des Begriffes, um zu sehen, wie die Befragten unvoreingenommen antworten würden. Etwa die Hälfte von ihnen sagte, sie fühlten sich religiöser, ein Drittel meinte, ihre Religiosität bliebe unverändert, und elf Prozent fühlten sich weniger religiös. Viele der Teilnehmer waren der Meinung, dass ihre spirituellen Erfahrungen von der jeweiligen Religion, mit der sie aufwuchsen, nicht hinreichend erfasst wurden. Daher hatten sie sich von ihr abgewendet, um individuell geeigneteren Ansätzen nachzugehen. Eine neue Umfrage von uns liefert Belege für ein hohes Interesse von Hochschulstudenten an östlichen spirituellen Philosophien im Vergleich zu westlichen Traditionen. Diese Ergebnisse untermauern unsere folgenden Annahmen: Amerika wird nach und nach weniger religiös, dafür aber immer spiritueller. Außerdem wird die Qualität, die diese Verlagerung steuert, von der Integration spiritueller Übungen, Meditationen und Gebeten in den Alltag beeinflusst.

60 Prozent der Teilnehmer unserer Online-Umfrage hatten das Gefühl, ihre Familienbeziehungen hätten sich aufgrund der spirituellen Erfahrungen verbessert. Acht Prozent meinten, diese hätten sich für sie verschlechtert. Hier kann es sich um vermehrte Reibereien mit Eltern handeln, die strengere Glaubensüberzeugungen hegen.

53 Prozent fühlten sich gesünder, während die Gesundheit bei drei Prozent nachgelassen haben soll. Interessanterweise scheint, wer eigenen spirituellen Ansätzen nachgeht, seine Gesundheit genauso verbessern zu können wie regelmäßige Kirchengänger. Psychologisch gesehen berichteten 76 Prozent, sie hätten nun weniger Angst vor dem Tod, und nur zwei Prozent waren ängstlicher geworden. Im Allgemeinen beweisen andere Studien, dass Religiosität die Angst vor dem Tod lindern kann, aber oft besteht hier nur ein schwacher Zusammenhang.[8] Laut unseren Resultaten mögen spirituelle Erfahrungen demnach der Schlüssel zu weniger Todesangst sein. Dies findet seinen Nachhall im buddhistischen Glauben, wo meditative Erfahrungen die Angst vor dem Tod reduzieren können.

Zum Abschluss fand ich die Bestätigung, dass spirituelle Erfahrungen den Realitätssinn auf bedeutsame Art und Weise verändern. Während der spirituellen Erfahrung ist der Sinn für Realität laut 63 Prozent der Teilnehmer stärker als normal, und für sieben Prozent kam er weniger stark zum Tragen. Im Nachhinein nahmen aber nur 46 Prozent die Erfahrung als realer wahr. Es scheint, als würden die von veränderten Realitätszuständen hinterlassenen Eindrücke mit der Zeit abgebaut. Da wir unsere Teilnehmer aber leider nicht danach gefragt hatten, wie sie »Realität« definieren würden, ist es möglich, dass sie die Fragen mit anderen Hintergedanken beantworteten. Dies ist ein grundlegendes Problem von Forschungsumfragen.

Die Wahrnehmung des Realitätssinns während und nach der Erfahrung kann folgendermaßen aufgeschlüsselt werden:

	real währenddessen	real im Nachhinein
Realer	63,2 %	46,0 %
Gleich	23,6 %	44,0 %
Weniger real	6,8 %	5,2 %

Dennoch kann man meiner Meinung nach getrost davon ausgehen, dass spirituelle Erfahrungen einzigartige Eigenschaften besitzen. Sie sind der Grund dafür, dass sich die Erfahrungen für den Großteil der Menschen im Vergleich zu unserem alltäglichen Realitätssinn anders anfühlen. Des Weiteren scheinen ein paar nahezu universelle Sinneselemente diese Erfahrungen zu dem zu machen, was sie sind, auch wenn sie gravierend unterschiedlich dargestellt werden. Kognitive Prozesse machen Gott zu einer Vorstellung, aber Sinnesprozesse verwandeln Gott in ein verallgemeinertes Gefühl, das die Art und Weise verändert, wie wir unsere Umwelt wahrnehmen.

Ist Gott eher ein Gefühl oder eine Vorstellung?

Wir nahmen uns die Analyse der Beschreibungen aus unserer Online-Umfrage erneut vor und fingen an, verschiedene Wörter in unterschiedliche Kategorien zu gruppieren. Die bei Weitem umfangreichste Kategorie beinhaltete stark emotional gefärbte Wörter. Fast ein Drittel der Befragten beschrieb ihre Erfahrungen als intensiv, und sie verwendeten Begriffe wie *ekstatisch, aufregend, großartig, stark, mächtig, berauschend* und *tief greifend.* Fast die Hälfte beschrieb ihre Erfahrungen mit Wörtern der Ausgeglichenheit, Ruhe und Genügsamkeit. Dies stimmt mit unserem neurologischen Modell überein, nach dem spirituelle Erfahrungen gleichzeitig die sympathischen (erregenden) und parasympathischen (beruhigenden) Nervensysteme stimulieren. Eigentlich ist es ungewöhnlich, dass sich eine Erfahrung sowohl erregend als auch beruhigend auswirkt. Doch genau dies ist einer der Gründe, weswegen wir der Meinung sind, dass spirituelle Erfahrungen das Gehirn auf einzigartige Art und Weise stimulieren.

Gemäß unseren Daten sind spirituelle Erfahrungen bei ihrem Auftreten keine abstrakten Formen von Intellektualismus, sondern vielmehr Gefühlszustände. Tatsächlich wurden Wörter wie *fühlen, gefühlt* und *Gefühl* genauso oft benutzt wie Wörter, die Gott beschreiben. Heißt das, »Gott« ist eher ein Gefühl als eine Vorstellung? Anscheinend nicht, denn die meisten Befragten verwendeten den Begriff in einem historischen, vergleichenden oder philosophischen Zusammenhang, wie das folgende Beispiel demonstriert:

»Ich glaube an Spinozas Gott.«
»Ich glaube nicht auf traditionelle Art und Weise an Gott.«
»Gott ist zu bedeutsam für nur eine Religion.«
»Ich denke, dass Gott der Name für das kollektive Unbewusste ist.«

Von den 1000 Gotteserwähnungen bezogen sich in Wirklichkeit nur 42 auf eigene Erfahrungen, während 99 Prozent den Begriff sehr abstrakt verwendeten. Wir waren überrascht, dass nur ein Prozent der Befragten das Gefühl hatte, Gott persönlich begegnet zu sein. Stattdessen diente Gott üblicherweise der intellektuellen Erklärung des Ursprungs einer spirituellen Erfahrung.

In Anbetracht dessen, was wir über die Verarbeitung von Empfindungen und die bewusste Erkennung von Erfahrungen seitens des Gehirns wissen, gehen wir davon aus: Die spirituellen Erfahrungen einer Person (beispielsweise das Gefühl, wiedergeboren zu sein) ist der kognitiven Wahrnehmung etwa eine Sekunde voraus.

Um dieses Bewusstsein danach in Sprache umzuwandeln, muss das Gehirn Dutzende voneinander unabhängige Aktivitäten in Gang setzen, bevor die Erfahrung in Worte gefasst werden kann. Diese Prozesse brauchen zusätzliche neurologische

Zeit und so wird die Spanne zwischen der eigentlichen Erfahrung und dem Punkt, an dem sie sprachlich ausgedrückt werden kann, immer länger. Die Erfahrung selbst mag für viele Menschen gleich sein, aber die Wörter, mit denen sie beschrieben wird, sind zwangsläufig von Person zu Person unterschiedlich. Es ist also möglich, dass verschiedene spirituelle Schriften zwar eine universale Erfahrung beschreiben, sie sich aber einer Sprache bedienen, die der Kultur und Glaubensrichtung eigen ist, in der sie verfasst wurden.

Für diejenigen, die noch keine spirituellen Erfahrungen gemacht haben, bleibt Gott eine intellektuelle Vorstellung – ein Versprechen oder etwas, das möglicherweise existiert. Sie entscheiden sich gemäß ihrem Glauben für die Aufrechterhaltung ihrer religiösen Überzeugung, aber für jemanden, der eine tief greifende spirituelle Erfahrung durchlebt hat, ist Gott sowohl ein Gefühl als auch eine Vorstellung. Wenn man eine Erfahrung namentlich bezeichnet (in diesem Fall mit »Gott«) und ihr Bedeutung beimisst, so nimmt das Gehirn sie als etwas Reales wahr, das in der Außenwelt existiert.

Warum also wird diese Erfahrung »Gott« genannt? Ganz einfach deswegen, weil das Gehirn allen Erfahrungen einen Namen geben muss, bevor es sie als Erinnerungen speichern kann. Unklare Erfahrungen stimulieren zahlreiche Hirnregionen und verursachen Ungewissheit und innere Unruhe, so dass das Gehirn jedes Gefühl aus Überlebensgründen festigt und in eine identifizierbare Kategorie einordnet. Wer diesen natürlichen, im Frontallappen stattfindenden Kennzeichnungsprozess bewusst unterbricht, der wird Schwierigkeiten haben, anderen diese Erfahrung mitzuteilen. Man hält religiöse Menschen, die dies tun, oft für Mystiker, weil sie sich weigern, ihre Erfahrungen unmissverständlich zu definieren.

Gott fühlt sich an wie Liebe und erzeugt Frieden

Unsere Inhaltsanalyse hat erwiesen, dass die meisten Menschen, die eine spirituelle Erfahrung gemacht haben, über Gott als eine positiv gefühlte Erfahrung sprechen. Die zwei Wörter, die am meisten zur Beschreibung der eigentlichen Erfahrung und der Nachwirkungen verwendet wurden, sind *Liebe* und *Frieden* und für viele war *Liebe* einhergehend mit Gott. Einer der Befragten drückte es so aus:

> Die Erfahrung hat mein Leben verändert. Mit der Zeit wurde ich von alten Gefühlen gereinigt, und ich reagiere und benehme mich mittlerweile nicht mehr so wie früher. Ich betrachte das Leben aus einer viel klareren, auf Liebe basierenden Perspektive, wobei das Wort »Liebe« die Größe, von der ich spreche, nicht ausreichend übermittelt. Ich spreche hier von der Art Selbstliebe und Akzeptanz, welche die Energie Gott in uns allen erkennt.

Für viele der Befragten wurde Gott zum Symbol der Liebe und des Friedens, für andere symbolisierte Gott Licht und Wahrheit. Viele empfanden Gott auch als eine Möglichkeit, sich mit dem Universum, der Natur und mit anderen Menschen verbunden zu fühlen. Alles in allem waren die spirituellen Erfahrungen für sie Lernerfahrungen, die über die nüchternen Ebenen des Alltags hinausgingen. Nur wenige berichteten beispielsweise davon, dass ihre Erfahrungen Themen wie Arbeit, Urlaubspläne oder Einkaufslisten betrafen. Stattdessen wurden ihre Erfahrungen fast immer mit innigen philosophischen Sachverhalten verbunden.

Die Dämonen freilassen

Spirituelle Erfahrungen müssen nicht immer positiv sein. Zehn Prozent der Befragten sagten, sie hätten negative Erfahrungen wie Depression, Furcht und Angstzustände durchgemacht. Gründe dafür könnten sein, dass es Unbehagen bereitet, wenn alte Glaubensüberzeugungen zerrüttet werden, dass man sich Sorgen darüber macht, wie die Freunde und die Familie reagieren könnten, und dass das spirituelle Erwachen gelegentlich beunruhigendes unbewusstes Material freisetzen kann, besonders bei Menschen, die sehr sensibel sind oder an emotionalen Störungen leiden.

Das *Journal of Transpersonal Psychology* berichtete von einem Fall[9], bei dem eine junge berufstätige Frau an einer Kundalini-Meditationsgruppe teilnahm und plötzlich anfing, wild zu halluzinieren. Sie riss sich die Kleider vom Leib, rannte aus der Aschram-Anlage und wies sich selbst in eine Nervenheilanstalt ein, wo sie mehrere Tage lang unter dem Einfluss von Beruhigungsmitteln stand. Danach hatte sie Albträume, in denen sie sich in der Hölle wiederfand und Sexualverkehr mit ihrem Vater hatte. In der Therapie erinnerte sie sich an zahlreiche Vorfälle, bei denen sie emotional missbraucht worden war – Erinnerungen, die sie seit Jahrzehnten zu unterdrücken versucht hatte. Mit Hilfe ihres Therapeuten lernte sie, wie bestimmte Meditationsformen die psychologische Widerstandsfähigkeit des Menschen brechen können, so dass er außergewöhnlichen Gefühlen und Gedanken schutzlos ausgesetzt ist. Nach einer Weile begann sie sich für die katholische Tradition ihrer Jugend zu engagieren, wo sie Seelenruhe und ihren Lebenssinn gefunden hat.

Derartige Ereignisse kommen zwar selten vor, aber sie werden mittlerweile von der Amerikanischen Psychiatrischen Vereinigung als ein vorübergehender Krisenzustand anerkannt, bei dem »Verlust beziehungsweise Infragestellung des eigenen Glaubens, Probleme in Bezug auf einen Glaubenswandel und Infragestellung anderer spiritueller Werte, die nicht unbedingt auf eine organisierte Kirchengemeinschaft oder religiöse Institution bezogen sein müssen«[10], eintreten können. Je mehr Amerikaner mit unterschiedlichen religiösen Werten experimentieren, desto wichtiger ist es, dass sich die Fachleute der Gesundheitsfürsorge dieser Art der psycho-spirituellen Probleme gewahr werden.

Spirituelle Erfahrungen verleihen dem Leben neue Dimensionen

Von den über 300 befragten Teilnehmern, die ihre spirituellen Erfahrungen im Detail beschrieben haben, berichteten 80 Prozent, wenigstens eine gewisse Art der sinnlichen, visuellen oder akustischen Erfahrung gemacht zu haben. Sie sahen Licht, Farben oder Auren, hörten summende oder klingende Geräusche oder sie hörten Stimmen. Ihre Erfahrungen gewannen aufgrund dieser Wahrnehmungen noch mehr an Wirksamkeit und Bedeutung. Interessanterweise entwickelten sich derartige Erfahrungen zu länger bestehenden Wahrnehmungsfähigkeiten. Bei manchen wurden die »alltäglichen« Sinne gestärkt und 60 Prozent hatten das Gefühl, dass sie sogar neue Fähigkeiten entwickelt hatten, mit denen sie Informationen auf neue und bedeutsamere Art und Weise interpretieren konnten. Ein Teilnehmer sagte: »Gott gab mir eine Vision meiner selbst.« Ein anderer konnte gelegentlich »Engelsmusik hören und Schatten oder Menschen sehen, die mit ihm sprachen«. Ein Wissenschaftler akzeptierte nach seiner Erfahrung die Realität, Gültigkeit und Nützlichkeit intuitiver Erkenntnisse:

> Über Jahre hinweg meditierte ich hin und wieder, aber eines Tages machte das Leben plötzlich Sinn, obwohl ich gerade keine Meditation ausübte. Ich verspürte diese Klarheit, und es kam mir so vor, als würde ich das Leben von innen her betrachten. Es war fast so, als reichte mir meine Intuition von »tief« innen eine unmittelbare Erfahrung, die meinen wissenschaftlichen Drang nach Beweisen bestätigte. Ich kann es kaum in Worte fassen, denn es war nicht nur eine »logische« lineare Erfahrung und viele gebräuchliche Wörter würden ihr nicht gerecht werden.

Erneut sehen wir, wie schwer es den Menschen fällt, spirituelle Erfahrungen in Worte zu fassen. Auch wenn die Erfahrung schwer zu beschreiben ist, hatten viele das Gefühl, dass sie ihre Lebensausrichtung transformiert hatte. Ein Teilnehmer sagte: »Die Welt wurde dreidimensionaler. Reichhaltiger, intensiver und angenehmer.« Spirituelle Erfahrungen haben außerdem die Kraft, das Selbstgefühl zu verändern, wie die folgende dramatische Beschreibung verdeutlicht:

> Ich fühlte, wie mein »Selbst« (als Prozess, nicht als Gegenstand) ruhig wurde und ich mir einer bedingungslosen Stille, Finsternis und Leere in mir und um mich herum bewusst wurde. Aus dieser Stille heraus spürte ich einen Abgrund und eine Leere voller Möglichkeiten, Hoffnung, Kreativität. Es war wie ein Spiegel – sprich, mein Bewusstsein war ein »reines« Bewusstsein ohne Subjekt oder Objekt, die Realität war mein Ich im Makrokosmos, und dieses Ich war die Realität im Mikrokosmos. Außerdem empfand ich für alle Menschen und Gegenstände Offenheit, positive Gefühle, Dankbarkeit, bedingungslose Achtung und so weiter. Es war, als wäre ich in dem Moment der goldenen Regel begegnet – liebe deinen Nächsten wie dich selbst. Diese Gefühle beziehungsweise Bewusstseinszustände waren sowohl intuitiv als auch implizit – sie schienen sich ohne wirklich vorhandene Worte oder Gedanken zu ereignen.

Während des Meditierens erlebte ich das Gefühl, wie ein körperloses Bewusstsein in einem unendlichen Raum zu schweben, und ich habe mich eins gefühlt mit allem, *was ist.* Ich erfuhr spirituelle Nähe und mir wurde klar, dass diese Nähe kein anderer »war« als ich selbst.

Mich erfüllte eine große, unbegreifliche innere und äußere Energie voller Kraft, Liebe und Klarheit. Es gibt in meinem Leben nichts, das erhabener gewesen wäre.

Diese Schilderungen ähneln den Beschreibungen, von denen der amerikanische Psychologe William James bereits vor 100 Jahren berichtet hat.[11] Dies untermauert die weit verbreitete Auffassung, dass die spirituellen Erfahrungen über die Jahre hinweg verhältnismäßig beständig geblieben sind. Es unterstreicht außerdem meine Prämisse, nach der das menschliche Gehirn seit Tausenden von Jahren spontan spirituelle und mystische Erfahrungen erzeugt. Die Allgemeingültigkeit dieses neurologischen Phänomens ist für unser Verständnis der grundlegenden Übereinstimmungen und Ursprünge der religiösen und spirituellen Traditionen entscheidend. Im Rahmen dieser Allgemeingültigkeit hat unser Unvermögen, diese Erfahrungen einigermaßen akkurat in Worte zu fassen, allerdings zu der überwältigenden Mannigfaltigkeit von religiösen Vorstellungen und Theologien geführt.

Spirituelle Erfahrungen verändern alte Glaubensinhalte

Viele Teilnehmer unserer Online-Umfrage berichteten, ihre spirituellen Erfahrungen hätten ihren Glauben verändert. Dabei wurde das Wort »Glaube« wie gesagt in der Häufigkeit an sechster Stelle verwendet. Wir haben zudem belastbare Beweise gefunden für die Annahme, dass spirituelle Erfahrungen die eigenen traditionellen Gottesvorstellungen verändern. Für viele entsprach Gott nicht mehr der biblischen Vorstellung von Verschiedenheit, sondern er wurde zu einer dem Menschen innewohnenden Kraft:

> Seit dem Augenblick [der mystischen Erfahrung] bin ich mir sicher, dass man Gott keinen Namen geben kann. Gott ist etwas, nicht jemand, und er ist Teil von mir. Ich benutze das Wort »Gott«, um eine Vorstellung auszudrücken, nicht eine bestimmte Eigenschaft.
> Wann immer ich diese Erfahrungen hatte, erschienen sie mir nicht »persönlich«, denn ich hatte nicht das Gefühl, einer größeren Person zu begegnen. Die Vorstellung, Gott sei eine Person, ist für mich vielmehr ein Anthropomorphismus: Gott wird in unseren eigenen Bildern kreiert.

Vorstellungen dieser Art widersprechen vielen traditionellen Glaubenslehren, was erklären könnte, warum viele spirituelle Menschen ungern in die Kirche gehen oder sich mit ihrer religiösen Vergangenheit nicht identifizieren möchten. Gemäß unseren Daten hat die Hälfte der Befragten ihre religiöse Glaubensrichtung nach derartigen Erfahrungen geändert. Diese Menschen waren eher dazu bereit, jemanden außerhalb des eigenen religiösen Glaubenssystems zu heiraten. Aber der Religionswechsel bedeutete nicht, dass sie bereitwilliger waren, die »Richtigkeit« anderer religiöser Glaubensüberzeugungen zu akzeptieren.

Im Rahmen einer verwandten Studie der Universität von Kalifornien in Los Angeles entdeckte man, dass der Trend dahin geht, alternative Formen der Spiritualität zu entdecken. Im Jahr

1982 hatten weniger als 20 Prozent der Studenten keine religiöse Vorliebe. Im Jahre 2004 behaupteten 31 Prozent der Erstsemester, keine religiöse Zugehörigkeit zu haben. Dennoch sprachen mehr als drei Viertel davon, »auf einer spirituellen Suche« zu sein. Für ein Drittel der Studenten war es wichtig, die Universität als einen Ort zu nutzen, an dem sie ihren »eigenen Ausdruck der Spiritualität« entwickeln konnten.[12] Andere Umfragen über Religion und Spiritualität haben ähnliche Glaubenswandel offenbart. Ironischerweise geht die Anzahl der Kirchenbesucher zurück, während das Interesse an Spiritualität steigt.[13]

Eins werden mit Gott, dem Universum und sich selbst

Wir schließen aus unserem Verständnis von der Phänomenologie der subjektiven religiösen Erfahrungen Folgendes: Fast jede spirituelle Erfahrung verändert auf gewisse Art und Weise unseren Realitätssinn und unsere Beziehung zur Welt. Im Allgemeinen fördert sie unseren Sinn für Einheit und Vollkommenheit, nicht im metaphorischen Sinn, sondern in Bezug darauf, wie wir unser Leben führen. Fast drei Viertel der Befragten hatten das Gefühl, mit dem Universum eins zu sein, oder sie fühlten sich eng mit dem Leben verbunden. Diese Gefühle bringt man auch in Zusammenhang mit einer erhöhten Zielstrebigkeit und einem klareren Lebenssinn.

Was macht den Menschen toleranter gegenüber anderen Religionen?

Diejenigen, die auf unserer Glaubensakzeptanz-Skala gut abschnitten, hatten weniger Vorurteile gegenüber anderen Religionen als die, die dort eine niedrigere Punktzahl erzielten. Anhänger von östlichen spirituellen Praktiken akzeptieren andere religiöse Glaubensüberzeugungen eher als die westlicher, monotheistischer Traditionen. Frauen reagierten unkomplizierter auf andere Glaubenssysteme und waren eher dazu bereit, an anderen religiösen Praktiken teilzunehmen. Man geht ferner davon aus, dass sozial und finanziell Bessergestellte im Vergleich zu den Schlechtergestellten toleranter sind. Den größten Ausschlag gibt jedoch der Bildungsstand, der einen Menschen den anderen leichter akzeptieren lässt. Interessanterweise waren auch diejenigen, die das Einssein erlebt hatten, zugänglicher für den Glauben anderer.

Erfahrungen wie diese erfordern einen gewissen Grad an Selbsttranszendenz und die Aufgabe von persönlichem Egoismus. In diesen Augenblicken verspürt man nicht mehr den Drang, die externe Umwelt zu kontrollieren, denn alles scheint so in Ordnung zu sein, wie es ist. Sowohl die Vergangenheit als auch die Zukunft sind zeitweilig »ausgesetzt«, und man ist erfüllt von dem Gefühl, in der Gegenwart zu leben. In diesem Zustand glauben manche, sie seien in der Gegenwart Gottes, während andere lediglich das Gefühl haben, alle negativen Stimmungen seien aufgehoben. Sowohl für Gläubige als auch für Nichtgläubige ist alles genau so, wie es sein sollte. Einer der Umfrageteilnehmer formulierte es so: »Ich glaube, dass jeder Mensch ein Funke der Einheit ist und genau das tut, was er oder sie tun sollte.«

Religion und Spiritualität arbeiten zwar auf unterschiedlichen Ebenen, aber letztendlich beeinflussen sie sich gegenseitig. Religion erzeugt eine Schablone für spirituelle Praktiken und spirituelle Erfahrungen verändern unsere Vorstellungen von Religion. Solange Menschen also Erfahrungen machen und diese mit der Spiritualität gleichsetzen, werden sich religiöse Glaubensüberzeugungen verändern.

Die Zukunft Gottes

Die Forschungsergebnisse, die wir und andere zusammengetragen haben, erlauben es uns, eine Voraussage über die Zukunft von »Gott« zu machen. Gott wird zweifellos nicht einfach verschwinden, aber er muss nicht unbedingt der Gott bleiben, der in unseren heiligen Schriften dargestellt wird. Laut einer neuen Studie der amerikanischen Barna-Gruppe schwinden die biblischen Ansichten eines allmächtigen, allwissenden Schöpfers.[14] Was wird ihn ersetzen? Wenn man nach unserer Umfrage geht, wird es ein Gott sein, der seine Rätselhaftigkeit wahrt, eine äußerst intime Erfahrung, die nicht in Worte gefasst werden kann. Und wenn sich der Trend zu individueller Spiritualität so weiterentwickelt, dann sollten wir eine Welt erleben, in der viele verschiedene Gottesvorstellungen nebeneinander bestehen. Hoffentlich wird es toleranteres Verhalten zwischen Menschen unterschiedlicher religiöser Glaubensbekenntnisse erwecken, indem diese die zugrunde liegende Einheit und Mannigfaltigkeit dieser Erfahrungen begreifen.

Wie werden traditionelle religiöse Institutionen reagieren? Genauso, wie sie es in der Vergangenheit taten – sie werden sich neu erfinden, um den Bedürfnissen der nächsten Generation der Suchenden gerecht zu werden. Die großen etablierten Kirchen liberalisieren bereits ihre Theologien. Die Evangelikalen wenden sich von der Rhetorik des Fundamentalismus ab und die New-Age-Kirchen erhalten in ganz Amerika immer mehr Zulauf. Selbst in muslimischen Ländern verliert die extremistische Politik langsam an Rückhalt.[15]

Religion und Spiritualität verändern und entwickeln sich stetig weiter, was nicht nur für die Gesellschaft, sondern auch für das menschliche Gehirn gut ist. Neue Vorstellungen fordern uns heraus, unsere eigenen Werte und unser Überleben ernsthaft zu überdenken. Und je mehr man über die Rätselhaftigkeiten des Menschen nachdenkt, desto wahrscheinlicher ist es, eine Gotteserscheinung zu erleben, die die innere Lebensqualität verbessert. Für die meisten Amerikaner ist es genau das, worum es bei der Spiritualität geht.

5

Wie sieht Gott aus?

Fantasie, Kreativität und die visuelle Darstellung der Spiritualität

Gott ist nicht nur ein Gefühl, sondern auch eine Vorstellung, aber was kommt zuerst? Spirituelle Erfahrungen scheinen im Gehirn spontan aufzutreten, allerdings ereignen sie sich nur selten im frühkindlichen Alter. Stattdessen sind es die Eltern, die ihre Kinder mit der *Vorstellung* von Gott vertraut machen. Sie erzählen ihren Kindern Geschichten und bringen ihnen einfache religiöse Rituale wie das Beten bei. Daraufhin fangen die Kinder an, das Konzept Gott und dessen Bedeutung zu verstehen. Auf dieser neurologischen Grundlage entwickeln wir unsere zukünftigen religiösen Glaubensüberzeugungen, die unsere spirituellen Erfahrungen für den Rest unseres Lebens färben werden.

Was die mechanischen Gehirnfunktionen angeht, ist es unwichtig, ob Gott physisch, geistig oder spirituell real ist. Es ist nur wichtig, dass das Konzept dem Überleben dient. Die kulturelle Geschichte ist reich an Vorstellungen von spirituellen Welten, was darauf schließen lässt, dass Religion eine wichtige Rolle dabei gespielt hat, den Menschen dabei zu helfen, sich im Leben zurechtzufinden. Der Biologe und Anthropologe David Sloan Wilson betont, die religiöse Glaubensüberzeugung sei »eng mit der Realität verbunden, denn sie motiviert Verhaltensweisen, die sich an die Realität anpassen können«.[1]

Bilder von Gott

Alle bewussten Gedanken und Bilder wirken sich neurologisch auf das Gehirn aus, aber bestimmte Wörter ergreifen einen mehr als andere.[2] Selbst *ja* und *nein* werden emotional und in verschiedenen Hirnregionen verarbeitet.[3] Anscheinend unterbricht das Gehirn sein Verhalten nur ungern, denn es dauert tatsächlich länger, auf *nein* zu reagieren, und es dauert Jahre, bis das Gehirn eines Kindes den Begriff »Nein« versteht.

Aber was ist mit dem Wort *Gott?* Unserer Meinung nach hat dieser Begriff eine einzigartige Wirkung auf das menschliche Gehirn, denn Kinder fangen nachweislich mit einem einfachen, gegenständlichen Gottesbild an. Es wird mit der Zeit immer abstrakter und kann sowohl positive als auch negative Emotionen hervorrufen. *Gott* ist wahrscheinlich eines der mächtigsten Wörter, dem ein Mensch in seiner Kindheit begegnen kann.

Um Ihnen ein Gespür für die neurologische Kraft eines einzigen Wortes zu vermitteln, bitte ich Sie, einen Bleistift oder einen Kugelschreiber und ein leeres Blatt Papier zur Hand zu nehmen und *ein Bild von Gott zu malen.* Zeichnen Sie spontan das, was Ihnen in den Sinn kommt. Machen Sie sich über Ihre künstlerische Begabung keine Gedanken, es ist nur wichtig, dass Ihre Zeichnung innerhalb von zwei Minuten fertig ist. Achten Sie dabei darauf, wie Sie auf meine Bitte, Gott zu zeichnen, zuerst reagiert haben. Wenn Sie fertig sind, beschreiben Sie bitte unter dem Bild kurz die Bedeutung der Zeichnung.

Wir führen dieses Experiment bereits seit Jahren mit unterschiedlichen religiösen und nichtreligiösen Gruppen durch und wahrscheinlich hat Sie diese Frage genauso überrascht wie die meisten anderen Erwachsenen, die bisher an dem Experiment teilgenommen haben. Fast jeder zögerte zunächst lange – noch länger als bei der Frage »Wie fühlt sich Gott an?« Dies lässt auf verstärkte Gehirntätigkeiten in den visuellen, motorischen, kognitiven und emotionalen Zentren sowie im Assoziationszentrum schließen.[4] Tatsächlich scheint diese Frage neurologisch so herausfordernd und psychologisch so provokativ zu sein, dass sich manche ganz einfach weigerten, etwas zu zeichnen. Kinder haben indessen mit dieser Bitte keinerlei Schwierigkeiten und es macht ihnen Spaß, ihre Eindrücke von Gott zu zeichnen.

Seit 60 Jahren erkunden Forscher bereits anhand von Kinderzeichnungen deren religiöse Konzepte und Glaubensüberzeugungen. Besonders kleine Kinder verfügen noch nicht über das sprachliche Vermögen, religiöse Konzepte gut zu artikulieren, aber ihre Bilder geben uns in bedeutender Weise Aufschluss über ihre Gefühle und Gedanken. Im Allgemeinen leben Kinder ihren religiösen Glauben eher in fantasievollen Träumereien und Symbolik als in ihrem Sprachgebrauch aus.

Im Jahr 1986 befragte der Psychologe David Heller zum Beispiel 40 Kinder mit Hilfe von Zeichnungen, Puppenspielen und einfallsreichen Dialogformen.[5] Er stellte fest, dass Gott für katholische Kinder Familie bedeutete und dass jüdische Kinder ihn mit Leiden in Verbindung brachten. Für baptistische Kinder war Gott kontrollierend, und er sorgte für Ordnung, Organisation und Struktur im Leben. Hinduistische Kinder setzten ihre Götter der Gemeinde gleich. Für sie symbolisierte ein göttliches Wesen keine Person, sondern eine Energie oder eine Kraft im Universum.

Man könnte hieraus schließen, dass unterschiedliche Religionen und sogar in sich verschiedenartige christliche Sekten unterschiedliche Gottesbilder erzeugen. Neueste Untersuchungen, die die Zeichnungen von unitarischen und baptistischen Kindern verglichen, konnten jedoch keine beachtenswerten Unterschiede feststellen.[6] Die religiöse Glaubensrichtung scheint sich also nicht auf das physische Gottesbild eines Kindes auszuwirken. Wir führten auch Befragungen von Erwachsenen durch. Deren Ergebnisse deuten darauf hin, dass auch im fortgeschrittenen Alter Atheisten genauso intensiv und aufrichtig über Gott nachdenken wie religiös engagierte Gläubige.

Das Gottesbild der Kinder

In vier großen Studien wurden die Gottesbilder von Kindern analysiert.[7] Die erste wurde 1944 von dem amerikanischen Soziologen Ernest Harms durchgeführt, der 4000 Zeichnungen von Kindern im Alter von drei bis 18 Jahren zusammengetragen hat. Im Jahr 1980 sammelte der deutsche Religionslehrer Hermann Siegenthaler 350 Bilder von Kindern im Alter von fünf bis 16 Jahren. Helmut Hanisch, Professor der Religionspädagogik an der Universität Leipzig, trug 1996 mehr als 2500 Zeichnungen von Kindern im Alter von sieben bis 16 Jahren zusammen. Die vierte Studie von 1998 wurde von drei amerikanischen Universitätsprofessoren durchgeführt, die 968 Zeichnungen von Kindern im Alter zwischen drei und 18 Jahren analysierten.

Alle Forscher benutzten zwar eher subjektive Kriterien, um die Bilder zu analysieren, aber in der Zusammenschau ließen sich gewisse Gemeinsamkeiten erkennen, die mit dem Alter des jeweiligen Kindes und der religiösen Überzeugung seiner Eltern und Lehrer übereinstimmen. Kinder unter sechs zeichneten hauptsächlich Gesichter, während Kinder im Alter von sechs bis zehn Jahren meistens Gesichter und Personen zu Papier brachten. Gott wurde als Beschützer oder als König gesehen, der manchmal in einem Palast oder in den Wolken wohnte. Gelegentlich wurden auch Engel- oder Bibelszenen gezeichnet, aber je älter die Kinder wurden, desto öfter wurden die Gesichter und Personen durch symbolische Bilder wie Kreuze, Herzen, offene Hände oder ein im Himmel schwebendes Auge ersetzt. Die Kinder in der Gruppe der Ältesten stellten Gott als Sonne, als leuchtende Spiralen oder Lichtstrahlen dar. In allen Studien nahm die Verwendung von Symbolen mit dem Alter zu.

Hanisch hob die Forschungsarbeiten auf ein höheres Niveau. Er trug zunächst 1472 Zeichnungen von Kindern zusammen, die in den alten deutschen Bundesländern christlich erzogen worden waren, und sammelte dann 1187 Zeichnungen von Kindern, die in den neuen Bundesländern – auf dem Gebiet der ehemaligen DDR – zur Schule gingen, wo vordem offiziell ein eher religionsfeindlicher Grundsatz geherrscht hatte.

In der religiösen Gruppe stellten die Sieben- bis Neunjährigen Gott zu 90 Prozent als Gesicht oder als Person dar, aber wie in den vorangegangenen Studien auch war dies mit zunehmendem Alter rückläufig. Nur 20 Prozent der 16-Jährigen malten Bilder von Gesichtern oder Personen. Stattdessen zogen sie Symbole wie Sonnen, Kreise und Spiralen vor. Die älteren Kinder sprachen von einer »lieben« Vorstellung von Gott.

Das sah jedoch bei den Zeichnungen der nichtreligiösen Kinder anders aus. Im Alter von 16 Jahren verwendeten 80 Prozent der nichtreligiösen Kinder und Jugendlichen noch immer Personen zur Symbolisierung von Gott. Ihre Kommentare waren im Großen und Ganzen negativ, sie beschrieben Gott als machtlos und schwach, und sie sprachen oft von Krieg, Elend, Leiden und Armut. Ein zwölfjähriges Mädchen schrieb, sie verstehe nicht, warum Gott dies alles zulasse. Deswegen glaube sie nicht an Gott.

Sich Gott vorstellen

Kleine Kinder verfügen zwar noch nicht über die kognitiven Fähigkeiten, abstrakte Gottesvorstellungen sprachlich auszudrücken, aber sie können ihre visuelle Fantasie dazu nutzen, spirituelle Welten zu verstehen. Selbst im Gehirn eines Erwachsenen scheinen Vorstellungen mit inneren visuellen Prozessen verbunden zu sein. Mathematiker denken oft bildlich, wenn sie die unsichtbaren Kräfte des Universums beschreiben. Sogar wenn wir uns die ferne Vergangenheit oder zukünftige Ereignisse vorstellen, aktivieren wir die visuellen und räumlichen Kreisläufe des Gehirns.[8] Wenn Sie also etwas nicht sehen, hören, anfassen, schmecken oder riechen können, dann geht das Gehirn in einem ersten Impuls davon aus, dass es nicht wirklich existiert. Aus diesem Grund versucht das Gehirn eines jeden Menschen, dem Konzept Gott zunächst ein Bild zuzuweisen. Ohne dieses Vermögen für visuelle Fantasie wären wir kaum in der Lage zu denken. Selbst im Schlaf bleiben unsere visuellen Vorstellungen des Universums aktiv, wenn auch auf ungewöhnliche Art und Weise. Bei Kindern ist die neuronale Fähigkeit, die Fantasie von Tatsachen zu unterscheiden, noch nicht ausgeprägt, weswegen sie Meinungen mit verwischten Grenzen zur Realität bilden. Sie sind leicht davon überzeugt, dass Albträume Wirklichkeit sind, während Erwachsene auf fortgeschrittene neuronale Prozesse zurückgreifen können, die ihnen dabei helfen, Unstimmigkeiten in der Wahrnehmung zu analysieren.

Kinder lassen ihren Fantasien freien Lauf, daher fällt es ihnen leicht, Gott mit einfachen Bildern und Worten zu definieren. Darüber hinaus trägt die Art und Weise, wie sie Erwachsene über Gott reden hören, zu ihren Bildern bei. Wenn Sie Kindern erzählen, dass Gott sie sehen oder ihre Gebete erhören

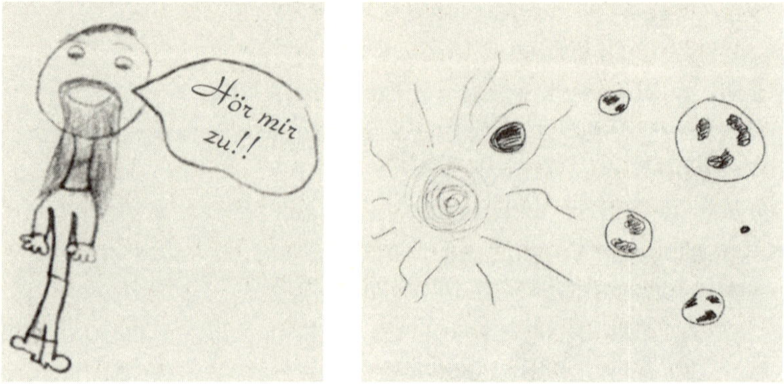

Gottesbilder eines siebenjährigen Mädchens (links) und eines 14-jährigen Jungen (rechts). Beide Kinder besuchten eine amerikanische Sonntagsschule.

kann, verbindet die Fantasie der Kinder diese Eigenschaften mit den Augen und Ohren eines Gesichts. Wenn Sie demselben Kind erzählen, dass Gott wütend wird, dann erzeugt das Gehirn Bilder von einer gerunzelten Stirn, von zusammengebissenen Zähnen oder vielleicht von Fäusten, die gegen eine Wand schlagen – visuelle Konstruktionen, die zeigen, wie Kinder Wut bei anderen Menschen wahrnehmen. Wenn Sie Ihrem Kind wiederum erzählen, dass Gott Wunder bewirken kann, nimmt das innere Bild gleich übermenschliche Züge an. Ein Junge hat Gott zum Beispiel mit einem Umhang und einem großen S – für »Superman« – auf der Brust gemalt.

Die Zeichnungen von Mädchen unterscheiden sich übrigens etwas von denen der Jungen. Mädchen neigen zu symbolischen und abstrakten Darstellungen. In der Studie von Hanisch hat ein kleiner Prozentsatz der Siebenjährigen Gott mit weiblichen Vorstellungen verbunden. Wir wissen aus der Neurologie, dass Männer und Frauen emotionale Wörter auf unterschiedliche Art und

Weise und in verschiedenen Teilen des Gehirns verarbeiten, was eine Erklärung für die feinen Unterschiede sein könnte.[9]

Im Gehirn eines Kindes entwickelt sich die Vorstellung einer menschenähnlichen Gottheit langsam weiter. Und während das Gehirn anfängt, die für das abstrakte Denkvermögen notwendigen neuronalen Verbindungen zu knüpfen, nehmen die religiösen Bilder immer abstraktere Formen an. Aber auch die abstrakten Vorstellungen werden noch immer visuell verarbeitet. Vorstellungen von Liebe oder Mitgefühl – die in der Welt physisch nicht existieren – können daher als ein Herz oder als zwei zueinander ausgestreckte Hände »gesehen« werden. Glücklichsein mag als ein Lächeln gezeichnet werden, Schuld- oder Schamgefühle werden oft mit dunklen Farben gemalt und einer allmächtigen Güte mag die Form einer Sonne gegeben werden, die die Welt mit Licht erfüllt. Unser ursprüngliches Gottesbild fängt allerdings immer mit einem Gesicht an.

Gott ist ein Substantiv

Wir werden mit einem neurologischen Mechanismus geboren, mit dem wir Objekte identifizieren. Die ersten Objekte, die Säuglinge zu identifizieren lernen, sind ihre Familienangehörigen und andere Betreuungspersonen. Jedes weitere Objekt, das das Kind erkennt, wird vom Gehirn gekennzeichnet. Dies ist der erste von vielen notwendigen Schritten, die ein Bild zu einer Vorstellung und zu einem Wort werden lassen. Daher beschreiben die ersten Wörter eines Säuglings die Menschen, die es sieht.[10] Dabei erkennen Säuglinge ausschließlich das Gesicht einer Person.

Kleine Kinder verstehen nur einfache Konzepte, weil sich das neurologische Vermögen, abstrakte Vorstellungen zu verstehen, erst im Jugendalter voll entwickelt.[11] Das für Kinder am einfachsten zu lernende Wort ist daher ein konkretes Substantiv, weil es sich auf etwas bezieht, was das Kind sehen, anfassen oder schmecken kann.[12] Kleine Kinder können Wörter wie »Frieden« oder »Demokratie« nicht verstehen, weil es sich dabei um hochkomplizierte Vorstellungen handelt. Die Teile des Gehirns, die abstrakte Substantive verarbeiten, entwickeln sich viele Jahre lang nur sehr wenig. Das Gehirn eines kleinen Kindes hat gar keine andere Wahl, als sich Gott als ein Gesicht vorzustellen, das sich irgendwo in der sichtbaren, physischen Welt befindet. Genau dies hat die Analyse der Zeichnungen der Kinder unter zehn Jahren ergeben.

Gehirnscan-Studien belegen, dass Substantive hauptsächlich mit den visuellen Hirnregionen verbunden werden, die für die Verarbeitung von Objekten zuständig sind.[13] Außerdem reagiert das Gehirn bei jeder neuartigen Vorstellung mit gesteigerten Aktivitäten in bestimmten Teilen der rechten Gehirnhälfte[14], die auch unsere visuellen Darstellungen der Realität erstellen. Wenn man also ein Kind mit einem spirituellen Konzept konfrontiert, verleiht sein Gehirn diesem automatisch ein Gefühl von Wirklichkeit und misst ihm persönliche Bedeutung bei. Kinder, deren religiöse Bildung sich fortsetzt, lernen ständig neue Wege, sich Gott begrifflich vorzustellen. Jedes Mal, wenn das passiert, überarbeitet das Gehirn seine »spirituelle« Vernetzung, und es ist daher nicht verwunderlich, dass die Kinderzeichnungen mit zunehmendem Alter immer komplexer werden.

Gott ist ein Substantiv und Substantive stimulieren den »Wo-« sowie den »Was«-Teil des Gehirns und ganz besonders Regionen im Parietallappen.[15] Diese Regionen sind dafür zuständig, die in der Außenwelt wahrgenommenen Formen und Gestalten zu identifizieren und zu integrieren.[16] Nach dem, was wir über die Verarbeitungsprozesse von visuellen Objekten seitens des Gehirns wissen, können wir davon ausgehen, dass der Parietallappen eines Kindes stark aktiviert wird, wenn es über die Eigenschaften von Gott nachdenkt. Aus diesem Grund versucht das Gehirn, Gott in das physisch wahrgenommene Universum einzuordnen, und es ist eher unwahrscheinlich, dass Kinder sich absichtlich mit Gott eins fühlen können. Gemäß unseren Gehirnscan-Studien können nur erfahrene Meditierende die Aktivitäten im Parietalbereich gezielt unterdrücken.

Ältere Kinder mögen allerdings in der Lage sein, ihr Gehirn zu verändern, indem sie die neurologische Aufmerksamkeit von den visuellen Zentren zu den frontalen Bereichen verlagern, in denen abstraktes Denken stattfindet. Genau dies geschieht laut Gehirnscan-Studien, wenn sich Erwachsene auf eine komplexe Vorstellung konzentrieren – und sich dann neurologisch von ihrer visuellen Orientierung lösen. Dadurch könnte Gott in Bezug auf uns sein Geschlecht, sein Gesicht und seine Position verlieren und die Grenzen zwischen »Gott« und dem »Selbst« könnten zu verwischen oder sich aufzuheben beginnen. Auch manche gläubige Erwachsene stellen diese spirituelle Erfahrung in Form eines Spiegels dar, der symbolisiert, dass Gott und sie selbst ein und dasselbe sind.

Die Prozesse eines voll entwickelten Frontallappens sind außerdem für die höhere Fantasie, für Kreativität und Originalität zuständig, mit denen der Erwachsene versucht, die körperlosen Eigenschaften Gottes zu beschreiben. Wenn diese neuen Vorstellungen wiederholt werden, können alte Gedächtniskreisläufe dauerhaft verändert und ersetzt werden. Die Gottesbilder, die wir als Kind haben, hören jedoch nicht auf, unsere Gedanken zu beeinflussen. Die Zeichnungen, die wir eine Gruppe von Erwachsenen zeichnen ließen, bestätigten dies.

Die bildhafte Bedeutung Gottes

Unsere laufenden Forschungsarbeiten liefern ständig Beweise dafür, dass jedes menschliche Wesen mehrere Gottesbilder gestaltet. Viele dieser Bilder sind dem Bewusstsein zwar verborgen, aber sie beeinflussen dennoch die Art und Weise, wie wir denken und fühlen. Wenn wir Menschen bitten, »ein Bild von Gott zu malen«, ermutigen wir sowohl Kinder als auch Erwachsene, die spirituellen Werte und Sorgen zu artikulieren, die sich oft nur schwierig vermitteln lassen. Diese Übung macht Spaß und kann im Klassenzimmer, in der Kirche oder bei einem Familientreffen durchgeführt werden. Dort erzeugt sie genau die Art von Unterhaltung, die Menschen aller Glaubensrichtungen dabei hilft, die vielen religiösen und spirituellen Unterschiede im Glauben richtig einzuschätzen.

Zeichnen ist eine Form der Kommunikation, die sich aus neurologischer Sicht vom Schreiben und Sprechen unterscheidet.[17] Während das Schreiben die abstrakten Funktionen des Sprachzentrums der linken Gehirnhälfte in Anspruch nimmt, schaltet das Zeichnen die Sprachzentren der rechten Gehirnhälfte ein, in der Bedeutungen verarbeitet werden.[18] Im Wesentlichen sind Wörter und Bilder zwei integrierte Sprachelemente und den meisten Wörtern wird wie gesagt eine »bildliche« Qualität zugeordnet.[19] Sollte die rechte Gehirnhälfte geschädigt sein, verlieren Wörter und Bilder ihre Bedeutung. Um also eine ganzheitliche Vorstellung von Gott zu bekommen, muss das Gehirn abstrakte Assoziationen mit bildbegleitenden Metaphern und Gefühlen abstimmen. Mit Worten allein können spirituelle Erfahrungen nicht beschrieben werden, aber die Kombination aus Wörtern und Bildern mag der eigenen Beziehung zu Gott näher kommen.

Alles in allem zeigte sich, dass Atheisten beim Zeichnen von Gottesbildern entweder hoch kreativ oder absolut fantasielos waren. Diejenigen, die ganz einfach das Interesse an Gott verloren hatten, erinnerten sich nur an Bilder aus ihrer Kindheit – darunter meistens ein alter Mann mit Bart –, während die, die sich ernsthaft mit ihren Zweifeln beschäftigt hatten, oft eine ausgeklügelte Symbolik verwendeten, um ihre Gefühle und Gedanken auszudrücken. Die Leiterin einer landesweiten Gruppe von Freidenkern schickte mir zum Beispiel ein wunderschönes vierfarbiges Mandala aus konzentrisch angeordneten Kreisen. Auch wenn sie nicht an Gott glaube, schrieb sie, dass ihre Zeichnung die Naturelemente widerspiegele, die sie genauso verehre wie religiöse Menschen Gott verehren. Für sie war die Natur genauso eine Quelle der Offenbarung, wie es für Einstein das Universum gewesen war.[20]

Die Geschäftsführerin einer atheistischen Menschenrechtsorganisation schickte mir das Bild einer berühmten optischen Täuschung, das der Zeichnung des Grafikers M. C. Escher ähnelte, mit dem sie ihre Meinung über religiöse Glaubensüberzeugungen ausdrückte. Diese 80-jährige Dame schrieb: »Auf den ersten Blick scheint es Sinn zu machen, aber wenn Sie es genauer untersuchen, macht es überhaupt keinen Sinn. Es steht in keinerlei Zusammenhang zur wirklichen Welt.«

Ein männlicher Atheist, der regelmäßig meditierte, verwendete in seiner Zeichnung sich überschneidende Kreise zur Darstellung der transzendenten Natur eines Universums, das von dem Gesetz der Zeit, des Raumes und der Relativität bestimmt wird. Die schwarzen Kreise standen für verschiedene religiöse Traditionen, die einander kreuzenden Linien symbolisierten das menschliche Bewusstsein und der kleine weiße Kreis in der Mitte stellte »die Gottesvorstellung der Menschen« dar. Für ihn war Gott viel kleiner als die Kräfte, die ein »sich nicht selbst erzeugendes Universum« bestimmen.

Kreise und Spiralen gehören wie gesagt zu den Hauptmotiven, die religiöse Heranwachsende und Erwachsene dazu verwenden, Spiritualität bildlich darzustellen. Interessanterweise verwendeten auch viele abstrakte Künstler, zum Beispiel Wassily Kandinsky, sich überschneidende Kreise, Linien und Dreiecke, um die spirituelle Natur der Welt zu schildern:

> Und jeder, wer sich vertieft in die verborgenen inneren Schätze seiner Kunst, ist ein beneidenswerter Mitarbeiter an der geistigen Pyramide, die bis zum Himmel reichen wird ... Ein Dreieck mit Gelb ausgefüllt, ein Kreis mit Blau, ein Quadrat mit Grün, wieder ein Dreieck mit Grün, ein Kreis mit Gelb, ein Quadrat mit Blau usw. Das sind alles ganz verschiedene und ganz verschieden wirkende Wesen.[21]

In jedem Kind, und vielleicht auch in jedem Erwachsenen, steckt ein Künstler, der fähig ist, die Grenzen des menschlichen Geistes zu überschreiten und eine gewisse tief greifende Essenz des Lebens zu berühren. Wo Sie auch sein mögen oder wen Sie auch fragen, es scheint, als ob jeder ein gewisses Gottesbild hat, selbst wenn es durch nichts weiter als ein leeres Blatt Papier dargestellt wird. Wissenschaftler schließen daraus, dass sowohl bei Gläubigen wie auch bei Ungläubigen sich irgendwo im Gehirn ein »Gottesneuron« oder ein »Gotteskreislauf« verbirgt. Bei manchen Menschen mag ein derartiges Neuron eine Verbindung mit Gefühlen wie Freude und Ehrfurcht herstellen, während es sich bei anderen mit Gefühlen der Enttäuschung oder des Kummers verknüpft. Es mag sogar Menschen geben, denen solche neuronalen Schaltungen ganz fehlen und die weder positive noch negative Gottesbilder erstellen können. Diese müssen woanders nach einer Bedeutung und einem Ziel suchen.

Zeichnung eines 40-jährigen Atheisten, der sagte, er habe zu verschiedenen Zeitpunkten in seinem Leben spontane mystische und transzendente Erfahrungen durchlebt.

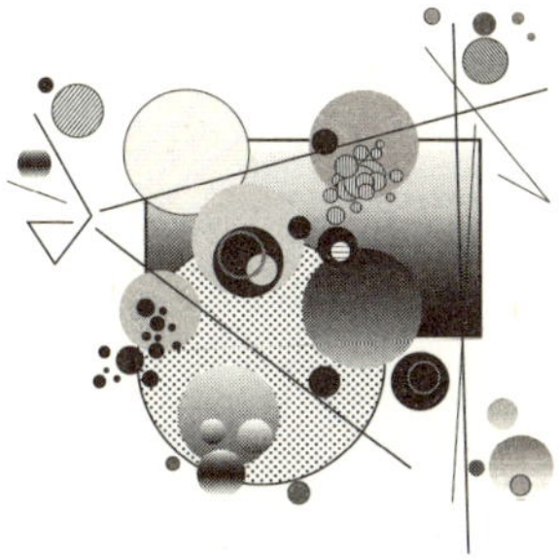

Gibt es in *Ihrem* Gehirn ein »Gottesneuron«?

In einer aktuellen, von der Zeitschrift *Nature* veröffentlichten »Neuroimaging«-Studie demonstrierten Wissenschaftler, dass ein Einzelneuron nur dann zündet, wenn man einer Person ein gut wiedererkennbares Gesicht zeigt.[22] Vor der Operation implantierten sie mehreren Epilepsie-Patienten Elektroden ins Gehirn. Dann zeigten sie jedem Erkrankten viele Fotos von Personen, Orten und Objekten. Bei einem Patienten zündete ein Einzelneuron nur bei Bildern von Jennifer Aniston, sonst nicht. Bei einem anderen Patienten reagierte ein Neuron nur, als ihm ein Bild oder eine Zeichnung von Halle Berry gezeigt wurde, der Schauspielerin, die in einem Hollywood-Film die Rolle von Catwoman spielte.

In einer früheren Studie hatte dasselbe Forschungsteam jemanden entdeckt, bei dem ein Einzelneuron auf Bill Clinton reagierte. Ein Neuron eines anderen Patienten sprach auf Bilder von den Beatles an. Die Forscher entdeckten auch, dass individuelle Neuronen gezielt auf Bilder von Tieren, Gebäuden oder Szenen reagieren. Es ist also möglich, dass manche Menschen über ein Einzelneuron verfügen, das nur dann reagiert, wenn sie ein ihnen vertrautes Jesusbild, einen sitzenden Buddha oder den jüdischen Davidstern sehen. Dieses Neuron könnte der Grundstein für ihre religiöse Prägung und ihren religiösen Glauben sein.

Ist es möglich, dass manche ein Neuron oder eine bestimmte Neuronengruppe besitzen, die reagieren würde, wenn man sie bäte, sich Gott vorzustellen? Ja, aber es würde wahrscheinlich mit dem Bild assoziiert werden, das sie in ihrer Kindheit hatten. Für viele Menschen mag dieses Neuron mit einem der berühmtesten Gemälde der Welt verbunden sein: der Deckenmalerei von Michelangelo in der Sixtinischen Kapelle (die übrigens sehr an die altgriechischen Bilder von Zeus erinnert). Dieser Gott – der weise, erbarmungsvolle und mächtige Mann mit langem weißem Bart und wallender Robe – ist das Bild, das mir im Gedächtnis geblieben ist.

Heute haben sich meine Gedächtniskreisläufe von Gott mit meinen neurologischen Forschungsarbeiten und meinem Kindheitsglauben verflochten. Und genau das Gleiche passiert im Gehirn aller Menschen. Wir fangen alle mit einem einfachen neuronalen Kreislauf an, der unsere allerersten Gottesvorstellungen erfasst, und während wir neue Bedeutungen und Qualitäten verknüpfen, schalten sich diese Kreisläufe zusammen und werden mit der Zeit immer größer und komplexer.

Die Gehirnscan-Technologie wird immer ausgeklügelter, und ich vermute, dass wir sehen können, dass jedes menschliche Wesen einen einzigartigen neuronalen Fingerabdruck hat, der das individuelle Gottesbild darstellt. Die Schüler aus dem Gebiet der ehemaligen DDR wurden nicht ermutigt, über religiöse Glaubensüberzeugungen nachzudenken, weswegen ihre neurologischen Gotteseindrücke nicht viel mehr enthielten als ein primitives Bild eines Gesichts, das mit den negativen Botschaften, die ihnen beigebracht worden waren, verschmolzen war. Die Anhänger der Kirche der Religiösen Wissenschaft hingegen transformierten ihre Kindheitsbilder und versuchten die Totalität des Lebens mit einfließen zu lassen. Für sie sind Gott, Gedanken, das Universum und eine optimistische Selbsteinschätzung zu einem weiten, miteinander verbundenen Neuronennetz zusammengeschmolzen, das nahezu jeden Aspekt ihres Lebens beeinflussen kann. Und Menschen, die sich für die Meditation entscheiden, erzeugen mit den Bildern und den Gedanken, denen sie nachsinnen und die sie erleben, ein anderes neuronales Netz.

Das Vergegenwärtigen der Transzendenz

Für die wahren Mystiker überschreitet Gott alle Konzepte, die das Gehirn erzeugen könnte. Aber was genau passiert dann im Gehirn? Was passiert, wenn Sie sich Ihrer biologischen Neigung widersetzen und Gott nicht in ein Bild verwandeln? Zunächst rebelliert Ihr Gehirn. Es mag keine Ungewissheit, und wenn es einem scheinbar unlösbaren Problem begegnet, setzt es viele Neurotransmitter frei, die Sie in einen Alarmzustand versetzen. Sie werden eine eigenartige Kombination aus Angst, Neugier, Reizbarkeit, Frustration und Erregung verspüren – Gefühle, die durch Stresshormone in Ihrem Gehirn ausgelöst werden. Und wenn Sie keine Lösung finden, kann es schnell passieren, dass Sie depressiv werden. In religiösen Kreisen nennt man das die »Schattenseite der Seele«.

Dennoch leiden diejenigen, die sich zu mystischen Visionen Gottes bekennen, selten über längere Zeit hinweg unter psychischen Angstzuständen. Sie entdecken neue Möglichkeiten, den unvorstellbaren Ebenen, zu denen sie sich hingezogen fühlen, einen Sinn zu geben. Dieser Prozess erfordert in der Tat Kreativität, was bedeutet, dass sie die gewöhnlichen Gedankenmuster unterbrochen haben. Wie Kinder erlauben sie ihrem Gehirn zu fantasieren und zu spekulieren, und währenddessen werden neue neuronale Verbindungen geknüpft, die es ihnen ermöglichen, die alten Perspektiven mit den neuen abzustimmen. Künstler, Erfinder und theoretische Wissenschaftler tun dies ständig – Theologen auch. Für sie gibt es nichts Befriedigenderes, als die Welt mit anderen Augen zu betrachten. Es werden neue Bilder geformt, und wenn sich diese als nützlich herausstellen, werden die alten Bilder verworfen.

In Anbetracht der von uns zusammengetragenen Forschungsergebnisse glauben wir, dass sich Ihre Gotteserfahrungen ändern, je mehr Sie Ihre spirituellen Glaubensüberzeugungen erforschen. Und wenn Sie nicht in der Lage sind, Ihre Gottesvorstellung zu verändern, kann es sein, dass Sie Probleme haben werden, andere Menschen mit unterschiedlichen Gottesbildern zu tolerieren, was das Fortleben unseres Planeten bedrohen könnte. So schilderte der religiöse Philosoph Martin Buber:

> Der Bildersturm der Stürmer und Stürzer der Gottesbilder muß je und je geschehen. Es ist die Seele des Menschen, die sich dagegen auflehnt, daß ein Bild, welches als Bild, als Bildnis nicht mehr geglaubt werden kann, erhöht und Anbetung heischend über den Häuptern stehe. Immer wieder unternehmen es die Menschen, aus ihrer Sehnsucht nach der Gottheit ein größeres, wahreres, gerechteres Bild aufzurichten, zu immer neuer Herrlichkeit und zu immer neuem Ungenügen. Jenes Gebot: »Du sollst dir kein Bild machen« bedeutet ja zugleich: »Du kannst dir keins machen«, und das bezieht sich selbstverständlich nicht

> bloß auf gemeißelte und gemalte Bilder, sondern auf all unsere Einbildung, auf all unser Vorstellungsvermögen. Der Mensch muß aber immer wieder Bilder machen, und er muß sie, wenn er erkennt, daß er keins machen kann, immer wieder zerstören. Die Bilder stürzen, aber die Stimme verstummt nicht.[23]

Aus neurologischer Sicht sind Gottesbilder unvermeidbar, aber aus theologischer Sicht gibt es kein wahres Gottesbild. Wenn Sie also an Ihren Kindheitsvorstellungen festhalten, beschränken Sie Ihre Wahrheitsempfindung. Das ist der Nachteil der Religionen, die auf einem buchstäblichen, biblischen Gottesbild bestehen. Wenn Sie Ihren Weitblick einschränken, kann es sein, dass sie sich von denjenigen, die engagiert neue spirituelle Werte und Wahrheiten erforschen – und vielleicht eines Tages unsere neuen Leiter und Heiligen sind – bedroht fühlen.

Das Gehirn, das sich selbst entwickelt

Die neuronale Evolution Gottes ist für die meisten Menschen unvermeidbar, aber nicht im darwinschen Sinne des Wortes. Menschliche Glaubensüberzeugungen sind nicht an die Prinzipien gebunden, welche die genetische Evolution bestimmen.[24] Es steht uns deswegen frei, uns selbst und unsere Spiritualität mit jeder neuen Generation neu zu erfinden.

Was uns Menschen einzigartig macht, ist die außergewöhnliche Vergänglichkeit unserer Vorstellungen, und diese Vergänglichkeit spiegelt sich in unserer außergewöhnlichen neuronalen Plastizität wider. Neuronen haben keine festen Eigenschaften, sondern verändern sich ständig.[25] Neuronen können in weniger als zwei Wochen neue Axonen und Dendriten bilden,[26] und in manchen Fällen kann das ganz plötzlich geschehen.[27] Wettbewerbsverhalten,[28] Umwelteinflüsse,[29] Bildung[30] oder sogar eine mitreißende Predigt können dazu führen, dass die Kreisläufe rapide erneuert werden. Die Evolution hat uns im Wesentlichen ein Nervensystem gegeben, das sich an der eigenen neuronalen Gestaltung aktiv beteiligt, etwas, was in keinem Tiergehirn festzustellen ist.

Das menschliche Gehirn scheint sogar über einen mutierten DNA-Strang zu verfügen, der zu unserer Kreativität, unserem Erfindergeist und unserer individuellen Einzigartigkeit beiträgt. Diese »springenden Gene«, wie sie Wissenschaftler gern nennen, können bewirken, dass Zellen während unseres Wachstums ihre Funktionen verändern.[31] Dies erklärt, warum identische (eineiige) Zwillinge nicht wirklich identisch sind, warum ein Familienmitglied ein guter Mathematiker sein kann, während ein anderes sportlich ist oder warum ein Verwandter unter einer ernsthaften psychischen Krankheit leidet, während kein anderes Familienmitglied auch nur den Ansatz eines solchen Problems hat. Jeder Mensch nimmt die Welt oder Gott auf einzigartige Art und Weise wahr, weil der genetische Code in jedem menschlichen Gehirn unterschiedlich beginnt.

Terrance Deacon, geschätzter Professor der Anthropologie und Neurowissenschaft an der Universität von Kalifornien in Berkeley, beschreibt das menschliche Gehirn als eine »evolutionäre Anomalie«, denn Menschen haben einmalige kognitive Fähigkeiten, sich das Unvorstellbare vorzustellen:

> Wir denken anders als die anderen Lebewesen auf diesem Planeten, und wir können diese Gedanken untereinander auf Arten und Weisen austauschen, an die keine andere Spezies heranreichen kann ... Nur wir Menschen grübeln über Dinge nach, die nicht passiert sind, und verbringen jeden Tag viele Stunden damit, darüber nachzudenken, was hätte sein können, wenn manches anders abgelaufen wäre. Nur wir machen uns Gedanken darüber, wie es sein wird, nicht mehr zu sein ... keine ande-

re Spezies auf dieser Welt scheint uns zu diesem übernatürlichen Ort folgen zu können.[32]

Wir verbringen den Großteil unseres Lebens in einer Welt voller fantasievoller Gedanken und in dessen Verlauf verändern wir unsere Glaubensüberzeugungen immer wieder. Wie die Evangelikalen gern verkünden, sind wir von Neuem geboren worden, und werden es weiterhin so oft, wie wir wollen. Wir können eine andere Religion annehmen, wir können unsere moralischen Grundsätze umgestalten, und wir können unsere Gottesbilder verändern, dank der Evolution eines wahrhaftig außergewöhnlichen Gehirns.

6

Hat Gott ein Herz?

Mitgefühl, Mystizismus und die spirituellen Persönlichkeiten des Gehirns

Was hat Gott für eine Persönlichkeit?

Ein Team von Soziologen der texanischen Baylor-Universität führte eine Untersuchung mit einer Gruppe von Amerikanern durch, die als repräsentativ für die USA ausgewählt worden waren. Die Probanden sollten beschreiben, welche Qualitäten ihre Gottesvorstellung symbolisierten. Bei den Antworten zeichneten sich vier Persönlichkeiten ab: der autoritäre, der kritische, der distanzierte und der gütige Gott.[1]

Die neuronale Persönlichkeit Gottes

Die Persönlichkeit, die Sie Gott zuschreiben, verfügt über einzigartige neuronale Muster, die mit Ihren eigenen emotionalen Verhaltensweisen übereinstimmen. Laut der Baylor-Studie neigen zum Beispiel die meisten derjenigen Menschen, für die Gott ein autoritärer ist, dazu, die Todesstrafe zu befürworten. Sie wollen mehr Geld ins Militär investieren und der Regierung mehr Macht im Kampf gegen den Terrorismus geben, und sie bestehen darauf, das Beten an staatlichen Schulen zu erlauben.

Wenn Sie sich ein autoritäres oder kritisches Wesen vorstellen – sei es eine andere Person oder Gott –, aktivieren Sie den limbischen Bereich des Gehirns, in dem Angst und Wut erzeugt werden. Das Gehirn ist also auf Kampf ausgerichtet. Es ist daher auch nicht verwunderlich, dass sich die stärksten Befürworter eines autoritären Gottes oft selbst »Gotteskrieger« nennen.

Wenn Sie Gott aber als eine gütige Kraft wahrnehmen, stimulieren Sie einen anderen Teil des Gehirns im präfrontalen Kortex. Liebevolle und mitleidsvolle Bilder, Gesichter oder Gedanken aktivieren einen Kreislauf, der den anterioren cingulären Kortex, den bereits erwähnten kleinen Bereich im vorderen Teil des Gehirns, beansprucht. Er befindet sich günstigerweise zwischen den limbischen und präfrontalen Strukturen, und wenn er stimuliert wird, unterdrückt er den Wut- oder den Angstreiz. Er hilft außerdem dabei, Mitgefühl für andere zu entwickeln, die leiden oder verletzt sind.*

Wir sind der Meinung, dass der anteriore cinguläre Kortex das wahre »Herz« Ihrer neurologischen Seele ist. Ist dieser Teil des Gehirns aktiviert, sollten Sie andere Menschen mit unterschiedlichen Glaubensüberzeugungen besser tolerieren und akzeptieren können. Der Gott des limbischen Systems ist ein furchterregender Gott, aber der Gott des anterioren cingulären Kortex ist liebevoll.

---

* Wie bereits in den vorherigen Kapiteln erörtert, übt der anteriore cinguläre Kortex viele notwendige Funktionen bei der Auswertung von gesellschaftlichen Situationen aus. Er »bemerkt« es, wenn jemand lügt, und er hilft dabei, Strategien zur Handhabung von Konflikten zu entwerfen. Er reduziert Gefühle der Beklemmung, Angst, Schuld und Wut, und er ist mit für den Lern- und den Erinnerungsprozess sowie für die konzentrierte Aufmerksamkeit zuständig. Der anteriore cinguläre Kortex wird während der Meditation gestärkt, was erklärt, warum die Meditation wirkungsvoll soziales Bewusstsein und Mitgefühl verbessern kann.

Alles, was Ihnen wichtig ist, stimuliert verschiedene Strukturen des limbischen Systems. Werden die emotionalen Kreisläufe im Gehirn nur schwach stimuliert, dann wird Gott in Ihrem Leben wenig Bedeutung beigemessen. Wir glauben genau dies in den Gehirnscans der Atheisten gesehen zu haben. Wenn die Aktivitäten im Frontallappen zunehmen, bedeutet dies, dass auf abstrakte Art und Weise über Gott nachgedacht wird. Dabei konnten wir jedoch kaum Aktivitäten in den Bereichen feststellen, in denen Sinngebung, Wertschätzung, Vergnügen oder Unbehaglichkeit erzeugt werden. Dies lässt vermuten, dass Menschen, die Gott als distanziert wahrnehmen, durch diese Vorstellung nicht emotional stimuliert werden. Aus neurologischer Sicht würde sich ein derartiger Gott irrealer oder distanzierter anfühlen und den Menschen zum Agnostizismus oder Unglauben führen.

Bei allen vier Persönlichkeiten, die in der Baylor-Studie beschrieben wurden, bewahrte Gott im Geiste der Gläubigen ein gewisses Maß an »Verschiedenheit«. Aus der neurologischen Perspektive sind Aktivitäten im Parietallappen dafür zuständig, diese Qualität der Verschiedenheit um Gott herum zu bewahren. Der Parietallappen macht Gott zu einem Objekt, das einen bestimmten, von Ihnen abgesonderten Platz im Universum inne hat. Sie können dies am deutlichsten in Kinderzeichnungen sehen: Gott ist »da oben« im Himmel und wir sind »hier unten« auf der Erde.

Der Religionsphilosoph Martin Buber war der Meinung, man müsse eine »Ich-du«-Getrenntheit und -Verschiedenheit bewahren, um einen persönlichen Dialog mit Gott führen zu können[2], was aus neurologischer Sicht absolut sinnvoll erscheint. So wiesen zum Beispiel die Gehirnscans von Anhängern der Pfingstbewegung erhöhte Aktivitäten im Parietallappen auf, während diese in Zungen redeten und die Erfahrung machten, dass der Heilige Geist mit ihnen redete. Andere Formen der kontemplativen Meditation senken die parietalen Aktivitäten, was dem Ausübenden das Gefühl gibt, eins mit Gott zu sein. Gott scheint dann überall und nirgendwo zu sein, eine formlose Energie, die sowohl universal als auch einzigartig ist. Dieser Gott wurde in unseren Studien und Umfragen oft identifiziert, aber in der Baylor-Studie fand er keine Erwähnung.

Die mystische Persönlichkeit Gottes

Unsere Umfrage zu spirituellen Erfahrungen, auf die wir im vierten Kapitel eingegangen sind, hob eine fünfte Persönlichkeit Gottes hervor, welche die Baylor-Studie unserer Meinung nach übersehen hat. Die Baylor-Forscher stellten zwar eine Liste von Qualitäten zur Verfügung, die man mit Gott verbinden könnte. Aber sie nahmen keine Begriffe auf, die die spirituellen Einheitserfahrungen widerspiegeln könnten, in denen Gott das biblische Bild einer himmlischen, mächtigen Gottheit übersteigt. Stattdessen bevorzugte ihre Begriffsliste von »Persönlichkeiten« die Verschiedenheit Gottes. Sie wählten zum Beispiel Eigenschaftswörter aus, die leicht mit menschlichen Charaktereigenschaften assoziiert werden können, wie *mütterlich, väterlich, königlich* und so weiter. Darüber hinaus bekräftigten andere Fragen ein menschenähnliches Bild, weil die Teilnehmer mit ihnen aufgefordert wurden zu sagen, ob Gott auf sie wütend oder bekümmert wirke und ob er ihrer Meinung nach an ihren Angelegenheiten teilhabe oder nicht. Nur bei einer Frage konnten die Teilnehmer Gott als »eine kosmische Kraft im Universum« beschreiben.

Im Gegensatz dazu ließen wir die Befragten ihre spirituellen Erfahrungen einfach beschreiben. Viele schilderten Gott als eine emotionale Gegenwart und benutzten dabei Wörter wie *Frieden,*

Energie, Ruhe und Seligkeit. Gott stellte für sie keine abgesonderte Größe dar, sondern eine Kraft, die alles durchdringt. Gott hat das Universum nicht geschaffen, Gott ist das Universum, ein Strahlen, das sich sowohl über die Zeit als auch über den Raum erstreckt. Gott war für sie das Licht, er war Frieden, und für viele war Gott das Bewusstsein an sich. Ihrer Meinung nach kann ein mystischer Gott oft nicht in Worte gefasst werden.

Die »Why«-Generation

Als Y-Generation werden in der Umgangssprache die Menschen bezeichnet, die etwa zwischen 1978 und 1989 geboren wurden. Viele dieser sogenannten Millenials (»Jahrtausender«) studieren heute an Universitäten. Wir ließen eine Gruppe von Personen aus dieser Altersgruppe von einer langen Liste die Qualitäten »Gottes« auswählen. Unsere Ergebnisse stellen die der Baylor-Studie in Zweifel. Diese Studenten bezeichnen sich selbst als Freidenker und Agnostiker. Sie nehmen aktiv daran teil, jeden Aspekt der Religion in Frage zu stellen, weswegen ich sie nur mit einer anderen Schreibung die »Why«-Generation nenne.* In der von uns verteilten Umfrage waren manche der am häufigsten verwendeten Wörter *mysteriös, unbeschreiblich* und *unerkennbar,* Qualitäten, die wir mit einem mystischen Gott verbinden. Andere beliebte Begriffe waren: *überall, nirgendwo, transzendent, nichts, alles* und *metaphorisch.* Viele der Befragten entschieden sich aber auch für widersprüchliche Begriffe – *strafend, fürsorglich,* sogar *illusionär* –, was wiederum vermuten lässt, dass junge Erwachsene einen vielschichtigen Gott sehen, der nicht leicht eingeordnet werden kann. Diejenigen, die stark ungläubig waren, neigten hauptsächlich zu negativen Begriffen.

* Der Buchstabe Y wird im Englischen ausgesprochen wie das englische Wort »why« (warum) und ist hier in diesem Sinne gemeint. Anm. d. Übers.

Ein mystischer Gott ist weder »er« noch »sie«, und man kann von ihm nicht als strafend, kritisch oder distanziert sprechen. Menschen, die sich zu dieser Art von Gott bekennen, fühlen sich oft zu religiösen Gruppen hingezogen, die nicht zum Mainstream der Glaubensgemeinschaften gehören. Für sie spiegeln unterschiedliche Religionen oft eine einzige zugrunde liegende spirituelle Wahrheit wider. Sie sind zugänglicher für religiöse Unterschiede und bereit, unterschiedliche spirituelle Traditionen und Glaubensüberzeugungen auszuprobieren. Andere treten nichtkonfessionsgebundenen spirituellen Gruppen bei, welche die Lehren von unterschiedlichen religiösen Richtungen und philosophische Ansichten großzügig anwenden. Der Soziologe Robert Wuthnow behauptet, es gäbe in Amerika ungefähr drei Millionen aktive kleine spirituelle Gruppen[3], von denen nur die wenigsten in staatlichen Meinungsumfragen Erwähnung finden.

Laut landesweiten Umfragen der Barna-Gruppe glauben elf Prozent der Amerikaner, Gott sei »ein höherer Bewusstseinszustand, den ein jeder erreichen kann«. Acht Prozent definieren Gott als »die absolute Verwirklichung des eigenen menschlichen Potenzials« und drei Prozent sind der Meinung, jeder Mensch sei Gott.[4] Gerechterweise ist festzustellen, dass ein Viertel bis ein Drittel aller Amerikaner an einen nicht traditionellen, mystischen Gott glauben, der weder autoritär noch kritisch und auch nicht distanziert ist.

Dieser Prozentsatz mag tatsächlich sogar höher ausfallen, weil sich auch viele Mitglieder traditioneller religiöser Gruppen dazu bekennen, mit Gott eins zu sein. Und wenn Sie die spirituellen Praktiken von Hinduismus, Buddhismus und Taoismus, der Sikhs, Dschainisten, Sufis und Bahais sowie anderer Religionen hinzuzählen, ist Gott das primäre spirituelle Glaubenssystem der Welt, mit über zwei Milliarden Anhängern und

Gläubigen. In nichtwestlichen Kulturen werden die höchsten Gottheiten für ungeheuer liebevoll gehalten. Sie werden nur äußerst selten als wütend, kritisch oder distanziert geschildert.

Die 99 Eigenschaften von Allah

Im Islam haben die verschiedenen Persönlichkeiten Gottes einen Namen, damit man im Stillen über sie meditieren kann. Manche sind liebevoll, manche grausam, andere sind nur in den muslimischen und den Sufi-Traditionen zu finden. Allah ist: mitfühlend, barmherzig, souverän, heilig, Verleiher des Friedens und der Sicherheit, Wächter, mächtig, unwiderstehlich, majestätisch, Schöpfer, Organisator von allem, Wahrnehmender, ruhmreich, allumfassend, unvergänglich, zu allem fähig, Bestimmer, Beschleuniger, Verzögerer, der Erste, der Letzte, siegreich, verborgen, Wohltäter, der Allerhöchste, liebenswürdig und tugendhaft, nachgiebig, Rächer, Ablasshändler, mitleidsvoll, Eigentümer von allem, erhaben, gerecht, Vereiniger, vollkommen reich, emanzipiert, Verteidiger, schädlich, Wohltäter, Licht, Führer, unvergleichbar, unveränderlich, Erbe von allem, Lehrer, zeitlos, Gestalter der Formen, Vergeber, Unterdrücker, Verleiher, Ernährer, Siegspender, allwissend, Erniedriger, Lobpreisender, Spender von Ehre, Spender von Schande, allhörend, allsehend, Richter, rechtschaffen, hingebungsvoll, allgewahr, nachsichtig, unendlich, allverzeihend, dankbar, erhaben, großartig, Heger, Ernährer, Rechner, hoheitsvoll, großzügig, wachsam, aufgeschlossen, unermesslich, weise, freundlich, hingebungsvoll, herrlich, Erwecker der Toten, der Zeuge, Wahrheit, verlässlich, stark, unerschütterlich, Freund und Helfer, lobenswert, Urheber, Erzeuger, Wiederhersteller, Lebensschenker, Todesbringer, für immer lebend ... und der 99. Name Gottes lautet: Bewahrer.

Obwohl viele an einen mystischen Gott glauben, vermuten wir, dass weniger als die Hälfte – oder sogar noch weniger – selbst ein mystisches Erlebnis hatten. Gewöhnlich finden Erfahrungen dieser Art entweder spontan oder nach vielen Jahren intensiver spiritueller Übung statt. Unsere Ergebnisse erhärten die Vorstellung, dass das menschliche Gehirn so angelegt ist, dass wir gelegentlich mystische Erfahrungen machen können. Wir vermuten jedoch, dass man durch intensiveres Meditieren oder Beten die Wahrscheinlichkeit steigern kann, einen mystischen oder transzendenten Zustand zu erleben.

Die neuronale Evolution Gottes

In der Praxis behalten die meisten Menschen mehrere Gottesbilder bei, aber die Vorstellung von Gott entwickelt sich genauso wie die Persönlichkeit eines jeden Menschen. Ich würde vermuten, dass die unterschiedlichen Persönlichkeiten Gottes – autoritär, kritisch, distanziert, gütig und mystisch – mit der neurologischen Evolution und Entwicklung des Gehirns zusammenhängen.

Ich gehe noch einen Schritt weiter und behaupte, die Vorstellungen von autoritären Göttern sind mit den ältesten, primitivsten Strukturen des Gehirns verbunden. Demgegenüber erleben wir einen gütigen oder mystischen Gott über die entwicklungsgeschichtlich zuletzt hinzugekommenen Hirnregionen, also die Strukturen, die bei jedem Menschen anscheinend einzigartig sind. Dieser entwicklungsbasierte Ansatz entspricht übrigens ungefähr der kulturellen Evolution der religiösen Tradition in aller Welt. So hatten zum Beispiel die mythologischen Götter von fast allen Stammesgemeinden hässliche Persönlichkeiten. Zeus war ein arroganter Tyrann, Huitzilopochtli – der blutrünstige Gott der Azteken – ernährte sich von Menschenopfern und brachte alle um, die ihm in die Quere kamen. Und der Gott der frühen Hebräer vernichtete mit 40 Tagen Regen beinahe jedes Lebewesen. Gesellschaften und Religionen entwickeln sich jedoch weiter und mit der Zeit bekommen wir immer liebevollere Gottheiten und Götter zu sehen.

In den östlichen Kulturen zeichnet sich eine ähnliche Entwicklung ab. Der Hinduismus, eine der ältesten Religionen der Welt, kennt alle erdenklichen Arten von Gottheiten, aber mit der Entwicklung der asiatischen Kulturen nahm in der populären Literatur in Indien, China und Japan der Einfluss der Götter der Liebe zu. Der Buddhismus ging einen Schritt weiter und lehnte alle religiösen Hierarchien ab. Er entwickelte sich allmählich zu einer eher neutralen oder auch mystischen Spiritualität. Natürlich werden Sie in den Volksreligionen des Ostens noch immer Relikte von feindseligen Gottheiten finden können – wie zum Beispiel die Dämonen in der tibetischen buddhistischen Kunst –, aber diese werden als metaphorische Widerspiegelungen unserer inneren Schwächen und Fehler betrachtet.

In den Gehirnen unserer Vorfahren ist irgendetwas vorgefallen, das uns die Kraft gegeben hat, diesen autoritären Gott zu zähmen. Niemand weiß genau, wann oder wie es geschah, aber die neu entstandenen neuronalen Strukturen verbesserten unsere Fähigkeiten, mit anderen zu kooperieren. Sie gaben uns unser Sprachvermögen und ermöglichten es uns, bewusst auf logische und vernünftige Weise zu denken. Unsere Forschung belegt, dass genau diese Strukturen während der Meditation und während des Gebets stimuliert werden, weswegen wir uns bewusst einen liebevollen und mitfühlenden Gott vorstellen können. Ohne diese neuen neuronalen Verbindungen wären die Menschen in ihren Fähigkeiten eingeschränkt, innere moralische Grundsätze oder ein gesellschaftliches System der Ethik zu entwickeln.

Vor 100 000 Jahren fing das in den Frontallappen eingebettete Bewusstsein an, die menschlichen Verhaltensweisen zu dominieren, und wir gehen davon aus, dass die Menschheit zu diesem Zeitpunkt erstmalig ein primitives Konzept Gottes entwickelte. Wir Menschen formten Gemeinden, die zum Teil von übernatürlichen Glaubensüberzeugungen bestimmt wurden, und wir bauten primitive Tempel als Symbol für die Macht dieser unsichtbaren Kräfte des Universums. Als wir schließlich gelernt hatten zu schreiben und zu bildhauern, meißelten wir unsere Gottheiten in die Mauern unserer Tempel.

Wir Menschen verfügen über hyperaktive Frontallappen, die dafür sorgen, dass wir scheinbar ständig endlos viele neue Ideen erzeugen, dass wir uns überlegen, wie die Welt unterschiedlich betrachtet und verändert werden kann, und dass wir diese Gedanken immer wieder umorganisieren. Soweit wir wissen, gibt es keine andere lebendige Spezies, deren Gehirn fähig ist, die inneren und äußeren Welten zu manipulieren.

Die kulturelle Evolution Gottes

Bis heute erzeugen die Frontallappen spirituelle Realitäten sowie neue Vorstellungen und Definitionen von Gott. Archäologische Befunde weisen darauf hin, dass die ersten öffentlichen Bauwerke Tempel waren. Und selbst das in vorgeschichtlichen Höhlen gefundene Kunsterbe deutet darauf hin, dass die Menschen Bilder von ihren Göttern malten. Aber sie lebten in verschiedenen Gegenden der Welt und so erzeugten die unterschiedlichen Gehirne unterschiedliche religiöse Überzeugungen.

Für den Großteil der Geschichte der Menschheit waren Religion und Gesellschaft jedoch untrennbar miteinander verbunden. Aus kultureller Sicht bestand eine unlösbar enge Verbindung zwischen unseren ersten Gottesbildern und den zur selben Zeit aufgestellten Regeln und Strafen, die das gesellschaftliche Verhalten und die Sittlichkeit bestimmten – Bereiche, die eindeutig die autoritäre Persönlichkeit Gottes widerspiegeln. Albert Einstein bemerkte:

> In der heiligen Schrift des jüdischen Volkes lässt sich die Entwicklung von der Furcht-Religion zur moralischen Religion schön beobachten. Ihre Fortsetzung hat sie im Neuen Testament gefunden. Die Religionen aller Kulturvölker, insbesondere auch der Völker des Orients, sind in der Hauptsache moralische Religionen. Die Entwicklung von der Furcht-Religion zur moralischen Religion bildet einen wichtigen Fortschritt im Leben der Völker. Man muss sich vor dem Vorurteil hüten, als seien die Religionen der Primitiven reine Furcht-Religionen, diejenigen der kultivierten Völker reine Moral-Religionen. Alles sind vielmehr Mischtypen, so jedoch, dass auf den höheren Stufen sozialen Lebens die Moral-Religion vorherrscht.[5]

Im 14. Jahrhundert brachte eine Reihe von Ereignissen die Macht der Kirche ins Wanken, doch bis dahin dominierte in den westlichen Kulturen eine autoritäre Vorstellung von Gott die Gedankenwelt der Menschen. Die Hälfte der europäischen Bevölkerung fiel dem Schwarzen Tod, der Pest, zum Opfer, was dazu beitrug, dass die religiöse Autorität mehr und mehr untergraben wurde. Die Wissenschaft gewann immer stärker an Zuspruch und »Gott« zog sich immer weiter ins Himmelreich zurück. In einigen wenigen jüdischen, islamischen und christlichen Schriften ließ der Zorn Gottes nach und wurde durch Bilder einer gütigeren und mystischeren Kraft ersetzt.

In den darauffolgenden 200 Jahren war Europa von zahlreichen christlichen Konfessionskriegen geprägt. Die Menschen verließen ihre Heimat, um sich auf die Suche nach einem persönlicheren Gott zu begeben, und die katholische Kirche zersplitterte. Und wo hofften sie, ihren religiösen Glaubensüberzeugungen frei nachgehen zu können? In den Kolonien entlang der nordamerikanischen Küste.

Der Mystizismus flackert auf

Viele der ersten Einwanderer Amerikas wurden in Europa wegen ihrer Religion verfolgt und doch bekannten sie sich weiterhin zu einem autoritären Gott. Im 16. Jahrhundert konnten die protestantischen Engländer entlang der nordöstlichen Küste Fuß fassen, aber es herrschten schwierige Zeiten, was sich in den Gottesvorstellungen der Puritaner widerspiegelte.

Mit der Zeit verblasste die puritanische Strenge zugunsten der moderateren anglikanischen Kirchengemeinden, die nach englischem Recht der einzigen gebilligten Religion angehörten. Aber Anfang des 18. Jahrhunderts wurde das anglikanische Establishment von den Presbyterianern, Baptisten und Methodisten angegriffen. Diese protestantischen Dissidenten teilten die evangelikale Vorliebe für einen persönlicheren und freundlicheren Gott. Im Vergleich zu früheren religiösen Traditionen verkörperte der frühe amerikanische Protestantismus die wahre Befreiung von einer staatlich kontrollierten religiösen Autorität.

Doch für die Gründer unseres Landes war die Glaubensfreiheit noch immer ein strittiger Punkt. Erst viel später setzte sich die damalige, nur schemenhaft definierte Idee der Trennung von Kirche und Staat durch. Es stand den Menschen nun frei, sich Gott nach eigenem Gutdünken vorzustellen. Amerika war die erste Nation dieser Welt, die sich für den religiösen Pluralismus aussprach. Die amerikanische religiöse Ideologie war überwiegend liberal, sie war gegen Sklaverei und gegen Krieg ausgerichtet und sie unterstützte jene Frauen, die sich in der Kirche engagierten. Auf der religiösen Schattenseite gab es allerdings weiterhin viele Prediger von Hölle und Verdammnis, die die Bilder eines zornigen Gottes malten.

Mitte des 19. Jahrhunderts geschah dann etwas Außergewöhnliches. Kleine Gruppen – viele von ihnen wohlhabend, gebildet und kulturgewandt – waren fasziniert von esoterischen, spiritualistischen und transzendenten Philosophien, die von Europa und Asien nach Amerika kamen. Diese Menschen führten die Vorstellung eines mystischen Gottes ein und begeisterten das ganze Land. Vielleicht war dies der Zeitpunkt, an dem der »Geist« der Spiritualität wiedergeboren wurde, woraufhin in ganz Amerika unzählige neue Sekten ins Leben gerufen wurden. So machten sich zum Beispiel Anhänger der Christlichen Wissenschaft die Vorstellung zu eigen, dass Gott durch und durch redlich und vollkommen sei und dass sie mit Hilfe der göttlichen Liebe alle Krankheiten heilen könnten. Das Böse war nichts anderes als die Abwesenheit von Wahrheit.

Die Unity-Schule des Christentums ging noch einen Schritt weiter. Sie wurde 1889 durch Charles und Myrtle Fillmore gegründet und transformierte die Vorstellung von Gott zu einer gütigen Gegenwart, die jeder Mensch in sich trägt. Demnach sind wir alle spirituelle Wesen und können unser Leben mit Hilfe von bestimmten positiven Gedanken und Gebeten selbst gestalten.

Diese »Neugeist«-Kirchen haben die religiöse Landschaft Amerikas verändert, indem sie dem Klerus die Autorität Gottes entzogen und sie stattdessen den Kirchgängern anvertrauten. Plötzlich galt Gott nicht mehr als eine distanzierte, himmlische Macht, sondern als eine innerlich aktive Kraft, die jeder Mensch direkt erleben und sich zunutze machen konnte. Die evangelikale Erweckungsbewegung eroberte das Land und Zigtausende von Menschen zeigten sich von dem Geschenk des Heiligen Geistes bewegt. Der mystische Gott war angekommen.[6]

Ein spiritueller Optimismus und der Glaube an die eigene Transformation verbreiteten sich so weit, dass sie die Grenzen der Kirche überschritten und sich in Unternehmen sowie in weltlichen Gemeinden ausbreiteten. Gott ließ sich auf der Wall Street nieder, und es wurden viele Selbsthilfebücher veröffentlicht, die damit warben, man könne allein durch Selbstvertrauen spirituellen und materiellen Wohlstand erreichen. Im Jahr 1901 beschrieb William Atkinson, Redakteur der beliebten Zeitschrift *New Thought,* die weltliche Spiritualität folgendermaßen:

> Ich glaube, dass das Bewusstsein der Menschen die größte aller Kräfte beinhaltet, dass Gedanken eine der größten Manifestationen von Energie sind ... dass nicht nur der Körper der geistigen Kontrolle unterliegt, sondern dass man auch Umgebung, »Glück«, Umstände verändern kann, indem positive Gedanken die negativen ersetzen ... Ich glaube, dass der Mensch schnell zu einer neuen Bewusstseinsebene emporsteigt, auf der er sich selbst findet – das Geheimnis des ICH BIN lernt –, das innere Etwas. Ich glaube an die grenzenlose Kraft in allen Dingen und um sie herum. Ich glaube, dass wir, ohne auch nur die geringste Ahnung von dieser Kraft zu haben, dennoch stetig wachsen, um sie besser zu verstehen – ihr enger verbunden sind. Selbst heute erhaschen wir einen flüchtigen Blick ihrer Existenz – ein vorübergehendes Bewusstsein des Einsseins mit dem Absoluten.[7]

Atkinson führte diese spirituelle Kraft auf das menschliche Gehirn zurück. Seine Vorstellungen inspirierten viele Autoren, die sich in ihren Büchern mit der Kraft des positiven Denkens und der Fähigkeit der Menschen beschäftigen, Reichtum geistig zu manifestieren.

Heutzutage ist Gott für viele Menschen eine Metapher für ihre Suche nach den Grundwahrheiten und dafür, dass wir uns alle eine bessere Zukunft vorstellen können. Eine neue Studie der Universität von Kalifornien hat ergeben, dass diese Suche nach Bedeutung vielmehr ein spirituelles und kein religiöses Streben ist.[8]

Die kulturelle Evolution Gottes geschieht in Einklang mit der neurologischen Evolution des Gehirns. Die Kreisläufe, die Bilder eines zornigen Gottes erzeugen, sind eng mit den ältesten Strukturen des Gehirns verbunden. Demgegenüber finden die Kreisläufe, die es uns erlauben, uns einen barmherzigen und mystischen Gott vorzustellen, in den neueren Teilen des Gehirns statt. Da wir unseren alten limbischen Gott aber nicht löschen können, sind Wut und Angst immer Teil unserer neuronalen und spirituellen Persönlichkeit. Wir sind aber sehr wohl in der Lage, die neuen Gehirnareale so zu trainieren, dass sie unsere biologische Neigung verdrängt, mit Wut und Angst zu reagieren.

Trainieren Sie die barmherzigen Neuronen

Die emotionalen Kreisläufe unseres limbischen Gehirns verfügen über weniger neuronale Plastizität als die Frontallappen.[9] Wir werden zum Beispiel alle auf die gleiche Art und Weise wütend oder ängstlich, doch wir alle erfahren Liebe auf überraschend viele unterschiedliche Weisen.[10] Es wäre aber nicht fair, unser reptilartiges Gehirn als primitiv abzustempeln, denn es hat sich zusammen mit dem Frontallappen weiterentwickelt. Es kann sich heute an neue Situationen und an Stress zweckdienlicher anpassen und angemessener darauf reagieren.[11] Die anderen Primaten verfügen nicht über diese Anpassungsfähigkeit. Unerwartete Veränderungen lösen Frustration bei ihnen aus, und sie verlieren oft die Selbstkontrolle. Die limbischen Strukturen in ihren Gehirnen sind nämlich nicht so flexibel wie unsere, und sie weisen deutlich weniger Verbindungen zu den Frontallappen auf.

Um genau diese Lücke zwischen dem »alten« und dem »neuen« Gehirn zu überbrücken, scheint eine neue Struktur entstanden zu sein – der anteriore cinguläre Kortex.[12] Dieser Kortex verbindet wie gesagt unsere Emotionen mit unseren kognitiven Fähigkeiten, und er spielt eine entscheidende Rolle bei der Selbstkontrolle, bei konzentrierten Problemlösungen und der Fehlererkennung. Vor allem aber stimmt er die Aktivitäten verschiedener Gehirnteile aufeinander ab, so dass sich ein Selbstbewusstsein entfalten kann – besonders weil er darauf einwirkt, wie wir uns selbst in Bezug auf die Umwelt sehen.[13]

Da Meditieren diesen Kreislauf stimuliert, vermuten wir, dass sich die Spiritualität und das Bewusstsein parallel zueinander weiterentwickeln. Sie aktivieren bestimmte neuronale Kreisläufe, wodurch wir uns der gütigen und wechselseitigen Beziehung zwischen dem Universum, Gott und unserem Selbst bewusst werden. Der Kreislauf zwischen dem Frontallappen und dem limbischen System verfügt über eine dichte Verflechtung von Neuronen im Kern des anterioren cingulären Kortex. Dieser wird immer dann aktiviert, wenn wir jemanden leiden sehen. Durch ihn sind wir in der Lage, uns in andere hineinzuversetzen und Mitgefühl zu empfinden.[14] Wenn Sie sich nicht mit dem Schmerz anderer identifizieren können, können Sie ihnen wahrscheinlich auch nicht helfen. Der anteriore cinguläre Kortex ist ein empfindlicher Teil des Gehirns, und wenn er beschädigt wird, kann sich dies unangenehm auf Ihre Persönlichkeit auswirken.[15] Es kann zu Depressionen kommen und zum Verlust des Einfühlungsvermögens und der Sensibilität für die Gefühle anderer.

Der anteriore cinguläre Kortex beheimatet außerdem eine Gruppe von spindelförmigen Zellen, nach dem Neurologen Constantin von Economo auch Economo-Neuronen genannt, die nur bei Menschen, Menschenaffen und bei bestimmten Walen vorkommen.[16] Diese Neuronen sind mit vielen anderen Gehirnregionen eng verbunden und Wissenschaftler gehen davon aus, dass sie bei der Entwicklung unseres Sozialbewusstseins eine wichtige Rolle spielen. Schließlich sind jene Neuronen dafür zuständig, unsere Gedanken, Gefühle und Verhaltensweisen aufeinander abzustimmen. Sie geleiten uns hin zu positiven Emotionen und weg von den negativen[17], doch ihre Funktionen können durch Stress gestört werden. Wenn Sie sich dauerhaftem Stress aussetzen, reduzieren Sie die Funktionen der Economo-Neuronen. Aber genauso können Sie deren Effektivität zusammen mit der des anterioren cingulären Kortex stärken, indem Sie sich in einer bereichernden Umwelt mit viel Liebe und Kommunikation aufhalten, in der sowohl die Sinne als auch der Geist angeregt werden.[18] Wenn Sie meditieren, bauen Sie einerseits Stress ab und aktivieren andererseits die Aktivitäten im anterioren cingulären Kortex. Dieses Zusammenspiel bekräftigt unsere These, nach der spirituelle Praktiken sowohl unser Sozialbewusstsein als auch unsere Barmherzigkeit fördern.

Außerdem ist wissenschaftlich erwiesen, dass die Economo-Neuronen besonders bei den Menschen degenerieren, die unter Alzheimer oder anderen altersbedingten Krankheiten leiden.[19] Wie wir in Kapitel 2 gezeigt haben, können Patienten mit kognitiven Behinderungen ihr Gedächtnisvermögen verbessern, indem sie nur zwölf Minuten am Tag meditieren. Dies lässt vermuten, dass spirituelle Praktiken tatsächlich die Funktionen dieses raren Neurons der Primaten fördern.

Am einfachsten können wir Ihnen die Beziehung zwischen dem emotionalen limbischen System und dem anterioren cingulären Kortex mit Hilfe einer imaginären Wippe beschreiben: In diesem Beispiel befindet sich das emotionale limbische System zusammen mit der Angst produzierenden Amygdala in einer Wechselbeziehung mit dem Frontallappen und der Fähigkeit, Logik, Vernunft und Sprache einzusetzen. Der anteriore cinguläre Kortex, der unmittelbar auf der Schnittstelle zwischen dem limbischen System und dem Frontallappen zu finden ist, dient als Stützpunkt, der Ihre Gefühle und Gedanken im Gleichgewicht hält. Werden Sie von Ihren Gefühlen zu sehr ergriffen, so wird der Blutfluss zum limbischen System angeregt, der in der Amygdala Wachsamkeit, eine Abwehrhaltung und Angst stimuliert. Wie bei einer Wippe gehen die Aktivitäten in dem Frontallappen zurück, während sie im limbischen Bereich zunehmen. Wenn Sie also wütend oder besorgt sind, hören Sie auf, logisch und vernünftig zu denken, und Ihre kognitiven Fähigkeiten werden unterdrückt.

Sobald die Amygdala aktiviert wird, schaltet der anteriore cinguläre Kortex ab, und Ihr reptilartiges Gehirn übernimmt die Kontrolle. Ihr Einfühlungsvermögen und Ihre Intuition lassen nach, und Sie sind nicht mehr in der Lage, die Gefühle anderer einzuschätzen.

Andererseits sendet ein aktiver Frontallappen Impulse an den anterioren cingulären Kortex, woraufhin die Aktivitäten in der Amygdala reduziert werden. Somit bändigen Logik und Vernunft sowohl Wut als auch Angst. So einfach ist das. Sobald sich eine Seite der imaginären Wippe nach oben bewegt, geht die andere nach unten. Ist der anteriore cinguläre Kortex jedoch beschädigt – nach einem Schlaganfall, einer Läsion oder nach einem Wutanfall –, gerät alles aus dem Gleichgewicht. Es ist daher wichtig, dass Sie diesen inneren Unterhändler nähren,

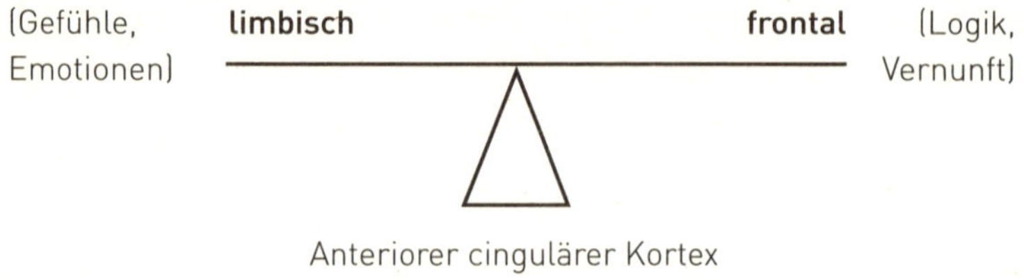

Der anteriore cinguläre Kortex dient als Stützpunkt, der die Aktivitäten zwischen den Frontallappen und dem limbischen System unter Kontrolle und im Gleichgewicht hält.

wozu sich Meditation und spirituelle Praktiken besonders gut eignen. Diese stärken den Frontallappen – der den anterioren cingulären Kortex stimuliert –, und Sie können Ihre bewussten Lebensziele mit mehr Bestimmung und Klarheit verfolgen. Ein kräftiger Kreislauf vom Frontallappen zum anterioren cingulären Kortex hemmt außerdem Angstzustände, Depressionen und Wutanfälle.

Das Bekenntnis zu Barmherzigkeit und Frieden

Die Ergebnisse unserer und anderer Forschungsarbeiten lassen darauf schließen, dass wir Gott umso weniger als ein autoritäres oder kritisches Wesen wahrnehmen, je aktiver unser anteriorer cingulärer Kortex ist. Es ist also sogar ganz einfach. Wir müssen uns nur auf Barmherzigkeit oder auf ein Bild des Friedens konzentrieren und dabei tief einatmen und uns entspannen. Wenn wir diesen Gedanken mindestens zwölf Minuten am Tag aufrechterhalten, und das einige wenige Monate lang, fangen wir an, neue neuronale Kreisläufe der Barmherzigkeit zu bilden. Diese unterbrechen unsere neurologische Neigung, vor Menschen zurückzuschrecken, die den Anschein erwecken, anders zu sein.

Natürlich ist es nicht zwingend nötig, dass wir dabei an Gott glauben, um Einfühlungsvermögen und innere Ruhe zu verbreiten.

Sie müssen natürlich nicht an Gott glauben, um an Ihrem Einfühlungsvermögen und an Ihrer inneren Ruhe zu arbeiten. Sie müssen sich lediglich in Erinnerungen vertiefen, die Sie mit Liebenswürdigkeit und mit Liebe erfüllen. Wenn Sie pessimistische Gedanken und Gefühle ganz gezielt mit positivem Glauben unterbrechen – auch wenn dieser eine Fantasievorstellung und realitätsfern ist –, aktivieren Sie den anterioren cingulären Kortex. Sie werden sich weniger ängstlich, weniger besorgt und weniger hitzköpfig fühlen und dafür immer gelassener werden.

Das emotionale limbische System kann allerdings bestimmte Teile des Frontallappens bremsen, die dafür zuständig sind, Logik, Einfühlungsvermögen und Vergnügen zu erzeugen, wenn Sie an etwas zweifeln oder wenn Sie sich Sorgen machen. Auch dies ist ein einfacher Wippeneffekt. Liebe geht nach oben, Angst geht nach unten. Wut geht nach oben, Barmherzigkeit geht nach unten. Konzentrieren Sie sich auf einen gütigen Gott, verschwindet der autoritäre Gott. Die Wahl liegt einzig und allein bei Ihnen – so einfach ist es, die unbewussten Kreisläufe des Gehirns zu kontrollieren.

Aber vielleicht reichen Meditationen, Gebete und der Glaube an einen liebevollen Gott nicht aus, um das limbische System davon abzuhalten, Menschen zu misstrauen, die anders aussehen oder dem Anschein nach anders denken. Es ist daher wichtig, dass Sie Ihre spirituellen Praktiken auf die soziale Interaktion mit anderen übertragen. Wie Sie das tun können, zeigen wir Ihnen in Kapitel 10.

Soziale Interaktion stärkt die Fähigkeit des anterioren cingulären Kortex, auf andere weniger gestresst zu reagieren[20], und deswegen möchten wir Sie dazu ermutigen, mit so vielen unterschiedlichen Menschen wie möglich zu interagieren. Besuchen Sie Veranstaltungen, wo Sie Menschen aus unterschiedlichen Kulturen und Ethnien treffen können, und besuchen Sie Glaubensgemeinschaften verschiedener Kirchen. Experimentieren Sie mit Meditations- und Gebetsformen, die Ihnen noch nicht vertraut sind, und lassen Sie andere, die sich auf dem spirituellen Weg befinden, an Ihren Erfahrungen teilhaben.

Der schwer zu bestimmende mystische Gott

Es ist einfach, sich die Vorstellung eines gütigen Gottes zu eigen zu machen, aber es ist deutlich schwieriger, mystische Eigenschaften zu erfahren. Unsere Umfrage zu spirituellen Erfahrungen hat gezeigt, dass sich Erlebnisse des Einsseins, in denen Gott zu einem faktisch unbeschreiblichen Gefühl verwandelt wird, anscheinend spontan ereignen. Dies ist auch bei erfahrenen Meditierenden der Fall. Nahezu alle, die höhere Bewusstseinsebenen erfahren, fühlen sich friedlicher und entspannter, aber nur wenige erleben stark veränderte Bewusstseinszustände, die eine rapide Veränderung der spirituellen Glaubensüberzeugungen herbeiführen. Offensichtlich wird unsere Fähigkeit, mystische Bewusstseinszustände zu erleben, davon beeinflusst, wann und wie lange wir meditieren, aber es gibt der Meinung vieler östlicher Lehrer nach keine Garantie für die Erfahrung einer Erleuchtung.

Wenn Sie die mystische Spiritualität bewusst erforschen möchten, sollten Sie gemäß unseren Forschungsergebnissen täglich zwischen 20 und 60 Minuten lang meditieren. In Kapitel 9 geben wir Ihnen die grundlegenden Schritte an die Hand, wie Sie Ihre Meditationsübungen gestalten können. Es ist möglich, dass Sie keine Erleuchtung erfahren werden, aber Sie werden bestimmt in einer friedlicheren und glücklicheren seelischen Verfassung sein.

Anhänger der verschiedensten religiösen Traditionen haben es zwar geschafft, einen mystischen Geisteszustand zu erreichen, doch sie scheinen sich in einem Punkt einig zu sein: Der Geist wird Gott nie vollkommen verstehen können. Die Erfahrung ist zu mächtig, zu eindrucksvoll und zu tief greifend, als dass sie mit Bildern oder Worten beschrieben werden könnte. Gott wird zur Totalität des Lebens und zu einer Kraft, die vollkommen und unbestreitbar real ist. Dieser Gott lässt sich aber mit den Lehrsätzen der traditionellen Glaubensrichtungen nicht so einfach fassen. Einstein benutzte den Begriff »kosmische Religiosität« und sie war für ihn »die stärkste und edelste Triebfeder wissenschaftlicher Forschung«.[21]

Intensive Meditation scheint der direkteste Weg in mystische Zustände zu sein. Gibt es Nebenwirkungen? Während der Meditation lassen die Aktivitäten in der Amygdala vorübergehend nach. Wir stellten bei den fortgeschrittenen Meditierenden allerdings fest, dass bei ihnen im Ruhezustand die Aktivitäten der Amygdala leicht erhöht waren. Eigentlich würde man genau das Gegenteil erwarten – was könnte dies also bedeuten? Ist ein mystischer Gott schreckenerregend? In gewissem Maße ist er das, denn viele Teile des Gehirns wollen alles Wahrgenommene identifizieren und festigen. Das menschliche Gehirn mag keine Unerklärlichkeiten, und diejenigen, die auf Ungewissheit überempfindlich reagieren, bekennen sich vielleicht lieber zu einer traditionellen Gottesvorstellung.

Es kann außerdem vorkommen, dass diejenigen, die sich zur Meditation hingezogen fühlen, im Vergleich zur Allgemeinbevölkerung ein größeres Ausgangsmaß an Angst empfinden. Sie meditieren demnach, weil es eine wirksame Art und Weise ist, gelassener zu werden. Wenn das Meditieren sie aber tatsächlich empfindlicher und aufmerksamer macht, kann es auch sein, dass sie emotional anfälliger werden, wenn sie mit ängstlichen oder wütenden Menschen verkehren.

Alles in allem machen die positiven Auswirkungen der Meditation die Risiken wett. Eine aktuelle Studie hat beispielsweise ergeben, dass fortgeschrittene Meditierende über hervorragende Fähigkeiten verfügten, selbst feinste Veränderungen in der Umwelt wahrzunehmen[22], was aus evolutionärer Sicht gesehen für das Fortleben von großer Bedeutung ist. Darüber hinaus hat der Großteil der Studien gezeigt, dass Sie selbst mit Hilfe von kurzen Meditationen viele psychische Probleme und körperliche Erkrankungen besser verkraften können. Vielleicht erklärt dies, warum die Meditation in den letzten Jahren so populär geworden ist.

Die Zukunft Gottes

Wenn unsere Beschreibung der neuronalen Evolution des religiösen Glaubens stimmt, dann könnte es möglich sein, die Zukunft Gottes vorherzusagen. Es ist historisch erwiesen, dass die Vorstellung von Gott immer wieder neu erfunden wurde und sie sich von einem autoritären Heiligenbild zu einem Symbol der Einheit und der Liebe entwickelt hat. Wird ein mystischer Gott kommen und die Spiritualität des 21. Jahrhunderts dominieren? Vielleicht, aber es ist auch historisch erwiesen, dass derartige Veränderungen sowohl auf psychologischer als auch auf neurologischer Ebene schwer zu erreichen sind. Ich glaube eher, dass der Pluralismus nach und nach an Zustimmung gewinnen wird und Gläubige von unterschiedlichen Glaubensrichtungen sich abmühen werden, die unvereinbaren Spiritualitäten dieser Welt aufzunehmen. Eine weitere Studie mag recht haben, wenn sie berichtet, dass es zu weniger Religiosität kommen kann.[23] Die Forschungsarbeiten, auf die wir uns hier beziehen, deuten jedoch darauf hin, dass das Interesse an der Spiritualität weiterhin wachsen und gedeihen wird.

Der Gott der Zukunft müsste viele Funktionen gleichzeitig ausüben und die Grenzen der zahlreichen Interpretationen von historischen religiösen Schriften überschreiten können. Wenn ich mit meinen bisherigen Behauptungen aber recht behalten sollte und Gott tatsächlich unendlich ist, verfügt Gott auch über grenzenlos viele Manifestationen. Was auch immer Gott oder das Universum sein mag, wir bekommen nur einen kleinen Ausschnitt davon zu sehen. Es ist wie in der alten Geschichte von den blinden Männern, die einen Elefanten beschreiben sollen. Derjenige, der den Rüssel anfasst, sagt, er sei lang, biegsam und nass. Derjenige, der den Fuß anfasst, sagt, er sei klein, gedrungen und rau, und derjenige, der die Stoßzähne berührt, widerspricht den anderen beiden und sagt, sie seien schlank, glatt und hart. Alle drei haben recht, aber sie werden erst wirklich verstehen, wie ein Elefant aussieht, wenn sie alle drei Elemente zusammenführen. Vielleicht können wir auf ähnliche Art und Weise ein vollkommeneres Gottesverständnis erlangen, indem wir all unsere Beschreibungen der menschlichen Natur, der Realität, der Spiritualität und des Universums zusammentragen.

Der Gegner eines pluralistischen Gottes wäre eine Widerspiegelung von Selbstsucht, Angst, Beklommenheit, Wut und Rassismus – mit anderen Worten: all der Qualitäten, die sich in einer »Wir gegen sie«-Mentalität manifestieren. Aber Sie können die Amygdala, den neuronalen Fundamentalisten des menschlichen Gehirns, nicht einfach herausreißen. Sie müssen stattdessen lernen, sie mit Bildung, Kontemplation und Liebe zu bändigen, und genau darauf sind der frontale Kortex und der anteriore cinguläre Kortex ausgelegt. Sie können sich eine bessere Zukunft vorstellen und die Welt manipulieren, sodass diese Träume wahr werden. Und solange es unbeantwortete Fragen über uns selbst, das Universum oder den Sinn des Lebens gibt, wird das menschliche Gehirn immer wieder neue spirituelle Rahmenbedingungen schaffen, um eine unfassbar komplexe Welt zu verstehen.

7

Was geschieht, wenn Gott wütend wird?

Wut, Angst und der Fundamentalist des Gehirns

Wenn es darum geht, unsere religiösen Glaubensüberzeugungen mit anderen zu teilen, können Probleme auftreten, besonders dann, wenn wir versuchen, andere zu unserer spirituellen Überzeugung zu bekehren. Wenn wir unsere Überredungskünste dafür einsetzen, zu einem allgemeinen Glaubenskonsens zu kommen – was aus evolutionärer Sicht gesehen eine grundlegende Voraussetzung für gute soziale Zusammenarbeit ist –, so geraten wir zwangsläufig mit Andersgläubigen in Konflikt.

Der Übeltäter ist dabei nicht die Religion an sich, sondern vielmehr die physische Reaktion des Gehirns auf Menschen mit unterschiedlichen Auffassungen von der »Wahrheit«. Während ein Teil des Gehirns alle gegensätzlichen Meinungen zurückweisen will, versucht ein anderer, diese zu verstehen, mit ihnen zu kooperieren und Kompromisse zu schließen. Wir verfügen alle über zwei Gehirne – eines ist egoistisch und misstrauisch, das andere aufgeschlossen und liebenswürdig. Und weil wir in einer unbeständigen Welt leben, sind beide immer in Alarmbereitschaft.

Die zwei Wölfe

Es war einmal ein Indianerjunge, so heißt es in der Legende der Tscherokesen, der eine bildhübsche Trommel geschenkt bekam. Als sein bester Freund sie sah und ihn fragte, ob er mit der Trommel spielen dürfe, war der Knabe hin und her gerissen. Er wollte sein neues Geschenk mit niemandem teilen und fauchte seinen Freund an: »Nein!« Daraufhin lief sein Freund davon, und der Junge setzte sich auf einen Felsen in der Nähe des Flusses, um über sein Dilemma nachzudenken. Er wollte seinen Gefährten nicht verletzen, aber die Trommel war zu kostbar, um sie mit jemandem zu teilen. Er wusste nicht, was er tun sollte, und fragte seinen Großvater um Rat.

Der Stammesälteste hörte ihm ruhig zu und antwortete: »Ich habe oft das Gefühl, als hätte ich zwei gegeneinander kämpfende Wölfe in mir. Der eine ist hinterhältig, gierig, arrogant und hochmütig, und der andere ist friedlich und großzügig. Sie hören nicht auf, sich zu bekämpfen, und du, mein Junge, hast genau dieselben zwei Wölfe in dir.«

»Welcher der beiden Wölfe wird gewinnen?«, fragte der Junge.

Der Stammesälteste erwiderte lächelnd: »Der Wolf, der von dir gefüttert wird.«

Wir alle gewähren einer Art neurologischem Wolfsrudel im Gehirn Unterschlupf. Die alten Tiere wohnen im limbischen System, wo sie von Aggressionen und Angst leben. Sie sind schnell und tüchtig, können lebensgefährlich sein und haben seit über 150 Millionen Jahren das Sagen. Die jüngeren Wölfe sind im Frontallappen und im anterioren cingulären Kortex zu Hause, wo sie zusammen mit Empathie, Vernunft, Logik und Mitgefühl leben. Diese Welpen sind verspielt und ideenreich, aber sie sind im Vergleich zu den Aktivitäten der emotionalen Hirnregionen neurologisch verwundbar und langsam.

Welches der beiden Gehirne würde also gewinnen, wenn es darauf ankäme, differenzierte Gewissensentscheidungen zu treffen? Das selbstsüchtige oder das kooperative Gehirn? Auch hier hängt es wie bei den beiden Wölfen davon ab, welches Sie nähren. Wenn Sie es zulassen, dass Wut und Angst die Oberhand gewinnen, dann verlieren Sie Ihre neurologischen Fähigkeiten, logisch zu denken und mit anderen verständnisvoll umzugehen. Solange Sie sich in negative, ängstliche und hasserfüllte Gedanken vertiefen, ist es nahezu unmöglich, dass Sie inneren Frieden und innere Ruhe finden.

Ein Übermaß an Wut und Angst kann zu einer dauerhaften Störung von vielen Strukturen und Funktionen von Körper und Geist führen. Diese zerstörerischen Emotionen beeinträchtigen nicht nur unsere kognitive Genauigkeit, sondern auch die Art und Weise, wie wir unsere Erinnerungen abspeichern. Außerdem führen sie dazu, dass wir nicht in der Lage sind, soziale Umstände richtig einzuschätzen und angemessen zu reagieren.[1] Wut lässt uns Menschen unüberlegt strafen oder tadeln, und sie führt dazu, dass wir pessimistisch und einseitig nachlässig werden, was Logik und Vernunft betrifft.[2] Darüber hinaus spornt Wut das Gehirn an, unsere Glaubensüberzeugungen zu verteidigen – egal ob sie richtig oder falsch sind – und in diesem Zustand neigen wir dazu, anderen gegenüber Vorurteile zu haben.[3] Wir sehen wütende Gesichtsausdrücke, wo keine sind[4], und schüren dadurch unser eigenes Misstrauen und unsere eigene Angst. Es handelt sich hierbei um einen schleichenden, sich selbst nährenden Prozess, der unsere Verhaltensweisen über lange Zeiträume hinweg beeinflussen kann[5], bis er schließlich sogar wichtige Hirnstrukturen schädigt.

Dieser Vorgang beeinträchtigt auch das menschliche Herz in seiner Funktion. Unabhängig von Alter, Geschlecht oder ethnischer Zugehörigkeit können Wut, Zynismus, Feindseligkeit und eine Abwehrhaltung zu Herz-Kreislauf-Erkrankungen und zu Problemen in den Hirnblutgefäßen führen.[6] Am gefährlichsten ist daran die Tatsache, dass Sie es selbst gar nicht merken, wenn Sie wütend sind und Sie sich in falscher Sicherheit, Zuversicht und in falschem Optimismus wiegen.[7]

Wenn Menschen ihre Religion oder politische Überzeugung – vielleicht sogar ihren Humor oder ihre Häme[8] – als Waffe einsetzen, um Andersgläubige herabzusetzen, so erzeugen sie unwissentlich eine genauso aggressive Gegenreaktion im Gehirn der anderen Person. Aggressionen und Feindseligkeit bringen den anterioren cingulären Kortex und das Striatum zum Stillstand – die zwei Kerngebiete, die unsere Wut- und Angstzustände regulieren können. In dem Moment springt die Amygdala ein und löst im gesamten Gehirn die Kampf-Flucht-Reaktion aus.[9]

Tatsächlich lassen Gehirnscan-Resultate darauf schließen, dass manche Ihrer »limbischen Punkte« bereits jetzt schon gereizt werden, während Sie dieses Kapitel lesen, denn die Amygdala geht sofort in Alarmbereitschaft, sobald das Gehirn Wörter mit negativer Bedeutung sieht oder hört.[10] Wörter wie *Wut, Angst, selbstsüchtig, Gefahr* und *bestrafen* – die in diesem Kapitel viele Male vorkommen – sind neurologisch unangenehm, während positive, emotionsgeladene Wörter wie *Liebe, Mitgefühl* und *Vertrauen* das Striatum und andere Teile des Gehirns aktivieren, die für Freude, Glück, Frieden und für die Erwartung einer bevorstehenden Belohnung zuständig sind.[11] In diesem Kapitel werden wir auf die positiven und die negativen Seiten des »Fundamentalismus« eingehen. Mittlerweile wird das Wort allerdings so eng mit Autoritarismus, Rechtskonservatismus und Terrorismus assoziiert, dass es nahezu unmöglich ist, dieses wichtige gesellschaftliche Problem anzusprechen, ohne dass es Gefühle des Unbehagens hervorruft.

Selbstsucht und Moralität

Wie wir in unserem vorangegangenen Buch bereits detailliert berichtet haben, deuten ungeheuer viele Forschungsaspekte darauf hin, dass wir alle mit einem selbstsüchtigen Gehirn geboren werden. Demnach neigen wir in Entscheidungsfällen biologisch dazu, uns eigennützig zu verhalten, besonders wenn wir uns unbeachtet fühlen.[12] Kinder wissen noch nicht, was es heißt, sich moralkonform zu verhalten, denn ihnen fehlen noch die kognitiven Fähigkeiten, die wir benötigen, um abstrakte ethische Prinzipien zu verstehen. Eltern wissen, dass unterschiedliche Grade der Bestrafung nötig sind, um das Gehirn eines Kindes so zu prägen, dass es gesellschaftliche Regeln befolgt. Aus Sicht der Evolutionsbiologie scheinen soziale Formen der milden Bestrafung sogar dafür zu sorgen, dass Menschen eher dazu neigen, sich uneigennützig zu verhalten.[13]

Neurologisch gesehen neigen wir nicht nur dazu, uns selbstsüchtig zu verhalten. Wir sind sogar neurologisch entsprechend so ausgerüstet, das wir es erkennen können, wenn andere sich egoistisch oder betrügerisch benehmen.[14] Derartige Verhaltensweisen erwidern wir ganz unbewusst mit strafenden und autoritären Reaktionen. Selbst wenn Erwachsene zusammen Gesellschaftsspiele spielen und sich jemand übermäßig aggressiv oder unfair verhält, reagieren die Spielkameraden eher strafend und mit weniger Mitgefühl.[15] Es in der Tat so, dass eine ausgeglichene Kombination aus Bestrafung und Belohnung die Zusammenarbeit zwischen einzelnen Menschen und in Gruppen fördert. Ein vor kurzem in der Zeitschrift *Science* erschienener Beitrag erklärt:

> Forschungsergebnissen zufolge spielt eine starke Wechselseitigkeit – die Kombination aus uneigennütziger Bestrafung und

> uneigennütziger Belohnung – eine wichtige Rolle bei der Evolution der menschlichen Kooperation. Menschen belohnen oft kooperative und gesetzestreue Verhaltensweisen und bestrafen die Missachtung von sozialen Richtlinien. Jahrtausendelang lebten menschliche Gesellschaften ohne moderne Vollstreckungsinstitutionen. Es gab weder unparteiische Polizeibeamte noch Richter, die sicherstellten, dass Gesetzesübertretungen wie das Betrügen bei einem wirtschaftlichen Austausch bestraft wurden. Gesellschaftliche Regeln mussten folglich auf andere Art und Weise durchgesetzt werden.[16]

Zu diesen Maßnahmen gehörte auch die Institutionalisierung der Religion, die seit Jahrhunderten vergeblich versucht, den Gruppenzusammenhalt zu fördern und zerstörerische Verhaltensweisen zu reduzieren. So überrascht es nicht, dass die bereits erwähnte Geschichte der »zwei Wölfe« von unterschiedlichen Religionsgruppen als Metapher verwendet wurde.[17] John Bisagno, ein junger Prediger der südlichen Baptistenkirche, beschrieb zum Beispiel einen spirituellen Kampf, der im Herzen eines zum Christentum bekehrten Indianers stattfand:

> Zum Zeitpunkt der Bekehrung erfüllt uns Gott mit einem vollkommen neuen Wesen, mit der Essenz seines Selbst. Wir verfügen nun über zwei Wesen – das Alte und das Neue, das Körperliche und das Spirituelle, den Leib und den Geist ... Ein alter Missionar kehrte zum Haus eines bekehrten Mohawk-Indianers zurück und fragte diesen, wie es ihm gehe. Der alte Joe sagte: »Nun ja, es scheint, als hätte ich einen schwarzen und einen weißen Hund in mir, die sich ständig bekämpfen.« Der Missionar fragte ihn: »Welcher der beiden gewinnt?«, und Joe antwortete: »Der, der am meisten gefüttert wird.« Unsere tägliche Gemeinschaft mit Gott wird dadurch bestimmt, welches Wesen wir am meisten nähren.[18]

Diese Geschichte erläutert den inneren Kampf eines Menschen zwischen den spirituellen und den körperlichen Genüssen. Billy Graham, der amerikanische Fernsehprediger aus der baptistischen Erweckungsbewegung, benutzte eine Variante, um »den inneren Krieg, der in das Leben eines Menschen eintritt, der wiedergeboren wird«[19], darzustellen. Sowohl Bisagno als auch Graham waren sich intuitiv des neurologischen Kampfes bewusst, den wir bei dem Versuch, uns zu höheren ethischen Prinzipien und Idealen zu bekennen, würden bestreiten müssen. Wenn Sie sich aber zu sehr dem inneren Kampf hingeben, können Sie in Ihrem Gehirn genauso viel Schaden anrichten, wie lebenslanger Alkoholismus und Drogenkonsum es zu tun vermögen.[20]

Das selbstsüchtige Gehirn bändigen

Wir alle beginnen das Leben mit einer biologischen Neigung zur Selbstsucht und es ist erwiesen, dass wir dieses Charaktermerkmal nur selten, wenn überhaupt, aufgeben. Wir mögen sie zwar vorübergehend abstellen können, um mit unseren Mitmenschen besser auszukommen, aber auch dann scheint Altruismus häufig ein Nebenprodukt der gegenseitigen Befriedigung der eigenen persönlichen Wünsche zu sein.[21] In einem interessanten Experiment wurden die Teilnehmer gebeten, jeweils zwei Jobs zuzuweisen: einen sich selbst und den anderen einer Person, die sie nicht sehen konnten. Die eine Aufgabe war interessant und hatte einen finanziellen Anreiz, die andere war langweilig und wurde nicht entlohnt. Die meisten Versuchspersonen entschieden sich für den bezahlten Job. Eine weitere Gruppe von Teilnehmern durfte eine Münze werfen, um sich die Entscheidung zu erleichtern. Die Hälfte der Gruppe warf zwar die Münze, aber die meisten wiesen sich trotzdem selbst die angenehmere Aufgabe zu, auch wenn die Münze eigentlich anders entschieden hatte. Als den Aufgabenverteilern jedoch ein Spiegel vorgesetzt wurde, verhielten sie sich fair.[22]

Vielleicht taten sie es, weil sie sich schuldig fühlten oder weil sie daran erinnert wurden, dass die andere Person nicht fiktiv war, sondern wirklich existierte. Dann integrierten Forscher der Universität von Britisch-Kolumbien in Kanada das Konzept Gott in einen der simulierten Wettbewerbe oder eines der »Vertrauens«-Spiele.[23] Interessanterweise verhielten sich die Teilnehmer ihren Gegnern gegenüber nun viel großzügiger. Offensichtlich können also spirituelle Anreize dazu führen, dass wir uns moralischer verhalten. Die Experimente ergaben jedoch auch, dass Gedanken oder Bilder von Polizeibeamten oder von bürgerlichen Behörden die Großzügigkeit der Menschen fördern. Diese Studie schenkt der Vorstellung Glauben, dass autoritäre Konzepte dabei helfen können, die unkooperativen »Wölfe« der Gesellschaft zu zähmen, was ein Grund dafür sein könnte, warum die meisten Religionen der Alten Geschichte voller strafender Götter und Regeln waren. Dieses empfindliche Gleichgewicht muss allerdings gehalten werden, denn wenn Sie sich zu sehr auf die negativen Dinge konzentrieren, erzeugen Sie wie gesagt Angst, Furcht und Erschöpfungszustände im neurologischen Bereich.

Kleinen Kindern fällt es besonders schwer, Geschichten über den Zorn Gottes zu verarbeiten. Wir wissen zum Beispiel, dass Albträume bei Kindern in direktem Zusammenhang mit ihren Reaktionen auf furchterregende Bilder und auf feindselige Worte stehen.[24] Weiterhin ist erwiesen, dass Bilder eines strafenden und autoritären Gottes sowohl christliche als auch muslimische Kinder verängstigen. In einer Studie, die in den Vereinigten Arabischen Emiraten durchgeführt wurde, untersuchten Psychiater mit Hilfe von 340 Heranwachsenden die Verbreitung von Angst. Von den 60 aufgelisteten Angstgegenständen riefen besonders der Glaube an den Teufel und die Angst, gegen eines der religiösen Gesetze zu verstoßen, bei 50 Prozent der Teilnehmer starke negative Reaktionen hervor. Die Forscher erklärten, »fast die Hälfte der Kinder berichteten, dass diese Furcht bei ihnen erhebliche Qualen verursache und sie von ihren alltäglichen Tätigkeiten abhalte«.[25]

Aber wie finden wir die »richtige« Balance zwischen Bestrafung und Belohnung? Diese Frage hat weder die Psychologie noch die Theologie zufriedenstellend beantworten können. Bisher ist es auch noch niemandem gelungen, schlüssig zu belegen, dass wir über die Religion unsere moralischen Überzeugungen festigen können. So stellte eine Studie zum Beispiel eine Verbindung zwischen Ehrlichkeit und Religiosität her[26], während eine weitere Studie bemerkte, dass Studenten, die einer religiösen Organisation angehören, akademisch unehrlicher waren als jene, die ihre Spiritualität selbstständig und allein ausübten.[27] Viele Menschen sind zwar davon überzeugt, dass sie dank ihrer Bekehrung zu einem Leben von größerer religiöser Tiefe einige zerstörerische Verhaltensweisen ablegen konnten. Doch weist eine andere Studie darauf hin, dass die Wahrscheinlichkeit, dass »erlöste« Männer Pornografie konsumieren und ihre Ehefrauen misshandeln, dieselbe ist wie bei »unerlösten« Männern.[28]

Gibt es also eine verlässlichere Art und Weise, wie wir unser selbstsüchtiges Gehirn bändigen können? Aus neurologischer Sicht ist die Antwort überraschend einfach, denn wir müssen uns anderen gegenüber nur bewusst liebevoll und fair verhalten. Wie die Ergebnisse vieler Studien gezeigt haben, wird unsere Umwelt umso großzügiger, je barmherziger wir uns verhalten.[29] Und sobald wir bemerken, dass jemand unsere

Bedürfnisse mitempfindet, reagiert unser Gehirn, indem es mehr Großzügigkeit erzeugt – ein Mechanismus, der als reziproker Altruismus bekannt ist.[30]

Wenn wir im allgemeinen Sprachgebrauch die Redewendung »Eine Hand wäscht die andere« benutzen, so beschreiben wir genau dieses Phänomen. Wenn wir uns also anderen gegenüber freundlich und respektvoll verhalten, ernten wir Freundlichkeit und Respekt, selbst von denjenigen, die einem anderen Glauben angehören. Es entsteht eine Aufwärtsspirale, die den anterioren cingulären Kortex stimuliert, der einen entscheidenden Teil des wahren Herzstückes des Gehirns ausmacht. Gemäß den Neurobiologen der Universität von Kalifornien in Los Angeles ist die Aktivierung des anterioren cingulären Kortex und des präfrontalen Kortex eine »Widerspiegelung des aktiven Unterbindens von unerwünschten rassistischen Vorurteilen«.[31]

Wir leben in einer pluralistischen Gesellschaft und das allein genügt, um eine biologische Reaktion auszulösen, die unsere Voreingenommenheit schürt. Es ist aber wissenschaftlich erwiesen, dass diejenigen, die bewusst danach streben, sich zum Pluralismus und der Vielfalt der Glaubensrichtungen zu bekennen, ihre Mitmenschen gleichwertiger, fairer und großzügiger behandeln.[32] Zahlreichen Untersuchungen zufolge können wir das Maß der im Gehirn gespeicherten Vorurteile reduzieren, wenn wir freundschaftlichen Kontakt mit Gruppen unterschiedlicher Religionen, Kulturen, Hautfarben und Ethnien pflegen.[33]

Andere Forschungsarbeiten haben ergeben, dass sich Menschen, die egalitäre Glaubensüberzeugungen vertreten, weniger autoritär verhalten.[34] Es scheint sogar, als hätte der Mensch eine biologische und evolutionäre Neigung dazu, unter konkurrierenden Gruppen und Einzelpersonen Gleichheit schaffen zu wollen[35], und sobald diese Gleichheit hergestellt ist, verbessert sich die Kooperation miteinander.[36] Dies ist in der Tat die Hoffnungsgrundlage, die wir für all die Konflikte benötigen, die derzeit in so vielen Nationen weltweit ausgetragen werden.

Eine »Wir gegen sie«-Mentalität

Auch wenn wir uns selbst trainieren können, weniger Vorurteile zu hegen und anderen gegenüber toleranter zu sein, werden wir tief im Gehirn immer ein gewisses Maß an »Ausschließlichkeits-Mentalität« verbergen, die uns dazu verleitet, die Relevanz anderer Glaubensrichtungen abzulehnen. Im Grunde sind wir alle voreingenommen und halten unsere eigene Glaubensüberzeugung für die einzig wahre, selbst wenn die Beweise unsere Meinung deutlich widerlegen. Ein gutes Beispiel hierfür liefert eine Studie mit religiösen und nichtreligiösen Studenten. Darin wurde untersucht, wie diese die Glaubensüberzeugungen der jeweils anderen Gruppe bewerteten. Beide Gruppen empfanden jeweils die andere als unlogisch, bemerkten aber nicht, dass ihre eigenen Anschauungen und Glaubensüberzeugungen unlogisch waren.[37] Mit anderen Worten sieht der Verstand der Menschen in seiner Voreingenommenheit nur Beweise, die die eigenen Ansichten untermauern. Anders ausgedrückt: Das Gehirn bevorzugt Beständigkeit, die uns dabei hilft, unsere Glaubenssysteme aufrechtzuerhalten.

Das menschliche Gehirn ordnet Objekte und Menschen automatisch in separate und voneinander unterscheidbare Gruppen ein, bevor wir uns für eine der Gruppen entscheiden. So feuern wir im Baseball unser Lieblingsteam an und machen die gegnerische Mannschaft schlecht. Wir neigen dazu, allen Aussagen der gegnerischen Partei zu misstrauen. Das Gleiche gilt für all diejenigen, von denen wir glauben, dass sie einer »anderen« Gruppe angehören – ob im religiösen, politischen oder ethnischen Bereich –, denn wir neigen dazu, die andere Gruppe unfair zu behandeln. Vielen Studien zufolge wird die »Ingroup« immer Szenarien inszenieren, bei denen die »Outgroups« schlechter abschneiden.[38] Die Ingroup-Moral wird auch mit dem Gruppenkonflikt in Verbindung gebracht.[39]

Eine »Wir gegen sie«-Mentalität besteht selbst dann, wenn die Trennung willkürlich als Teil eines Experiments oder eines Spiels vorgenommen wird. Nachdem die Teilnehmer in beliebige Gruppen aufgeteilt wurden, verspürten sie eine stärkere Zugehörigkeit zu ihren eigenen Gruppen. Darüber hinaus waren sie den anderen Gruppen gegenüber negativ eingestellt, auch ohne dass Religion, sexuelle Identität oder Kultur eine Rolle spielten.[40] Mit anderen Worten reicht allein eine Gruppenzugehörigkeit aus, um Gefühle der Feindseligkeit gegenüber anderen Menschen zu erzeugen, was wiederum den Wunsch entstehen lässt, sich von ihnen absondern zu wollen.

Es gibt aber eine ganz einfache Lösung. Wenn Sie Ihrer natürlichen Neigung zu Voreingenommenheit und Outgroup-Vorurteilen entgegenwirken möchten, sollten Sie sich laut Susan Fiske, Professorin an der Universität Princeton, nicht selbst »kategorisieren«. Sie sagt, dass wir Menschen die Automatik, mit der wir kategorienbasierte Eindrücke bilden und Entscheidungen fällen, überwinden und sogar verhindern können.[41] Sie tun sich selbst und der Gesellschaft Gutes, wenn Sie sich weder mit dem Christentum, dem Islam, dem Judentum noch mit dem Atheismus identifizieren. Selbst Bezeichnungen wie Demokrat, Republikaner oder Amerikaner können im Gehirn unbewusst eine Mentalität des »Wir gegen sie« auslösen.

Scan-Studien zum Gehirn haben viel zur Dokumentation der ihm innewohnenden Biologie des ausschließenden Denkens beitragen können, denn diese ist eng mit der Balance zwischen dem limbischen System und den Frontallappen verbunden. Eine Studie hat bewiesen, dass unser Gehirn in Sekundenschnelle mit Angst reagiert, wenn wir Menschen einer anderen Hautfarbe *(race)* begegnen.[42] Glücklicherweise können wir lernen, uns über diese schädliche Seite des Gehirns hinwegzusetzen, aber auch dies setzt voraus, dass Sie sich bewusst dazu verpflichten, anderen Toleranz und Mitgefühl entgegenzubringen.[43]

Wir haben also die Wahl. Entweder lassen wir uns von den negativen Emotionen des limbischen Systems leiten oder wir verändern das Verhältnis zugunsten der Barmherzigkeit des anterioren cingulären Kortex und der Frontallappen. Auch Kinder tragen bereits das Anfangsstadium der beiden Wölfe in sich und neigen dazu, andere Kinder auszuschließen, die in eine Minderheitskategorie fallen. Wenn man sie aber mit anderen in eine gemischte Gruppe mit verschiedenen Kulturen einteilt und ihnen ein Projekt gibt, bei dem jeder mithelfen muss, verlieren die Kinder ihre Vorurteile und Feindseligkeiten und die Zusammenarbeit in der Gruppe gedeiht.[44]

Fundamentalismus und Wut

Obwohl sich fast ein Drittel der Amerikaner für christliche Fundamentalisten hält[45], ist dies wahrscheinlich die Art der Religiosität, über die wir und sogar die Mitglieder von fundamentalistischen Gemeinden am wenigsten wissen. Um die vielen Dimensionen der Fundamentalismen dieser Welt besser zu verstehen, leiteten Martin Marty und Scott Appleby, Professoren der Universität von Chicago, eine mehrjährige interdisziplinäre Studie mit dem Titel »Fundamentalismus-Projekt«

durch. Ihre Ergebnisse wurden in fünf enzyklopädischen Bänden zu diesem Thema veröffentlicht.[46]

Hunderte von Experten zogen es in Erwägung, dass die zahlreichen Arten des Fundamentalismus und der ihm ähnlichen Bewegungen eines gemeinsam haben: Fundamentalisten stützen sich auf strenge Interpretationen ihrer heiligen Schriften. Fundamentalisten kommen gewöhnlich aus konservativen, traditionellen oder strenggläubigen Kulturen. Diese fühlen sich in der Regel durch das bedroht, was sie als moderne Erosion der traditionellen Werte und Glaubensüberzeugungen empfinden. Darüber hinaus verspüren diese Kulturen manchmal den Drang, tatkräftig gegen diejenigen angehen zu müssen, die anderer Meinung sind.

Andere Experten haben darauf hingewiesen, dass der Fundamentalismus an sich keine einheitliche religiöse Tradition ist und dass die fundamentalistischen Traditionen auf vielerlei Arten ausgelegt werden. Manche von ihnen geben sich friedlich und gelassen, während andere feindselig und aggressiv sind. Der Fundamentalismus ist also sowohl positiv als auch negativ behaftet, aber alles in allem handelt es sich für den Gläubigen um ein sehr persönliches und komplexes Bedeutungssystem.[47]

Auf persönlicher Ebene scheint es gesundheitsfördernd zu wirken, wenn Sie sich stark zu einer Religion bekennen. Aus mehreren Studien geht nämlich hervor, dass Angstzustände und Depressionen bei einer starken religiösen Überzeugung nachlassen.[48] Auch im Iran wurde bei sehr religiösen Medizinstudenten ein reduziertes Maß an Angstzuständen gemessen.[49] Ein starker religiöser Glaube gibt den Menschen Trost, denn er verleiht ihnen ein unzweideutiges Weltbild. Außerdem sind sich die Anhänger von fundamentalistischen Gemeinden gegenseitig eine große gesellschaftliche Stütze. Es gilt allerdings auch als erwiesen, dass die seelische Unterstützung vonseiten der Familie bei der Angstbewältigung im Allgemeinen effektiver ist als die der Religion.[50]

Andererseits scheinen religiöse und nichtreligiöse Fundamentalisten (besonders Männer) von Natur aus ängstlicher zu sein[51], weswegen sie dazu neigen, Menschen in Machtpositionen zu misstrauen. Unglücklicherweise ist das der Beginn des Teufelskreises, denn je mehr wir die Menschen pathologisieren, die uns nicht vertrauen, desto mehr Grund geben wir ihnen, uns zu misstrauen.[52] Die einzig wahre Alternative besteht also darin, dem Misstrauen mit Verständnis und Mitgefühl entgegenzuwirken.

Wir sind davon überzeugt, dass das neurologische Problem des Fundamentalismus nicht in der strengen Einhaltung eines bestimmten Glaubens verankert ist. Das wirkliche Problem entsteht erst dann, wenn Menschen versuchen, ihre Wutgefühle anderen gegenüber mit ihrer Religion zu rechtfertigen. Insbesondere wenn wir wütende Gedanken äußern oder ihnen zuhören, kann es passieren, dass wir die normalen Nervenfunktionen in vielen Teilen des Gehirns unterbrechen. Tatsächlich reicht das bloße Lesen von emotional bewegenden Wörtern aus, um die Amygdala und den Hippocampus auf ähnliche Art und Weise zu stimulieren wie die Kodierung von traumatischen Erinnerungen.[53]

Wenn Sie einer wuterfüllten Rede zuhören – ob in einer Kirchengemeinde oder in einem politischen Gremium –, beginnen bestimmte Teile Ihres Gehirns die Wut des Redners widerzuspiegeln.[54] Auch wenn Sie nur ein Bild eines strengen, wütenden oder verachtenden Gesichtsausdrucks sehen, werden dieselben neuronalen Reaktionen ausgelöst.[55] Denn die Kreisläufe, die mit der Amygdala verknüpft sind, gelten beim Menschen als besonders empfänglich für die emotionalen Gesichtsausdrücke anderer.[56] Je intensiver der Gesichtsausdruck, desto intensiver die emotionale Reaktion.[57]

Selbst wenn Sie in den Nachrichten Gewalttaten sehen oder Sie sich einen Film mit vielen Gewaltszenen anschauen, löst das bei Ihnen Gefühle von Wut, Aggression, Negativität und Machtlosigkeit aus.[58] Und genau die gleichen Reaktionen werden im Gehirn ausgelöst, wenn Sie sich Lieder mit feindseligen Texten anhören[59], egal ob diese humorvoll dargeboten werden oder nicht.[60] Darüber hinaus hat eine Metaanalyse der Untersuchungen von Videospielen ergeben, dass »brutale Videospiele bei Kindern und jungen Erwachsenen zu aggressiven Verhaltensweisen führen«.[61] Laut Craig Anderson, Forscher an der Universität von Iowa, stehen »die verderblichen Auswirkungen auf das Benehmen, die Kognition und den Affekt« in direkter Verbindung mit »ernsthaften, realitätsbezogenen Aggressionen.«[62] Sie können es drehen und wenden, wie Sie wollen, jede Form von Wut – die, der Sie ausgesetzt sind, wie jene, die Sie selbst zum Ausdruck bringen – schadet nicht nur Ihrer Gesundheit, sondern stellt auch eine Gefahr für die Gesellschaft dar.

Was das Gehirn betrifft, sind negative Äußerungen wirksamer als positive Worte.[63] Negative Bemerkungen und Erinnerungen werden im Gehirn tiefer kodiert, und es ist extrem schwer, diese Erinnerungen wieder zu löschen. Tatsächlich reicht der Umgang mit negativen Menschen vollkommen aus, um Sie voreingenommener werden zu lassen, denn negative Meinungen können nahezu jede Ihrer positiven Ansichten mühelos erschüttern.[64]

Im Grunde genommen ist das menschliche Gehirn darauf ausgerichtet, die emotionalen Ausdrücke anderer nachzuahmen.[65] Es gibt uns nicht nur die Möglichkeit, das zu fühlen, was andere fühlen, sondern es verursacht die sogenannte emotionale Ansteckung. Dies ist ein universeller neurologischer Prozess, der bewirkt, dass subjektive Gefühle auf andere Menschen übertragen und über gesellschaftliche Gruppen hinweg verteilt werden.[66] Wie schnell reagiert das Gehirn also auf die Emotionen anderer? Wenn Sie einen wütenden Gesichtsausdruck sehen, reagiert das Gehirn in Sekundenschnelle mit Angst.[67]

Wut mit Mitgefühl begegnen

Wie gehen wir also mit einer Person um, die hartnäckig versucht, uns mit wütender Redekunst von unserem Glauben abzubringen? Man kann sich entweder der Situation entziehen oder es mit Mitgefühl versuchen. Ich befand mich erstmalig in einer derartigen Situation, als ich zu meiner Schulzeit mit einem Mädchen ausging, dessen Familie fest in der Glaubenswelt des Fundamentalismus verwurzelt war. Die Eltern und Geschwister glaubten an die buchstäbliche Interpretation der Bibel, und da ich mich ihren Lehrsätzen nicht anschloss, würde ich ihrer Meinung nach in der Hölle enden. Die Angehörigen bombardierten mich unaufhörlich mit Behauptungen und Argumenten, warum sie recht hätten und ich mich angeblich irrte. Manchmal artete das Gespräch in eine hitzige Diskussion aus, und obgleich wir die Ansichten der jeweils anderen Person entschieden ablehnten, taten wir alles, um den Dialog nicht enden zu lassen.

Für den beeindruckbaren Teenager in mir war diese Erfahrung faszinierend und zugleich beunruhigend. Ich hatte – vergebens – versucht, ihren Glauben in Frage zu stellen. Aber ich war stets respektvoll geblieben und hatte dabei viel über meine eigene Wertschätzung und Glaubensüberzeugung erfahren. Ich hatte sie einst gefragt, wie sie reagieren würden, wenn eine Familie von Aliens aus einer anderen Welt den Planeten Erde besuchen würde. »Wenn diese jede Religion näher betrachten würde«, sagte ich, »würden sie feststellen, dass jede einzelne ihre eigenen heiligen Schriften, Loblieder und heiligen Wahrheiten besitzt. Wie sollten sie sich für eine Religion entscheiden?« Die Familie meiner Freundin gab zu, dass es den Aliens schwerfallen würde – und dass es letztendlich eines Vertrauensvorschusses bedürfe. Und vielleicht sollten wir dies alle beherzigen. Woran auch immer wir glauben, unser Gehirn gewährt einen Vertrauensvorschuss.

Da ich an den Vorstellungen der Angehörigen meiner Freundin interessiert war, begegneten sie mir mit Respekt, und ich wusste nach dieser Erfahrung, dass Respekt für den Umgang mit Menschen einer grundsätzlich anderen Glaubensüberzeugung unentbehrlich sein würde. Ich fragte mich auch, ob es jemals möglich sein würde, die Denkweise einer anderen Person mühelos zu verändern, insbesondere die eines »wahren« Gläubigen. Über diese Frage denke ich bereits seit Jahrzehnten nach, und die Antwort lautet: nein. Je mehr wir uns in eine bestimmte Ideologie vertiefen, desto mehr reagiert das Gehirn aus neurologischer Sicht auf diesen Glauben, als sei er objektiv real. Es gibt also keine einfache Methode und auch keine Droge, die die fundamentalistische Überzeugung eines Menschen ändern könnte.

Schadet Skepsis dem Gehirn?

Nein, aber Zynismus tut es. Skepsis impliziert Aufgeschlossenheit und die Bereitschaft, sich kein Urteil zu bilden, bevor nicht beide Seiten in Betracht gezogen wurden. Dies fördert die Nervenfunktionen, besonders jene in den Frontallappen. Dahingegen ist ein Zyniker jemand, der seinen Unglauben so weit getrieben hat, dass er emotional misstrauisch und zurückweisend ist und anderen Meinungen gegenüber geradezu feindselig eingestellt ist. Diese »limbische« Persönlichkeit ist pessimistisch und neurologisch derart gefährlich, dass sie das Leben erheblich verkürzen kann.

Das Gleiche gilt für den Umgang mit wütenden Menschen. Es ist nicht immer leicht, aber wenn wir es schaffen, für deren eigentliches Leid und den zugrunde liegenden Schmerz Mitgefühl aufzubringen, dann erwidert deren Gehirn unsere Freundlichkeit. Tatsächlich haben Forschungsarbeiten ergeben, dass sehr einfühlsame Menschen dazu neigen, einen wütenden Gesichtsausdruck mit einem Lächeln zu erwidern.[68] Wütende Menschen besitzen diese Fähigkeit nicht. Sie gehen automatisch davon aus, dass andere Menschen ihre Wut mit Wut erwidern, woraufhin sie ihnen noch mehr Feindseligkeit entgegenbringen.[69]

Das gilt auch für Wölfe. Oft kommt das Tier unversehrt davon, das sich nicht auf einen Kampf einlässt. Etliche Forschungsarbeiten zur Meditation belegen, dass Menschen, die einen aufmerksamen Akzeptanzzustand bewahren, mit ihren Mitmenschen besser auskommen.[70] Je mehr wir also lernen, einfühlsam zu sein, desto mehr bauen wir zwischenmenschliche Animositäten ab.[71] Dieses Prinzip werden wir in den Kapiteln 9 und 10 noch näher erörtern.

Wir werden mit unbeirrbaren Fundamentalisten wahrscheinlich am besten fertig, wenn wir sie weiterbilden und mit anderen Vorstellungen konfrontieren. Je häufiger wir von andersartigen Vorstellungen hören, lesen oder über sie nachdenken, desto tiefere Wurzeln schlagen diese gemäß unserer Forschung. Mit der Zeit lässt das Misstrauen gegenüber Andersgläubigen nach. Dies wurde erst kürzlich im großen Rahmen im evangelikalen »Bibelgürtel« Kaliforniens demonstriert. Alle Schulanfänger an der staatlichen Schule in Modesto mussten »Weltreligionen« als Pflichtfach belegen.[72] Die Religionsführer von Modesto schlossen sich zu einem Beratungsausschuss zusammen und segneten den Kurs. Nach dessen Ablauf ergaben Tests, dass die Schüler größeren Respekt vor der Religionsfreiheit hatten. Sie machten weniger respektlose Bemerkungen über Anhänger anderer Religionen, besonders über Muslime. Außerdem fühlten sie sich in ihrem eigenen Glauben wohler und hatten gelernt, die Gemeinsamkeiten der großen Religionen zu verstehen und zu würdigen.

»Noble« Ideologien

Wir sind davon überzeugt, dass das Problem nicht im Fundamentalismus liegt, sondern vielmehr im Autoritarismus und in dem Impuls, die eigenen Ideale so vielen Menschen wie möglich überstülpen zu wollen. So konnte der amerikanische Psychologe Philip Zimbardo in der Tat anhand eines berühmten Experiments belegen, dass es sowohl gesellschaftlich als auch neurologisch gefährlich ist, sich in eine Position von grenzenloser Autorität zu begeben.[73] Er unterteilte eine Gruppe gesunder Erwachsener willkürlich in »Gefangene« und autoritäre »Wachmänner«. Die Häftlinge wurden in einem Scheingefängnis eingesperrt. Die Wachleute bekamen nur die Aufgabe, für Disziplin zu sorgen und die Gefangenen unter Kontrolle zu halten. Nach weniger als 24 Stunden geriet das Experiment außer Kontrolle. Die Gefangenen wurden bestraft, gedemütigt und erniedrigt. Es dauerte nicht lange, bis sich die gleichen Verhaltensweisen durchsetzten, die auch die US-Soldaten in Abu Ghraib, dem amerikanischen Militärgefängnis im Irak, an den Tag legten. Zimbardo wies darauf hin, dass sich hinter jeder Form von religiösem und politischem Missbrauch noble Ideologien verbergen, welche die denkbar schlimmsten Zerstörungen zulassen, weil man immer sagen kann: »Ich habe es für Gott getan.«[74]

Sarah Mancuso vom Oberlin-College entdeckte außerdem, dass Menschen von Ideologien zu Gewalttaten angetrieben werden.[75] Ideologische Starre – sei sie religiös oder politisch bedingt – reduziert die Aufgeschlossenheit für Veränderungen. Darüber hinaus neigen religiöse und politische Idealisten dazu, dogmatisch und engstirnig zu sein und Zweideutigkeit nicht tolerieren zu können.[76] Sie sind anderen gegenüber pessimistisch eingestellt und fühlen sich von Menschen mit anderen Ideologien in ihrem Dasein bedroht. Des Weiteren gilt: Je extremer die Ideologien sind, desto höher ist das Maß an Intoleranz, besonders gegenüber Andersgläubigen.

Der Mainstream-Konservatismus – sowohl religiöser als auch politischer Art – spiegelt die Art von kognitiver Starre, von der ich hier spreche, nicht wider.[77] Tatsächlich sind im Vergleich zur allgemeinen Bevölkerung nur relativ wenige der amerikanischen Religionsgruppen nach außen hin von Hass erfüllt. Religion ist also nicht das grundlegende Problem des Fundamentalismus. Auch die autoritären Ideologien, die sich hinter ihnen verstecken, sind nicht die Ursache der Probleme, die wir in der heutigen Welt erleben. Das Problem ist einzig und allein die Wut. Und wenn Sie diese Wut mit einer bestimmten Ideologie verbinden und sie zu einer religiösen oder politischen Institution ausgestalten, dann besteht die ernsthafte Gefahr, dass sich individuelle Feindseligkeiten gegenseitig hochschaukeln, bis sie die emotionalen Grenzen überschreiten. Zu dem Zeitpunkt lassen sich die destruktiven, irrationalen Verhaltensweisen leichter nach außen hin ausdrücken. Dies ist aus neurologischer Sicht die zugrunde liegende Basis, und es baut alles auf den primitiven, fundamentalistischen Eigenschaften des limbischen Gehirns auf.

Wenn Gott böse auf Sie wird

Manche Menschen haben so intensiv mit ihren inneren Wölfen zu kämpfen, dass sie einen Punkt erreichen, an dem sie das Gefühl haben, Gott bestrafe sie für die Art und Weise, wie sie ihr Leben bis dahin geführt haben. In meiner Rolle als Arzt habe ich dieses Verhalten schon oft bei Patienten gesehen, die unter bestimmten Krankheiten leiden, besonders bei Menschen mit Krebs und bei Drogenabhängigen. Zuerst stellen sie die Frage: »Warum ich?« Dann überlegen sie, ob sie Gott verärgert haben, denken über die Schuld nach und fragen: »Warum habe ich dieses Problem bekommen, obwohl ich mir doch immer Mühe gegeben habe, ein guter Mensch zu sein?« Bei kranken kleinen Kindern höre ich manchmal die Eltern klagen: »Warum tut Gott das einem so unschuldigen Wesen an?« Dies kommt der Frage gleich, warum guten Menschen Böses widerfährt. Dieses Thema beschäftigt die Theologen schon seit Tausenden von Jahren.

Wenn etwas nicht so läuft, wie es unserer Meinung nach sollte, beginnt das Gehirn sich zu fragen, was schiefgelaufen ist. Wenn Sie die Schuld auf die Welt oder auf Gott schieben, geben Sie alle Selbstverantwortung ab. Auf diese Weise wird das Problem mit Sicherheit nicht gelöst. Wenn Sie sich aber selbst die Schuld geben, kann Ihr Schuldgefühl dazu führen, dass die Frontallappen ihre Funktion einstellen. Sollte dies passieren, sind Sie nicht mehr imstande, die Situation zu analysieren, und je länger Sie sich auf ein negatives Selbstgefühl konzentrieren, desto eher werden Sie depressiv.[78]

In Krankenhäusern verstehen die wenigsten Patienten die medizinische Ursache für ihre Krankheit und viele sind sehr kreativ mit ihren Selbstvorwürfen: »Ich habe mich nicht gut ernährt, ich habe nicht genug Sport getrieben, ich habe nicht richtig gebetet.« Und sollten sie religiös sein, mögen sie sich fragen, ob sie gesündigt haben. Sind sie das nicht, dann geben sie womöglich ihrem Unterbewusstsein die Schuld. Manchmal versuchen sie noch nicht einmal, wieder gesund zu werden – sie wollen es nicht. Sie weigern sich, ihre Medikamente zu nehmen, und sind nicht bereit, an einem Abstinenzprogamm teilzunehmen und zu versuchen, ihr Leben umzukrempeln. Es ist äußerst schwer, diesen Rhythmus zu unterbrechen, besonders für diejenigen, die sehr religiös sind. Studien zufolge können religiöse Angst- und Schuldgefühle zu Depressionen und Selbstmordgedanken führen, besonders bei Menschen, die überzeugt sind, sie hätten eine unverzeihliche Sünde begangen.[79]

Oft wirken bei diesen Patienten weder logische noch medizinische Erklärungen. Die meisten Unikliniken verstehen aber mittlerweile, dass das Problem bei einem Großteil der Menschen ebenso spirituell wie medizinisch bedingt ist. Deswegen bieten unsere medizinischen Einrichtungen, wie viele andere auch, mittlerweile allen Interessierten einen spirituellen Beratungsdienst und Seelsorge an. Als Mediziner sind wir zu der Erkenntnis gekommen, dass sich Patienten nicht nur mit ihren körperlichen und geistigen Sorgen, sondern auch mit ihrer spirituellen »Krankengeschichte« auseinandersetzen müssen. In diesem Zusammenhang muss ich an die Bibelgeschichte von Hiob denken, der schrecklich leidet, obwohl er ein tugendhaftes Leben führt. Seine Freunde halten ihn für einen Sünder und glauben, Gott würde ihn bestrafen. Hiob sprach zu Gott, aber Gott antwortete nicht, bis er endlich sagte: »Wo warst du, als ich die Erde erschuf?« Der tiefere Sinn liegt hier, zumindest für mich, darin, dass wir das Geheimnis Gottes nie verstehen werden. Wir sollten auch nicht so überheblich sein zu glauben, dass wir verstehen, wie die Welt funktioniert. An dieser Stelle ist der Glaube gefragt, sei es an sich selbst, an die Medizin, an die Wissenschaft oder an Gott. Der Glaube mäßigt unsere Ängste und unsere Bedenken, und er kann vielleicht sogar unseren Glauben an einen wütenden Gott mildern. Das Schöne an der Hiobsgeschichte ist, dass sie den leidenden Gläubigen daran erinnert, dass Gott höchst barmherzig ist. Und aus medizinischer und neurologischer Sicht kann Barmherzigkeit sowohl Leib als auch Seele heilen. Gemäß den Belegen, auf die wir uns in diesem Buch immer wieder beziehen, führen die meisten Formen der spirituellen Kontemplation zweifellos zu einem gesünderen Gehirn und höchstwahrscheinlich auch zu einer gesünderen Gesellschaft. Aber Sie müssen das Gehirn trainieren, indem Sie sich beständig neuen Vorstellungen aussetzen. Variieren Sie von Zeit zu Zeit die Art und Weise, wie Sie über Gott und die Spiritualität nachdenken, und Sie werden die Mannigfaltigkeit, die Fehlbarkeit und das Geheimnis des menschlichen Glaubens schätzen lernen.

Aber wie aufgeschlossen Sie auch werden und für wie tolerant und barmherzig Sie sich auch halten mögen, es wird in Ihrem Gehirn immer ein Teil der neurologischen Ausschließlichkeit und des Fundamentalismus zurückbleiben – der Wolf, der auf alles, was anders und neu ist, mit Angst und Bedenken reagiert. Der Kampf zwischen Gut und Böse, zwischen Toleranz und Intoleranz, zwischen Liebe und Hass unterliegt der Eigenverantwortung eines jeden Menschen dieser Welt. Es bleibt die Frage: Welchen Wolf wollen Sie füttern und welchen wollen Sie zähmen?

TEIL DREI

Die innere Realität umwandeln

Ein Gelassenheitsgebet

Gott, gib mir die Gelassenheit,
Dinge hinzunehmen, die ich nicht ändern kann,
den Mut, Dinge zu ändern, die ich ändern kann,
und die Weisheit, das eine vom anderen zu unterscheiden.

Reinhold Niebuhr

8

Gehirntraining

Acht Methoden, Ihren körperlichen, geistigen und spirituellen Gesundheitszustand zu verbessern

Wie wir in diesem Buch immer wieder betont haben, sind viele spirituelle Praktiken für Ihr Gehirn grundsätzlich gesundheitsfördernd. Es ist nicht von Belang, wie Sie an Gott glauben. Viele Forschungsergebnisse belegen, dass diese Praktiken selbst dann funktionieren, wenn Sie gar nicht an ihn glauben. Dies liegt unter anderem daran, dass Spiritualität oftmals im Sinne von persönlichen Wertschätzungen und als Suche nach Bedeutung und Wahrheit definiert wird, weswegen spirituelle Praktiken viele Formen annehmen können.

Wenn wir die konservativsten Beurteilungen der vielen hundert medizinischen, neurologischen, psychologischen und soziologischen Studien näher betrachten, bilden sich zwei Schlussfolgerungen heraus: Erstens schadet die Teilnahme an religiösen und spirituellen Aktivitäten gewöhnlich nicht, es sei denn, Sie konzentrieren sich auf einen autoritären Gott, der Sie mit Wut und Angst erfüllt. Und, wie wir bereits zu Anfang des Buches bemerkt haben, erhöhen selbst minimale religiöse Beteiligungen unsere Lebenserwartung und verbessern unseren Gesundheitszustand.

Die zweite Schlussfolgerung lautet: Aktivitäten wie Meditation und intensive Gebete bewirken eine dauerhafte Stärkung der neuronalen Funktionen in bestimmten Teilen des Gehirns, die dafür zuständig sind, Angst und Depressionen zu mindern. Sie steigern gleichzeitig unser soziales Bewusstsein und unsere Einfühlsamkeit und verbessern die kognitiven und intellektuellen Funktionen. Die Neuralkreisläufe, die durch die Meditation aktiviert werden, schützen Sie vor vielen gesundheitsschädlichen Auswirkungen des Alterungsprozesses und des Stresses und lassen Sie Ihre eigenen Emotionen besser kontrollieren. Zumindest helfen Ihnen derartige Übungen dabei, ruhig, gelassen, friedlich und wachsam zu bleiben, und sie verleihen fast allen, die sie ausführen, eine positive und optimistische Lebenseinstellung.

Als wir allerdings die neurologischen Prinzipien, die den meisten spirituellen Praktiken zugrunde liegen, genauer betrachteten, stellten wir Folgendes fest: Die mit Gebeten und Meditationen in Verbindung gebrachten gesundheitsfördernden Qualitäten können genauso mit nicht religiösen Aktivitäten erzielt werden. Das Meditieren ist zweifellos *eine* der besten Möglichkeiten, um die neuronalen Funktionen des Gehirns zu verbessern, aber es gibt sieben weitere »Techniken«, die Sie in Ihr Leben aufnehmen sollten.

Sie werden auf dieser Liste keine Drogen oder Vitaminpräparate finden, denn ich bin als Medizinforscher davon überzeugt, dass die Methoden, die ich Ihnen hier vorstelle, Ihre neuronalen Funktionen mindestens genauso effektiv verbessern werden. Außerdem können bei den meisten Drogen erhebliche Nebenwirkungen auftreten.* Wir haben auch die Ernährung

* Eine interessante Ausnahme bilden die den Serotoninspiegel steigernden Antidepressiva. Sie scheinen die neuronale und synaptische Plastizität besonders in den Bereichen zu verbessern, die für das Abspeichern und Abfragen von Erinnerungen zuständig sind, und können sogar neues Wachstum im Hippocampus und in der Amygdala bewirken.

nicht mit aufgenommen, nicht weil sie keine Auswirkungen auf die Gehirnfunktionen hätte, sondern weil es nahezu unmöglich ist, genau zu ermitteln, wie die einzelnen Nährstoffkomponenten den neuronalen Stoffwechsel und die neuronale Gesundheit beeinflussen. Über dieses Thema könnten wir ein eigenes Buch schreiben, aber es würde viel umstrittener sein als die nachfolgenden Vorschläge. Nur so viel sei gesagt: Eine ausgewogene Ernährung ist gut für das Gehirn.

Wir haben bei der Liste auch den Schlaf außen vor gelassen, und das nicht, weil er für die kognitiven Funktionen unwichtig wäre. Natürlich ist er das. Schlaf ist sogar sehr wichtig für das Gehirn. Wir könnten ohne ihn nicht überleben. Das Gehirn benötigt genau wie andere Körperteile auch Zeit, damit die Verbindungen zwischen den Nervenzellen sich regenerieren und stärken können. Dieser Prozess, auch Konsolidierung genannt, ermöglicht es den Nervenzellen, die Verbindungen zu festigen. Bekommt das Gehirn keine Ruhe, so werden diese Kreisläufe beschädigt, und wenn Sie *chronisch* weniger als fünf Stunden pro Nacht schlafen, dann lässt Ihre Kognition erheblich nach.[1] Das Problem dabei ist, dass es bei einer »guten« Nachtruhe auf viele Faktoren ankommt, ganz besonders auf das Maß an Stress, dem Sie während des Tages ausgesetzt waren. Tatsächlich kann eine einzige Stresssituation Ihren normalen Schlafrhythmus unterbrechen.[2] Jede Art von Stress erschöpft unser neuronales Vermögen, optimal zu funktionieren, und nahezu alles, was wir tun, ist auf die eine oder andere Weise stressfördernd. Nehmen wir zum Beispiel das Autofahren. Mit jeder Stunde, die wir hinterm Steuer verbringen, lässt unsere Aufmerksamkeit nach und die darauffolgende Müdigkeit beeinträchtigt unsere kognitiven Fähigkeiten.[3] Die Ursache ist in diesem Fall eine durch Anspannung bewirkte Ermüdung, die über ausreichende Ruhepausen aufgehoben werden kann.

Schlafentzug stört die normalen neuronalen Funktionen[4], aber in Anbetracht der zahlreichen Variablen, die mit der Veranlagung und dem Lebensstil eines Menschen zu tun haben, ist es schwer einzuschätzen, wie stark und in welchem Ausmaß diese beeinträchtigt werden. So führen zum Beispiel fast alle kognitiven und körperlichen Störungen zu Schlafstörungen.[5] Schlaftabletten sind auch keine Lösung, denn die meisten stören unseren REM-Schlaf und unsere Träume, und beide sind für die Gesundheit des Gehirns äußerst wichtig. Wenn Sie einer Ratte, die unter normalen Umständen zwei bis drei Jahre alt wird, den REM-Schlaf entziehen, wird das arme Tier nur ungefähr fünf Wochen alt.[6] Die *Störungen* des Schlafes sind das Problem, aber eine erhöhte *Menge* an Schlaf muss nicht zwangsläufig ein Heilmittel sein.

Wir haben uns bei der Auswahl der acht besten Methoden zur Gesunderhaltung des Gehirns hauptsächlich an neurowissenschaftlich belegte Ergebnisse gehalten, aber es würde mich nicht wundern, wenn wir eine Anzahl von Strategien ausgelassen haben, welche die neurologische Gesundheit genauso wirksam fördern. Ich bin mir aber dennoch sicher, dass Sie einige Punkte auf der Liste überraschen werden. Keiner davon beruht auf religiösen Glaubensrichtungen, aber Sie können alle leicht in die spirituellen Traditionen Ihrer Wahl einbinden. Wir glauben sogar, dass die vorgeschlagenen Dinge nicht nur Ihrem Gehirn helfen, sondern dass Sie sie alle dafür benutzen können, Ihre ethischen Verhaltensweisen zu stärken. Darüber hinaus werden sie Ihre innere Realität wandeln, und wenn dies geschieht, werden Sie die Welt auf ganz andere Art wahrnehmen. Ihre Spiritualität wird sich verändern, genauso wie Ihre Gottesvorstellungen.

Die achtbeste Trainingsmethode für Ihr Gehirn

Lächeln. Selbst wenn Ihnen nicht danach ist, können Sie durch bloßes wiederholtes Lächeln Gemütsstörungen unterbrechen und die neuronalen Fähigkeiten des Gehirns zur Aufrechterhaltung einer positiven Lebenseinstellung stärken.[7] Selbst wenn Sie ein Lächeln nur vortäuschen, werden andere Menschen Ihnen mehr Großzügigkeit und Liebenswürdigkeit entgegenbringen. Soweit ich weiß, ist der Buddhismus dic einzige Religion, die das Lächeln in eine ihrer spirituellen Praktiken integriert hat. Thich Nhat Hanh empfiehlt zum Beispiel, dass wir die »Lächelmeditation« in jeder freien Minute des Tages ausüben. Lächeln Sie im Aufzug oder während Sie im Supermarkt anstehen, und Sie werden bemerken, wie die Menschen um Sie herum ruhiger werden. Es geht Ihnen besser, Sie strahlen Empathie aus und Ihr Umfeld wird Ihnen freundlich begegnen. Thich Nhat Hanh schreibt, dass die Welt keinen Frieden erfahren wird, wenn wir nicht lächeln können.[8] Das Lächeln ist im Übrigen in jeder Kultur neurologisch ansteckend. Dabei sind Frauen empfänglicher als Männer.[9]

Lächeln belebt die Neuralkreisläufe und fördert Ihren zwischenmenschlichen Umgang[10], Ihr Einfühlungsvermögen[11] und Ihre Stimmung.[12] Ein Lächeln hat sogar eine so mächtige Wirkung auf das menschliche Gehirn, dass Sie sich allein beim Anblick eines fotografierten Lächelns automatisch glücklicher und sicherer fühlen.[13] Umgekehrt verursacht das Stirnrunzeln (oder der Anblick einer Person mit gerunzelter Stirn) Gefühle voller Wut, Abscheu und Abneigung. Gemäß einer – allerdings umstrittenen – Studie scheint die Behandlung von Stirnfalten mit Botox subjektive Gefühle von Depression zu lindern.[14]

Lachen regt hingegen andere Nervenpfade an.[15] Wir haben auch das Lachen und den Humor in die Liste aufgenommen, weil Teile dieser Mechanismen überraschend wirken und als widersinnig wahrgenommen werden.[16] Mit Lachen und Humor wird die Amygdala angeregt, was darauf schließen lässt, dass diese Gefühle manchmal eng mit Unbehagen und Angst verbunden sind.[17] Das würde erklären, warum so viele Menschen anfangen zu lachen, wenn sie sich Videoaufnahmen von anderen Leuten ansehen, die verrückte Dinge anstellen und sich dabei verletzen, denn es ist potenziell eine schnelle Art des Angstabbaus (es sei denn, die Menschen weiden sich von Natur aus an den Fehlern anderer).

Es gibt Hinweise dafür, dass wir durch Lachen unseren Stresspegel reduzieren und unser Immunsystem stärken können und dass beim Lachen sogar zahlreiche Gene aktiviert werden, die der Bekämpfung von Krebs, Diabetes und Aids dienen.[18] Diese Veränderungen scheinen allerdings nur vorübergehend anzuhalten und entsprechende Studien konnten nicht nachweisen, dass die Gesundheit merklich verbessert wird.

Es ist durchaus möglich, dass eine »lachende« Persönlichkeit von Nutzen ist. Doch bevor nicht jemand eine Gruppe von Testpersonen am Tag 15 Minuten lang willkürlich lachen lässt und sie nach acht Wochen einem weiteren Gehirnscan unterzieht, wissen wir nicht, ob die stimulierten Neuralkreisläufe etwas mit Angst, Vergnügen, Sadismus oder Frieden zu tun haben.

Wir empfehlen Ihnen jedoch, »glückliche« Musik zu hören (ja, das menschliche Gehirn sortiert Klänge nach Emotionen). Sie kann in Ihnen ein Lächeln wecken und Ihre Stimmung heben[19], und sie kann Ihrem Gehirn besonders beim Umgang mit chronischen und ernsthaften Erkrankungen wirksam zur Seite stehen.[20]

Die siebtbeste Trainingsmethode für Ihr Gehirn

Geistig fit bleiben. Dies sollte sich von selbst verstehen. Wenn Sie die Dendriten und Axonen nicht benutzen, welche die Verbindungen von einem Neuron zu Tausenden von anderen Neuronen herstellen, verschwinden sie.[21] Geistige und kognitive Stimulation stärkt die neuronalen Verbindungen des gesamten Frontallappens[22] und verbessert so Ihre Fähigkeit zu kommunizieren, Probleme zu lösen und in Ihrem Verhalten rationale Entscheidungen zu treffen. Nahezu jede altersbedingte kognitive Behinderung ist auf mangelnde Funktionsfähigkeit des Frontallappens zurückzuführen. Deswegen ist es besonders wichtig, speziell diesen Teil des Kortex zu trainieren. Er verfügt übrigens über mehr neuronale Verbindungen als alle anderen Hirnlappen. Ein hoch funktionsfähiger Frontallappen wird es Ihnen erleichtern, eine Diät zu machen, Sport zu treiben und verlockende gesundheitsgefährdende Aktivitäten zu vermeiden.[23]

Gedächtnisübungen und Merkhilfen, Strategiespiele wie Schach und Mah-Jongg sowie andere visuelle und räumliche Übungen und Spiele können die kognitiven Funktionen besonders bei älteren Menschen deutlich verbessern.[24] Und je intensiver und häufiger gespielt wird, desto höher ist der kognitive Nutzen. Des Weiteren mindert fast jede Art der geistigen Stimulation die menschliche Neigung, mit Wut und Angst zu reagieren. Ideenreichtum fördert sogar die motorische Koordination Ihres Körpers, und wenn Sie einen Tanzschritt oder Golfschwung zunächst in Gedanken ausüben, führen Sie diese Aufgaben in der Praxis tatsächlich besser aus. Das Gleiche gilt für das Erreichen Ihrer eigenen Ziele. Je häufiger Sie sich Ihre Wünsche vor Augen führen, desto wahrscheinlicher werden Sie diese verwirklichen.

Versuchen Sie täglich so viele Stunden wie möglich mit intellektuell anspruchsvollen Herausforderungen zu verbringen, und lösen Sie so schnell wie möglich so viele komplexe Rätsel wie möglich. Schnelle logische Gedankengänge tragen zu Ihrer geistigen Gesundheit bei.[25] Lesen Sie Bücher (egal ob Romane oder Sachbücher), und hören Sie sich Hörbücher an. Verfolgen Sie die Bildungs- und Wissenschaftssendungen im Fernsehen, belegen Sie einen Kurs, besuchen Sie Vorlesungen, gehen Sie ins Museum, spielen Sie Schach, oder schreiben Sie Tagebuch. Hingegen helfen Mathematikaufgaben und Kreuzworträtsel anscheinend nicht[26], und Leistungsdruck kann sogar Ihre Gedächtnisleistungen negativ beeinträchtigen.[27] Stellen Sie also sicher, dass Sie Freude an Ihren intellektuellen Aufgaben haben. Die Forschungsarbeiten deuten außerdem darauf hin, dass Sie sich auf so viele verschiedene anspruchsvolle, kognitive Herausforderungen wie möglich einlassen müssen, um sicherzustellen, dass die Neuronen und Dendriten gut vernetzt bleiben.

Auch religiöses und spirituelles Engagement aktiviert die Gehirnfunktionen. Wenn Sie Schriften lesen, über deren Sinn nachdenken, mit Freunden diskutieren und sich ernsthaft Gedanken über die tief greifenden Probleme der Menschheit machen, so sind dies alles hervorragende Möglichkeiten, die komplexen Kreisläufe im Gehirn zu aktivieren.[28] Religiöse und spirituelle Themen gehören in der Tat zu den größten Herausforderungen unserer Zeit. Wenn Sie sich auf derartige Probleme konzentrieren, sich mit ihnen auseinandersetzen und verschiedene Perspektiven erkunden, helfen Ihnen alle diese Aktivitäten dabei, Ihre Gehirnfunktionen zu erweitern und zu verbessern.

Es gibt aber eine geistige Tätigkeit, vor der Sie sich in Acht nehmen sollten: Videospiele. Je mehr Sie spielen, desto aggressiver können Sie werden, und desto weniger sind Sie in der Lage,

Probleme zu bewältigen.[29] Die Aktivitäten im Frontallappen lassen nach, wodurch die Wahrscheinlichkeit von Aufmerksamkeitsdefiziten[30], Abhängigkeitsproblemen[31] und Suchtverhalten[32] von Kindern und Jugendlichen gesteigert wird.[33] Es ist allerdings nicht wissenschaftlich nachgewiesen, dass gewaltfreie Videospiele dauerhaften neurologischen Schaden oder Verhaltensstörungen verursachen.[34]

Aber was ist mit kognitiven Trainingsprogrammen für den Computer? Können diese Ihre Gehirnfunktionen steigern? In letzter Zeit waren verschiedene Gehirnstimulations-Programme zwar in aller Munde, aber sie haben in akademischen Kreisen für beachtliche Auseinandersetzungen und Zweifel gesorgt. Computerspiele zur Förderung der kognitiven Leistungen scheinen die Nervenfunktionen zu verbessern, zumindest bei Menschen, die unter kognitiven Problemen leiden. Doch es gibt noch keine Methode, mit der die beiden Übungen effektiv verglichen werden können.[35] Ein vor einigen Jahren entwickeltes Lernprogramm, das Kindern bei der Sprach- und Leseentwicklung helfen sollte, zeigte sich zunächst besonders bei Kindern mit schweren Lernbehinderungen vielversprechend. Die Fortschritte waren bisher allerdings so minimal, dass dem Programm so gut wie keine praktische Wirkung zugeschrieben werden kann.[36] Modernere »Gehirnfitness«-Programme, die angeblich dem neurologischen Abbau entgegenwirken sollen, haben auch für viel öffentlichen Wirbel gesorgt, aber selbst wenn die bisherigen Forschungsergebnisse vielversprechend sind[37], werden wir uns noch viele Jahre gedulden müssen, bevor wir erfahren, wie zweckmäßig sie besonders im Alter wirklich sind.

Die sechstbeste Trainingsmethode für Ihr Gehirn

Bewusst entspannen. Ich rede hier nicht von Dösen oder davon, dass Sie sich faul auf dem Sofa ausruhen und fernsehen. Ich meine damit vielmehr das bewusste eigene Durchgehen oder »Scannen« eines jeden Körperteils, um so alle Muskeln zu lockern und die körperlichen Ermüdungserscheinungen zu reduzieren. Und wenn Sie dabei angenehme Musik spielen lassen, wird sich Ihr Körper noch schneller entspannen.[38] Es ist übrigens längst nachgewiesen, dass entspannende Musik die kognitiven Fähigkeiten fördert[39] und Ihren Sinn für spirituelles Wohlbefinden steigert.[40]

Das einfache Wiederholen von wohltuenden und bedeutsamen Aktivitäten kann Sie außerdem in einen tiefen Entspannungszustand versetzen. In einer meiner neuesten Studien stellte sich heraus, dass das rituelle Rosenkranzbeten sowohl Spannung wie auch Stress und Angst abbaut. Viele andere religiöse und spirituelle Rituale entspannen den Geist und geben dem Gehirn eine Chance, sich zu regenerieren. Selbst Aktivitäten wie Stricken haben eine ähnliche Wirkung.

Im nächsten Kapitel werden wir näher auf die einzelnen Techniken eingehen, mit denen Sie einen sehr tiefen Entspannungszustand erfahren können, der als erster Schritt in allen Meditationsübungen gilt. Aber Entspannung heißt nicht nur, dass die körperlichen Anspannungen abgebaut werden, sondern sie hemmt auch die Freigabe von stresserzeugenden biochemischen Stoffen im Gehirn. Stress ist in Amerika die Todesursache Nummer eins. Ein gesenkter Stresspegel mindert Herzkrankheiten, hohen Blutdruck und Schmerzen. Und einer der Schlüssel zur Stressminderung ist die bewusste Konzentration auf den Atem. Allerdings sind in Bezug auf Entspannung zwölf tiefe Atemzüge nicht so wirksam, wie Sie vielleicht denken. Es gibt eine viel schnellere Art und Weise, wie Sie sich entspannen *und* gleichzeitig Ihr Bewusstsein anheben können, und dieser Punkt steht als nächster auf unserer Liste.

Die fünftbeste Trainingsmethode für Ihr Gehirn

Gähnen. Okay, lachen Sie ruhig (obwohl Ihr Gehirn mehr Nutzen davonträgt, wenn Sie lächeln), aber meinem fachmännischen Urteil nach zählt Gähnen zu den bestgehüteten Geheimnissen der Neurowissenschaft. Es haben sogar Kollegen, die an anderen Universitäten Meditation, Entspannung und Stressminderung erforschen, dieses mächtige nervenstärkende Werkzeug übersehen. Gähnen wird bereits seit vielen Jahrzehnten in der Sprachtherapie als wirksames Mittel zur Reduzierung von Leistungsangst und Bluthochdruck im Bereich der Halsschlagader eingesetzt.[41]

Viele der neuesten Gehirnscan-Studien haben bewiesen, dass durch Gähnen einzigartige neuronale Aktivitäten in den Gehirnregionen ausgelöst werden, die direkt für die Erzeugung von sozialem Bewusstsein und Mitgefühl zuständig sind.[42] Eine dieser Regionen ist der Präcuneus, eine winzige Struktur, die sich in den Falten des Parietallappens versteckt. Forschern des Neurologischen Instituts in London zufolge scheint der Präcuneus eine entscheidende Rolle für das Bewusstsein, die innere Einkehr und das Abrufen von Erinnerungen zu spielen.[43] Der Präcuneus wird außerdem durch Yoga-Atmung angeregt, was erklärt, warum manche Formen der Meditation zu einem erhöhten Ich-Bewusstsein beitragen.[44] Er ist zudem einer der Hirnteile, der von altersbedingten Erkrankungen und Aufmerksamkeitsdefiziten am meisten betroffenen ist.[45] Daher ist es möglich, dass bewusstes Gähnen in der Tat diesen wichtigen Teil des Gehirns stärken kann.

Aus diesen Gründen sind wir der Meinung, dass Gähnen in Sportübungen und Programmen zur Stressminderung, in kognitive und gedächtnisfördernde Übungen, in die Psychotherapie und in besinnliche spirituelle Praktiken aufgenommen werden sollte. Und weil der Präcuneus erst vor kurzem mit dem Spiegelneuron-System des Gehirns in Verbindung gebracht wurde (das es uns erlaubt, mit den Gefühlen und Verhaltensweisen anderer mitzuschwingen), kann es sein, dass Gähnen dabei helfen kann, Selbstbewusstsein, Mitgefühl genauso zu fördern wie das Vermögen, mit anderen effektiv zu kommunizieren.[46]

Gähnen ist für die Gehirntätigkeiten sogar sehr wirksam und wichtig. Am besten sehen Sie sich einmal die insgesamt 34 auf Gähnen bezogenen Studien an, die ich in den Anmerkungen anführe (Sie können die englischsprachigen Zusammenfassungen und mehrere Abhandlungen auf der Website pubmed.gov nachlesen). Warum ich das so sehr betone? Weil Sie, wenn ich Sie jetzt bitten würde, dieses Buch wegzulegen und zehnmal zu gähnen, um diese fabelhafte Technik zu erleben, dies wahrscheinlich nicht tun werden. Selbst nachdem ich bei Seminaren die überwältigenden positiven Beweisführungen vorgetragen habe, zögert am Ende noch immer die Hälfte der Teilnehmer, wenn ich sie bitte zu gähnen. Ich muss sie regelrecht überreden, damit sie die unmittelbare entspannende Wirkung spüren können. In unserer Gesellschaft ist Gähnen mit einem unerklärlichen Stigma behaftet, es gilt als unanständig, und den meisten von uns wurde dies beigebracht, als wir noch Kinder waren.

Als junger Medizinstudent wurde ich einmal beim Gähnen »erwischt« und erhielt von meinem Professor eine Standpauke. Er sagte, es sei unangebracht, vor Patienten müde zu wirken, dabei stand ich damals im Flur vor dem Zimmer des Patienten.

Ja, mit der Müdigkeit nimmt das Gähnen tatsächlich zu, und es kann sehr gut sein, dass das Gehirn uns auf diese Weise mitteilt, dass eine Erholungspause angebracht wäre.[47] Andererseits lösen auch Lichteinwirkungen Gähnen aus, was darauf schließen lässt, dass es Teil des Aufwachprozesses ist.[48]

Aber Gähnen entspannt Sie nicht nur – es befördert Sie schnell in einen höheren Zustand des kognitiven Bewusstseins.[49] Studenten gähnen während der Vorlesung nicht etwa, weil der Lehrer langweilig ist (obwohl auch das durchaus ein Grund zum Gähnen sein kann, wenn man versuchen muss, sich auf eine monotone Stimme zu konzentrieren), sondern weil es im Gehirn alle Spuren von Schläfrigkeit beseitigt. Es hilft, sich auf wichtige Konzepte und Vorstellungen zu konzentrieren. Es reguliert unser Bewusstsein und unsere Selbsterkenntnis, und es hilft uns dabei, besser in uns hineinhören zu können und selbstbewusster zu werden.[50] Und natürlich wird Ihnen Gähnen helfen, wach zu bleiben, sollten Sie jemals mit einem schwerfälligen, langweiligen und monotonen Lehrer in einem Raum festsitzen.

Gähnen wirkt entspannend und wird Sie schneller als alle anderen mir bekannten Meditationstechniken in einen Zustand der Wachsamkeit versetzen. Und weil es neurologisch ansteckend ist[51], lässt es sich besonders in Gruppensituationen leicht unterrichten. Einer meiner ehemaligen Studenten konnte mit Gähnen in weniger als 60 Sekunden in einem widerspruchsfreudigen Aufsichtsrat Ordnung schaffen. Warum? Weil es Menschen dabei hilft, ihre Verhaltensweisen mit anderen zu synchronisieren.[52]

Gähnen als Wachsamkeitsmechanismus beginnt bereits innerhalb der ersten 20 Wochen nach der Befruchtung der Eizelle.[53] Es hilft dabei, den zirkadianen Rhythmus von Neugeborenen zu regulieren[54], was wiederum ein Beweis dafür ist, dass

Gähnen an der Regulierung unseres Wach- und Schlafzustands beteiligt ist.[55] Da ein zirkadianer Rhythmus bei Störungen des normalen Schlafrhythmus asynchron wird, sollte das Gähnen den Nachtschwärmern dabei helfen, die innere Uhr des Gehirns neu zu stellen. Es kann außerdem sein, dass es vor den Auswirkungen des Jetlags schützt und Höhenbeschwerden lindert.

Was ist also der zugrunde liegende Mechanismus, durch den Gähnen ein so bedeutsames Instrument ist? Es aktiviert nicht nur den Präcuneus, sondern reguliert darüber hinaus die Temperatur und den Stoffwechsel des Gehirns.[56] Das bewusste Wachsambleiben bedarf großer Mengen neuronaler Energie, und je weiter Sie sich auf der evolutionären Leiter voranbewegen, desto weniger energiesparend arbeitet das Gehirn. Das Gähnen entwickelte sich wahrscheinlich als Mittel zur Abkühlung der bei Säugetieren überaktiven Gehirne und besonders des Frontallappens weiter. Manche vertreten sogar die Ansicht, Gähnen sei eine primitive Form des Einfühlungsvermögens.[57] Die meisten Wirbeltiere gähnen, aber es wirkt nur bei Menschen, bei Menschenaffen, bei Makaken[58] und bei Schimpansen[59] ansteckend. Es ist sogar so ansteckend, dass Menschen schon anfangen zu gähnen, wenn Sie nur darüber lesen.[60]

Hunde gähnen, bevor sie angreifen, Olympiateilnehmer gähnen vor ihren Auftritten und Fische gähnen jedes Mal, wenn sie einer neuen Aktivität nachgehen.[61] Es gibt sogar Beweise dafür, dass Gähnen Soldaten dabei hilft, ihre militärischen Aufträge genauer und leichter zu verrichten.[62] Gähnen mag in der Tat einer der wichtigsten Mechanismen zur Regulierung der überlebensbezogenen Verhaltensweisen der Säugetiere sein.[63] Wenn Sie Ihr Gehirn also in einem optimalen Gesundheitszustand halten wollen, ist es unbedingt erforderlich, dass Sie gähnen. Übertriebenes Gähnen kann aber ein Anzeichen einer unterschwelligen neurologischen Erkrankung sein (wie zum Beispiel Migräne, multiple Sklerose, Schlaganfall oder die Nebenwirkungen von Arzneimitteln).[64] Wie andere Forscher auch haben wir aber den Verdacht, dass Gähnen ein Versuch des Gehirns ist, Symptome zu eliminieren, indem es die neuronalen Funktionen neu einstellt.

An einem Gähnerlebnis sind zahlreiche biochemische Stoffe beteiligt. Einer davon ist Dopamin[65], das die Produktion von Oxytocin im Hypothalamus und im Hippocampus anregt.[66] Diese Bereiche sind für den Abruf von Erinnerungen, für die freiwillige Kontrolle und für die »Temperatureinstellung« unentbehrlich. Diese Neurotransmitter regulieren Vergnügen, Sinnlichkeit und die Festigung von zwischenmenschlichen Beziehungen, das heißt, dass Sie Ihre intimen Beziehungen verbessern und stabilisieren können, indem Sie gemeinsam mit anderen gähnen. Weitere biochemische Stoffe und Moleküle, die am Gähnen beteiligt sind, sind Acetylcholin, Stickstoffmonoxid, Glutamat, Serotonin, Cortocotropin (ACTH), Melanotropin (MSH), die Geschlechtshormone und opioiden Peptide.[67] Es ist tatsächlich nicht leicht, eine zweite Aktivität zu finden, die so viele Hirnfunktionen positiv beeinflusst.

12 wichtige Gründe zu gähnen

1. Gähnen stimuliert Wachsamkeit und Konzentration.
2. Gähnen optimiert die Gehirntätigkeiten und den Stoffwechsel.
3. Gähnen fördert die kognitiven Funktionen.
4. Gähnen erhöht den Abruf von Erinnerungen.
5. Gähnen steigert das Bewusstsein und die Fähigkeit, in sich hineinzuhören.

6. Gähnen mindert Stress.
7. Gähnen entspannt alle Körperteile.
8. Gähnen fördert die freiwillige Kontrolle über Muskeln.
9. Gähnen steigert athletische Fähigkeiten.
10. Gähnen ermöglicht die Feinabstimmung Ihres Zeitgefühls.
11. Gähnen fördert Einfühlungsvermögen und soziales Bewusstsein.
12. Gähnen steigert Vergnügen und Sinnlichkeit.

Was wir Ihnen raten, ist ganz einfach. Gähnen Sie am Tag so oft wie möglich: wenn Sie wach werden, wenn Sie bei der Arbeit ein schwieriges Problem angehen, wenn Sie sich fürs Bett fertigmachen und wann immer Sie wütend, ängstlich oder gestresst sind. Gähnen Sie, bevor Sie einen wichtigen Vortrag halten, gähnen Sie vor einer Prüfung, und gähnen Sie, während Sie meditieren oder beten, denn es wird Ihre spirituelle Erfahrung steigern.

Bewusstes Gähnen erfordert etwas Übung und Disziplin, um die unbewussten gesellschaftlichen Hemmungen zu überwinden, aber die Menschen erfinden meistens noch drei weitere Ausreden, um nicht gähnen zu müssen: »Mir ist nicht danach«, »Ich bin nicht müde« und die Lieblingsausrede: »Ich kann nicht.« Natürlich können Sie. Sie müssen nur sechs- bis siebenmal ein Gähnen vortäuschen, um ein tiefes Gähnen auszulösen. Probieren Sie es gleich jetzt aus. Beim fünften vorgetäuschten Gähnen sollten Sie merken, wie sich ein echtes Gähnen anschleicht. Damit ist es aber noch nicht getan, denn erst beim zehnten oder elften Gähnen werden Sie die Kraft dieses verführerischen kleinen Tricks spüren. Ihre Augen mögen zwar anfangen zu tränen, und Ihre Nase mag anfangen zu laufen, aber Sie werden das Gefühl haben, vollkommen gegenwärtig, unglaublich entspannt und höchst wachsam zu sein. Nicht schlecht für etwas, das weniger als eine Minute dauert. Und wenn Sie merken, dass Sie nicht mehr aufhören können zu gähnen – ich habe schon Menschen beobachtet, die eine halbe Stunde lang gegähnt haben –, dann wissen Sie, dass Sie sich selbst einen wichtigen neurologischen Genuss vorenthalten haben.

Die viertbeste Trainingsmethode für Ihr Gehirn

Meditieren. Ich wünschte, ich könnte Meditation und intensives Beten an erster Stelle auflisten, zumal darauf der Fokus unserer Forschungsarbeiten liegt, aber Platz vier ist auch nicht zu verachten. Wenn es darum geht, die spirituellen Erfahrungen zu intensivieren, steht die Meditation zweifellos an erster Stelle. Wenn Sie 20 bis 60 Minuten lang in einem kontemplativen Zustand bleiben, fühlen sich Ihre Erfahrungen tendenziell realer an, und sie wirken sich auf Ihr Nervensystem auf eine Weise aus, die sowohl Ihren physischen als auch Ihren emotionalen Gesundheitszustand verbessert. Antistresshormone und biochemische Botenstoffe werden im ganzen Körper ausgeschüttet, dazu luststeigernde und depressionshemmende Neurotransmitter wie Dopamin und Serotonin. Selbst eine zehn- bis 15-minütige Meditation scheint äußerst positive Auswirkungen auf die Kognition, die Entspannung und auf die geistige Gesundheit zu haben, und sie reduziert nachweislich das Rauchen sowie übermäßiges Trinken.[69]

Es gibt sogar handfeste Beweise dafür, dass das Meditieren vor Prüfungen die Noten erheblich verbessern kann. Forscher der Universität von Kentucky brachten Studenten eine 40-minütige Entspannungs- und Konzentrationstechnik bei, und diese Studenten erzielten bessere Noten als jene, die Sport trieben oder einen kurzen Schlaf einlegten.[70] Koffein hilft nur wenig – und vergessen Sie nicht zu gähnen!

Visualisierungen, geführtes Bild-Erleben und Selbsthypnose sind spezielle Varianten der Meditation und halten das menschliche Gehirn genauso wirksam gesund. Im nächsten Kapitel lernen Sie die grundlegenden Schritte kennen, um sich selbst eine Meditationsübung zusammenzustellen, die Sie in Ihr persönliches oder spirituelles Leben integrieren können.

Die drittbeste Trainingsmethode für Ihr Gehirn

Aerobic. Intensive Leibesübungen stärken alle Gehirnregionen und natürlich das, womit sie verbunden sind – den Körper. Sport wirkt für alle Menschen zwischen 18 und 90 lebensverlängernd.[71] Wie viel sollten Sie tun? Im Allgemeinen gilt: je mehr, desto besser. Laufen wirkt sich zum Beispiel günstiger aus als Gehen, und Gehen ist besser, als Dehnübungen zu machen.[72] Doch es ist wichtig, dass Sie herausfinden, welches das »richtige« Maß an Bewegung ist, das sich für Sie am besten anfühlt. Es hängt von Ihrer Gesundheit ab, welche Übungen Sie für wie lange machen können. Daher ist es wichtig, dass Sie sich der komplexen Aufgabe annehmen, sich ein auf Sie persönlich zugeschnittenes Programm zusammenzustellen.

Leibesübungen werden auch oft als eine Form der Meditation betrachtet, weil sie sowohl anhaltende Konzentration als auch bewusste Beherrschung der Körperbewegungen und der Atmung erfordern. Studien haben sogar ergeben, dass sie Entspannung[73] und spirituelles Wohlbefinden steigern.[74]

Auch intensive Dehnübungen wie Yoga bewirken Wunder für Geist und Körper. Yoga und andere Formen der kontemplativen Meditation haben fast denselben kognitiven Nutzen. Laut einer neuen Metaanalyse von 813 Meditationsstudien ist Yoga genauso nutzbringend wie Leibesübungen.[75] Es mindert das Risiko von Herz-Kreislauf-Erkrankungen[76], hilft, die Symptome von Diabetes unter Kontrolle zu halten[77], dämpft die Symptome der Wechseljahre[78], reduziert chronische Rückenschmerzen[79] und verhindert heftige Migräneanfälle.[80]

In einer Studie von 2007 stellten Forscher des Medizinischen Instituts der Universität von Boston fest, dass der Neurotransmitter GABA nach einer einzigen 60-minütigen Yoga-Sitzung bereits vermehrt ausgeschüttet wurde.[81] Da Menschen, die an Depressionen und Angststörungen leiden, weniger GABA produzieren, sind Yoga-Übungen eine wirksame Behandlungsmethode, um die psychische Stimmung zu heben. Es soll sogar Symptome von Schizophrenie mindern.[82] Weitere Forschungsergebnisse belegen, dass bereits wenige Wochen Yoga-Training viele der kognitiven Fähigkeiten sowohl bei Kindern als auch bei Erwachsenen steigern.[83]

Sämtliche Formen der Leibesübungen fördern die Nervenleistung[84] und stellen die durch Hirnläsionen und Schlaganfälle beschädigten Kreisläufe wieder her.[85] Sie fördern Kognition und akademische Leistungsfähigkeiten.[86] Leibesübungen reparieren und schützen Sie vor stressbedingten neurologischen Schäden.[87] Sie erhöhen die Plastizität des Gehirns[88], kurbeln die Immunfunktionen an[89] und reduzieren Angstzustände.[90] Sie dienen außerdem der Behandlung von klinischen Depressionen[91] und sind bisweilen genauso wirksam wie Antidepressiva.[92] Bei älteren Patienten entsprechen Leibesübungen tatsächlich zwölf Sitzungen einer psychodynamischen Psychotherapie.[93] Sie verlangsamen den altersbedingten Abbau des Hirngewebes[94], schützen vor Alzheimer[95] und machen weniger anfällig für chronische Erkrankungen.[96] Muss ich noch mehr Argumente aufführen, um Sie davon zu überzeugen, wie wichtig Leibesübungen sind?

Sie können Ihr Gehirn bereits mit nur 40 Minuten Herz-Kreislauf-Training am Tag gesund erhalten, aber warum sollten Sie sich auf nur eine Behandlungsmethode beschränken? Wenn Sie all die bewährten Techniken zur Behandlung von physischen und emotionalen Problemen genauer betrachten, werden Sie feststellen, dass sich die meisten Behandlungen mehrerer Ansätze bedienen. Als der amerikanische Arzt Dean Ornish beispielsweise seine mittlerweile berühmte Behandlung von Herzerkrankungen entwickelte, kombinierte er Leibesübungen mit Meditation, bewusstem Atmen, Entspannung und einer kalorienarmen vegetarischen Kost.[97]

Kombinierte Strategien sind immer effektiver. Warum entwickeln wir dann nicht eine Herz-Kreislauf-Meditation, die all die oben erwähnten Techniken vereint? Wärmen Sie sich zunächst mit zwölf Yoga-Dehnübungen und Gähnen auf, ziehen Sie sich dann Ihre Laufschuhe an, und lächeln Sie. Und weil es keinen Grund gibt, weswegen Sie nicht über Gott nachsinnen und sich auf Ihren inneren Frieden konzentrieren sollten, während Sie die Muskulatur, die Knochen, das Herz und das Gehirn trainieren, suchen Sie sich doch ein spirituelles oder persönliches Lebensziel aus, das Sie erreichen möchten. Sie können im wahrsten Sinne des Wortes zum Erfolg sprinten. Tun Sie sich mit einer kleinen Gruppe von spirituell gesinnten Freunden zusammen und sponsern Sie mit Ihrer Gemeinde zusammen einen interreligiösen Marathon. Werden Sie zu einem »kardiovaskulären Christen«. Treiben Sie Sport für den Islam, joggen Sie für das Judentum, fahren Sie Rad für den Buddhismus. Essen Sie viel Gemüse und seien Sie so gesund wie ein Hindu. Und vergessen Sie dabei nicht das Gähnen. So wird es Ihnen gelingen, Ihr Herz und Ihren Geist sowohl spirituell als auch buchstäblich zu öffnen.

Falls Sie dies alles für zu albern halten, möchte ich Ihnen von einem Experiment erzählen, das in Baltimore in Maryland mit 19 Kirchengemeinden durchgeführt wurde.[98] 526 Afroamerikanerinnen – Baptisten, Methodisten, Katholiken und Mitglieder der evangelikalen Heiligungskirche – verbrachten ein Jahr damit, Spiritualität und Sport aufeinander abzustimmen. Sie machten Aerobic zu Gospelmusik und sangen während der Herz-Kreislauf-Tanzübungen religiöse Loblieder. Darüber hinaus gab man ihnen auf der Heiligen Schrift basierende Botschaften, die zu körperlichen Betätigungen und gesunder Ernährung anspornen, mit auf den Weg. Die Teilnehmerinnen erzielten erheblich bessere Nahrungsenergie- und Blutdruckwerte, sie reduzierten ihr Gewicht und ihre Taillenumfänge, bauten Körperfett ab und minderten die Natriumaufnahme. Die Beteiligung der Kirchen trug wesentlich zum Erfolg dieses Programms bei, während die zusätzliche Spiritualität die Ergebnisse nicht bedeutend verbesserte. Dennoch zeigt sie das mächtige Potenzial von religiösen Gemeinden, die physische und emotionale Gesundheit zu fördern.

Die zweitbeste Trainingsmethode für Ihr Gehirn

Gespräche mit anderen. Die Sprache und das menschliche Gehirn haben sich zusammen weiterentwickelt[99] und sie ermöglichen es uns, viele der körperlichen und geistigen Fähigkeiten der Säugetiere und Primaten zu übertreffen. Wenn wir unser Sprachvermögen nicht trainieren, führt dies dazu, dass große Teile des Gehirns nicht wirksam mit anderen neuronalen Strukturen verbunden sind. Ein Gespräch erfordert eine soziale Interaktion, und je mehr soziale Verbindungen wir haben, desto weniger lassen unsere kognitiven Fähigkeiten nach.[100] In Wirklichkeit schadet jede Form der gesellschaftlichen Isolation wichtigen Mechanismen im Gehirn und führt zu Aggressionen, Depressionen und zahlreichen neuropsychiatrischen Erkrankungen.[101] Ohne Gespräche könnten wir nicht mit anderen zusammenarbeiten und ohne Zusammenarbeit würden menschliche Verhaltensweisen schnell zu Konflikten werden. Wir können uns entweder aus einem Problem herausreden oder herausboxen, wobei das Gespräch sicherlich die zivilisiertere Lösung ist, um den Weltfrieden zu erreichen und zu bewahren.

Aber reden Sie nicht bloß über das Wetter, und lästern Sie nicht über Ihre Nachbarn. Diese Formen des Gesprächs gleichen eher einem Monolog, denn sie beanspruchen das Gehirn bei Weitem nicht so stark wie tief greifende Unterhaltungen. Reden Sie über abstrakte Vorstellungen wie Harmonie und Frieden. Fragen Sie Ihre Nachbarn, was sie von der Evolution und dem Urknall halten. Reden Sie darüber, wie Ihrer Ansicht nach das 23. Jahrhundert aussehen könnte, und reden Sie natürlich auch unbedingt über Gott. Aber seien Sie vorsichtig: Lassen Sie sich nicht in wuterfüllte Gespräche verwickeln. In den vorhergehenden Kapiteln haben wir bereits deutlich gemacht, wie sehr gereizte Unterhaltungen Ihrem Gehirn schaden können.

Da Religionen im Mittelpunkt vieler Konflikte dieser Welt stehen, müssen wir einfühlsame Kommunikationsstrategien entwickeln, um die spirituellen Meinungsverschiedenheiten zu überbrücken. Leider werden an Schulen und in religiösen Gemeinden nur selten kommunikative Fähigkeiten unterrichtet. Um dieses Problem zu lösen, haben wir die Prinzipien der Meditation leicht abgewandelt und ein einzigartiges Gesprächserlebnis entwickelt, das Sie mit jedem erfahren können: Ihrem Partner, Ihren Kindern, Freunden, Geschäftspartnern und sogar mit Wildfremden. Es kann in weniger als 15 Minuten zwischen zwei Menschen eine tiefe Vertrautheit schaffen und Sie können die Technik in nur wenigen Minuten lernen. In Kapitel 10 werden wir Ihnen beibringen, wie Sie diese Technik der mitfühlenden Kommunikation üben können, aber jetzt ist es an der Zeit, Ihnen die allerwichtigste Komponente für ein gesundes Gehirn mitzuteilen.

Die beste Trainingsmethode für Ihr Gehirn

Glaube. Welche Entscheidungen wir bezüglich unserer körperlichen, emotionalen oder spirituellen Gesundheit auch immer treffen, wir werden nie ganz sicher sein können, ob wir mit unserem Glauben vollkommen richtig liegen. Wir können unser Weltbild zwar auf gewisse Kenntnisse stützen, aber es wird immer ein Maß an Ungewissheit bleiben. Dies gilt für die Medizin wie für die Wissenschaft und ganz bestimmt für unseren religiösen Glauben.

Trotzdem müssen wir unseren Überzeugungen vertrauen – und es handelt sich hier um eine Glaubenssache. Es ist aber immer beunruhigend festzustellen, dass wir uns keiner Sache hundertprozentig sicher sein können. Wir können uns noch nicht einmal auf unsere eigenen Augen verlassen, wenn es um etwas so Selbstverständliches geht wie Farben, denn Farbe existiert auf der Welt eigentlich gar nicht. Es gibt Farbwellen, aber wir können sie nicht sehen. Wir wissen nur wegen der konstruierten Instrumente und der mathematischen Formeln, die unsere Experimente untermauern, dass sie wirklich existieren. Farbe ist genauso wie unsere Weltvorstellung nichts weiter als das Produkt unserer Vorstellungskraft.

Das Gleiche gilt auch für Gott. Wir können zwar Umfragen starten und die Gehirne von Menschen scannen, während sie über Gott nachsinnen, doch so erfahren wir zwar mehr über das Gehirn, aber nicht über die wahre Natur des Universums.

Um spirituelles Interesse zu entwickeln, müssen Sie sich auf Ihren Glauben verlassen können. Wer an derartige Ebenen nicht glaubt, steuert seine Entscheidungen und Vorstellungen gemäß anderen Kriterien, aber auch er muss sich darauf verlassen, dass seine Intuition und sein Glaube ihn durch die unbekannten Aspekte des Lebens hindurch geleiten. Keiner von uns kann sicher sein, die »richtige« Entscheidung getroffen zu haben, ganz besonders dann nicht, wenn es um abstrakte Konzepte wie Gerechtigkeit, Fairness oder moralische Ideale geht. Wenn wir selbst nicht daran glauben, dass wir die für uns bestmöglichen Entscheidungen treffen, wird uns der ewige Zweifel überwältigen. Und Zweifel ist, zumindest was das Gehirn betrifft, ein gefährlicher Lebenszustand.

Glaube ist gleich Hoffnung, Optimismus und Zuversicht, dass eine positive Zukunft vor uns liegt. Glaube kann außerdem als die Fähigkeit definiert werden, unseren Überzeugungen zu vertrauen, auch wenn es keinerlei Beweis für deren Richtigkeit oder Wahrheitsgehalt gibt. Der Psychiater Viktor Frankl, der bis zum Ende des Zweiten Weltkrieges in einem Konzentrationslager gefangen gehalten wurde, sagte, dass der Glaube das Einzige war, was die Überlebenden am Leben gehalten habe. Wenn ein Gefangener den Glauben an eine Zukunft verlor, war auch er verloren, denn der Lebenswille kehrte nur selten zurück.[102]

Mark und ich sind ebenso davon überzeugt, dass viele Menschen schwere Leiden erfahren könnten, sollte ihr Glaube an Gott jemals geschwächt werden. So ging es offensichtlich vielen Juden, als sie sich nach dem Holocaust die unerträgliche Frage stellten: »Gott, wie konntest du eine solche Katastrophe zulassen?« Viele verloren ihren Glauben an Gott, aber sie glaubten weiterhin an die Menschheit und an ihr kulturelles Erbe als Juden. Vor allem aber waren viele entschlossen, für die religiösen und die weiteren Bürgerrechte anderer zu kämpfen.

Mir ist es gleichgültig, ob Gott eine Illusion ist oder ob er der Wirklichkeit entspricht, denn selbst als Metapher spiegelt er all das wider, was aus uns werden kann. Er ist ein Ideal, das Millionen von Menschen weltweit mit Hoffnung erfüllt, ganz besonders diejenigen, die außer ihrem religiösen Glauben auf nicht viel zurückgreifen können. Glaube mag in einer optimistischen Zukunft ein Placebo sein, aber wir dürfen nicht vergessen, dass auch Placebos 30 Prozent fast aller körperlichen und emotionalen Erkrankungen heilen können. Auch der irrationale Glaube an ein Heilmittel, das erwiesenermaßen *nicht* funktioniert, kann das Immunsystem des Körpers sogar bei todkranken Patienten deutlich verbessern.[103]

Erst kürzlich ist ein aus mehreren US-Gesundheitsbehörden zusammengestelltes Forschungsteam zu dem Schluss gekommen, dass ein »angemessenes Mittelmaß an optimistischer Illusion« anscheinend eine aus neurologischer Sicht entscheidende Rolle dabei spielt, motiviert und geistig gesund zu bleiben.[104] Sie stellten außerdem fest, dass bei sehr optimistischen Menschen dieselben Teile des anterioren cingulären Kortex stärker aktiviert werden, die auch durch Meditation angeregt werden. Wenn Sie an die vorherigen Kapitel zurückdenken, werden Sie sich daran erinnern, dass der anteriore cinguläre Kortex für die Kontrolle von Angstzuständen, Depressionen und Wutanfällen sowie für die Förderung des sozialen Bewusstseins und Mitgefühls von ausschlaggebender Bedeutung ist.

Sogar die medizinischen Forscher der Mayo-Kliniken machen darauf aufmerksam, wie wichtig optimistisches Denken für die Gesundheit ist. Sie fanden heraus, dass positives Denken nicht nur stressmindernd wirkt und Sie vor Erkältungen schützt, sondern zugleich das Risiko einer Erkrankung der Herzkranzgefäße senkt, bei Atemwegserkrankungen das Atmen erleichtert und Ihre Fähigkeiten fördert, mit Krisen fertig zu werden.[105] Mit einer optimistischen Einstellung können Sie ganz gezielt den Spiegel des Stress hervorrufenden Cortisols in Ihrem Körper reduzieren.[106] Viele weitere Studien haben gezeigt, wie Optimismus bei einer Reihe von physischen Erkrankungen die Bewältigungsstrategie der Menschen verbessert.[107] Bei einer nach 40 Jahren an der amerikanischen Duke-Universität in Durham durchgeführten Nachuntersuchung stellte sich heraus, dass Optimisten im Vergleich zu Pessimisten ihre Lebensdauer verlängert hatten.[108] Tatsächlich ist der Optimismus für die psychische Gesundheit von so ausschlaggebender Bedeutung, dass es an der Universität von Pennsylvania sogar ein eigenständiges Institut gibt: Das von Martin Seligmann geleitete Zentrum für Positive Psychologie forscht ausschließlich auf diesem Gebiet.[109]

Glaube ist zwar für die gesundheitliche Verfassung des Gehirns unentbehrlich, aber wenn Sie sich nicht körperlich betätigen und keinen Kontakt mit anderen Menschen pflegen, dann werden Sie Ihrer Gesundheit schaden. Ich rate Ihnen daher, sich um alle drei Aspekte zu kümmern. Und wenn bei Ihnen Religion ganz oben auf der Liste steht, schlage ich vor, dass Sie die Meditation mit einbeziehen, denn sie scheint die beste Art und Weise zu sein, spirituelle Werte neurologisch real werden zu lassen. Diejenigen, die keinen Wert auf Religion legen, können einen ähnlichen neurologischen Nutzen erzielen, indem sie über Hoffnung, Optimismus und über eine positive Zukunft meditieren.* Das Beste dabei ist, dass durch Meditieren

---

* Wir haben weder Religion noch den Glauben an Gott in unsere »Top Acht«-Liste aufgenommen. Religiöse Glaubensüberzeugungen wirken sich nämlich an und für sich nicht direkt auf das Gehirn aus, besonders

die alltäglichen Zweifel und Angstzustände zersetzt werden, die wir alle immer dann hegen, wenn wir ein neues Ziel oder neue Vorstellungen verfolgen. Mit anderen Worten: Die Meditation stärkt Ihren Glauben – an sich selbst, an die Menschen und an Gott.

Die Grundsätze der Affirmation

Bevor ich dieses Kapitel abschließe, möchte ich kurz auf die weitverbreitete Popularität der »Kraft des positiven Denkens« eingehen, besonders weil es mit der Vorstellung in Verbindung steht, Sie könnten mit Hilfe Ihrer Gedanken in der materialistischen Welt alles erreichen. Aus oberflächlichen Filmen, Büchern und CDs wie *The Secret – Das Geheimnis* werden Millionen einbringende Bestseller, wenn sie von Fernseh-Talkmastern beworben werden, aber funktionieren sie auch wirklich? Aus neurowissenschaftlicher Sicht lautet die Antwort zwar ja, aber sie wirken keineswegs auf die implizierte magische Art und Weise.

Tatsächlich ist das Hegen von Fantasien der erste Schritt des neuronalen Prozesses zum Erfolg in dieser Welt. Dieser fängt mit kreativen Ideen an, einem Prozess, der im Frontallappen stattfindet, dem Teil des Gehirns, der über die nie nachlassende Fähigkeit verfügt, sich nahezu alles ausdenken zu können. Wenn Sie sich kein bestimmtes Ziel vorstellen können, werden

---

dann nicht, wenn Sie ihnen nur wenig oder gar keine Bedeutung beimessen. Da Religion aber oft eine Kombination aus sozialem Dialog, intellektueller Stimulierung und Glaube ist, kann sie ein mächtiger Mechanismus dafür sein, Ihr Gehirn zu trainieren und die Hirnfunktionen zu optimieren. Andererseits können negative religiöse Glaubensüberzeugungen Ihren Nervenfunktionen schaden, besonders wenn Sie ihnen über lange Zeit hinweg Aufmerksamkeit schenken.

Sie den zweiten Schritt nicht erreichen, bei dem es darum geht herauszufinden, wie Sie Ihren Traum verwirklichen können.

Wie ich im Laufe dieses Buches immer wieder betont habe, kann sich das Gehirn der Wahrheit also nur annähern. Was das Gehirn aber perfekt beherrscht, ist das Errechnen von Erfolgsquoten. Hier kommt der Glaube zum Zug, denn es ist wichtig, dass Sie weiterhin daran glauben, dass Sie Ihre Ziele erreichen können.

Was sollten Sie demnach tun, wenn die Selbstzweifel mehr oder weniger diskret einsetzen? Sie können mehrere Dinge tun: Sie können sie unterdrücken, auswerten oder über sie nachdenken. Aus neurologischer Sicht ist es sogar das Einfachste, sie zu unterdrücken, denn je länger Sie sich optimistisch zeigen und an Ihren Erfolg glauben, desto mehr hemmen Sie das limbische System, das Angst und Sorgen erzeugt. Es fällt ängstlichen Menschen allerdings schwer, negative Gedanken zu unterdrücken[110], und sie verstricken sich oft in einen sich stets wiederholenden Gedankenprozess. Dadurch werden leider die Neuralkreise gestärkt, die Angst erzeugen und diese Informationen im Langzeitgedächtnis abspeichern.[111] Diesen Menschen raten wir zu einem intensiveren Meditationsprogramm, das wir im nächsten Kapitel beschreiben werden.

Aber das Unterdrücken Ihrer negativen Gedanken reicht nicht aus, um all Ihre Träume Wirklichkeit werden zu lassen. Irgendwann werden Sie die Zweckmäßigkeit Ihres Ziels auswerten müssen. So waren zum Beispiel Ausübende der Transzendentalen Meditation davon überzeugt, dass sie schließlich würden frei schweben können, wenn sie sich nur stark genug konzentrierten. Manche Lehrlinge haben viel Geld dafür ausgegeben, das sogenannte Yogische Fliegen zu erlernen, aber mehr als ein einfaches Hüpfen ist noch niemandem gelungen. Es mag ein von Ekstase und Erleuchtung erfülltes Hüpfen sein, aber es ist mit Sicherheit kein freies Schweben. Nun, das Gleiche gilt für das Erreichen von Wohlstand. Ich habe keine Zweifel, dass Sie Ihr Einkommen steigern können, wenn Sie sich fest genug darauf konzentrieren, aber wundern Sie sich nicht, wenn es nicht in den Himmel wächst.

Konzentration ist wichtig, um Ihr Ziel in den Fokus zu nehmen, und das Unterdrücken Ihrer Selbstzweifel ist entscheidend, aber es braucht mehr, um erfolgreich zu sein. Sie müssen sich motivieren, etwas dafür zu tun. Sie müssen Ihre Ideen in die Tat umsetzen, Sie müssen anderen von Ihrem Traum erzählen, und Sie brauchen etwas, das Sie anderen als Gegenleistung für eine Beteiligung an Ihrem Erfolg anbieten können.

Mit anderen Worten: Sie können es nicht im Alleingang schaffen. Und Sie können sich nicht auf das Universum verlassen, dass es all Ihren Launen einfach nachkommt, wie es manche dieser Bücher behaupten. Es gibt keine eindeutigen Beweise dafür, dass Ihr Körper eine Quantenkraft ausstrahlt, die den Kosmos dazu verleitet, all Ihren Befehlen zu folgen. Quantenzahlen scheinen sehr wohl an den synaptischen Aktivitäten zwischen Neuronen beteiligt zu sein[112], und wir verwenden Quantenpunkte, um in Zellen Peptide zu verfolgen.[113] Doch dies lässt sich in keine feststellbaren Phänomene innerhalb oder außerhalb Ihres Körpers übertragen.[114] Selbst wenn wir beweisen könnten, dass die Quantenphysik Ihr Leben beeinflusst, so würde sie das wahrscheinlich eher auf der Quantenebene tun und Sie würden ein Wohlstandswachstum kleiner als ein Atom erfahren. Träumen Sie von einer Million Dollar, so werden Sie um einen Cent reicher sein! Wir alle können zweifellos mehr zustande bringen.

Das wahre Wunder geschieht erst, wenn andere Menschen Ihren Optimismus und Ihre Begeisterung für ein Projekt *spüren* und *sehen,* denn es lässt ähnliche Neuralkreise in ihren Gehirnen mit den Ihren mitschwingen. Wenn sie die Zeit, Energie und das gemeinsame Interesse haben, neigen sie neurologisch dazu, sich mit Ihnen zusammenzutun oder Ihnen wenigstens unterstützend und mit hilfreichen Ratschlägen zur Seite zu stehen.

Je länger Sie sich auf Ihr Ziel konzentrieren (das heißt meditieren), desto realer wird es sich anfühlen, und wenn Sie sich lange genug konzentrieren, werden Sie die neuronalen Kreisläufe des Gehirns verändern. Das gilt für sämtliche Prinzipien oder Glaubensüberzeugungen. Wenn Sie sich lange genug auf Gott konzentrieren, dann wird er aus neurologischer Sicht real werden. Konzentrieren Sie sich auf Frieden und Ihr Körper wird entspannter und ruhiger werden. Und wenn Sie sich intensiv auf finanziellen Wohlstand konzentrieren, dann werden finanzielle Belange Ihren Geist erfüllen und Ihre Verhaltensweisen in dieser Welt beeinflussen.

Das Erreichen eines jeden Ziels fängt mit dem Glauben an, dass Sie erfolgreich sein *können*, aber es ist genauso wichtig festzulegen, welches Ziel Sie wirklich verfolgen. Auch das ist einfach getan. Chris und Janet Attwood beschreiben in ihrem Buch *Passion Test. Entdecken Sie Ihre Leidenschaft* eine nützliche Technik zur Erstellung einer Liste mit all Ihren Wünschen und Zielen, die Sie Ihr Leben lang zur Meditation heranziehen und aufarbeiten können.[115] Sie schlagen außerdem vor, eine »Visionstafel« mit Abbildungen und Bildern zu erstellen, die mit Ihrem Ziel in Zusammenhang stehen. Aus neurowissenschaftlicher Sicht macht das sehr viel Sinn, denn wie gesagt fällt es dem Gehirn leichter, Vorstellungen in konkrete erreichbare Ziele umzuwandeln, wenn es sich diese bildlich vorstellen kann.

Wenn Sie über Ihre Wünsche meditieren, vertiefen Sie sich in positive Bilder, die Sie mit Ihrem Ziel assoziieren. Versuchen Sie sich beispielsweise vorzustellen, wie Sie einflussreiche Menschen treffen, die Ihnen dabei helfen können, Ihr Ziel zu erreichen. Werden Sie dann aktiv. Rufen Sie all Ihre Bekannten an – nicht beklommen, sondern mit dem Wissen, dass Menschen neurologisch dafür konzipiert sind zu helfen –, und bitten Sie sie, Ihnen eine Person zu nennen, die Ihnen möglicherweise dabei helfen könnte, Ihr Ziel zu erreichen. Netzwerke zu schaffen führt am schnellsten zum Erfolg, besonders wenn es um Beziehungen und Arbeit geht. Und genau dafür sind die Neuronen genetisch konzipiert: sich mit anderen zu vernetzen.

Ist ein unrealistischer Optimismus von Nachteil?

Skeptiker mögen behaupten, ein illusorischer Optimismus sei mit Problemen verbunden, aber die wissenschaftlichen Ergebnisse lassen auf das Gegenteil schließen. Forscher an der Universität von Kalifornien stellten fest, dass Menschen mit selbstaufwertenden Illusionen geringere Reaktionen von Herz und Blutgefäßen auf Stress aufweisen, dass sich bei ihnen das Herz-Kreislauf-System schneller erholt und dass sie einen niedrigeren Cortisol-Grundspiegel haben.[116] Ein überoptimistischer Zukunftsglaube scheint sogar bei ernsthaften Krankheiten wie Aids eher gesundheitsbewahrend zu wirken.[117]

Einfach ausgedrückt: Glaube und Optimismus werden Ihr Leben um Monate oder sogar Jahre verlängern.[118] Der einzige Nachteil – er kann sogar gefährlich sein – ist eine reduzierte Risikowahrnehmung.[119] Sie werden zwar resistenter gegen Erkältungen und Grippe, aber Sie neigen auch eher dazu, die Ernsthaftigkeit der Symptome zu unterschätzen.[120] Optimismus verleitet Menschen dazu, die Risiken einer Scheidung zu unterschätzen und die Erfolgschancen am Markt überzubewerten. Optimismus kann also zu weit getrieben werden, besonders wenn Sie deswegen realistische Besorgnisse lieber ignorieren. So unterschätzen zum Beispiel überoptimistische Raucher die Wahrscheinlichkeit, dass sie krank werden[121], und diese Art von Glaube ist in der Tat gefährlich. Alle Formen des Optimismus gehen mit einer weniger realistischen Weltanschauung einher.[122] Aber andererseits ist das auch beim Pessimismus der Fall.[123] Wir müssen uns folglich der Frage stellen: Nutzen wir unsere optimistischen Überzeugungen dafür, zerstörerische Verhaltensweisen und einen zerstörerischen Glauben aufrechtzuerhalten? Wenn dem so ist, dann sollten Sie Ihrem Gesundheitsrezept eine ausreichende Zahl an Realitätstests hinzufügen.

Wenn das menschliche Gehirn keine Neigung zum Optimismus hätte, wären wir anfälliger für gesteigerte Angstzustände und Depressionen.[124] Pessimismus ist allerdings von geringem Nutzen, und er macht die Menschen anfälliger für Depressionen, Angstzustände, Schlafstörungen, Zwangsneurosen und Beeinträchtigungen des sozialen Umgangs.[125] In einer auf 30 Jahre angelegten Längsschnittstudie der Mayo-Kliniken wurden gravierende Zusammenhänge zwischen Pessimismus und einer verkürzten Lebensdauer sowie einer schlechten geistigen Funktionsfähigkeit festgestellt.[126]

Dank der Evolution haben wir das biologische Vermögen, der Zukunft hoffnungsvoll und optimistisch entgegenzublicken, auch wenn es keine konkreten Beweise dafür gibt, die unsere Überzeugungen stützen. Auch das gehört zu den Funktionen des Frontallappens, aber wir müssen ihn täglich trainieren, indem wir an die Menschheit und besonders an uns selbst glauben.

9

Innere Ausgeglichenheit finden

Meditation, Intention, Entspannung und Bewusstsein

Gott kann Ihr Gehirn verändern. So viel haben wir bereits zeigen können. Aber jetzt bringt uns unsere Meditationsstudie an einen Wendepunkt. Wir konnten aus den spirituellen Praktiken dieser Welt eine Reihe von einfachen Übungen zusammenstellen, mit denen sich die neuronalen Gehirnfunktionen fördern lassen. So können wir unseren physischen, emotionalen und kognitiven Gesundheitszustand verbessern und unser Leben möglicherweise um viele glückliche Jahre verlängern.

Als Arzt muss ich darauf hinweisen, dass diese Techniken die angemessene Anwendung von bestehenden medizinischen Verfahren keineswegs ersetzen*, aber wenn Sie sie in Ihre täglichen Aktivitäten integrieren, werden Sie feststellen, dass sie sich sehr positiv auf Ihr Leben auswirken können. Sie fördern

---

* Es gibt nur sehr wenige wissenschaftliche Beweise dafür, dass sanfte Formen der Meditation gesundheitsschädlich wirken können. Einige Forscher haben die Hypothese aufgestellt, die mit Meditation in Verbindung gebrachten neurologischen Veränderungen könnten bei epilepsieanfälligen Menschen das Risiko eines epileptischen Anfalls erhöhen. Doch wurden bisher keine derartigen Anfälle dokumentiert. Eher anekdotenhafte psychologische Belege lassen vermuten, dass Menschen mit bestimmten Persönlichkeitsstörungen zunächst gründlich untersucht und überwacht werden sollten, bevor sie intensive spirituelle Praktiken anwenden.

die Reaktionsfähigkeiten Ihres Immunsystems, schärfen Ihre Produktivität bei der Arbeit und bereichern Ihre Beziehungen – nicht nur zu Familienangehörigen und Freunden, sondern auch zu Fremden, denen Sie im täglichen Leben begegnen. Ihr Mitgefühl und Ihre Einfühlsamkeit werden gesteigert, und es wird Ihnen leichter fallen, mit Andersgläubigen auszukommen. Dies sind sehr viele Versprechungen auf einmal, aber unserer Meinung nach sind die Ergebnisse unserer über 30-jährigen Forschung so überzeugend, dass wir uns vorgenommen haben, diese Übungen in verschiedene Programme des Zentrums für Spiritualität und Geist an der Universität von Pennsylvania einzubinden.*

Intention

Die Übungen in diesem Kapitel drehen sich alle um drei miteinander verbundene Prinzipien: Intention, Entspannung und Bewusstsein. *Intention* bezieht sich auf das Ziel, das Sie in Ihrem Leben manifestieren möchten, denn all unseren Handlungen liegt eine Intention zugrunde, ob wir uns dieser bewusst sind oder nicht. Durch unsere Intention bestimmen wir, worauf wir uns konzentrieren möchten, und das Ziel kann alle

---

* Das Zentrum vereint eine interdisziplinäre Gruppe von Wissenschaftlern, die aus den Fakultäten aller Hochschulen stammen. Sie beschäftigen sich ausschließlich mit der Wechselbeziehung zwischen Spiritualität und Gehirn. Dazu entwickeln, organisieren und koordinieren sie Forschungsarbeiten und Stipendien sowie Bildung und Kommunikation auf regionaler und internationaler Ebene. Das Zentrum bietet Lehrgänge, Lehrmaterialien, öffentliche und akademische Vorlesungen sowie regionale und über das Internet zugängliche Programme zur sozialen Unterstützung an. Dies ermöglicht allen, die Interesse an Themen rund um die Schnittpunkte von Religion und Wissenschaft haben, Zugriff auf diese Ressourcen.

möglichen Formen annehmen: Geld, Macht, Frieden, Einsicht, eine Romanze oder ein engeres Verhältnis zu Gott. Seien Sie sich über Ihre Intention im Klaren, bevor Sie sich hinsetzen und anfangen, die folgenden Übungen durchzuführen. Am besten schreiben Sie Ihre Intention auf einen Zettel und bringen diesen an einem augenfälligen Ort an. Artikulieren Sie Ihre Intention oder Ihr Ziel deutlich in schriftlicher oder mündlicher Form. Dann kann der Frontallappen den Motorkortex besser steuern, um Ihren Wunsch zu erfüllen, während Sie sich aktiv an dem beteiligen, was um Sie herum passiert.

Es ist ein außerordentlicher Prozess: Sie fangen mit einem zielorientierten Gedanken an, und je mehr Sie sich darauf konzentrieren, desto intensiver fängt das Gehirn an, Strategien zu entwickeln, mit denen dieser Gedanke in die Außenwelt übertragen werden kann. Tiere und sogar Primaten sind hierzu kaum in der Lage, denn sie verfügen über weniger neuronale Verbindungen zwischen dem Frontallappen und den anderen Teilen des Gehirns.

Entspannung

Entspannung ist der zweite Grundsatz. Er ist in fast allen kontemplativen Übungen und stressreduzierenden Programmen zu finden. Sie starten Ihre Intention also, indem Sie Ihren Körper entspannen. Normalerweise setzt dies voraus, dass Sie sich auf Ihren Atem konzentrieren, aber wie bereits in Kapitel 8 erwähnt, kann Gähnen ein schnellerer Weg zu tiefer Entspannung und Wachsamkeit sein.

Bewusstes Atmen dient einer weiteren Funktion, denn es trainiert Ihren Geist, sich auf einen natürlichen – und lebensnotwendigen – Prozess des Körpers zu konzentrieren. Indem

Sie Ihre bewusste Intention auf Ihren Atem konzentrieren, verlangsamen Sie nach und nach die geistige »*Geschäftigkeit*«. Ihre Gedanken werden weniger und ausgeglichener und Ihr Körper beginnt sich zu entspannen. In einem fMRT*-Experiment, das wir erst vor kurzem fertiggestellt haben, verglichen wir eine auf Atmung basierende Meditation und eine Meditation, bei der sich die Ausübenden auf ein Wort oder einen Ausdruck konzentrierten. Wir entdeckten, dass bewusstes Atmen die Aktivitäten im limbischen System steigert und gleichzeitig die Aktivitäten im Frontallappen verringert. Die Gedanken verblassen, aber die emotionale Intensität der Erfahrung nimmt zu.

Entspannung ist ein wesentlicher Bestandteil der Meditation, um sowohl Körper als auch Geist in Schwung zu halten, aber vielen Menschen gelingt es nicht, durch bewusstes Atmen den tiefen Entspannungszustand zu erreichen, der mit neurologischer Gesundheit assoziiert wird. Deswegen haben wir mehrere unterschiedliche Entspannungsübungen hinzugenommen, und ich rate Ihnen sehr, alle zumindest einmal auszuprobieren. Machen Sie die Übungen, die sich für Sie am besten anfühlen, wechseln Sie hin und wieder aber auch zwischen ihnen ab. Mit der Zeit werden Sie feststellen, dass sich ein und dieselbe Technik auf Ihren Körper unterschiedlich auswirken kann.

---

* Ein Gehirnscan mittels Magnetresonanztomografie (MRT) liefert ein detailliertes Abbild der Gehirntätigkeiten, während ein Scan der funktionellen Magnetresonanztomografie (fMRT) eher einem Film gleichzusetzen ist. Wir können die Veränderungen im Gehirn von Augenblick zu Augenblick beobachten, während der Proband verschiedene geistige und körperliche Aufgaben verrichtet.

Bewusstsein

Sobald Sie einen tiefen Entspannungszustand erreicht haben, ist es an der Zeit, dass Sie sich Ihres Körpers in seiner Beziehung zu seiner Umgebung bewusst werden. Konzentriertes Atmen steigert das Selbstbewusstsein, weil es die Aktivitäten im Präcuneus ankurbelt, einen wichtigen Kreislauf, der das *Bewusstsein* im Gehirn reguliert.[1] Als Achtsamkeitsübung ist es aber nur der erste Schritt auf dem Weg zu einer erhöhten Wachsamkeit und Aufmerksamkeit. Es kann beispielsweise sein, dass Sie gebeten werden, eine einfache Tätigkeit wie das Essen oder Gehen zu beobachten. Normalerweise tun Sie dies in Zeitlupe und achten dabei auf jede kleine Bewegung, die Sie machen. Wenn Sie ein Stück Nahrung in den Mund nehmen, schenken Sie jedem einzelnen Muskel Beachtung, der beim Kauen betätigt wird, und Sie werden bei jedem Bissen die feinen Eigenschaften des Geruchs, des Geschmacks, der Konsistenz und der Temperatur zur Kenntnis nehmen. Sie werden auch bewusst jeden Muskel wahrnehmen, der betätigt wird, um die Gabel zum Mund zu führen.

Sie können diese Technik gleich jetzt ausprobieren. Da Sie sich auf das Lesen konzentrieren, werden Sie merken, dass Sie sich des Buches, das Sie in der Hand halten, nicht bewusst sind. Aber sobald ich Sie darauf aufmerksam mache, treten andere Sinneswahrnehmungen in Ihr Bewusstsein. Spüren Sie, wie schwer der Band ist. Achten Sie auf die Struktur seines Umschlages. Wie fühlt sich die glatte Oberfläche an? Ist sie warm oder kalt? Und was ist mit dem Papier, auf dem diese Worte gedruckt sind? Wie dick ist es? Wie dunkel ist der Druck? Was passiert, wenn Sie sich statt auf die Wörter auf die Zwischenräume der Zeilen konzentrieren? Tun Sie jetzt bitte noch etwas: Atmen Sie zehnmal ganz tief ein und aus, und beobachten Sie, wie sich Ihre Wahrnehmung des Buches verändert.

Jede dieser Wahrnehmungsveränderungen intensiviert die Erfahrung, die Sie mit diesem Buch machen, und Meditation soll genau dies bewirken. Sie vertieft die Qualität der Erfahrung und erinnert uns daran, dass in all unseren Handlungen so viel mehr »Erfahrung« steckt. Meditation erweitert das Ausmaß unserer bewussten Erfahrungen, wodurch wichtige Hirnkreisläufe gestärkt werden. Darüber hinaus hilft es aus neurologischer Sicht dem Frontallappen, fokussierter und geordneter zu funktionieren. Forschungsarbeiten bestätigen, dass die kognitive Fähigkeit, feine Unterschiede in sich selbst und in der Umwelt feststellen zu können, bei fortgeschrittenen Meditierenden stärker ausgeprägt ist.[2]

Es gibt noch einen weiteren neurologischen Nutzen. Indem Sie sich Ihre geistigen Prozesse bewusst machen, lernen Sie, sich selbst zuzusehen und nicht zu reagieren. Sie beobachten lediglich Ihre Gedanken und Gefühle, während diese beständig Ihren Geist durchströmen. Manche nennen dies »Achtsamkeit«. Sollte ein ängstlicher, gereizter oder deprimierender Gedanke auftauchen, nehmen Sie ihn zur Kenntnis, wenden sich direkt wieder Ihrer Atmung oder Entspannung zu, und beobachten Sie gespannt, was wohl der nächste Gedanke oder das nächste Gefühl sein mag. Das Bewusstsein des Frontallappens nimmt so lange zu, bis es die emotionalen Kreisläufe des Gehirns neurologisch zum Stillstand gebracht hat. Wenn dies geschehen ist, klingen die ängstlichen, gereizten und depressiven Gefühle ab, was tief greifende, förderliche Auswirkungen auf alle anderen Aspekte der Hirnfunktionen hat.

Was ist aus Gott geworden?

Auch wenn manche der folgenden Übungen unterschiedliche religiöse Wurzeln haben, bezieht sich ihr neurologischer Nutzen hauptsächlich auf die Intention, die Entspannung und das Bewusstsein. Um ein möglichst breites Publikum zu erreichen, haben wir die religiösen Schlussfolgerungen entfernt. Aber wenn Sie Ihre ethischen, spirituellen und religiösen Glaubensüberzeugungen in die Übungen mit einfließen lassen, erhalten diese mehr Bedeutung und schenken Ihnen reichere Erfahrungen. Wir haben zum Beispiel erst kürzlich den religiösen Brauch des Rosenkranzbetens erforscht, bei dem bestimmte Gebete wiederholt gesprochen und gleichzeitig an einer Schnur befestigte Perlen gezählt werden. Wir stellten fest, dass der Rosenkranz den Angst- und Stresspegel senkt. Sie können viele der folgenden Techniken auch mit in Ihre Kirchen, Tempel oder Moscheen nehmen und sie in Ihre religiösen Rituale integrieren. Tatsächlich wurden die östlichen Meditationen weltweit von vielen Sekten des Christentums übernommen.

Damit kommen wir zum religiösen Engagement im Allgemeinen und der Frage, ob es sich irgendwie auf die Gesundheit auswirkt. Machen wir es kurz. Die Antwort lautet: Ja. Die Messwerte von religiösem Engagement belegen, dass diejenigen, die regelmäßig in die Kirche gehen, länger leben und weniger Probleme mit ihrer Gesundheit haben.* Selbst bei jenen, die nur einmal pro Monat in die Kirche gehen, ist das Sterberisiko um 30 bis 35 Prozent reduziert.[3] Die Statistiken sehen bei Amerikanern weißer und schwarzer Hautfarbe sowie mexikanischer

* Die Messwerte sind allerdings hauptsächlich korrelativ. Das heißt, wir wissen nicht, welcher Teil der »Gleichung« die Wirkung auslöst. Es ist zum Beispiel möglich, dass Menschen, die länger leben, eher dazu neigen, sich religiös zu engagieren.

Herkunft gleich aus. Bei älteren Menschen sind religiöse Aktivitäten noch wirksamer.[4] Bei wöchentlichen Kirchenbesuchern besteht ein geringeres Risiko, dass sie einen Schlaganfall erleiden, aber interessanterweise wirkt sich religiöses Engagement nicht auf das Herzinfarktrisiko aus[5], und es schützt Sie ebenso wenig vor Drogenmissbrauch.[6] Alles in allem scheinen religiöse Aktivitäten und Glaubensüberzeugungen den Drogenkonsum eines Menschen kaum zu beeinflussen.

Ist religiöses Engagement mit irgendwelchen Nachteilen verbunden? Ja, aber dabei handelt es sich hauptsächlich um Probleme, die mit Wut und Angst zu tun haben. Wie bereits in Kapitel 7 erwähnt, neigen diejenigen zu Gesundheitsproblemen und Depressionen, die Gott als eine bestrafende Persönlichkeit sehen oder dem Klerus oder anderen Kirchenanhängern gegenüber negativ eingestellt sind.[7] Auch wenn Sie mit Ihren religiösen Gefühlen oder Überzeugungen in Konflikt stehen, kann Ihre Gesundheit darunter leiden und das Sterberisiko erhöhen.[8] Entscheiden Sie sich also bitte für ein Religionssystem oder für eine spirituelle Praktik, mit dem oder der Sie sich mit sich selbst und mit anderen wohlfühlen können.

Konfrontation mit dem streitsüchtigen Gehirn

Mit den folgenden Übungen können Sie Ihr Gehirn innerhalb von Minuten verändern. Dennoch lehnen viele Menschen sie ab, auch wenn sie merken, dass ihre kognitiven Funktionen sich verbessern und ihre Stimmungen sich aufhellen. Warum? Es gibt verschiedene Erklärungen, aber die aus neurologischer Sicht wahrscheinlichste und sinnvollste ist diese: Nachdem Sie Jahrzehnte damit verbracht haben, eine einigermaßen stabile Persönlichkeit zu formen, um mit den Beschwernissen des Lebens fertig zu werden, ändert das Gehirn die zugrunde liegenden Überzeugungen nur ungern. Schließlich helfen Ihnen Ihre Verhaltensweisen, auch wenn sie funktionsgestört sind, dabei zu überleben, und genau dafür ist das Gehirn in erster Linie bestimmt.

Das Gehirn braucht Jahrzehnte dafür, diese Gewohnheiten anzunehmen, und es ist nicht leicht, sie einfach abzustellen. Alte Neuralkreise lösen sich nicht einfach in Luft auf, besonders wenn sie mit negativen oder stressgeladenen Erinnerungen verbunden sind. In Wirklichkeit kostet es viel Stoffwechsel-Energie, um neue Dendriten und Axone heranzuziehen oder synaptische Verbindungen neu anzuordnen, nachdem sie über Jahre hinweg fest etabliert waren. Außerdem erzeugen jegliche Störungen der alten neuronalen Muster im Gehirn ein gewisses Maß an Angst. Das alte limbische System, das hauptsächlich dafür zuständig ist, die synaptische Stabilität zu wahren, ist nicht so flexibel wie die kreativen Frontallappen. Es ist also einfach, neue Ideen zu entwickeln, aber es ist äußerst schwierig, den Rest des Gehirns dazu zu bringen, ihnen Folge zu leisten. Selbst wenn es Ihnen gelingt, verschiedene Aspekte Ihrer Persönlichkeit zu verändern, wundern Sie sich nicht, wenn sich immer mal wieder alte Verhaltensmuster durchsetzen.

Wie lösen wir also diesen neuronalen Widerstand gegen Veränderungen auf? Wir empfehlen Ihnen drei Dinge: Eine bewusste Verpflichtung, sich jeden Tag ein wenig zu bessern, eine gehörige Portion an gesellschaftlicher Unterstützung, dieser Verpflichtung nachzukommen, und eine kräftige Ladung Optimismus und Glaube.

Und noch etwas wäre vonnöten: die Bereitschaft zu üben, mindestens fünf Minuten am Tag. Mit etwas Routine kommen Sie auf täglich 40 Minuten, die ideale Zeitspanne, um die neuronalen Funktionen Ihres Gehirns zu steigern.

Fangen Sie mit einem einfachen Ziel an

Wenn Sie sich das Meditieren selbst beibringen, ist es sinnvoll, mit einfachen Zielen anzufangen und sich langsam zu komplexeren Aufgaben vorzuarbeiten. Dabei können Sie sogar einige der hochfliegenden Ideale wie Vergebung und Mitgefühl mit einbeziehen. Aber wenn Sie letzten Endes den Weltfrieden fördern möchten, sollten Sie damit anfangen, während der Kaffeepause ein paar Minuten lang Friedlichkeit zu verbreiten. Dann wiederholen Sie das Ganze in der Mittagspause. Gähnen und atmen Sie mehrmals tief durch, wenn Sie im Berufsverkehr festsitzen, und segnen Sie den Fahrer, der Ihnen gerade den Weg abgeschnitten hat. Zunächst werden Sie sich ärgern, aber schon bald werden Sie merken, dass Sie insgesamt weniger frustriert sind.

Suchen Sie sich heute ein einfaches Ziel aus – gleich jetzt. Es ist egal, wofür Sie sich entscheiden, denn wenn Sie sich auf die drei Hauptprinzipien konzentrieren – Entspannung, konzentrierte Aufmerksamkeit und Intention –, wird das Gehirn neurologische Kreisläufe stimulieren und Ihnen dabei helfen, das Ziel zu erreichen. Der Schlüssel zu jedem Ziel ist die bewusste Verpflichtung, und die erste Grundvoraussetzung ist, dass Sie sich fest auf Ihre Vorstellung konzentrieren. Mit konzentrierter Aufmerksamkeit lernen Sie, konkurrierende Ziele oder Wünsche zu ignorieren, und die Entspannung bringt Ihnen Geduld bei. Dies hilft Ihnen über die Augenblicke hinweg, in denen Sie meinen, die Meditation sei wirkungslos. Ob Sie sich dessen bewusst sind oder nicht, die Neurowissenschaft hat nachgewiesen, dass nutzbringende Wirkungen unbewusst eintreten.

Für Anfänger ist es oft frustrierend, sich konsequent auf etwas so Simples wie das Entspannen oder Atmen zu konzentrieren. Es mischen sich irritierende Gedanken ein. Wenn Sie merken, dass es Ihnen nicht gelingt, diese abzustellen, setzen Sie sich ein neues Ziel, und beobachten Sie passiv, was geschieht. Ich habe es bereits erwähnt, aber man kann es nicht oft genug wiederholen: Indem Sie sich beibringen, Ihre Gedanken zu beobachten, lernen Sie, emotionale Reaktionen zu kontrollieren, die normalerweise die neuronalen Aktivitäten des Gehirns regulieren. Es mag Ihnen langweilig erscheinen, still zu sitzen und Ihren Gedanken und Gefühlen zuzusehen, aber für diejenigen, die angsterfüllte und depressive Gedanken haben, hat dieser Prozess eine große therapeutische Wirkung. In Wirklichkeit wird die Erfahrung durch das Nachdenken über negative Gedanken und Gefühle vertieft und in die Länge gezogen[9], was den Impuls dafür an die Amygdala sendet, mehr Angst und Sorgen zu erzeugen.[10]

Und doch kann es Sie, sollte es Ihnen wie den meisten Meditationsanfängern ergehen, an den Rand des Wahnsinns treiben, einfach dazusitzen und Ihrem Geist dabei zuzugucken, wie er versucht, Ihnen weiszumachen, dass Sie ein ziemlicher Idiot sind, wenn Sie einfach dasitzen und nichts tun. Immerhin neigen die Frontallappen dazu, Sie dazu zu bringen, etwas zu tun – *ganz egal, was.* Es ist ein mächtiger Stimulus, der durch die Normvorstellungen der Eltern und der Gesellschaft ausgelöst und durch die vielen Überzeugungen aufrechterhalten wird, die sich im Laufe der Jahre hinzugesellt haben. Tatsächlich kann das Gehirn derart viele störende Gedanken und Gründe erzeugen, Sie von diesen Übungen abzubringen, dass Sie gegebenenfalls weitaus mehr als ein Buch lesen müssen, um auf dem Pfad der Aufmerksamkeit zu bleiben. Meditations- und Entspannungs-CDs eignen sich dabei besonders gut, weil es einfacher ist, gesprochenen Anweisungen zu folgen. Deswegen geben wir unseren neuen Probanden in unseren Forschungsprojekten oft vertonte Übungen mit. (Im Abschnitt »Bücher, CDs und Programme zu Meditation und Achtsamkeit« am Ende des Buches finden Sie eine Liste mit Empfehlungen für eine Reihe von Büchern, CDs und Trainingsprogrammen.)

Üben, üben, üben

Wie lange sollten Sie üben? Das ist ganz Ihnen überlassen. Forschungsstudien sind oft auf bestimmte Zeiträume angelegt. Bei einem achtwöchigen Trainingsprogramm zum Beispiel wird täglich bis zu 50 Minuten lang geübt, aber wenn Sie sich mit fünf oder zehn Minuten am Tag ein- oder zweimal die Woche wohler fühlen, dann sollten Sie dieser Neigung folgen. Natürlich erzielen Sie umso bessere Ergebnisse, je mehr Zeit Sie investieren. Wenn Sie sich ein richtiges Trainingsprogramm zusammenstellen möchten, empfehle ich Ihnen, sich eine bestimmte Tageszeit dafür freizuhalten. Das kann zum Beispiel gleich morgens nach dem Aufstehen sein, direkt nach der Arbeit oder kurz vor dem Schlafengehen. Durch die Routine gewöhnt sich das Gehirn daran, aufmerksam entspannt zu sein. Unsere Studien haben ergeben, dass diejenigen, die sich an einen bestimmten Zeitplan hielten, den größten Nutzen davongetragen haben.

Im Folgenden listen wir alle Übungen auf, die wir in dieses Kapitel aufgenommen haben:

1. Bewusstes Atmen (S. 247)
2. Tiefes Gähnen (S. 252)
3. Die Entspannungsreaktion (S. 253)
4. Progressive Muskelentspannung (S. 255)
5. Visualisierung und geführtes Bild-Erleben (S. 259)
6. Kerzenmeditation (S. 266)

7. Gebet der Sammlung (S. 267)
8. Gehmeditation (S. 270)
9. Gedächtnissteigerung (S. 275)
10. Sich seinen Dämonen stellen (S. 278)
11. Der imaginäre Kampf (S. 284)
12. Anderen Freundlichkeit und Vergebung senden (S. 286)

Wenn Sie sich Ihr individuelles »Gehirnoptimierungs«-Programm zusammenstellen, empfehlen wir Ihnen, täglich drei dieser Übungen zu machen. Fast jede Meditation und stressreduzierende Technik beginnt mit einer Übung des bewussten Atmens, deswegen raten wir Ihnen, mit Übung 1 anzufangen. Die Übungen 2 bis 5 werden Sie in einen tieferen Entspannungszustand versetzen, weshalb Sie von diesen mindestens eine am Tag ausführen sollten. Sie können die Übungen von Tag zu Tag variieren, und sobald Sie etwas mehr Erfahrung haben, können Sie sie nach Belieben abwandeln und miteinander kombinieren. Zum Abschluss suchen Sie sich eine der formelleren Meditationen (6 bis 9) aus und üben auch diese jeden Tag.

Mit einer Kombination dieser Atem-, Entspannungs- und Meditationsübungen stellen Sie sich ein einfaches Gehirnoptimierungs-Programm zusammen, das am Tag zwischen 20 und 40 Minuten in Anspruch nimmt. Sollten Sie nicht genug Zeit haben, so lange zu üben, dann beschränken Sie sich auf die Übung, die Ihren Wünschen oder Zielen am meisten entspricht. Vielleicht gelingt es Ihnen, zu einem anderen Zeitpunkt (zum Beispiel vor dem Schlafengehen) ein oder zwei weitere Übungen hinzuzufügen.

Die Übungen 10 und 11 wurden gezielt für den Umgang mit Wut, Reizbarkeit und Frustration entwickelt und bei Übung 12 stehen Vergebung und Selbstliebe im Mittelpunkt. Sie werden aus diesen Meditationen das Beste herausholen, wenn Sie davor bewusst atmen und eine Entspannungsübung machen.

Probefahrt mit Ihrem Gehirnoptimierungs-Programm

Gehen Sie die zwölf Übungen in diesem Kapitel durch, und üben Sie während des Lesens jede einzelne, so gut Sie können. Danach suchen Sie sich die Übungen aus, die Sie morgen machen möchten. Schreiben Sie sie auf ein Blatt Papier und stellen Sie sich einen Wecker, der Sie daran erinnert, wann Sie anfangen wollen. Wie bereits erwähnt, wird Ihr Gehirn aus neurologischer Sicht nicht aufhören, Widerstand zu leisten. Doch dies gehört zu den ersten Dingen, die alle Meditationsanfänger entdecken dürften. Und Sie müssen sich keineswegs schlecht fühlen, wenn dieser Widerstand nicht nachlässt. Selbst der Dalai Lama sagt, es falle ihm nicht leicht zu meditieren, weswegen er ständig übe.

Bevor wir anfangen, möchte ich kurz auf die verschiedenen Körperhaltungen sowie auf die Anwendung von Mantras, Gebeten oder Klängen eingehen. Manche Lehrer behaupten, bestimmte Körperhaltungen oder Gebete seien effektiver als andere, aber die neurologischen Befunde belegen dies nicht. Sie können stehend meditieren oder auf einem Zen-Kissen sitzend. Sie können sich aber auch auf Ihrem Lieblingsstuhl zurücklehnen oder sich ausgestreckt hinlegen. Wichtig ist nur, dass Sie sich wohlfühlen und entspannt sind. Der einzige Nachteil beim Liegen ist, dass Sie einschlafen könnten.

Außerdem gibt es keine Beweise dafür, dass ein bestimmtes Mantra oder ein heiliges Wort bessere neurologische Ergebnisse als andere erzielt. Wir raten Ihnen, dass Sie sich einen Ausdruck aussuchen, der für Sie von Bedeutung ist, denn so werden Sie Ihre Übungen bereichern. Das Gehirn »markiert« dieses Ausüben wichtiger Rituale und mit jedem weiteren Mal können die Gedächtniskreisläufe Sie schneller und mit mehr Intensität in den ersehnten Zustand führen.

Was ist am Atmen so spirituell?

In westlichen Kulturen gilt das Atmen nicht als spirituelle Aktivität, aber in östlichen Traditionen ist es das Kernstück spiritueller Praktiken. Warum?

Es liegt zum Teil an der Semantik. Im Sanskrit ist das Wort für Atem *prana*, aber *prana* bedeutet zugleich auch »Lebenskraft« oder »Lebensenergie«. In den hinduistischen und taoistischen Traditionen ist der Atem außerdem eine Metapher für »Geist« und »Seele«. Daher vertiefen Sie durch konzentriertes Atmen Ihre Spiritualität. Beim Buddhismus steht stattdessen der Verstand im Mittelpunkt, und so brachte diese Religion Atemmeditationen hervor, die mehr Kontrolle über den geistigen und den emotionalen Zustand zulassen. Diese sind in der Tat neurologisch wirksam. In östlichen Traditionen zählen Bewusstseinsentwicklung und geistige Kontrolle zum wahren spirituellen Streben, und alles beginnt mit der Atmung.

Übung 1: Bewusstes Atmen

Manche Meditationen bedienen sich passiver Techniken, bei denen der Ausübende die Anweisung erhält, sich auf nichts anderes als auf seinen natürlichen Atemrhythmus zu konzentrieren. Andere verwenden unterschiedliche Varianten des kontrollierten Atmens: Man atmet leicht, tief, langsam, schnell, durch die Nase, durch den Mund oder kombiniert verschiedene Möglichkeiten miteinander. Sanftere Formen der Atmung steigern die Aufmerksamkeit und Entspannung, während energische Formen die Emotionen auf Kosten des Entspannungsgefühls intensivieren. Es ist wissenschaftlich erwiesen, dass Atemübungen nicht nur Stress und Angst abbauen, sondern auch die Bewältigungsstrategien des Menschen fördern, sie helfen dabei, einen Drogenmissbrauch abzustellen, und verbessern das Allgemeinbefinden sowie das Selbstwertgefühl. Atemübungen sind auch bei Problemen wie Panikattacken, Herzkrankheiten und Lungenerkrankungen von Nutzen.

Langsames, konzentriertes Atmen löst die Entspannungsreaktion des Körpers aus[11] und hebt während der ersten zehn Minuten der Meditation in verschiedenen Teilen des Gehirns den Dopaminspiegel an, was erklärt, warum diese Erfahrung als angenehm empfunden wird.[12]

Tieferes Atmen löst eine andere neurologische Reaktion aus: Es fährt zunächst die Aktivitäten in den Frontallappen zurück und reduziert den Kohlenstoffdioxidanteil im Blut, was wiederum in anderen Teilen des Gehirns den Blutfluss senkt und kognitive Aktivitäten herabsetzt. Einfach gesagt, es beruhigt Ihren Geist. Sollten Sie also Probleme haben, Ihre Gedanken herunterzufahren, vertiefen Sie beim Meditieren die Atmung.

Tiefes oder schnelles Atmen regt das limbische System an und kann eine Reihe von emotionalen Reaktionen auslösen. Selbst nach wenigen Minuten kann es Ihr Bewusstsein unerwartet und plötzlich unterbrechen. Daher raten wir Ihnen, maximal 30 Sekunden lang tief oder schnell zu atmen und dann zu einem sanfteren Rhythmus zurückzukehren.

Im Allgemeinen empfehlen wir Ihnen, beim Meditieren durch die Nase zu atmen. Warum? Das Atmen durch die Nase erhöht die Stickstoffoxid-Ausschüttung im Körper und steigert die Lungen- und Kreislauffunktionen.[13] Erhöhte Stickstoffoxid-Mengen können besonders in angespannten Situationen des Zusammenlebens Angstzustände senken.[14] Das Atmen durch die Nase dient wie das Gähnen dazu, die innere Temperatur des Gehirns im Gleichgewicht zu halten.[15]

Also lassen Sie uns mit der einfachsten Meditationsübung der Welt beginnen – mit dem Atmen. Setzen Sie sich bitte zunächst auf einen Stuhl. Später können Sie andere Körperhaltungen ausprobieren und zum Beispiel aufrecht auf einem Kissen auf dem Boden sitzen. Falls jemand Ihnen dies vorlesen kann, können Sie nun die Augen schließen, es wird Ihnen helfen, sich besser zu konzentrieren.*

1. Setzen Sie sich an einem ruhigen Ort, an dem Sie während der Übung ungestört sind, auf einen gemütlichen Stuhl. Legen Sie Ihre Hände in den Schoß, stellen Sie die Beine nebeneinander und die Füße flach auf den Boden.
2. Jetzt achten Sie bitte ausschließlich auf Ihre Atmung. Atmen Sie langsam durch die Nase ein, und spüren Sie die kühle Lufttemperatur.
3. Nun atmen Sie langsam durch die Nase aus. Achten Sie dabei auf die Temperatur. Wie warm fühlt sich die Luft an?
4. Atmen Sie weitere zehn Male langsam durch die Nase ein und aus, und achten Sie darauf, wie sich Ihre Sinneswahrnehmungen verändern. Atmen Sie schön langsam und tief ein und aus. Versuchen Sie, an nichts anderes zu denken als an Ihr Atmen.
5. Lassen Sie sich nicht von schweifenden Gedanken stören, konzentrieren Sie sich einfach immer wieder auf das Ein- und Ausatmen. Achten Sie darauf, wie es Ihre Gedanken

* Diese Übung kombiniert zwar Elemente aus vielen bewussten Atemmeditationen, aber das zugrunde liegende Prinzip ist das Gleiche: Sie trainieren Ihren Geist, sich auf die Atmung und auf die Wirkung zu konzentrieren, die sie auf Ihren Körper und Ihren Geist hat.

beeinflusst. Nehmen Sie jeden Gedanken und jedes Gefühl wahr, und widmen Sie sich dann sofort wieder Ihrem Atmen.

6. Konzentrieren Sie sich nun auf Ihre Brust, und spüren Sie, wie sich der Brustkorb mit jedem Atemzug auf- und abbewegt. Zählen Sie bis fünf, während Sie langsam einatmen, und zählen Sie erneut bis fünf, während Sie langsam ausatmen. Wiederholen Sie dies zehnmal, und kehren Sie dann zu Ihrem normalen Atemrhythmus zurück. Merken Sie, dass er sich verändert hat und sich anders anfühlt? Atmen Sie langsamer? Oder tiefer? Oder flacher? Wie tief in den Lungen können Sie die kühle Luft spüren? Atmen Sie weitere fünf Male ein und aus, und achten Sie darauf, wie die Sinneswahrnehmungen in den Lungen anfangen, sich zu verändern.
7. Konzentrieren Sie sich jetzt auf Ihren Unterleib. Atmen Sie tief ein, zählen Sie dabei bis fünf, und achten Sie darauf, wie sich Ihr Brustkorb und Ihr Bauch bewegen. Wer bewegt sich zuerst, Ihr Brustkorb oder Ihr Bauch? Dehnt sich Ihr Bauch beim Atmen aus oder zieht er sich zusammen? Atmen Sie weitere zehn Male durch, und beobachten Sie, wie sich die Bewegungen in Bauch und Unterleib verändern.
8. Kehren Sie nun zu Ihrer normalen Atmung zurück und lauschen Sie den Geräuschen im Raum. Wirken sie durchdringender? Achten Sie darauf, wie viele Geräusche Sie in Ihrem Körper sowie außerhalb Ihres Körpers wahrnehmen können. Richten Sie Ihr Bewusstsein erneut auf Ihren Körper. Fühlt er sich angespannter oder entspannter an? Ist er wärmer oder kälter geworden? Fühlen sich irgendwelche Körperteile angespannt oder unangenehm an? Nehmen Sie die Spannung zur Kenntnis, und atmen Sie ein weiteres Mal tief durch die Nase ein.

9. Jetzt atmen Sie bitte langsam durch den Mund. Achten Sie auf die veränderten Bauch- und Brustkorbbewegungen. Atmen Sie weitere zehn Male tief durch, und zählen Sie sowohl beim Einatmen als auch beim Ausatmen die Sekunden.
10. Konzentrieren Sie sich als Nächstes auf Ihren Mund, und spüren Sie beim Einatmen die kalte Luft und beim Ausatmen die warme Luft auf Ihrer Zunge. Widmen Sie Ihre Aufmerksamkeit danach Ihrem Gaumen und spüren Sie, wie sich die Temperatur ganz anders anfühlt. Kehren Sie zu Ihrem normalen Atemrhythmus zurück, und nehmen Sie sämtliche Unterschiede zur Kenntnis. Fühlen Sie sich entspannter oder angespannter? Sind Sie müder oder wacher? Wie Sie sich auch immer fühlen mögen, urteilen Sie nicht. Nehmen Sie es lediglich zur Kenntnis, lassen Sie es gelten, und beobachten Sie wieder Ihr Atmen.
11. Beenden Sie nun diese Übung. Sehen Sie sich langsam im Raum um, und drehen Sie den Kopf von einer Seite zur anderen. Dann stehen Sie langsam von Ihrem Stuhl auf. Lassen Sie sich einen Moment Zeit, um zu sehen, wie es Ihnen im Stehen geht, und atmen Sie bewusst ein und aus. Fangen Sie langsam an zu gehen, und achten Sie darauf, ob Sie das bewusste Atmen aufrechterhalten können, während Sie sich wieder Ihrer täglichen Routine widmen.

Sie können diese ganze Übung entweder in wenigen Minuten abschließen oder sie 20 bis 30 Minuten lang durchführen. Je länger Sie meditieren, desto friedlicher und entspannter werden Sie sich fühlen. Diese Übung trainiert zwar Ihren Geist darin, zur Ruhe zu kommen, aber aus neurologischer Sicht handelt es sich um einen gesteigerten Bewusstseinszustand – die ideale Ausgangslage für alle Aufgaben, die Sie in Angriff nehmen müssen. Je mehr Sie sich mit dem Atembewusstsein vertraut machen, desto mehr können Sie es nach Belieben variieren. Sie können es mit all den folgenden Übungen kombinieren oder einfach die Reaktionen Ihres Geistes beobachten, während Sie bewusst ein- und ausatmen.

Übung 2: Tiefes Gähnen

Nachdem Sie die Erfahrung des »bewussten« Atmens gemacht haben, möchte ich Sie bitten, einen Vergleich aufzustellen, inwiefern das Gähnen Ihr Bewusstsein, Ihre Achtsamkeit und Ihre Körperentspannung beeinflusst. Auch wenn ich Sie bereits im vorherigen Kapitel dazu animiert habe zu gähnen, möchte ich es hier noch einmal in aller Form tun, weil es für Ihr Gehirn so wichtig ist. Gähnen entspannt Ihren Körper in weniger als einer Minute und ermöglicht es Ihnen, schneller in andere Meditationsstadien einzutreten. So beginnen Sie die Übung:

1. Finden Sie einen ruhigen, gemütlichen Ort, an dem Sie niemand stören wird. Stellen Sie sich so hin, dass Sie Ihre Arme frei schwingen lassen können. Wenn Sie möchten, können Sie sich auch hinsetzen, aber im Stehen können Sie tiefer einatmen.
2. Fangen Sie mit einem tiefen Atemzug an, und öffnen Sie dabei Ihren Mund weit. Beim Ausatmen geben Sie einen langen, seufzenden Ton von sich. Es ist nicht schlimm, wenn Ihnen nicht nach Gähnen zumute ist oder wenn Sie glauben, nicht gähnen zu können. Nutzen Sie Ihr Gedächtnis, und tun Sie so, als würden Sie mehrmals hintereinander gähnen. Führen Sie dies ein wenig fort, und legen Sie nach jedem Gähnen eine kurze Pause ein. Nach dem fünften oder sechsten Mal werden Sie merken, wie sich ein echtes Gähnen anschleicht.

3. Achten Sie besonders darauf, was sich in Ihrem Mund, Ihrem Hals, Ihrem Brustkorb und Ihrem Bauch abspielt, und wundern Sie sich nicht, wenn Ihre Augen anfangen zu tränen.
4. Sie sollten es sich erlauben, ungefähr zwölf- bis 15-mal zu gähnen und zwischen jedem Gähnen einige Sekunden zu pausieren. Insgesamt sollte diese Übung etwa zwei Minuten dauern.

Wenn es Ihnen schwerfällt zu gähnen, tun Sie sich mit einem Mitglied der Familie oder einem Freund zusammen. Gähnen ist eine »ansteckende« Tätigkeit, denn sobald Sie jemanden gähnen sehen oder hören, löst es bei Ihnen neurologisch gesehen die gleiche Reaktion aus.

Bewusstes Gähnen erzeugt ein intensives Gefühl der Entspannung, der Ruhe und Wachsamkeit. Wie wir im vorangegangenen Kapitel bereits aufgeführt haben, stimuliert es einen einzigartigen Hirnkreislauf, der das Selbstbewusstsein fördert und der Schlüssel zu allen kontemplativen und spirituellen Praktiken ist. Gähnen Sie, bevor Sie ein schwieriges Problem angehen, und gähnen Sie, wenn Sie mit anderen in Konflikt stehen. Wenn Sie bei Aerobic-Übungen hin und wieder gähnen, werden Sie eine unmittelbare Verbesserung Ihrer motorischen Koordination bemerken. Durch Gähnen können Sie innerhalb nur weniger Minuten Stress abbauen.

Übung 3: Die Entspannungsreaktion

Dr. Herbert Benson von der Harvard-Universität veröffentlichte diese Meditation vor 30 Jahren und seitdem ist sie zu einer der meisterforschten Techniken der Welt geworden. Heute wird sie in ganz Amerika in Hunderten von Programmen zur Stressminderung angewendet, um bei den Teilnehmern einen neurologischen und psychischen Zustand der Ausgeglichenheit und Gesundheit zu erzeugen.[16] Dabei konzentrieren Sie sich lediglich auf ein Wort, einen Ausdruck oder ein Mantra – Liebe, Frieden, Gott, Om oder Ähnliches. Versenken Sie sich in etwas, das Ihnen Glückseligkeit, Frieden und Gelassenheit bereitet, und wiederholen Sie es, während Sie langsam und tief atmen. Wenn es Ihnen lieber ist, können Sie auch einen kurzen Auszug aus einem heiligen Text rezitieren.

Wichtig ist, dass das, worauf Sie sich konzentrieren, Ihnen viel bedeutet und Sie entspannt. Es ist egal, für welche religiöse Tradition Sie sich entscheiden. Eine faszinierende Studie zeigte, dass der erzielte Nutzen bei »Om Mani Padme Hum« (Buddhismus), »Rama, Rama« (Hinduismus), »Herr, erbarme dich unser« (Christentum) oder »Schalom« (Judentum) jeweils gleich war.[17] Tatsächlich reduziert jede Wiederholung eines positiven Ausdrucks Stress, Angst und Wut und verbessert zugleich die Lebensqualität.[18] Diese Übung ist eine Abwandlung der Arbeit von Dr. Benson:

1. Suchen Sie sich einen ruhigen Sitzplatz, an dem Sie nicht gestört werden, und schließen Sie die Augen.
2. Atmen Sie mehrmals tief ein, und äußern Sie beim Ausatmen im Stillen oder auch flüsternd Worte, Ausdrücke oder Klänge, die Sie mit dem Gefühl der Ausgeglichenheit und Freude erfüllen (Friede, Liebe, Verlangsamung, Entspannung, Om, Gott usw.).
3. Bleiben Sie bei Ihrer Atmung und der Wiederholung Ihres persönlichen Mantras. Wiederholen Sie das Mantra langsam und in Einklang mit Ihrer Atmung zehn bis 20 Minuten lang.
4. Sollten sich unerwünschte Gedanken oder Gefühle einmischen, nehmen Sie sie zur Kenntnis, und lassen Sie sie wieder gehen, bevor Sie Ihr Mantra wiederholen. Versuchen

Sie nicht, ein bestimmtes Ziel oder einen bestimmten Zustand zu erreichen. Konzentrieren Sie sich während der ganzen zehn bis 20 Minuten ausschließlich auf Ihr Wort.
5. Wenn Sie fertig sind, bleiben Sie ein paar Momente lang ruhig sitzen und öffnen dann die Augen. Machen Sie sich bewusst, wie Sie sich fühlen, gähnen Sie dreimal und bewegen Sie sich langsam im Raum umher.

Wenn Sie diese Übung einmal am Tag machen, werden Sie nach wenigen Wochen erhebliche Veränderungen Ihres Bewusstseins und Ihrer Verhaltensweisen bemerken. Sie fühlen sich gelassener, aufnahmefähiger und weniger ängstlich. Es kann gemäß den Forschungsergebnissen von Benson sogar sein, dass Sie den Drang verlieren, zu rauchen, zu trinken oder zu viel zu essen. Wechseln Sie Ihr Mantra ruhig, sooft Sie wollen, und achten Sie darauf, wie unterschiedliche Vorstellungen Ihr Bewusstsein auf unterschiedliche Weise verändern.

Übung 4: Progressive Muskelentspannung

Manchen Menschen fällt es äußerst schwer, den Geist dazu zu nutzen, den Körper zu entspannen. In solchen Fällen empfehle ich gern diese Technik, die in den zwanziger Jahren des 20. Jahrhunderts von dem amerikanischen Psychologen Edmund Jacobson entwickelt wurde. Ich nenne sie das »schwere Geschütz« des Entspannungstrainings, da sie sich besonders bei außergewöhnlich angespannten Menschen bewährt hat. Sie dient der Stress- und Angstminderung und hilft bei Schmerzen, Fibromyalgie, Herzerkrankungen und einer Reihe von neurologischen, psychologischen und physischen Störungen.[19] Sie ist außerdem eine wirksame Methode zur Entspannung von Patienten vor Operationen, und sie beschleunigt die postoperative Genesung.[20]

Die progressive Muskelentspannung war die erste Technik, die ich jemals an anderen Menschen ausprobiert habe. Zu Beginn der Sekundarstufe schrieb ich eine Arbeit über progressive Muskelentspannung, und so führte ich mit meiner ganzen Klasse ein Experiment durch. Alle waren begeistert, ein Klassenkamerad ist sogar dabei eingeschlafen (aber das war an unserer Schule eigentlich nichts Außergewöhnliches). Dabei fällt mir ein, dass viele Menschen berichtet haben, dass diese Übung dabei hilft einzuschlafen, wenn sie kurz vor dem Schlafengehen durchgeführt wird. Tatsächlich gibt es wissenschaftliche Belege dafür, dass die progressive Muskelentspannung genauso wirksam ist wie viele Schlafmittel.[21] Zusammen mit Musik scheint die Wirkung noch stärker zu sein.[22]

Progressive Muskelentspannung ist einfach. Im Grunde tun Sie nichts anderes, als jede Muskelgruppe des Körpers anzuspannen und wieder zu entspannen, und zwischendurch atmen Sie schön tief durch oder gähnen. Am besten lässt sich die Übung im Liegen auf einem dicken Teppich oder einer dicken Matte machen, aber Sie können sich dazu auch in einen großen, gut gepolsterten Sessel setzen. Außerdem empfehle ich Ihnen, sich die Übung vorlesen zu lassen. Sie können sich aber auch eine eigene Audio-Aufzeichnung erstellen oder eine kaufen. Fürs Erste versuchen Sie, beim Lesen so viele Schritte wie möglich mitzumachen. Wenn Ihnen vom tiefen Atmen schwindelig wird, machen Sie kleinere und kürzere Atemzüge.

1. Als Allererstes atmen Sie tief ein, dann halten Sie den Atem so lange wie möglich an und atmen danach so viel Luft wie möglich wieder aus. Auch jetzt halten Sie Ihren Atem so lange an, wie Sie können, bevor Sie wieder einatmen. Wiederholen Sie dies fünfmal.

2. Nun atmen Sie tief ein, spannen dabei alle Muskeln Ihres Körpers von Kopf bis Fuß an und halten diesen Zustand so lange wie möglich (den meisten Menschen gelingt es, dies ungefähr zehn bis 20 Sekunden lang zu tun). Dann entspannen Sie alles und stoßen die Luft aus den Lungen. Dies wiederholen Sie dreimal. Dann atmen Sie aus und entspannen alle Muskeln Ihres Körpers.
3. Atmen Sie erneut tief ein, beginnen Sie bei der Stirn, alle Gesichtsmuskeln anzuspannen, und entspannen Sie sie beim Ausatmen.
4. Atmen Sie tief ein, ziehen Sie die Stirn in tiefe Falten und halten Sie diese Stellung fünf Sekunden lang. Dann entspannen Sie sich und atmen aus.
5. Atmen Sie ein, spannen Sie Mund und Kiefer an, halten Sie die Anspannung fünf Sekunden lang, dann entspannen Sie sich wieder und atmen aus. Jetzt öffnen Sie Ihren Mund, so weit Sie können, halten diese Stellung fünf Sekunden lang und entspannen sich. Atmen Sie erneut tief ein, und gähnen Sie, während Sie sämtliche Anspannungen im Gesicht lösen.
6. Atmen Sie tief ein, ziehen Sie die Schultern in Richtung Kopf hoch, und spannen Sie alle Nackenmuskeln an. Halten Sie diese Position fünf Sekunden lang, und drücken Sie, während Sie ausatmen, Ihre Schultern so weit wie möglich nach unten. Drehen Sie Ihren Kopf langsam von der einen Seite zur anderen, während Sie sich dabei wieder völlig entspannen.
7. Atmen Sie wieder tief ein, und spannen Sie Ihre Arme und Hände an. Ballen Sie sie zu zwei festen Fäusten, und halten Sie diese Position so lange wie möglich. Atmen Sie aus, und entspannen Sie Ihre Arme und Hände. Atmen Sie ein, drücken Sie Ihre Arme gegen den Stuhl oder den Fußboden,

und bleiben Sie in dieser Stellung zehn Sekunden lang, bevor Sie sich wieder entspannen und ausatmen. Schütteln Sie Ihre Hände und Arme aus, und atmen Sie noch einmal tief ein. Gähnen Sie, und nehmen Sie sich Zeit, die Entspannung in Ihrem Oberkörper und Ihrem Gesicht wahrzunehmen.

8. Als Nächstes machen Sie einen tiefen Atemzug und spannen die Bauchmuskeln an. Zählen Sie bis zehn, entspannen Sie sich wieder, und stoßen Sie alle Luft aus den Lungen. Drücken Sie Ihren Bauch heraus, und ziehen Sie ihn wieder ein. Drücken Sie ihn erneut heraus und lassen dann alle Anspannung los. Wiederholen Sie das Herausdrücken und Einziehen zehnmal.
9. Atmen Sie noch einmal tief durch, und spannen Sie Ihr Gesäß an. Halten Sie die Spannung, so lange es geht, atmen dann aus, und entspannen Sie sich. Atmen Sie ein, spannen Sie Ihre Oberschenkel an und entspannen sie wieder, während Sie ausatmen. Einatmen, Waden anspannen, fünf Sekunden halten, entspannen. Atmen Sie erneut ein, ziehen Sie die Zehen zusammen, halten Sie die Spannung und lassen Sie wieder los. Dann spreizen Sie die Zehen, während Sie langsam alle Luft aus den Lungen ausstoßen. Jetzt schütteln Sie Ihre Füße und Beine weitere zehn Sekunden, so schnell Sie können, und entspannen sich danach.
10. Gähnen Sie, und nehmen Sie sich ein wenig Zeit, um sich der Entspannung in den Beinen bewusst zu werden. Dann atmen Sie noch einmal tief ein und spannen diesmal wieder Ihren ganzen Körper an. Bleiben Sie zehn Sekunden lang so, und entspannen Sie sich, während Sie alle Luft aus den Lungen pressen.
11. Unterziehen Sie sich einem »Ganzkörperscan«: Spüren Sie, wie entspannt Ihr Gesicht ist ... Ihr Nacken ... Ihre Schultern ...

Ihre Arme ... Ihr Brustkorb ... Ihr Bauch ... Ihr Rücken ... Ihre Beine ... und zu guter Letzt Ihre Füße. Bleiben Sie ein paar Minuten liegen, und strecken Sie sich vorsichtig.

12. Wenn Sie so weit sind, stehen Sie langsam auf, gehen langsam im Raum umher, und spüren Sie, wie sich jeder Körperteil bewegt. Aber lassen Sie es ein paar Minuten ruhig angehen – Sie sind nun so entspannt, dass sich Ihr Bewusstsein in einem veränderten Geisteszustand befindet.

Übung 5: Visualisierung und geführtes Bild-Erleben

Auch wenn Sie glauben, Sie könnten nicht visualisieren, so ist das Gehirn doch dafür ausgerüstet, sich so gut wie jeden Gedanken bildlich vorzustellen. Selbst abstrakte Vorstellungen wie die von Frieden werden zunächst in den visuellen Zentren des Kortex unbewusst verarbeitet. Wie bereits gesagt, fällt es dem Gehirn umso leichter, Ihre Intentionen in Ihre innere und äußere Wahrheit zu integrieren, je mehr Sie sich einen spirituellen oder emotionalen Zustand oder ein bestimmtes Lebensziel vorstellen.

Geführtes Bild-Erleben bezeichnet lediglich den Prozess, mit dem angenehme Visionen und Erinnerungen benutzt werden, um einen tiefen Entspannungszustand herbeizuführen. Es hat sich bei der Schmerztherapie als äußerst wirkungsvoll erwiesen.[23] Es reduziert sowohl vor als auch nach einem medizinischen oder operativen Eingriff die Angstzustände und Depressionen[24], und wer sich vor der Operation ein positives Ergebnis vorstellt, wird sich schneller wieder erholen.[25] Geführtes Bild-Erleben und Visualisierungen schützen sogar das Immunsystem vor den negativen Auswirkungen von Stress und machen den Menschen weniger anfällig für Virusinfektionen.[26]

Eine von mir erst kürzlich fertiggestellte Gehirnscan-Studie hat ergeben, dass geführtes Bild-Erleben die Symptome von posttraumatischen Belastungsstörungen reduziert, weil es die Aktivitäten in den emotionalen Zentren senkt und in den Bereichen steigert, die uns die willkürliche Kontrolle über unsere Gefühle und Gedanken verleihen.[27] Die Techniken des geführten Bild-Erlebens erleichtern somit den Umgang mit Traumata sowie mit einer Reihe von physischen und geistigen Erkrankungen. Eine vor kurzem an der Yale-Universität durchgeführte fMRT-Studie hat ergeben, dass Visualisierung und gefühltes Bild-Erleben fast dieselben Hirnregionen stimulieren, die auch unsere Meditationsprobanden mit buddhistischen, christlichen und auf Yoga basierenden Meditationstechniken aktivierten.[28]

Damit auch Sie den Nutzen der Visualisierung erleben können, suchen Sie sich zunächst einen schönen, entspannenden Ort aus – er kann nur vorgestellt sein oder real existieren: ein Strand, ein Berggipfel, ein Wasserfall oder ein Segelschiff auf einem See. Dann tun Sie so, als würden Sie sich einen Film anschauen. Können Sie sich an diesem Ort sehen? Können Sie sich langsam umdrehen und sich jedes winzige Detail auf dem Boden und in der Luft vorstellen? Sollten Sie sich bei der Arbeit besonders gestresst und angespannt fühlen, können Sie einen dreiminütigen »Urlaub« einlegen und die neuronale Dissonanz in den Frontallappen beruhigen, indem Sie an eine angenehme Erinnerung denken. Je nach Belieben können Sie sich auch einen vertrauten Menschen oder einen romantischen Augenblick vorstellen. Lassen Sie Ihren Fantasien freien Lauf. Und wenn Sie merken, dass es Ihnen schwerfällt, sich etwas vorzustellen, gähnen Sie zwölfmal. Das Gähnen stimuliert einen wichtigen Abschnitt des im Gehirn stattfindenden Selbstvisualisierungs-Prozesses. Und denken Sie daran: Das Fantasieren ist das, was das Gehirn am besten kann. Angenehme Fantasien sind wie ein köstlicher Nachtisch – nur ohne Kalorien.

Probieren Sie einmal aus, wie gut Sie sich das folgende Szenario vorstellen können, das häufig in der Selbsthypnose, bei Therapien mit geführtem Bild-Erleben und in Programmen zur Stressminderung verwendet wird. Und denken Sie daran, je langsamer Sie lesen, desto langsamer sprechen Sie und desto mehr entspannen Sie sich körperlich.

1. Suchen Sie sich einen Platz zum ruhigen Sitzen oder Liegen. Schließen Sie die Augen, atmen Sie tief durch, und gähnen Sie danach vier- bis fünfmal.
2. Atmen Sie erneut tief ein und aus, und stellen Sie sich dabei vor, wie Sie an einem warmen, sonnigen Strand liegen. Spüren Sie, wie die Sonnenstrahlen in Ihre Haut eindringen und die darunter liegenden Muskeln erwärmen. Spüren Sie, wie Sie in den weichen warmen Sand einsinken und sich immer entspannter fühlen. Atmen Sie wieder tief durch, und spüren Sie, wie Sie mit dem Sand verschmelzen. Halten Sie diese Vorstellung zwei bis drei Minuten lang aufrecht, und lassen Sie Ihrer Fantasie danach freien Lauf.
3. Jetzt stellen Sie sich vor, wie Sie durch einen dichten, von Schwüle erfüllten Regenwald laufen. Atmen Sie tief ein und aus, und spüren Sie die warmen, feuchten Luftzüge in Ihrem Gesicht. Stellen Sie sich einen Trampelpfad vor, der von üppigen grünen Tropenpflanzen umgeben ist. Können Sie das leise Zwitschern in den Bäumen hören? Wie hört sich der Vogelgesang an? Wie sehen die Vögel aus? Welche Farben sehen Sie?
4. Am Ende des Pfades gehen Sie um eine Kurve und vor Ihnen liegt der allerschönste Wasserfall der Welt. Beobachten Sie, wie das Wasser an der Bergkante entlang über Felsen hinabfließt und sich in einem kristallklaren Wasserbecken sammelt.

5. Steigen Sie jetzt in das Wasserbecken hinein. Atmen Sie tief durch, und spüren Sie, wie das tropisch warme Wasser Ihre Füße umspült, während Sie sich langsam unter den Wasserfall stellen. Spüren Sie, wie das klare warme Wasser sanft über Ihren Kopf fließt und sämtliche Anspannungen und Sorgen fortspült. Atmen Sie dreimal tief ein, und lassen Sie das Wasser bei jedem Ausatmen all Ihre Sorgen fortwaschen.
6. Spüren Sie nun, wie Ihr Körper in dem Wasserbecken zerfließt. Beim Einatmen spüren Sie, wie Sie sich in einen Wasserlauf verwandeln. Sie werden eins mit dem Wasser und fangen an, langsam flussabwärts zu fließen. Achten Sie auf die über Ihnen strahlende Sonne, während Sie sich treiben lassen, weit fort von allen Anspannungen der Welt. Beobachten Sie, wohin der Fluss Sie führt, und setzen Sie diese innere Reise so weit fort, wie Sie möchten. Am Ende der Reise achten Sie bitte darauf, wie entspannt Sie sich fühlen.

Wenn Sie sich Ihren individuellen »Urlaub« zusammenstellen oder einen Bekannten durch diese Visualisierungen führen, denken Sie stets daran, entspannungsfördernde Worte oder Ausdrücke zu wiederholen: *warm, weich, tief, schwer* und so weiter. Sagen Sie sich zum Beispiel: »Ich fühle mich immer entspannter ... entspanne mich *tiefer* und *tiefer* ... Arme fühlen sich *warm, schwer* und *entspannt* an ...« Die Wiederholungen werden Sie in einen tranceartigen Ruhezustand versetzen.

Sie können beide Techniken der Visualisierung und des geführten Bild-Erlebens sogar mit Ihren Kindern üben. In der Schmerzklinik des Mercy-Kinderkrankenhauses in Kansas City haben Forscher festgestellt, dass eine Kombination aus geführtem Bild-Erleben und progressiver Muskelentspannung bei Kindern mit Unterleibsschmerzen und Unterleibsbeschwerden besser wirkt, als es atembasierte Entspannungstechniken tun.[29]

Deswegen empfehlen wir Ihnen, so viele Techniken zu kombinieren, wie Ihnen angenehm ist, um die bestmöglichen Ergebnisse zu erzielen.

Visualisierungen sind sehr wichtig, wenn man sich Ziele setzt, denn ein Großteil des unbewussten Gehirns orientiert sich anhand einer visuellen Auslegung der Welt. Falls Sie sportlich mehr leisten möchten, haben Studien bestätigt, dass Sie Ihre Leistung tatsächlich durch Visualisierungen steigern können.[30] Gleiches gilt für die Arbeit. Wenn Sie sich eine mögliche Lösung für ein Problem vorstellen, lässt es sich leichter lösen, denn Sie aktivieren gezielt kognitive Kreisläufe des Arbeitsgedächtnisses.[31]

Visualisierungen helfen uns dabei, uns von schmerzhaften Erinnerungen oder Problemen zu distanzieren, und bringen uns unseren Wünschen näher. Wenn Sie sich also ein heiliges oder spirituelles Symbol vorstellen, stärkt dies Ihre religiöse Glaubensüberzeugung. Egal, ob Sie sich vorstellen ein besserer Golfer oder ein moralischerer Mensch zu sein, die neuronalen Verbindungen werden Ihnen helfen, diese Ziele zu erreichen.

Meditation und Gebet

Die fünf Übungen sind die Kernelemente, um entspannt und wachsam zu bleiben. Aber wir möchten Sie ermutigen, einen Schritt weiter zu gehen, indem Sie eine oder zwei der folgenden traditionellen Meditationstechniken hinzunehmen, denn diese können tief greifende und dauerhafte Bewusstseinsveränderungen und Veränderungen Ihres Weltbildes bewirken. Unsere Forschung hat gezeigt, dass sie das Gedächtnis, die Kognition und die Aufmerksamkeit steigern. Vor allem aber wirken sie äußerst stressreduzierend.

Drei der unten aufgeführten Meditationen – das Gebet der Sammlung, die Gehmeditation und das Zusammensitzen mit Dämonen – sind Variationen der »achtsamkeitsbasierten« Meditationen. Achtsamkeitsbasierte Übungen wurden intensiv untersucht und den Ergebnissen zufolge haben sie sich bei Depressionen, Angstzuständen, hohem Blutdruck, Schuppenflechte, Traumata, Essstörungen, Drogenmissbrauch und einer Reihe von psychopathologischen Verhaltensweisen bewährt.[32]

In Wirklichkeit haben die meisten Meditationsformen und intensiven Gebetspraktiken Menschen mit verschiedenen psychischen und körperlichen Problemen helfen können, zum Beispiel beim Aufmerksamkeitsdefizit-Syndrom, bei Lebererkrankungen, bei einer HIV-Infektion und bei Krebserkrankungen. Natürlich wurden Meditationsübungen ursprünglich nicht für derartige Zwecke entwickelt. Sie wurden vielmehr darauf ausgerichtet, Gefühle des Selbstbewusstseins, der Friedlichkeit, des Mitgefühls und der spirituellen Erleuchtung zu erzeugen.

Forschungsarbeiten lassen darauf schließen, dass Menschen während der Meditation beständig einen tiefen Bewusstseinszustand erreichen. Im Vergleich zum alltäglichen Bewusstsein verhält sich das Gehirn während der Meditation eher ungewöhnlich. Und da die zugrunde liegenden Techniken der Meditation theologisch neutral sind, kann sie in alle religiösen Lehrsätze und Glaubensbekenntnisse integriert und sogar an Schulen verwendet werden, um soziale Zusammenarbeit und kognitive Leistungsfähigkeiten zu fördern.

Heutzutage setzt sich Meditation aus vielen verschiedenen Praktiken zusammen, die von tief spirituellen bis hin zu absolut weltlichen reichen. Bei manchen Meditationsübungen muss man sich wiederholt auf ein bestimmtes Objekt konzentrieren, während bei anderen das neutrale Beobachten der im Geist erzeugten Gedanken und Gefühle im Mittelpunkt steht. Es gibt sogar eine Technik namens »Leere-Meditation«, auf die wir später noch eingehen werden.

Bei den meisten Meditationen wird zunächst der Geist beruhigt, indem man sich entspannt, bewusst atmet oder sich auf ein bestimmtes Objekt oder einen bestimmten Gedanken konzentriert. Danach folgen die komplexeren Strategien der Beobachtung eigener Gefühle und Gedanken. Fortgeschrittene Meditationen können sich wiederum mit einer Reihe von Philosophien oder esoterischen Zielen beschäftigen (der Fähigkeit zu verzeihen, einer erhöhten Sinnlichkeit, der Selbstauflösung, der Verschmelzung mit dem Kosmos, dem erweiterten Bewusstsein, dem Einswerden mit Gott usw.).

Es gibt so viele unterschiedliche Meditationstechniken, dass die eigentliche Kunst darin liegt, die Technik zu finden, die mit Ihrer Person und Ihren spezifischen Zielen im Einklang steht. Eine Meditation spirituellen Ursprungs mag für eine religiöse Person ideal sein, aber nicht für einen Atheisten. Manche ziehen Meditationen vor, bei denen sie sich bewegen können (zum Beispiel Yoga), andere bevorzugen Meditationen mit Mantras und Gebeten. Wenn Sie also ein Meditationsprogramm ausprobieren und es nicht mögen, sollten Sie die anderen nicht gleich auch verwerfen. Irgendwo da draußen gibt es eine Meditation, die für Sie genau richtig ist. Wählen Sie eine aus, die mit Ihren persönlichen, ethischen und spirituellen Überzeugungen übereinstimmt, und integrieren Sie diese Überzeugungen in jede einzelne Übung. Und sollten Sie sich für einen Meditationslehrer entscheiden, stellen Sie sicher, dass auch seine zugrunde liegenden Philosophien mit den Ihren übereinstimmen.

Übung 6: Kerzenmeditation

Die erste Übung gehört zu den Konzentrationsmeditationen, und sie ist aus neurologischer Sicht darauf ausgerichtet, den endlosen Strom chaotischer Gedanken zu unterbrechen, der normalerweise im Frontallappen stattfindet. Am besten machen Sie sie in einem dunklen Raum, das muss aber nicht sein. Sie benötigen für die Übung eine Kerze, die mindestens 15 Minuten lang brennen kann.

1. Stellen Sie zunächst die Kerze in einen sicheren Ständer auf den Ess- oder Couchtisch in der Nähe eines gemütlichen Sessels. Sie können ruhig eine Duftkerze verwenden, denn Gerüche können die Meditationserfahrungen zunehmen lassen. Setzen Sie sich mit einem Feuerzeug oder mit Streichhölzern in der Hand, und stellen Sie die Füße flach auf den Boden.
2. Atmen Sie mehrmals tief ein und aus, und gähnen Sie, während Sie sich ausschließlich auf die noch nicht brennende Kerze konzentrieren. Dann zünden Sie die Kerze in Zeitlupengeschwindigkeit an und atmen erneut tief ein und aus. Legen Sie das Feuerzeug langsam zur Seite, und blicken Sie in aufrechter Sitzhaltung starr in die Flamme. Versuchen Sie so wenig wie möglich zu blinzeln.
3. Konzentrieren Sie sich vollkommen auf die Flamme. Lassen Sie zu, dass sie Ihr gesamtes Bewusstsein erfüllt. Beobachten Sie, wie die Flamme tanzt und flackert. Welche Farben sehen Sie? Wird die Flamme erst größer und zieht sich dann wieder in sich zusammen? Beobachten Sie die Eigenschaften der Flamme weitere drei bis vier Minuten lang.
4. Sollten sich störende Gedanken einmischen, lassen Sie sich nicht stören. Nehmen Sie sie zur Kenntnis, und lassen Sie

sie dann gehen, während Sie sich wieder auf die Flamme der Kerze konzentrieren.

5. Schließen Sie nun die Augen, und stellen Sie sich die Flamme im Geiste vor. Beobachten Sie, wie sie in Ihrer Fantasie tanzt und flackert. Sollte das Bild der Flamme verblassen, dann öffnen Sie die Augen, beobachten die Flamme, und schließen Sie die Augen wieder. Dies wiederholen Sie so lange, bis es Ihnen gelingt, das Bild der Flamme fünf Minuten lang mit geschlossenen Augen aufrechtzuerhalten.

Das war es schon. So einfach, mächtig und angenehm ist diese Übung. Versuchen Sie, die Meditation jedes Mal ein wenig zu verlängern. In manchen Praktiken versucht man mit Hilfe der Fantasie, mit der Kerze eins zu werden. Dazu stellen Sie sich zunächst vor, dass die Flamme Ihren geschlossenen Augen immer näher kommt, und dann, dass Sie sich in der Flamme befinden.

In einer anderen Variante stellen Sie sich vor, wie die Flamme all Ihre Gedanken, Leidenschaften und Probleme verbrennt: Wut, Stress, Ungeduld, Habgier und so weiter. Sie können sich auch auf andere Gegenstände konzentrieren – auf einen schönen Stein oder einen Kristall, ein Herbstblatt oder sogar das Essen auf Ihrem Teller. Durch Atemmeditationen lernen Sie Ihren inneren Zustand und Ihren Körper wahrzunehmen, während Objekt-Meditationen wie die Kerzenübung Ihren Geist trainieren, die Außenwelt besser wahrzunehmen.

Übung 7: Gebet der Sammlung

Wir haben eine Gehirnscan-Studie mit einer Gruppe von Nonnen des Franziskanerordens durchgeführt, die das Gebet der Sammlung beherrschten. Dies ist eine kontemplative Methode, die zum ersten Mal in einer Schrift aus dem 14. Jahrhundert mit dem Titel *Die Wolke des Nichtwissens*[33] beschrieben wurde. Dem Mönch Thomas Keating zufolge, einem der drei Trappisten, die diese Technik in den siebziger Jahren wieder in die christlichen Gemeinden eingeführt haben, versetzt es den Betenden »in die Gegenwart Gottes«, indem es die Hindernisse reduziert, die durch die Hyperaktivität unseres Geistes und unseres Lebens verursacht werden.[34]

Diese Meditation ähnelt vielen Formen der östlichen Kontemplation und unsere Laborarbeiten bestätigen, dass die neurologischen Wirkungen des Gebets der Sammlung fast identisch sind mit den Wirkungen der Achtsamkeitspraktiken des Buddhismus. Das Gebet der Sammlung ähnelt außerdem der Entspannungsreaktion von Benson, die ich zuvor beschrieben habe, aber das Ziel ist ein anderes: sich mit dem *konzeptuellen* Objekt der Kontemplation verbunden, verschmolzen und eins zu fühlen. Das Ziel der Nonnen war es, Gott näher zu sein, während die Buddhisten reines Bewusstsein erleben wollten – einen intensiven Zustand der Wahrnehmung der Welt.

Beim Gebet der Sammlung geht es wie auch bei anderen Achtsamkeitsmeditationen nicht darum, sich auf einen Gegenstand oder einen Gedanken zu konzentrieren, und es werden auch keine Ausdrücke oder Sätze wiederholt. Sie geben Ihrem Geist vielmehr die Möglichkeit, über die mit Ihrer bestimmten Vorstellung verbundenen Eigenschaften nachzusinnen, und Sie lassen dabei Ihren Gedanken und Gefühlen freien Lauf.

Bei dieser Form der Meditation versuchen Sie nicht, die Erfahrung zu analysieren. Diese darf sich ganz einfach entfalten. Sie verfolgen kein bestimmtes Ziel und beobachten nur. Sie streben nicht nach geistiger Leere und Sie suchen noch nicht einmal nach Frieden.

In diesem Buch habe ich das Gebet der Sammlung leicht abgeändert, damit es in jede weltliche und spirituelle Tradition aufgenommen werden kann. Das englische Original finden Sie in der ursprünglich für Katholiken entwickelten Fassung unter *www.centeringprayer.com*. Zu Beginn suchen Sie sich bitte einen gemütlichen Sitzplatz, an dem Sie die nächsten 20 Minuten nicht gestört werden.

1. Zunächst bestimmen Sie Ihr Ziel (innerer Friede, Mitgefühl mit anderen, das Geschenk der Gegenwart Gottes o. Ä.). Sie können sich je nach Vorliebe auch ein bedeutungsvolles Zitat, ein Gedicht oder eine Buchpassage aussuchen.
2. Sobald Sie sich entschieden haben, welches Konzept oder welche Passage Sie auf einer tieferen und unbewussteren Ebene erkunden möchten, setzen Sie sich an Ihren gemütlichen Platz. Schließen Sie die Augen, atmen Sie langsam und tief ein und aus, und stellen Sie sicher, dass Sie vollkommen entspannt sind.
3. Jetzt richten Sie Ihre Aufmerksamkeit auf Ihr Objekt der Kontemplation. Wiederholen Sie keine Worte oder Ausdrücke. Nehmen Sie einfach nur alle Gedanken, Wahrnehmungen, Gefühle, Bilder und Erinnerungen wahr, die durch das Kontemplieren hervorgerufen werden.
4. Achten Sie auf Ihre Stimmung. Sind Sie glücklich? Froh? Traurig? Dann konzentrieren Sie sich wieder auf Ihr Ziel und beobachten Sie, welche Gefühle und Gedanken hervorgerufen werden.
5. Wenn Ihre Gedanken zu weit abschweifen, atmen Sie mehrmals tief ein und aus, und richten Sie Ihre Aufmerksamkeit wieder sanft auf Ihr Ziel, Ihren Ausdruck oder Ihr Gebet. Dann lassen Sie Ihren Gedanken wieder freien Lauf.
6. Sollte Ihr Objekt der Kontemplation verschwimmen oder sogar verschwinden, beobachten Sie, was als Nächstes geschieht. »Tun« Sie nichts, und »lassen« Sie nichts geschehen – beob-

achten Sie einfach, wie sich die Erfahrung ganz natürlich entfaltet. Warten Sie mehrere Minuten und konzentrieren Sie sich erneut auf Ihr Objekt der Kontemplation. Konzentrieren Sie sich nicht auf einen anderen Ausdruck oder auf ein anderes Gebet, sondern lassen Sie die Kontemplation mit Ihnen arbeiten.

7. Setzen Sie diesen Prozess mindestens 20 Minuten lang fort, und öffnen Sie dann langsam die Augen. Bleiben Sie weitere zwei Minuten vollkommen still, während Sie langsam und tief atmen und gähnen.

Es hilft, sich einen leisen Wecker zu stellen, damit Sie wissen, wann die 20 Minuten vorüber sind. Bei langen Meditationsübungen wird es Sie immer mal wieder irgendwo schmerzen oder jucken, etwas zuckt, oder Sie verspüren eine gewisse Unruhe. Versuchen Sie diese, so gut Sie können, nur zu beobachten, aber wenn Sie sich unbedingt bewegen oder kratzen müssen, tun Sie es, atmen Sie mehrmals tief durch, und widmen Sie sich dann wieder der Meditation.

Sie sollten während der Meditation auf keinen Fall Ihr Verhalten kritisch beurteilen. Und dennoch werden Sie merken, dass wir alle eine kritische innere Stimme haben, die all unsere Handlungen bewertet. Durch die Meditation lernen wir, uns selbst und all unsere Schwächen und Stärken zu akzeptieren. Denken Sie daran: Selbstkritik stimuliert die Amygdala, die Unmengen von stresserzeugenden Hormonen und biochemischen Stoffen ausschüttet.

Übung 8: Gehmeditation

Ein weiterer wichtiger Schritt der Meditation besteht (ganz buchstäblich) darin, Ihr Bewusstsein und Ihre Entspannung mit Hilfe von Taten in die Welt zu bringen. Laufen und konzentriertes Atmen führen – zusammen mit einer gewissen Aufmerksamkeit für Ihre Umwelt – zu einem ruhigen und ausgeglichenen Geisteszustand. Darin können Sie die Welt in der Tat auf eine sehr angenehme und anziehende Art und Weise erleben. Sie werden sie sogar intensiver wahrnehmen, als Sie das in Ihrem normalen Geisteszustand tun. Da Gehen bereits eine bewährte Technik zur Förderung der körperlichen Fitness ist, hat die Gehmeditation den zusätzlichen Vorteil, dass Sie Ihren Körper gleichzeitig einer sanften Leibesübung unterziehen. Dies kann besonders bei Herz- und Lungenkranken von Nutzen sein. Es gibt sogar Belege dafür, dass die Gehmeditation nicht nur das Gedächtnis, die Aufmerksamkeit und die Lebensqualität steigern[35], sondern auch die Auswirkungen von altersbedingten Erkrankungen hemmen kann.[36] Wenn wir alle jeden Tag mindestens ein paar Minuten gehen müssen, warum machen wir es dann nicht zum Bestandteil unseres täglichen Gehirnoptimierungs-Programms? Sie brauchen sich nur auf jeden einzelnen Schritt zu konzentrieren.

Diese Übung kombiniert eine traditionelle buddhistische Gehmeditation mit den »Bewusstsein durch Bewegung«-Techniken von Moshé Feldenkrais. Im Prinzip ist die Feldenkrais-Methode eine Achtsamkeitsmeditation. Forschungsarbeiten haben ergeben, dass sie erfolgreich zur Schmerzlinderung eingesetzt werden kann und darüber hinaus die Stimmung hebt, das Selbstbewusstsein stärkt und die Gesundheit fördert.[37] Wenn Sie sich vorstellen, dass Ihre Bewegungen flexibler werden, dann bewirken Sie eine erhebliche Steigerung der Flexibilität und Koordination in den Teilen des Körpers, auf die Sie sich konzentrieren.[38] Warum? Weil der motorische Kortex stark mit den die Fantasie verarbeitenden Zentren in den Frontal-, Okzipital- und Parietallappen verbunden ist.[39] Mit anderen Worten sind unsere Gedanken und Verhaltensweisen untrennbar miteinander verbunden.

Die Übung sieht zwar einfach aus, aber Sie verlangt von Ihnen konzentrierte Aufmerksamkeit und konzentriertes Bewusstsein, weshalb Sie sich vor dem inneren Kritiker in Acht nehmen müssen, der immer ein schnelles Urteil zur Hand hat. Sollten Sie merken, dass die Übung Ihr Gleichgewicht oder Ihre Koordination beeinträchtigt, lassen Sie sich von einem Freund oder Bekannten helfen.

1. Als Erstes suchen Sie sich einen Ort aus, an dem Sie zehn bis 20 Schritte tun können. Es kann ein langer Flur, eine Rasenfläche oder ein öffentlicher Park sein, aber am besten wählen Sie einen ruhigen und angenehmen Fleck, wie zum Beispiel einen Garten.
2. Stellen Sie sich aufrecht hin (Sie können das Buch in der Hand halten, während Sie den Anweisungen folgen) und verlagern Sie Ihr Gewicht vorsichtig von einem Fuß auf den anderen. Lassen Sie sich Zeit. Achten Sie darauf, wann die Ferse des einen Fußes vom Boden abhebt, und beobachten Sie, wie Ihr Gewicht auf die verschiedenen Bereiche des anderen Fußes verlagert wird. Spüren Sie mehr Gewicht im Fußballen, an den Seiten oder in der Ferse? Verlagern Sie Ihr Gewicht von einem Fuß auf den anderen mindestens weitere 60 Sekunden lang.
3. Verlagern Sie Ihr Gewicht nun langsam vor und zurück, und achten Sie dabei auf Ihre Zehen. Wie reagiert der große Zeh auf Ihre Bewegungen? Wie der kleine Zeh? Dies wiederholen Sie eine Minute lang.
4. Verlagern Sie Ihr Gewicht weiterhin vor und zurück, aber konzentrieren Sie sich auf den Körperteil, der die Bewegung kontrolliert. Sind es die Knöchel? Die Waden? Die Hüften? Nehmen Sie zur Kenntnis, wie schwierig es ist, den genauen Ursprung der Bewegung zu bestimmen,

und schaukeln Sie eine weitere Minute lang vor und zurück.

5. Jetzt fangen Sie in Zeitlupengeschwindigkeit an, einen Schritt nach vorn zu tun. Heben Sie die Ferse an, aber nur ein paar Zentimeter. In welchem Muskel beginnt die Schrittbewegung? Im Fuß, Bein oder Knie? Heben Sie die Ferse insgesamt zehnmal an.
6. Verlagern Sie Ihr Gewicht nun auf den anderen Fuß und heben Sie die andere Ferse zehnmal an. Bemerken Sie, inwiefern es sich anders anfühlt. Richten Sie Ihre Aufmerksamkeit auf Ihr Knie, und spüren Sie, wie es sich anfühlt.
7. Heben Sie Ihren Fuß *ganz* langsam vom Boden ab und achten Sie darauf, wie sich der Körper geschickt der Veränderung anpasst, um das Gleichgewicht zu wahren. Stellen Sie den Fuß wieder auf den Boden, und heben Sie den anderen Fuß fünf Zentimeter an. Setzen Sie diesen Wechsel 20-mal weiter fort, und beobachten Sie aufmerksam, welche Körperteile beteiligt sind. Was geschieht in der Hüfte? Wie sehr schwankt der Körper? Wie fühlen Sie sich bei diesen langsamen und achtsamen Bewegungen? Nehmen Sie jegliche Urteile zur Kenntnis, und lassen Sie sie los.
8. Nun fangen Sie an, langsam vorwärtszugehen und machen während des Ein- und Ausatmens jeweils vier Schritte. Nach ein paar Minuten gehen Sie herunter auf drei Schritte pro Ein- und Ausatmung. Dies machen Sie zwei Minuten lang und versuchen dann jeweils nur zwei Schritte zu machen, während Sie langsam ein- und ausatmen. Die darauffolgenden fünf Minuten konzentrieren Sie sich darauf, Ihre Atmung in Ihre Schritte zu integrieren, und gehen dabei so langsam wie möglich.
9. Wenn Sie das Ende des Flurs oder des Gartens erreicht oder 20 Schritte getan haben, drehen Sie sich in Zeitlupenge-

schwindigkeit um. Lassen Sie sich dafür zwei Minuten Zeit, und beobachten Sie dabei, wie stabil Ihr Gleichgewicht ist. Danach gehen Sie langsam an den Ausgangspunkt zurück.

Zunächst fühlt sich jeder einzelne Schritt unkoordiniert an, aber sobald Sie die Bewegungen der Füße und Beine, der Hüfte und des Rückens bewusst wahrnehmen, werden Ihre Schritte geschmeidiger. Diese Übung eignet sich ideal als Anschluss an eine Sitzmeditation und viele Menschen stellen fasziniert fest, dass sie sie 30 Minuten und länger ausüben können.* Je länger Sie üben, desto bewusster nehmen Sie die Struktur des Bodens, die Farbe des Grases, den Klang der Gespräche und die feinen Bewegungen des Körpers wahr. Konzentrieren Sie sich auf das, was Sie spüren. Wenden Sie sich dann wieder Ihrer Atmung zu, und machen Sie einen weiteren Schritt.

Vergessen Sie beim Gehen nicht zu lächeln. Der buddhistische Lehrer Thich Nhat Hanh sagt: »Dein stilles Lächeln wird deinen Schritten und dem Atmen Ruhe und Freude bringen und dir helfen, deine Aufmerksamkeit aufrechtzuerhalten. Nachdem du so für eine halbe oder eine ganze Stunde praktiziert hast, wirst du feststellen, dass dein Atem, deine Schritte, dein Zählen und dein stilles Lächeln sich in einer wundervollen Harmonie der Achtsamkeit befinden.«[40]

Um die Kraft der Gehmeditation vollständig begreifen zu können, raten wir Ihnen, diese Übung zusammen mit Ihrem Partner oder einem Freund durchzuführen. Sie werden bereits nach wenigen Versuchen Ihre Entspannung überallhin mitnehmen können. Aus spiritueller Sicht ermutigt Sie die Gehmedi-

* Sie können sich auch das Set *Geh-Meditation* (Buch, DVD, CD) von Nguyen Anh-Huong und Thich Nhat Hanh (München 2008) bestellen, in dem drei Formen der Gehmeditation in der Natur und an öffentlichen Plätzen beschrieben werden.

tation außerdem dazu, Ihre inneren Werte in die Welt einfließen zu lassen, und sie hilft Ihnen, den Alltag tiefer und als Einheit zu erleben.

Übung 9: Gedächtnissteigerung

Die Meditation, in der sich unsere Patienten mit Gedächtnisproblemen geübt haben (siehe Kapitel 2), ist eher ein Konzentrations- und Wiederholungsritual als eine Form der Achtsamkeit. Im Mittelpunkt stehen vier gesungene, nicht gesprochene Klänge und während des Singens berühren Sie mit jedem Klang einen anderen Finger. Jede zusätzliche Bewegung und jeder zusätzliche Gesang scheint die Hirnleistungen während der Meditation erheblich zu steigern.[41] Aus neurologischer Sicht weist sie viele Gemeinsamkeiten und auch Unterschiede zu anderen Formen der Meditation auf. Das ist nicht verwunderlich, zumal sie ein komplexes Bewegungsritual – in der östlichen Tradition Mudra genannt – verwendet, das eine Reihe von motorischen und kognitiven Zentren im Gehirn aktiviert. Unsere Forschungsergebnisse lassen darauf schließen, dass komplexere Meditationen zusätzliche Gehirnfunktionen fördern. Tatsächlich gibt es zahlreiche esoterische Meditationen, die wie der Wirbeltanz eines Derwisches so viel Geschicklichkeit erfordern, dass wir davon ausgehen können, dass die Übenden in spezifischen Hirnregionen stark erweiterte Kreisläufe aufweisen.

Während unsere Probanden die Klänge *Sa Ta Na Ma* sangen, berührten sie mit den Daumen nacheinander jede einzelne Fingerspitze der jeweils selben Hand. Nehmen Sie sich einen Moment Zeit, und probieren Sie es selbst, aber wundern Sie sich nicht, wenn es Ihnen anfangs eigenartig vorkommt. So ging es auch mir und einigen unserer Patienten. Lassen Sie zunächst Daumen und Zeigefinger derselben Hand einander berühren, während Sie *Sa* singen, danach Daumen und Mittelfinger zu *Ta,* Daumen und Ringfinger zu *Na* und Daumen und den kleinen Finger zu *Ma.* Nun sind Sie startbereit.

In der Kirtan-Kriya-Tradition hat zwar jeder Klang eine bestimmte Bedeutung, die sich auf den allgemeinen Zyklus des Lebens und der Existenz bezieht. Doch als wir unseren Gedächtnispatienten diese Meditation beibrachten, wiesen wir sie nicht auf die spirituellen Bedeutungen der Klänge hin. Gemäß einer Zusammenfassung von Forschungsarbeiten über Mantra-Meditationen gibt es keine Beweise dafür, dass die Bedeutungen eine Auswirkung auf die neuronale Steigerung der Kognition haben. Sie können die Klänge also nach Belieben gegen andere Klänge oder Worte, die Ihnen etwas bedeuten, austauschen. Fürs Erste werden wir Ihnen diese Technik jedoch genauso beibringen, wie auch unsere Probanden sie gelernt haben. In unserer Studie wurden die Klänge laut in den Tönen A, G, F und G gesungen (Sie können sich die Töne auf einem Klavier, einer Gitarre oder einem anderen Instrument vorspielen oder vorspielen lassen). Je nach spiritueller Tradition können die Töne bei dieser Meditation jedoch variieren. Singen stimuliert übrigens den anterioren cingulären Kortex[42], der für die Gedächtnisbildung und Kognition eine entscheidende Rolle spielt.

1. Suchen Sie sich einen bequemen Sitzplatz aus, auf dem Sie aufrecht sitzen und eine gute Körperhaltung einnehmen können. Konzentrieren Sie sich zwei Minuten lang auf Ihren Atem, und nehmen Sie wahr, wie sich Ihr Brustkorb auf und ab bewegt.
2. Fangen Sie an, die Klänge *Sa Ta Na Ma* zu singen, und lassen Sie dabei der Reihe nach die Finger beider Hände sich berühren. Tun Sie dies zwei Minuten lang.
3. Nun flüstern Sie die Klänge und setzen die Fingerbewegungen fort. Sie können die Klänge weiterhin singen, solange

Sie es im Flüsterton tun. Auch dies wiederholen Sie zwei Minuten lang.

4. Dann wiederholen Sie die Klänge innerlich, ohne einen Laut von sich zu geben. Sagen Sie sich die Klänge im Stillen vor, setzen Sie die Fingerbewegungen fort – und tun Sie dies vier Minuten lang.
5. Flüstern Sie die Klänge erneut zwei Minuten lang, während Sie weiterhin die Finger beider Hände berühren.
6. Abschließend singen Sie wieder zwei Minuten lang laut *Sa Ta Na Ma* und berühren dabei der Reihe nach die Finger. Kommen Sie dann zur Ruhe, und beobachten Sie, wie es Ihnen geht.

Wird sich Ihr Gedächtnis verbessern? Unsere Studien lassen darauf schließen, dass Sie nach acht Wochen eine Mindeststeigerung von zehn Prozent erzielen können. Andere Meditationsstudien haben Belege für verschiedenste Steigerungen der Kognition liefern können. Daher vermuten wir, dass die eigentliche Wirkung im Wesen der Meditation – in der Intention, der Entspannung und der Achtsamkeit – und in der Bereitschaft verankert ist, jeden Tag zu üben.

Da die Komplexität ein wichtiger Bestandteil der neuronalen Steigerung ist, empfehlen wir Ihnen, Variationen dieser Meditation zu kreieren. Mark hat sich zum Beispiel beim Bergwandern der Grundstruktur bedient. Er suchte sich vier Worte aus – Friede, Glück, Mitgefühl und Freude – und berührte jeden einzelnen Finger wie oben beschrieben, während er die Worte beim Gehen laut aussprach. Dann nahm er sich jedes Wort einzeln vor und buchstabierte es anhand der Finger. Sie können es ihm mit dem Wort Friede gleichtun: Berühren Sie mit dem Daumen die vier anderen Finger für die ersten vier Buchstaben, dann wieder den ersten Finger für den Buchstaben *d* und den zweiten

Finger für den Buchstaben *e*. Nun buchstabieren Sie das Wort erneut, fangen diesmal aber mit dem zweiten Finger an. Probieren Sie es aus. Sie werden sehen, dass es höchste Konzentration erfordert, aber auch sie gehört zu den wesentlichen Grundlagen, um im Gehirn neurologische Veränderungen zu bewirken. Ich will damit sagen, dass Sie jede Meditation an Ihre Interessen oder Bedürfnisse anpassen können, denn sie kann auch in angepasster Form die allgemeinen Gehirnfunktionen fördern.

Übung 10: Sich seinen Dämonen stellen

Wut und chronische Negativität wirken vernichtend und zwar gleichermaßen kognitiv, emotional, spirituell und auf der Beziehungsebene. Keine andere Emotion ist so schwer zu kontrollieren und stellt einen so großen Störfaktor bei der Meditation dar wie die Wut. Deswegen möchte ich Ihnen mehrere Meditationen und Visualisierungstechniken an die Hand geben, die Ihnen dabei helfen, Reizbarkeit in Liebe umzuwandeln.

Wut ist ein Abwehrmechanismus, den wir zwar von Geburt an besitzen, der aber dem Dialog, dem Mitgefühl und dem Vertrauen im Wege steht. Wenn wir wütend sind, können wir weder verhandeln noch unsere Bedürfnisse mitteilen und sind auch nicht imstande, einen Konflikt mit Leichtigkeit zu lösen. In Beziehungen scheint Wut eine Situation aussichtslos zu machen. Nur wenn wir offen über unsere Wut sprechen, stimulieren wir die defensiven Neuralkreisläufe des anderen. Das heißt, die Person, die in einer Auseinandersetzung zuerst wütend wird, verliert, unabhängig davon, ob sie recht hatte oder nicht (und auch wenn sie versucht, sich hinter einem vorgetäuschten Lächeln zu verstecken). Den Experten zufolge gibt es aus diesem Dilemma nur den einen Ausweg. Sie müssen sich mit der zerstörerischen Emotion und mit all ihren verborgenen Gestalten vollkommen vertraut machen: Eifersucht, Pessimismus,

Vorurteile, Zynismus, Sarkasmus, Kritik, Selbstsucht und so weiter. Wenn wir die Gefühle freilegen wollen, die sich hinter der Wut verstecken, müssen wir sie beobachten und genau untersuchen – mit anderen Worten: Wir müssen über die Wut meditieren. Stephen Levine schrieb:

> Wir können sie [derartige Gefühle] nicht nur unterdrücken oder zum Ausbruch kommen lassen, sondern ihnen auch ganz sanft den Weg ins Gewahrsein öffnen. Wir können Frieden mit ihnen schließen, um ein Gefühl für ihre Struktur, für ihre Nuancen und Tendenzen zu bekommen. Wir beginnen, das Wesen des Zornes zu erkunden, anstatt uns in *meinem* Zorn zu verlieren.[43]

Bei Untersuchungen von Wut und Frustration stellten Wissenschaftler fest, dass Meditieren, das Vergegenwärtigen von vergänglichen Situationen und das bewusste Zurückdrängen von negativen Gedanken Wutzustände ebenso effektiv entschärfen können.[44] Eine weitere wirkungsvolle Strategie ist, negative Gedanken durch positive zu ersetzen.[45]

Bei einem leichten Aufwallen von Wut können Sie diese zerstörerische Emotion mit Hilfe von Achtsamkeitsmeditationen überwinden.[46] Wenn wir über unsere inneren Dämonen meditieren, werden wir aufmerksamer und entspannter und können somit tiefer in unsere Emotionen eintauchen, ohne dabei die Kontrolle zu verlieren. Wir können unsere Wut also gefahrlos mit mehr innerem Abstand und Klarheit zur Kenntnis nehmen, ohne sie anderen gegenüber zum Ausdruck bringen zu müssen. Es mag sich in dem Moment zwar gut anfühlen, Ihrer Wut freien Lauf zu lassen, aber es gibt Hunderte von Studien auf dem Gebiet der Psychologie und der Neurowissenschaft, die mittlerweile einstimmig bestätigen, dass Wut nur mehr Wut erzeugt.

Die einzige Kunst liegt darin, sich, wenn Sie wütend sind, an das Meditieren zu *erinnern*, denn Wutanfälle unterbrechen nahezu alle kognitiven Prozesse in den Frontallappen. Deswegen möchten wir Sie bitten, diese Übung jetzt, da Sie nicht wütend sind, auszuprobieren. So ist die Übung bereits in Ihrem Gedächtnis abgespeichert und kann jederzeit abgerufen werden, wenn Sie von Reizbarkeit, Selbstkritik oder von Frustrationsgefühlen einer anderen Person gegenüber eingeholt werden. Finden Sie wie bei den anderen Übungen auch zunächst einen ruhigen Platz zum Sitzen, an dem Sie von anderen weder direkt noch durch das Klingeln des Telefons gestört werden können.

1. Atmen Sie zehnmal tief durch, auch wenn Ihnen nicht danach zumute ist, und gähnen Sie im Anschluss daran zehnmal künstlich oder natürlich.
2. Erinnern Sie sich an einen Zeitpunkt, an dem Sie von einer bestimmten Person zur Weißglut getrieben wurden. Stellen Sie sich das Gesicht dieser Person so detailliert wie möglich vor, und denken Sie eine Minute lang über die Dinge nach, die Sie verärgert haben. Atmen Sie drei weitere Male tief durch, und vertiefen Sie die Intensität, mit der Sie die Erinnerung durchleben. Beißen Sie die Zähne aufeinander, ballen Sie die Fäuste zusammen, und halten Sie diese Stellung zehn Sekunden lang, bevor Sie sich wieder entspannen.
3. Lassen Sie zu, dass Sie sich an die Wutgefühle erinnern, die seinerzeit in Ihnen brodelten. Wo genau spüren Sie diese Wut jetzt? In Ihrem Kopf? Ihrem Brustkorb? Ihrem Bauch? Atmen Sie tief durch, und lassen Sie Ihren Gefühlen freien Lauf, während Sie aus der Ferne alles beobachten.
4. Beobachten Sie Ihre Gefühle, als würden Sie sich einen Film anschauen. Nehmen Sie jedes Gefühl wahr und bezeichnen Sie es mit einem einfachen Wort oder Satz wie »Ich bin wü-

tend und verletzt« oder noch einfacher: »Wut ... Zweifel ... verletzt«. Sprechen Sie Ihre Gefühle aus, lassen Sie sie los, und widmen Sie sich wieder dem Atmen. Warten Sie auf das nächste Gefühl, bezeichnen Sie es, und lassen Sie es los. Wiederholen Sie dies drei Minuten lang, und nehmen Sie nach jeder Minute Ihre Gefühle zur Kenntnis, atmen Sie tief durch und gähnen Sie. So mag sich dieser innere Dialog anhören: »Wut. – Wut. – Traurigkeit. – Leid. – Am liebsten würde ich davonlaufen. – Ich will um mich schlagen. – Ich will davonlaufen. – Es ist mir egal, dass ich wütend bin. – Diese Meditation ist dämlich. – Sie bringt mich nicht weiter. – Jetzt bin ich traurig. – Ah, das Gefühl verschwindet. – Doch nicht …«

5. Sollten Ihre Gedanken zu einem anderen Thema abschweifen, atmen Sie einfach erneut tief durch und konzentrieren sich dann wieder auf Ihre wuterfüllte Erinnerung. Beobachten Sie, ob sich Ihre Gefühle verändern, aber urteilen Sie nicht.
6. Fragen Sie sich, ob Sie jemals zuvor eine derartige Wut verspürt haben, und machen Sie in Gedanken eine Liste aller Vorfälle, an die Sie sich erinnern können. Fällt Ihnen eine Person aus dem Kindergarten ein, die Sie während Ihrer Zeit dort verärgert hat? Wenn ja, dann stellen Sie sich das Gesicht dieses Menschen vor, und sprechen Sie seinen Namen aus. Dann wiederholen Sie das Gleiche mit der ersten Klasse, der zweiten, der dritten, der vierten, der fünften und der sechsten Klasse und fahren auf diesem Weg bis zum Ende der Sekundarstufe 1 fort. Dann die Sekundarstufe 2: Auf wie viele Mitschüler waren Sie als Teenager wütend? Sprechen Sie die Namen dieser Personen aus, atmen Sie tief durch, und lassen Sie diese Erinnerungen und Gefühle verblassen.

7. Richten Sie nun Ihre Aufmerksamkeit auf Ihre Familie. Erinnern Sie sich an einen Fall, bei dem Sie auf Ihre Mutter, Ihren Vater oder Ihre Geschwister wütend waren. Atmen Sie erneut tief durch, und lassen Sie die Erinnerungen verblassen.
8. Erinnern Sie sich daran, wann Sie das letzte Mal wütend waren. Auf wen? Weswegen? Erinnern Sie sich an Ihre Reaktion. Welche Gefühle ruft diese Erinnerung in Ihnen hervor? Und wieder atmen Sie tief durch und lassen diese Gefühle los.
9. Gähnen Sie fünfmal, und nehmen Sie zur Kenntnis, wie sich Ihre Gefühle verändert haben. Auch wenn Sie noch immer wütend sind, unterlassen Sie es zu urteilen, zu tadeln oder zu verzeihen. Erkennen Sie es einfach als ein natürliches inneres Gefühl an.

Wenn Sie sich das nächste Mal über jemanden ärgern, nehmen Sie sich eine zehnminütige Auszeit, und wenden Sie diese Übung an. Stellen Sie sich das Gesicht der Person vor. Beobachten Sie, wo sich die Wut in Ihrem Körper manifestiert, und erkunden Sie mit Hilfe des Atmens all die wuterfüllten Erinnerungen, die Sie mit dieser Person verbinden. Bei manchen kann dieser Prozess durchaus länger als zehn Minuten dauern, aber es ist wichtig zu sehen, wie tief diese Erinnerungen verwurzelt sind. Prüfen Sie, ob Sie diese Gefühle der Wut an andere Personen aus Ihrer Vergangenheit erinnern, und nehmen Sie sich ein paar Minuten Zeit, um diese Namen in Gedanken aufzuschreiben.

Sie werden immer öfter feststellen, dass die Wutanfälle allein durch das Beobachten nachlassen. Manchmal sind die negativen Gefühle jedoch so tief verankert, dass Sie sie durch Meditation nicht zur Ruhe bringen können. Aber auch das ist in Ordnung, denn diese Übung bringt dem Gehirn bei, wie es sich langsam von Ihren Gefühlen loslösen kann. Das Grundprinzip der Beobachtung ist eine im Frontallappen stattfindende Aktivität. Je stärker Sie die Frontallappen und den anterioren cingulären Kortex aktivieren, umso schwächer werden die Aktivitäten in den limbischen Gebieten, in denen Wut und Leid erzeugt werden.

Wenn Sie auch in Ihrem aktuellen Leben mit schwierigen Menschen zu tun haben, empfiehlt es sich, diese Meditation jeden Tag ein paar Minuten lang zusammen mit der Vergebungsmeditation zu praktizieren, die wir Ihnen weiter unten beibringen werden. Wenn es Ihnen gelingt, über die Ursprünge Ihrer Wut zu meditieren, indem Sie Ihren Gedanken und Gefühlen freien Lauf lassen und sie lediglich beobachten, sollten Sie bereits nach wenigen Tagen oder spätestens einer Woche einen erheblichen Unterschied darin feststellen können, wie Sie Ihre Wut gefühlsmäßig verarbeiten. Vielleicht bemerken Sie, dass sich hinter Ihrer Wut noch andere starke Gefühle wie Leid verbergen. Halten Sie sich an die Struktur, die Sie gerade gelernt haben, und tauschen Sie die Wut gegen das neue Gefühl aus.

Sollten Sie merken, dass Sie über das Wutgefühl nicht hinwegkommen, rate ich Ihnen, so lange Aerobic-Übungen zu machen – Sie können sogar einmal um den Häuserblock rennen –, bis Ihre Wut abklingt. Alle Übungen für Herz und Blutgefäße aktivieren die Kreisläufe der Frontallappen und deswegen ist es ist so gut wie nicht möglich, wütend zu bleiben, während Sie sich sportlich betätigen. Sport ist wahrscheinlich der beste und verlässlichste Stimmungsaufheller der Welt.[47]

Aber die Meditation bewirkt etwas, was Sport nicht bewirken kann: Dank der Meditation ist der Geist imstande, die unzähligen unbewussten Gedanken wahrzunehmen, die wir mit jeder einzelnen Stimmung assoziieren. Sie fangen zunächst an zu *verstehen,* wie Gefühle funktionieren. Indem Sie Ihre Emotionen teilnahmslos beobachten, lösen Sie sich von ihnen und schaffen damit die Grundvoraussetzung für einen ruhigeren Bewusstseinszustand. Soweit wir das wissenschaftlich beurteilen können, ist der Mensch das einzige Lebewesen, das in der Lage ist, zerstörerische Gefühle und Gedanken mit Hilfe der Frontallappen aufzulösen. Und dies zählt zu den wichtigsten Lektionen der Meditation.

Übung 11: Der imaginäre Kampf

Im Umgang mit Wut ist es nützlich, über ein Arsenal an Waffen zur Friedenssicherung zu verfügen. Forschungsarbeiten haben ergeben, dass ein imaginärer Kampf sämtliche Wutanfälle unterbricht und diese dadurch in Ihren Gesprächen mit anderen keine Erwähnung mehr finden.[48] Wenn Sie sich in Gedanken mit jemandem streiten, auf den Sie wütend sind, können Sie herausfinden, welche Argumente funktionieren und welche nicht, zumindest wenn es darum geht, Ihr gewünschtes Ziel zu erreichen. Probieren Sie diese Übung das nächste Mal aus, wenn Sie auf Ihren Partner, Ihr Kind oder auf einen Freund wütend sind. Doch jetzt bitte ich Sie erst einmal, sich an einen Konflikt aus der Vergangenheit zu erinnern, der für Sie ungelöst geblieben ist. Voraussetzung für das Gelingen dieser Übung ist, dass Sie gerade nicht von einer besonderen Wut erfüllt sind.

1. Stellen Sie sich die Person vor, die Sie damals verärgert hat (oder es gerade aktuell tut). Schauen Sie stirnrunzelnd und missbilligend, und vergegenwärtigen Sie sich mit Hilfe Ihrer Fantasie die unangenehmste Begegnung, an die Sie sich erinnern können: einen unfreundlichen Gesichtsausdruck oder Kommentar, eine unerfreuliche Auseinandersetzung, Schreierei oder kalte, vernichtende Blicke. Schauen Sie Ihre Visualisierungen an, als seien sie Szenen in einem Film.

Spielen Sie die Szenen nach und nach in Gedanken durch. Stellen Sie sich vor, wie Sie beschimpft werden, und reagieren Sie so niederträchtig, wie es geht. Lassen Sie es zu, dass diese spontane Auseinandersetzung die Kontrolle übernimmt, und beobachten Sie, wohin sie schließlich führt. Was passiert am Ende?

2. Denken Sie darüber nach, wie Sie normalerweise auf diese Person reagieren würden. Sagen Sie in Gedanken alles, was Ihnen in den Sinn kommt. Entscheiden Sie sich, ob Sie die Person anbrüllen oder ob Sie nur einen härteren Tonfall an den Tag legen wollen.
3. Jetzt versuchen Sie sich die Reaktion dieser Person vorzustellen. Entspricht sie dem, was Sie hören wollten? Sollte sie nicht so ausfallen, wie Sie es erwartet hatten, wiederholen Sie den zweiten Schritt, sagen aber dieses Mal etwas anderes. Wie reagiert Ihre imaginäre Streitpartei auf den zweiten Ansatz? Wiederholen Sie diesen Schritt so lange, bis Sie eine klare Vorstellung davon haben, wie Sie die andere Person am besten dazu bringen, genau so zu reagieren, wie Sie es möchten.
4. Abschließend stellen Sie sich vor, wie eine ideale Begegnung zwischen Ihnen und der Person aussehen könnte, mit der Sie im Konflikt stehen. Was könnten Sie sagen, damit Ihr Gegenüber sich entspannt und bereit ist, sich Ihren Standpunkt anzuhören. Spielen Sie diese Begegnung in Gedanken durch, und achten Sie auf die Reaktion Ihres imaginären Partners. Fragen Sie sich: »Ist es tatsächlich möglich, mit dieser Person im wirklichen Leben gut auszukommen?« Wiederholen Sie diesen Schritt so lange, bis Sie diese Frage mit Ja beantworten können.

Es sollte Ihnen mit Hilfe dieser Übung in der Regel gelingen, sich eine erfolgreiche Strategie für den Zeitpunkt zurechtzulegen, an dem Sie der Person, mit der Sie in Konflikt stehen, tatsächlich gegenübertreten. Die meisten Menschen nehmen sich leider diese Zeit nicht, wenn sie wütend sind. Doch wenn Sie das Ganze in eine fantasievolle Übung verwandeln, werden sich Logik und Vernunft durchsetzen. So können Sie viele Konflikte mit Ihrer Fantasie bereits lösen, bevor sie überhaupt beginnen.

Ein Vorschlag: Beginnen Sie immer mit einem aufrichtigen Kompliment, wenn Sie jemanden wegen etwas zur Rede stellen, denn sonst geht die Person wahrscheinlich in die Defensive und Ihre Strategie könnte fehlschlagen. Sprechen Sie außerdem bewusst langsam. So senken Sie nicht nur bei sich selbst, sondern *auch im Körper der anderen Person* den Blutdruck und die Muskelanspannung.

Übung 12: Anderen Freundlichkeit und Vergebung senden

Nachdem Sie Ihre Wut erfolgreich unterbrochen haben, möchte ich Sie bitten, noch eine weitere Meditation zu praktizieren, bevor Sie einer Person gegenübertreten, über die Sie sich aufgeregt haben. Die Übung ist im Grunde ganz einfach, aber Sie werden staunen, wie viel Widerstand Sie dagegen entwickeln können, selbst wenn Sie nicht wütend sind. Wahrscheinlich ist sie die schwierigste – und auch wichtigste – Meditation der Welt. Sie ist ein Bestandteil von fast allen achtsamkeitsfördernden Trainingsprogrammen und hat interessanterweise auch den Grundstein für all die großen religiösen Traditionen gelegt: die goldene Regel, seinen Nächsten wie sich selbst zu lieben.

Buddha und Jesus gingen allerdings noch einen Schritt weiter. Sie lehrten Vergebung und befürworteten die Feindesliebe. Gandhi riet einem hinduistischen Familienvater, dessen Kind in einem religiösen Konflikt getötet wurde, ein Waisenkind zu adoptieren und es gemäß dem muslimischen Glauben großzuziehen. Ich kenne zwar nur wenige Menschen, die stark genug wären, um Gandhis Lösungsansatz für religiösen Hass zu folgen, aber dies soll keineswegs von der entscheidenden Rolle ablenken, die Vergebung für ein friedliches Miteinander spielt.

Mit einer verzeihenden Einstellung können Sie Beziehungen unter Familienangehörigen verbessern[49], die Symptome von Depressionen reduzieren und zugleich Ihr Mitgefühl und Ihre Lebenszufriedenheit steigern.[50] Und Sie können damit gebrochene Romantikerherzen heilen.[51] Allein der Entschluss, eine unversöhnliche Einstellung durch eine versöhnliche zu ersetzen, löst im peripheren und im zentralen Nervensystem Reaktionen aus, die Ihre körperliche und Ihre psychische Gesundheit fördern.[52] Darüber hinaus eignen sich fast alle religiösen Tätigkeiten und Meditationen zur Stärkung Ihrer Nachsichtigkeit.[53]

Denken Sie einen Moment lang an die Person, die Sie am wenigsten leiden können, und stellen Sie sich vor, wie Sie ihr Liebe schicken. Das ist nicht so einfach, oder? Den meisten von uns ist es zuwider, einem psychopathischen Mörder liebevolle Gedanken zu widmen. Die Forschung hat aber ergeben, dass Opfer von Gewaltverbrechen oder Kriegen ihre Angstzustände und Depressionen lindern können, indem sie ihren Tätern verzeihen, und dass jene, die nicht in der Lage sind zu verzeihen, eher zu Psychosen neigen.[54]

Es gibt Hunderte von Büchern zum Thema Vergebung, aber diese Meditationsübung hebt sich von all diesen Vorschlägen ab. Sie ist meine Lieblingsübung.

1. Setzen Sie sich still hin. Schicken Sie Ihre Liebe zuerst an sich selbst, indem Sie sich dieses Gebet zehnmal laut oder im Stillen vorsprechen:

Möge ich glücklich sein.
Möge es mir wohlergehen.
Möge ich mit Liebe und Frieden erfüllt sein.

Achten Sie auf die Gefühle, die das Gebet in Ihnen auslöst. Sollten Sie sich unbehaglich fühlen, wiederholen Sie das Gebet, indem Sie einer Ihnen nahestehenden Person Liebe schicken – einem Freund oder auch einem Haustier: »Mögest du glücklich sein, möge es dir wohlergehen, mögest du mit Liebe und Frieden erfüllt sein.« Wiederholen Sie es so lange, bis Sie für diese Person Wärme und Barmherzigkeit empfinden.

2. Richten Sie diese Energie nun wieder auf sich selbst: »Möge ich glücklich sein, möge es mir wohlergehen, möge ich mit Liebe und Frieden erfüllt sein.« Ich kann gar nicht genug betonen, wie wichtig es aus neurologischer Sicht ist, sich selbst zu lieben. Sollte Ihnen dieser Schritt immer noch schwerfallen, so setzen Sie diese Meditation ganz oben auf die Dringlichkeitsliste.
3. Dann richten Sie Ihre Aufmerksamkeit auf die Person in Ihrem Leben, die Sie am meisten lieben. Lächeln Sie, während Sie sich ihr Gesicht vorstellen, und wiederholen Sie das oben angeführte Gebet. Jetzt richten Sie die Liebe wieder auf sich selbst.
4. Nun gehen Sie zu einer anderen Person über, beispielsweise zu einem Familienmitglied oder einem Freund, und schicken dieser Person Liebe. Achten Sie darauf, wie sich Ihre Gefühle verändern, wenn Sie an diese Person denken.
5. Ziehen Sie immer weitere Kreise, und schicken Sie Ihre Liebe an so viele Menschen wie möglich: an Ihre Kollegen, Nachbarn, Ihren Postboten oder andere. Und achten Sie wiederum darauf, wie diese Gefühle Ihre Stimmung verändern.

6. Dann richten Sie Ihre Gefühle auf die Personen, für die Sie nur sehr widerstrebend Liebe und Verzeihung aufbringen können. Versuchen Sie das Gebet zu sprechen und all denjenigen einen liebevollen Gedanken zu widmen, von denen Sie in der Vergangenheit verletzt wurden. Sollten Sie auf Widerstand stoßen, gehen Sie nicht dagegen an. Nehmen Sie Ihre Gefühle zur Kenntnis, und konzentrieren Sie sich wieder auf Ihre Liebe zu sich selbst.
7. Wählen Sie eine Person aus, der Sie nicht verzeihen können. Versuchen Sie etwas zu finden, was Sie an dieser Person mögen – vielleicht ein Lächeln oder die Frisur –, und konzentrieren Sie sich dann voll und ganz auf dieses eine Merkmal. Jetzt versuchen Sie sich an etwas Nettes zu erinnern, das diese Person einst getan hat, und konzentrieren sich ausschließlich darauf. Halten Sie diesen positiven Gedanken so lange wie möglich aufrecht und achten darauf, ob sich Ihre Gefühle verändert haben. Sind Sie weniger wütend? Weniger verletzt? Selbst die kleinste Minderung ist für das Gehirn von großem Nutzen. Versuchen Sie jedes Mal, wenn Sie diese Übung praktizieren, einer weiteren »schwierigen« Person oder Gruppe zu verzeihen.
8. Abschließend dehnen Sie Ihre Liebe, Freundlichkeit und Nachsicht auf die ganze Welt aus: »Mögen alle glücklich sein, möge es allen wohlergehen, mögen alle mit Liebe und Frieden erfüllt sein.« Denken Sie an all die verschiedenen Menschen dieser Welt, an alle Kulturen, alle Hautfarben, Religionen und politischen Parteien. Stellen Sie sich vor, wie sie alle miteinander auskommen und harmonisch zusammenleben.

Um Liebe und Nachsicht zu praktizieren, müssen Sie nicht viel Mühe investieren, und wenn Sie sich innerlich dazu verpflichten, ihnen jeden Tag ein paar Minuten zu widmen, lernt das Gehirn, Wut und Angst zu unterdrücken. Es ist sogar möglich, dass sich die Neuronen im Hippocampus auf diese Weise ausdehnen, denn wir wissen, dass die Menschen dazu fähig sind. Aber Sie sollten nicht vergessen, dass der Hippocampus – der für die Erinnerungsbildung und für die Kontrolle der Emotionen zuständig ist – eine der ersten Gehirnstrukturen ist, die durch die biochemischen Botenstoffe von Wut, Angst und Stress angegriffen werden.

Wenn Sie also auf der Autobahn mal wieder jemand schneidet oder jemand einen dummen Fehler begeht, segnen Sie diesen Menschen, statt Neuronen in Ihrem Gehirn zu vernichten.

Aufgrund der wissenschaftlichen Studien zu den verschiedenen Trainingsprogrammen, die in ganz Amerika an Universitäten entwickelt wurden, raten wir Ihnen, mindestens sechs Wochen lang täglich mindestens eine Vergebungsmeditation zu machen.[55] Die Vizepräsidenten und Berater des Konzerns American Express besuchten einen eintägigen Vergebungsworkshop und nahmen im Anschluss daran an vier über das Jahr verteilten Nachfolge-Telekonferenzen teil. Ihr Stresspegel senkte sich um 25 Prozent. Sie konnten außerdem die Bruttoumsätze des Unternehmens um 18 Prozent steigern, während die Kollegen, die nicht an dem Workshop teilgenommen hatten, nur eine Steigerung von zehn Prozent[56] erzielten. Sie können mit Vergebungsmeditationen nicht nur die gesundheitliche Verfassung von Herz und Geist verbessern, sondern auch Ihrer Brieftasche Gutes tun.

Abschließende Gedanken über Meditation, Entspannung und Bewusstsein

Obwohl wir nur zwölf Meditationsübungen aufgeführt haben, könnte es länger als zwei Stunden dauern, alle Übungen der Reihe nach auszuprobieren. Dies wirkt sicher auf zahlreiche Menschen abschreckend. Viele sind schließlich nicht einmal bereit, sich am Tag auch nur 40 Minuten Zeit zu nehmen. Wir alle besitzen unterschiedliche Fähigkeiten und sind unterschiedlich gewillt, uns gesundheitsbewusst zu betätigen – fast so wie im Sport. Manche bewegen sich sehr gern, während andere es nahezu verabscheuen. Manche sind schon nach zehn Minuten vollkommen erschöpft, andere trainieren am Tag mehrere Stunden lang. Ärzte empfehlen, täglich 20 bis 40 Minuten lang Aerobic-Training zu machen, aber viele Patienten wehren sich auch dann noch dagegen, wenn Ihr Leben auf dem Spiel steht.

In Wahrheit sollte jeder von uns den eigenen Instinkten folgen, denn sonst werden die Dinge zu *arbeitsintensiv*. Das Gleiche gilt für spirituelle und geistige Praktiken. Sobald Ihnen etwas lästig vorkommt, leisten Sie Widerstand, und es beginnt Sie zu stören. Wenn es also zu Ihnen passt, nur einmal im Monat in die Kirche zu gehen, dann tun Sie das und genießen Sie es. Immerhin schaden Schuldgefühle dem Gehirn. Und das Gleiche gilt für Meditation. Denken Sie daran, dass unsere Gedächtnispatienten ihre kognitiven Fähigkeiten erheblich verbessern konnten, indem sie nur zwölf Minuten am Tag übten. Andere Studien haben gezeigt, dass sogar ein paar Minuten gesundheitsfördernd wirken können. Es ist also einzig und allein Ihnen überlassen, wie viel Sie meditieren. Je mehr, desto besser, und je vielfältiger, desto besser – das ist alles, was wir dazu sagen können. Schließlich mag Glück zwar der Idealzustand sein, aber wir finden unseren Weg ins Glück alle auf unterschiedlichen Wegen.

Aus neurologischer Sicht haben wir gewisse Ratschläge für Sie. Sport, gesellschaftliche Interaktion und Optimismus stehen gemeinsam an erster Stelle, was den Gesundheitserhalt des Gehirns angeht, und Meditation an zweiter. Bensons Entspannungsübung, progressive Muskelentspannung und geführtes Bild-Erleben wurden ausgiebig untersucht, und sie scheinen alle einen gleichwertigen gesundheitlichen Nutzen zu tragen. Dennoch ist es immer noch umstritten, welche der Meditationstechniken die besten sind. Zahlreiche weitere Meditationen bieten eine Reihe von neurologischen Vorteilen – hier seien nur die Stichworte Yoga, Achtsamkeit, transzendente Meditation, Gebet der Sammlung und Mantra-Rezitation genannt. Diese Methoden verfügen alle über einen bestimmten gesundheitlichen Nutzen, aber sie sind keineswegs identisch. Angesichts der Tatsache, dass es insgesamt wahrscheinlich Tausende von Meditationsvarianten gibt, wenn nicht sogar mehr, ist es nahezu unmöglich, alle beteiligten neuronalen Mechanismen eindeutig zu analysieren.

Letzten Endes kommt es also auf die Intention an: Was wollen Sie wirklich erreichen? Wenn Sie einfach nur nachts besser schlafen möchten, probieren Sie die progressive Muskelentspannung aus. Wenn Sie ruhiger oder wachsamer sein wollen, bedienen Sie sich einer der beschriebenen Achtsamkeitsmeditationen. Gähnen mag zwar die schnellste Entspannungsmethode sein, aber sie ist in der Gesellschaft auch am stärksten verpönt. Die meisten Menschen halten Gähnen für ein Zeichen von Müdigkeit und Langeweile. Und wenn Sie wütend sind, sollte es naheliegen, welche Übung die geeignetste ist.

Wenn Sie aber eine Erleuchtung erfahren oder mit Gott eins sein wollen, sollten Sie diesen konkreten Ratschlägen folgen:

Meditieren Sie jeden Tag mindestens 30 Minuten lang. Perfektionieren Sie eine der Achtsamkeitstechniken, zum Beispiel das Gebet der Sammlung, das wir in diesem Kapitel beschrieben haben. In diese Richtung weisen zumindest die Ergebnisse der bisherigen Forschung. Wir können Ihnen natürlich nicht garantieren, dass Sie eine mystische Erfahrung oder das Einssein erleben werden, aber dies ist im Allgemeinen in Meditationskreisen so.

Fortgeschrittene Meditierende können durch intensives Beten ihr Bewusstsein auf eine Ebene des Einsseins und der Verbundenheit heben und auf diese Weise außergewöhnliche Gehirnaktivitäten auslösen. Sobald die parietalen Aktivitäten nachlassen, verändert sich das Selbstgefühl. Wenn dies oft genug geschieht, kann die Struktur des Thalamus, der eine wichtige Rolle bei der Realitätsverarbeitung spielt, dauerhaft verändert werden. In solchen Fällen können die Meditierenden das Universum mit ganz anderen Augen wahrnehmen.

Wenn Sie Ihre Intention bewusst auf ein bestimmtes Objekt richten, ignoriert das Gehirn sämtliche Sinneswahrnehmungen und neuronalen Informationen, die nichts mit Ihrem Objekt der Kontemplation zu tun haben, und es sondert alles aus, was es für irrelevant hält. Je besser Sie die Meditation beherrschen, desto solider werden diese Sperrungen. Das Ergebnis ist, dass Sie ein ausgeprägtes Bewusstsein für das Objekt selbst entwickeln und zugleich nichts anderes mehr wahrnehmen, was für Ihr Objekt der Meditation irrelevant ist. Wenn es sich bei diesem Objekt um Gott handelt, dann spürt der Meditierende, wie er eins wird mit Gott oder wie Gott die Realität erfüllt. Es ist möglich, dass das Objekt der Meditation in intensiven mystischen Bewusstseinszuständen verschwindet, was dazu führen kann, dass der Meditierende das Universum als ein undifferenziertes Ganzes wahrnimmt – ein Gefühl der vollkommenen

Einheit aller Dinge. Wenn dies geschieht, kann es Ihnen bewusst werden, dass »Sie« nicht das sind, was Sie denken, und das wiederum wirft die paradoxe Frage auf, was »Sie« wirklich sein mögen. Diese Erfahrung können Sie während all der aufgeführten Übungen machen, aber normalerweise müssen Sie dafür zunächst mehrere Monate lang intensiv meditieren.

Konzentriertes Bewusstsein erzeugt manchmal das unheimliche Gefühl, dass Sie Ihr Selbstgefühl verlieren. Sobald Ihnen bewusst wird, dass dieses »Sie« eine eher willkürliche neuronale Konstruktion ist, lassen die Aktivitäten in den parietalen Hirnregionen nach, und Ihr Selbstgefühl beginnt sich aufzulösen. Die meisten Meditierenden beschreiben diesen Zustand als erleuchtend und beunruhigend zugleich, denn das innere Selbstgefühl gehört zu den ersten neuronalen Konstruktionen des Gehirns. Wenn Sie in diesen Situationen aber Ihre Konzentration wieder auf Ihre Atmung richten, können Sie Beunruhigungen dieser Art wirksam bewältigen. Jetzt verstehen Sie vielleicht, warum Entspannung eine so wichtige Grundlage darstellt, besonders wenn Sie das Ziel verfolgen, unerwünschte Charakterzüge zu verändern. Nur Menschen mit ernsten, unterschwellig vorhandenen Persönlichkeitsstörungen geraten dabei in Schwierigkeiten.

Im Grunde bitten wir Sie nur, das Leben bewusster wahrzunehmen. Wir wünschen uns, dass Sie die Dinge langsamer angehen, indem Sie in Ihrem alltäglichen Leben mehr auf Ihre Atmung und Ihre Körperbewegungen achten. Und wir möchten, dass Sie sich bewusst werden, wie Ihr Verstand einen endlosen Schwall an unbewussten Gefühlen und Gedanken produziert. Wenn Sie sich Ihrer Gedanken, Gefühle, Worte und Handlungen bewusst werden, trainieren Sie das Gehirn darin, organisierter und ruhiger zu werden. Sie bauen Stressfaktoren ab, und das Leben fühlt sich immer angenehmer und reichhaltiger an. Es ist recht einfach, den Tag über achtsam zu sein, aber Sie müssen sich stets an Ihr Bewusstsein erinnern. »Meditieren« Sie im Aufzug oder wenn Sie im Supermarkt anstehen, wenn Sie im Verkehr festsitzen oder wenn Sie einer Person, die Sie innig lieben, tief in die Augen schauen. Genau darum geht es bei der Achtsamkeit und genau so können Sie im Gehirn nutzbringende Veränderungen bewirken.

Die Illusion des Universums zerstören

Nahezu jede Meditation und jedes Gebet beruht auf einer bewussten Intention oder verfolgt ein bewusstes Ziel, aber es gibt einen erwähnenswerten Stil mit einer ganz anderen Zielvorstellung. Er wird in manchen Formen der östlichen Philosophien angewandt, aber in westlichen religiösen Traditionen ist er nicht sehr geläufig. Im Mittelpunkt steht das bewusste Streben danach, kein Ziel vor Augen zu haben. Es ist die Suche nach der absoluten inneren Ruhe. Keine Gefühle, keine Gedanken – nur reine Kenntnis und reines Bewusstsein dessen, was ist.

Viele Menschen haben spontane und kurzzeitige Erfahrungen der Leere gemacht. Um einen derartigen Zustand jedoch für länger als ein paar Sekunden herbeizuführen, muss man oft über viele Jahre hinweg üben. Diejenigen, die ihn erreichen, beschreiben ihn als Bewusstseinszustand der größten Gelassenheit und Ekstase ihres Lebens. Soweit ich weiß, ist es noch keinem Wissenschaftler gelungen, dieses neurologische Stadium über die Gehirnscan-Technologie zu erfassen. Es gibt aber eine Forschungsgruppe, der es vielleicht fast gelungen wäre. Sie stellte fest, dass eine Gruppe von fortgeschrittenen Zen-Praktizierenden imstande war, Aktivitäten in Teilen des Gehirns zu reduzieren, die normalerweise durch andere kontemplative

Übungen angeregt werden[57] Das Ergebnis ist ein vollkommenes Gefühl des Einsseins – auch »absolute Realität« genannt –, ein Begriff mit vielen Definitionen: reines Bewusstsein, aufgehobene Dualität, Negation der physischen Realität, die Welt oder den Verstand als Illusion sehen, reine Göttlichkeit, hoher Geist oder das Nichts. Andere verwenden den Begriff auch für alles, was im Grunde unerkennbar, undefinierbar, unergründlich, unveränderlich, unendlich, zeitlos, raumlos und formlos ist.

Ich habe diesen Gehirnzustand zuvor mit dem vollkommenen Blockieren des Informationsflusses zum Bewusstsein in Verbindung gebracht. Das Endergebnis mag also dem Zustand gleichkommen, den man erreicht, wenn man intensiv über ein einziges Objekt meditiert und das Bewusstsein daraufhin für dieses Objekt verschwindet. Dieser Augenblick der Erfahrung wird oft als ein vollkommenes Gefühl des Einsseins mit Gott beschrieben.

Dies ist offensichtlich eines der mächtigsten Erlebnisse, die Menschen machen können, und es ist tief im Kern vieler großartiger philosophischer und spiritueller Traditionen verankert. Es wird mit einem tiefgründigen Gefühl von Realität in Verbindung gebracht, das so real ist, dass die alltägliche Realität sich den Anschein gibt, als sei sie nichts weiter als eine Illusion.

Derartige Erfahrungen mögen zwar das oberste Ziel von religiösen und spirituellen Praktiken sein, aber es ist eher unwahrscheinlich, dass Sie mit den hier vorgestellten Übungen einen derartigen Bewusstseinszustand erreichen können. Sie sollen Ihnen stattdessen dabei helfen, sich zu entspannen und Ihre kognitiven Fähigkeiten zu erweitern. Sie sollen ein besseres Zusammenspiel bewirken und dafür sorgen, dass Sie sich selbst und die Welt, in der Sie leben, bewusster wahrnehmen.

10

Mitfühlende Kommunikation

Dialog, Vertrautheit und Konfliktumwandlung

Meditation ist gesund und kann Sie Gott näherbringen. Wir haben aber auch entdeckt, dass man sie dazu benutzen kann, um mit anderen Menschen in relativ kurzer Zeit eine gewisse Intimität herzustellen. Mit »Intimität« meinen wir hier nicht sexuelle Nähe, wir sprechen vielmehr von den Eigenschaften, die man mit Freundschaft, Vertrauen und Mitgefühl in Verbindung bringt. Wenn wir uns jemandem vertraut fühlen, stellen wir unsere natürliche Abwehrhaltung freiwillig ab, die wir normalerweise im engen Umgang mit anderen wahren. Vertrautheit fördert Akzeptanz, und je höher das Maß an Vertrautheit ist, desto besser geht es Ihnen gesundheitlich.[1]

In diesem Kapitel werden wir Ihnen erklären, wie Sie auf die Übungen des letzten Kapitels aufbauen und sie im Umgang mit Familienangehörigen und Freunden anwenden können. Mark und ich haben diese Technik gezielt für die Arbeit mit Eheleuten und Lebenspartnern entwickelt, aber wir werden Ihnen zeigen, wie Sie diese Übung für den Umgang mit Kollegen, entfernten Bekannten und sogar Fremden anpassen können. Mit Hilfe dieser Meditation können Sie eine gewöhnliche Unterhaltung in weniger als 15 Minuten in ein außergewöhnliches Ereignis verwandeln, denn sie schwächt aus neurologischer

Sicht die in Dialogen normalerweise herrschende natürliche Abwehrhaltung. Sie erzeugt eine Umgebung, in der Konflikte leichter gelöst werden können.

Diese Technik eignet sich sogar dazu, Menschen mit unterschiedlichen Meinungen beizubringen, wie sie die Glaubenssysteme anderer besser akzeptieren können. Wir nennen diese Übung »mitfühlende Kommunikation«, weil sie Menschen dabei hilft, intime Gedanken zu äußern und zugleich das Feingefühl füreinander und den gegenseitigen Respekt zu wahren. Wir definieren Mitgefühl hier als die neurologische Fähigkeit, mit den Gefühlen anderer mitschwingen und deren Leid und Freude teilen zu können. Die Fähigkeit, Mitgefühl zu entwickeln, gehört zu unserer biologischen Veranlagung, aber jedes menschliche Gehirn verfügt über ein unterschiedliches Maß an emotionalem Feingefühl, wenn es darum geht, die inneren Gefühle anderer zu deuten.[2] Auf dem Hintergrund all unserer Forschung sind wir der Meinung, dass jeder Mensch seine neurologische Fähigkeit stärken kann, mehr Mitgefühl mit anderen zu entwickeln.

Unserer Meinung nach ist das Konzept der mitfühlenden Kommunikation sogar eine wichtige Voraussetzung für alle Arten des zwischenmenschlichen Austausches. Mitgefühl ist in fast allen spirituellen Traditionen ein fundamentaler Grundsatz. Es spielt besonders bei größeren Streitfragen eine entscheidende Rolle, zum Beispiel bei religionsübergreifenden Dialogen, Diskussionen zwischen Atheisten und religiösen Menschen sowie der Kommunikation bei wissenschaftlichen und religiösen Debatten.

Mitgefühl bezeichnet außerdem die neurologische Fähigkeit, lieben, mitempfinden und verzeihen zu können.[3] Man verbindet das Mitgefühl wie auch die Vertrautheit mit einer besseren emotionalen und psychischen Gesundheit.[4] Mitgefühl wird aus neurologischer Sicht im anterioren cingulären Kortex erzeugt und von dort aus reguliert.[5] Dieser einzigartige Teil des menschlichen Gehirns steigert wie gesagt das soziale Bewusstsein, erkennt den Gefühlszustand anderer und reduziert die Neigung zu Wutausbrüchen und ängstlichen Reaktionen. Der anteriore cinguläre Kortex gehört außerdem zu den neuronalen Mechanismen, die tiefe Gefühle der Liebe erzeugen.[6] Er gibt uns das Gefühl der Vertrautheit und der Zugehörigkeit, aber wenn er nicht richtig funktioniert, beeinträchtigt das unsere Fähigkeit, mit den Gefühlen anderer mitzuschwingen.[7]

Meditation, Mitgefühl und die Theorie der Spiegelneuronen

In psychologischen, anthropologischen und neurowissenschaftlichen Kreisen sorgt die mögliche Entdeckung eines menschlichen Spiegelneuronen-Systems für Aufregung. Es würde nämlich erklären, wie unser Gehirn es schafft zu »wissen«, was in den Gehirnen der anderen vorgeht. Diese einzigartigen Neuronen befinden sich in Hirnregionen, die unmittelbar von Meditationsübungen beeinflusst werden. Sie scheinen eng mit den Prozessen der Gesichtserkennung, des Mitgefühls, der Kommunikation und des Bewusstseins für sich und andere verbunden zu sein. Die bisherigen Ergebnisse der sich auf diesem Gebiet schnell entwickelnden Forschung lassen darauf schließen, dass achtsamkeitsbasierte spirituelle Praktiken dafür geeignet sein können, soziales Einfühlungsvermögen und die zwischenmenschliche Kommunikation zu fördern. In dem Buch *Das achtsame Gehirn* von Daniel J. Siegel finden Sie eine hervorragende Zusammenfassung der Auswirkungen von Meditationen auf das Spiegelneuronen-System (das uns wiederum dabei hilft, uns emotional besser auf andere einzustimmen).

Mitfühlende Kommunikation mit Fremden

Im Jahr 1992 stellte Mark den Mitgliedern der Gesellschaft für transpersonale Psychologie erstmalig eine Version der mitfühlenden Kommunikation vor.[8] Inzwischen haben wir die Technik etwas verändert, um die neurologischen Veränderungen im Gehirn überwachen zu können. Zusammen mit Stephanie Newberg, klinische Sozialarbeiterin und stellvertretende Direktorin am Council for Relationships in Philadelphia, dem ältesten Beratungszentrum in den USA, trainieren wir derzeit Therapeuten, die diese Übung zur Verbesserung der Kommunikation und der Vertrauensbildung bei Beziehungsproblemen einsetzen möchten. Die Forschungsergebnisse belegen außerdem, dass Therapeuten, die sich selbst in bewusstseins- und achtsamkeitsbasierter Meditation üben, bei ihren Patienten bessere Ergebnisse erzielen.[9]

Wir sind dabei, das Programm auszubauen, um in Amerika weitere universitäre Beratungszentren und Organisationen zur Konfliktlösung mit ins Boot zu holen. Außerdem haben wir angefangen, in Kirchen und an öffentlichen Schulen Untersuchungen durchzuführen, um die Verbesserungen abzuklären, und zwar gemäß verschiedenen Skalen, anhand derer sich Mitgefühl und Vertrautheit messen lassen. Die bisherigen Ergebnisse sind überraschend und positiv.

Wenn wir die mitfühlende Kommunikation als Gruppenübung durchführen, bitten wir die Teilnehmer, sich mit einer Person zusammenzutun, die sie nicht kennen. Wir legen besonderen Wert darauf, dass Partner und Eheleute nicht zusammenarbeiten, weil Paare in Gruppensituationen eine stärkere Abwehrhaltung einnehmen, als wenn sie die mitfühlende Kommunikation mit einer fremden Person üben. Dies mag sich zunächst so anhören, als richte man sich gegen die eigene Intuition. Langzeitstudien haben jedoch gezeigt, dass komplexe Anforderungen in der Ehe den Stresspegel zwischen Partnern ansteigen lassen.[10] Ein intimes Gespräch kann schnell ungelöste Konflikte aufkommen lassen, und somit ist es ganz normal, dass man die Themen – und besonders die Gespräche – meidet, welche die eheliche Verbundenheit gefährden könnten. Wenn sie die mitfühlende Kommunikation aber in einer Gruppensituation ausprobieren, in der weniger auf dem Spiel steht, können sie die positiven Erfahrungen mit nach Hause nehmen, um sie dort mit mehr Bereitschaft und in vertrauter Umgebung zu üben.

Doch kehren wir zurück zu den Workshop-Teilnehmern. Nachdem sie jeweils mit einer fremden Person Zweiergruppen gebildet hatten, gaben wir ihnen eine abgeänderte Version der Intimitätsskala von Miller und Lefcourt zur Hand – ein bewährtes Instrument zur Messung von Freundschaft, Nähe und Abwehr[11] – und ließen sie die Fragen in Bezug auf ihren Gruppenpartner beantworten. Dann führten wir sie durch eine siebenminütige Übung, eine Kombination der Entspannungsübungen aus Kapitel 9, die ich Ihnen gleich vorstellen werde.

Nun baten wir sie, einen mitfühlenden Gedanken über ihren Gruppenpartner zu hegen. Dies ist ein wichtiger Schritt. Er spiegelt die Prinzipien der Vergebungsmeditation wider, die wir im vorherigen Kapitel beschrieben haben. Wir wiesen die Teilnehmer an, sich ein intimes Gespräch mit dem fremden Gruppenpartner vorzustellen, denn Visualisierungen erleichtern es dem Gehirn, die selbst gesteckten Ziele in die Praxis umzusetzen. Das Ziel war in diesem Fall die Stimulierung der für Mitgefühl, soziales Bewusstsein und Kommunikation zuständigen Neuralkreisläufe.

Schließlich baten wir die Teilnehmer, zu lächeln und mit ihren Gruppenpartnern Blickkontakt aufzunehmen, während sie sich weiterhin die Möglichkeit eines anschließenden, mitfühlenden Gesprächs vorstellen sollten. Wir gaben ihnen sieben Minuten Zeit, um miteinander zu reden, aber sie mussten sich dabei stets auf ihre Atmung konzentrieren, und sie durften immer nur kurz sprechen. Sie konnten abwechselnd ohne jegliche Zensur über alles und jedes reden. Wir gaben ihnen ausdrücklich die Anweisung, *nicht* zu versuchen, ein Gespräch zu erzwingen. Stattdessen sollten sie dem spontanen Dialog freien Lauf lassen. Wenn wir diese Übung in Workshop-Situationen machen, verwundert es uns nicht, dass sich so viele Paare gegenseitig persönliche Geschichten anvertrauen, die sie normalerweise nur einem vertrauten Freund erzählen würden.

Die Teilnehmer wurden dazu ermutigt, ihre Erfahrungen mit der gesamten Gruppe zu teilen, und nach dem Austausch baten wir sie, sich mit einem neuen Partner zusammenzutun – wieder mit jemandem, den sie nicht kannten. Sie übten die mitfühlende Kommunikation weitere fünf Minuten lang. Dann teilten wir sie in neue Zweiergruppen ein. Dieses Mal durften sie aber nicht miteinander sprechen. Stattdessen gaben wir ihnen wieder die abgeänderte Version der Intimitätsskala von Miller und Lefcourt an die Hand, um zu sehen, ob sich ihre Bereitschaft, einem Fremden gegenüber Mitgefühl oder Zuneigung zu zeigen, verändert hatte.

Als wir die erfassten Daten analysierten, stellten wir eine elfprozentige Verbesserung gemäß der Intimitätsskala fest. Elf Prozent mag sich zwar nicht nach viel anhören, aber im Rahmen wissenschaftlicher Forschungsarbeiten ist es eine beeindruckende Veränderung, besonders wenn man die kurze Zeitspanne bedenkt, in der solch ein Workshop stattfindet. In bestimmten Bereichen waren die Veränderungen sogar noch gravierender. So stieg zum Beispiel die Bereitschaft, sich einer fremden Person nah zu fühlen und Zeit mit ihr zu verbringen, um 20 Prozent.

Außerdem stellte sich heraus, dass die Verbesserungen bei Männern und Frauen gleich waren und dass die ethnische Zugehörigkeit bei der Entwicklung von Vertrautheit mit anderen keine Rolle spielt. Menschen über 40 Jahren zeigten eine höhere Bereitschaft, sich anderen gegenüber zu öffnen, was darauf schließen lässt, dass Mitgefühl, Einfühlungsvermögen und Vertrautheit mit mehr Lebenserfahrung und Reife wachsen.

Wir waren außerdem in der Lage, die Grundwerte der Vertrautheitsebenen der Teilnehmer zu messen, bevor sie die mitfühlende Kommunikation ausübten. Bei den Frauen waren die Werte zwar leicht höher, aber die Unterschiede zwischen Frauen und Männern waren aus statistischer Sicht nicht signifikant genug, was somit die weitverbreitete Meinung widerlegt, Frauen verfügten über ein höheres Vermögen für Vertrautheit. Andere Studien haben auf der Suche nach geschlechtsbedingten Unterschieden auch gemischte Ergebnisse geliefert. Frauen können zum Beispiel einfühlsamer sein, während Männer leichter verzeihen können.[12] Andererseits sind Frauen eher dazu in der Lage, den Menschen Mitgefühl entgegenzubringen, von denen sie ungerecht behandelt wurden.[13] Alles in allem weisen die Studien darauf hin, dass wir vorsichtig vorgehen müssen, wenn wir das Vermögen für Vertrautheit der Frauen mit dem der Männer vergleichen wollen.

Nachdem sie die mitfühlende Kommunikation mit Fremden geübt hatten, waren sowohl die Männer als auch die Frauen eher offen dafür, andere an persönlichen Informationen teilhaben zu lassen, und sie waren geneigter, persönlichen Offenbarungen zuzuhören. Sie fühlten sich einander näher und waren eher dazu bereit, andere emotional zu stützen und sich gesellschaftlich liebevoller zu verhalten. Mitfühlende Kommunikation scheint also eine wirksame Strategie zur Entwicklung von zwischenmenschlichem Verständnis und Frieden zu sein.

Mitfühlende Kommunikation mit Paaren

Die Therapeuten, die wir derzeit unterrichten, lassen diese Technik in die Behandlung von ausgewählten Paaren einfließen, die in ihren Beziehungen mit verschiedenen Konfliktsituationen zu kämpfen haben. Die Patienten absolvieren zunächst eine Reihe von Tests, damit ihr psychischer Zustand und der Grad an Vertrautheit ausgewertet werden kann. In einem ersten Beratungsgespräch führt der Therapeut sie durch die einzelnen Schritte der Meditation. Dann machen sie die Übung unter minimaler Beaufsichtigung – meistens muss man sie daran erinnern, nur kurz zu sprechen und sich danach wieder auf den inneren Entspannungszustand zu konzentrieren. Sie lassen zu, dass sich ein spontanes Gespräch entwickelt. Später, wenn sie die Übung besser beherrschen, nutzen sie die mitfühlende Kommunikation und nehmen bestimmte Streitfragen und Probleme in Angriff.

Wir geben ihnen nach der Sitzung eine CD mit Anleitungen mit auf den Weg und bitten sie, jeden Tag ungefähr 15 Minuten miteinander zu üben. Von Woche zu Woche beobachten die Therapeuten die Veränderungen der Vertrauensgrade. Nach vier Wochen absolvieren die Teilnehmer eine weitere Testreihe.

Mitfühlende Kommunikation integriert die bewusstseinsbasierte Meditation in den Dialogprozess, was nach unserem Kenntnisstand bisher noch nicht erforscht oder getestet wurde. Tatsächlich unterhielt ich mich erst vor kurzem auf einer Konferenz über Spiritualität und Gesundheit mit mehreren Wissenschaftlern. Sie beklagten, es gäbe keine Meditationsprogramme, welche die Menschen aktiv in einen Dialog verwickelten. Sie waren überrascht und begeistert zugleich, als ich ihnen von unserem jüngsten Forschungsprojekt erzählte. Wir arbeiten zurzeit mit mehreren Universitäten daran, Protokolle zu erstellen, und in den nächsten Jahren wollen wir eine Reihe von interdisziplinären Studien durchführen, um die Daten, die wir gegenwärtig sammeln, auszubauen.

Verschiedene wissenschaftliche Untersuchungen haben ergeben, dass Paare, die unabhängig voneinander achtsamkeitsbasierte Meditationen ausüben, einfühlsamer aufeinander reagieren.[14] Laut einer anderen Studie zeigten diejenigen, die achtsamkeitsbasierte Meditationen praktizierten, »bessere Werte hinsichtlich ihres Beziehungsglücks und des Stresses in ihrer Beziehung, der Fähigkeiten zur Stressbewältigung und ihres allgemeinen Stresspegels«.[15] Man hat auch andere bewusstseins- und achtsamkeitsbasierte Meditationen in die Psychotherapie integriert, um das Einfühlungsvermögen in den Beziehungen zu fördern[16] und elterliche Kompetenzen zu verbessern.[17]

Aber all diese Meditationsmethoden finden im privaten Umfeld und damit eher im Stillen Anwendung. Deswegen ist die Technik der barmherzigen Kommunikation so effektiv. Sie baut auf den vorhandenen Belegen dafür auf, dass die Meditation zwischenmenschliche Beziehungen fördert, und fügt die Komponente des aktiven Dialogs zwischen zwei Menschen hinzu. Unsere ersten Forschungsergebnisse lassen darauf schließen, dass die mitfühlende Kommunikation dabei hilft, die spirituelle Vertrautheit in Beziehungen zu festigen. Daher zeigen wir Geistlichen und deren Gemeinden, wie sie den Dialog in ihre religiösen Rituale und Glaubensüberzeugungen einfließen lassen können.

Meditationen lassen sich überraschend leicht in sämtliche Arten von Gesprächen integrieren. Sie müssen lediglich den Blickkontakt wahren, körperlich entspannt bleiben und auf Ihre Reaktionen achten, während Sie sich an dem freien Lauf eines spontanen Gesprächs beteiligen. Sie sagen langsam ein paar Sätze und richten Ihre Aufmerksamkeit dann wieder auf Ihre Atmung, während die andere Person antwortet. Das darauffolgende unstrukturierte Gespräch wird schnell in erstaunlich persönliche Gebiete vorrücken. Und es gilt wie auch bei der im vorherigen Kapitel beschriebenen Gehmediation: Je mehr Sie üben, desto einfacher wird es.

Schon bald werden Sie jedes Ihrer Gespräche mit Gelassenheit und Achtsamkeit bereichern – selbst wenn Sie sich mit Menschen unterhalten, die keine kontemplativen oder spirituellen Übungen anwenden. Schließlich ist es unwichtig, ob Ihr Gesprächspartner bewusst mit Ihnen meditiert oder nicht, denn Ihr eigener Bewusstseins- und Entspannungszustand wird sich bereits auf die Stimmung der anderen Person auswirken. Das menschliche Gehirn ist darauf ausgerichtet, mit den inneren Gefühlszuständen anderer mitzuschwingen. Solange mindestens einer von Ihnen beiden eine offene und gelassene Haltung bewahrt, wird der andere Ihnen unbewusst die gleichen Gefühle entgegenbringen. Es mag zwar nicht in dem Ausmaß passieren, das Sie sich wünschen würden, aber bei etwas so Kompliziertem wie Beziehungen hilft auch der kleinste Beitrag weiter.

Äußere Ziele in innere Werte verwandeln

Während Mark im Sommer 2007 Daten von Anhängern der Kirche der Religiösen Wissenschaft erfasste, entdeckten wir ganz zufällig, dass die mitfühlende Kommunikation die Werte, Wünsche und Ziele einer Person verändern kann. Damals war der Dokumentarfilm *The Secret – Das Geheimnis*[18] in vielen dieser Kirchen in den Brennpunkt des Interesses gerückt. Der Grund lag darin, dass das Konzept – gemäß dem der Mensch all seine Wünsche wahr werden lassen kann, wenn er das Universum darum bittet – in weiten Teilen mit den Grundsätzen dieser Organisation übereinstimmte.*

Mark entschloss sich, unserem Bogen mit zahlreichen Fragen diese hinzuzufügen: »Was ist Ihr ›geheimer‹ Wunsch?« Sie entpuppte sich als eine Art zufälliger Maßstab dafür, wie Meditation die Beziehung der Menschen zur Welt um sie herum verändern kann. Vor der Übung antworteten die meisten mit materialistischen Zielen: mehr Geld, eine bessere Arbeit, ein schöneres Haus, eine neue Beziehung, Urlaub, bessere Gesundheit und so weiter. Aber als wir ihnen nach der einstündigen Übung dieselbe Frage erneut stellten, hatten die meisten ihren Wunsch durch eine Reihe von inneren Werten ersetzt. Friede, Glück und Zufriedenheit wurden häufig erwähnt. Hier sind ein paar Beispiele für die Veränderungen, die manche Personen durchgemacht haben:

Wunsch *vor* der Übung	Wunsch *nach* der einstündigen Übung
Meine Bilder verkaufen	Mich selbst annehmen
Multimillionär sein	Ein ruhiges und harmonisches Leben führen
Finanzielle Unabhängigkeit	Spirituelle Erfüllung
Eine glückliche Ehe	Der Menschheit dienen

* Der Leitgedanke der Neugeist-Philosophie besagt beispielsweise, dass Sie »die Kraft in sich tragen, Ihr Leben auf die höchste Ebene zu heben ... Krankheiten zu heilen ... mitten im Aufruhr Frieden zu stiften ... aus dem Misserfolg den Erfolg, aus der Niederlage den Sieg« und »aus der Einsamkeit Gemeinsamkeit und Glück hervorzuholen«. In ihren Schriften und Predigten sind Gott, das Universum und das Bewusstsein für die Anhänger der Religiösen Wissenschaft mit ihrem inneren Selbst verbunden.

Meine Lieblingsantwort kam von einer Frau, die zuerst den Wunsch äußerte, Schriftstellerin zu werden. Nachdem sie die mitfühlende Kommunikation mit Menschen praktiziert hatte, die sie kaum kannte, änderte sie ihren Wunsch in »mit Giraffen laufen«.

Wir führten, wie auch bei unserer Online-Umfrage zu spirituellen Erfahrungen, eine Inhaltsanalyse durch und stellten fest, dass das Interesse an finanziellen Belangen nach der Meditation von 34 Prozent auf 14 Prozent zurückgegangen war. Der Wunsch nach Frieden hatte sich um 60 Prozent gesteigert, während sich der Wunsch nach Selbstliebe und nach zwischenmenschlicher Liebe fast verdreifacht hatte.[19]

Diese Veränderungen der Antworten bestätigen meine Annahme, dass spirituelle Praktiken – auch ohne jegliche religiöse Komponente und in weltlichen Situationen – die Menschen zu ihrem Innersten führen, wo sie sich oft der wahren Bedeutung von Werten des Mitgefühls und humanitären Idealen bewusst werden. Diese Eigenschaften stehen bei den meisten religiösen Traditionen im Mittelpunkt.

Mitfühlende Kommunikation praktizieren

Die Kommunikation gehört zu den kompliziertesten neuronalen Prozessen des menschlichen Gehirns. Zur Kommunikation gehören die Gesichts- und Stimmerkennung sowie Sprachverarbeitung, der Gedächtnisabruf, die Sprachkoordination, Konzepterkennung, Bildzuordnung und Gefühlsregulierung, das Auswerten von Täuschung und Fairness, die strategische Planung und schließlich die Aktivierung der Neuralkreisläufe, welche die willensbestimmten Tätigkeiten und Verhaltensweisen regeln.

Jedes Maß an Stress unterbricht die Integration dieser internen Prozesse. Die Grundvoraussetzung für eine effektive Kommunikation ist daher Ruhe und Entspannung – egal, mit wem Sie kommunizieren, ob Freund oder Feind. Für die meisten Menschen ist bewusste Entspannung jedoch kein gesellschaftliches Ereignis. Stattdessen bevorzugen sie, sich entweder allein oder mit ein paar Freunden bei einer guten Flasche Wein zu entspannen. Unsere Forschungsergebnisse weisen jedoch darauf hin, dass Entspannung der Schlüssel zu fast allen Aspekten des gesellschaftlichen Umgangs ist. Wenn Sie Atmung, Bewusstheit, Wahrnehmung, Optimismus und emotionale Neutralität gewollt in Ihre Gespräche integrieren, werden Ihre Dialoge bedeutungsvoller und konstruktiver.

Entspannung steigert unsere visuellen und auditiven Fähigkeiten, so dass wir anderen achtsamer zuhören und die sich dezent verändernden Gesichtsausdrücke besser interpretieren können, die für den Kommunikationsprozess unerlässlich sind. Erhöhte Achtsamkeit hat einen positiven Einfluss auf Ihren Gesprächspartner und fördert seine Bereitschaft, persönliche Gefühle und Gedanken mit Ihnen zu teilen.

Enge Vertrautheit bedeutet aber auch Verwundbarkeit, und ein ängstlicher Gesprächspartner kann das Gespräch auch zum Scheitern bringen. Entspannung senkt die neuronale Reaktionsfähigkeit des Gehirns, und wenn die für soziales Bewusstsein und Mitgefühl zuständigen Kreisläufe aktiviert werden, schüttet das Gehirn luststeigernde biochemische Stoffe aus. Dadurch neigen Sie weniger dazu, wütend oder ängstlich zu reagieren.

Mitfühlende Kommunikation ist leicht zu erlernen. Sie brauchen dazu nur einen bereitwilligen Partner oder Freund. Sie können die Übung aber auch allein machen und sich dabei eine fürsorgliche Person vorstellen. Sie werden den gleichen Nutzen daraus ziehen wie aus der traditionellen Meditation, und können diese Technik im Gespräch mit anderen Menschen dann stets innerlich anwenden. Entspannen Sie zum Beispiel zuerst all Ihre Muskeln, bevor Sie ein Gespräch beginnen. Sprechen Sie langsam, und fassen Sie sich kurz. Lassen Sie die andere Person antworten, und konzentrieren Sie sich währenddessen weiterhin auf Ihren Entspannungszustand. Sobald Ihr Gegenüber aufhört zu reden, atmen Sie unauffällig tief durch und erwidern etwas.

Sie meinen vielleicht, dass es so aussehen könnte, als heischten Sie durch das langsame Sprechen um Aufmerksamkeit. Doch Sie werden feststellen, dass Ihre Bedächtigkeit als Achtsamkeit und Aufnahmebereitschaft gedeutet wird. Fragen Sie Ihre Gesprächspartner, und sie werden Ihnen wahrscheinlich erzählen, dass sie das Gefühl hatten, Sie seien sehr interessiert gewesen. Und dann, wenn Sie ihnen erzählen, was Sie wirklich getan haben, werden Sie das Vergnügen haben, eine bewährte Technik weiterzureichen, die auch andere anwenden können.

Wenn Sie aber wissen, dass Ihnen eine konfliktgeladene Situation bevorsteht, sollten Sie sich vorher zehn Minuten Zeit nehmen, um in Gedanken die Anweisungen zur mitfühlenden Kommunikation durchzugehen. Ideal wäre es, wenn beide Parteien diese Technik anwenden würden. Die Welt, in der wir leben, ist allerdings weit von diesem Idealzustand entfernt.

Die folgende Anleitung ist dieselbe, die wir auch in unseren Workshops und Paartherapien lehren, aber Sie können sie natürlich an Ihre Situation anpassen. Während Sie die Anweisungen lesen, spielen Sie bitte so viele Schritte wie möglich in Gedanken durch. Später können Sie sie einem Freund oder Ihrem Partner vorlesen und sie oder ihn durch jeden einzelnen Schritt führen. Sprechen Sie langsam und sanft, und versetzen Sie Ihren Partner mit Ihrer Stimme in einen tiefen Ruhezustand. Dank der natürlichen Fähigkeit des Gehirns, mit den Gefühlen anderer mitzuschwingen, werden auch Sie sich entspannen. Falls nicht, bitten Sie Ihren Freund beziehungsweise Ihre Freundin, Ihnen die Anweisungen vorzulesen, bevor Sie mit Ihrem Gespräch beginnen. Ihr Partner sollte vollkommen entspannt sein, damit Sie gemeinsam diese tiefe meditative Erfahrung machen können.

Wenn möglich, zeichnen Sie diese Anweisungen in irgendeiner Form für sich auf, denn es ist einfacher, ihnen zu folgen, während sie Ihnen vorgelesen werden, als wenn Sie sie lesen. Wenn Sie die Übungsanleitungen aufnehmen, fügen Sie für jedes in den Anweisungen aufgeführte Sternchen den Klang einer Glocke ein. Er soll Sie daran erinnern, sich auf Ihre Atmung und die Entspannung zu konzentrieren.

Wir empfehlen Ihnen, sich in der mitfühlenden Kommunikation einmal am Tag entweder allein oder zusammen mit einer anderen Person zu üben. Sie können sogar versuchen, sie telefonisch zu vollziehen, wie es manche unserer Patienten tun. Je nachdem, wie schnell Sie lesen (wir empfehlen Ihnen ein langsames Tempo), dauert die Entspannungseinleitung etwa sieben Minuten. In der Audio-Aufnahme folgen nach der Einführung sieben Minuten Stille, die Sie dazu nutzen sollten, mit einem Partner zu üben. Alle 30 Sekunden ertönt ein leiser Glockenklang, der Sie daran erinnern soll, weniger zu reden und sich mehr zu entspannen.

Wenn Sie diese Übung allein machen, sollten Sie nach der Entspannungseinführung versuchen, mit jemandem in Gedanken über ein Thema zu sprechen, das Sie belastet. Sie können auf diese Art und Weise – wie auch mit dem »imaginären Kampf« aus Kapitel 9 – Ihr Taktgefühl üben und die mögliche Reaktion der anderen Person abschätzen lernen.

Lassen Sie uns also beginnen. Stellen Sie sich bei diesem Probelauf vor, Sie sitzen auf einem Stuhl und vor Ihnen sitzt jemand, den Sie gernhaben. Später können Sie mit einer Person üben, mit der Sie sich gut verstehen, und danach mit jemandem, mit dem Sie Schwierigkeiten haben. Lesen Sie langsam, und machen Sie bei jedem Notenzeichen (♪) eine Pause von fünf Sekunden, in der Sie tief durchatmen. Fürs Erste ignorieren Sie einfach den Vorschlag, die Augen zu schließen.

Sie und Ihr Partner setzen sich auf zwei Stühlen einander zugewandt gegenüber. Je nachdem, wie vertraut Sie miteinander sind, können sich Ihre Knie und Hände berühren. Schließen Sie die Augen, atmen Sie mehrmals tief durch, und entspannen Sie sämtliche Gesichtsmuskeln. Entspannen Sie zunächst die Stirn und dann die Muskeln Ihrer Augenpartie. Atmen Sie noch einmal tief durch, und entspannen Sie den Kiefer. Dann entspannen Sie die Nackenmuskeln. Atmen Sie tief durch, und entspannen Sie die Schultern. Atmen Sie erneut tief durch, während Sie Arm- und Handmuskeln entspannen. Spüren Sie, wie sich Ihre Schultern senken und locker werden. Jedes Erklingen der Glocke♪ soll Sie daran erinnern, eine Pause zu machen, locker zu werden und zu atmen. Atmen Sie noch einmal tief durch, und spüren Sie, wie sich alle kleineren und größeren Verkrampfungen in Ihrem Körper lösen. Nun entspannen Sie die Rückenmuskulatur. Spüren Sie, wie die Beine schwer werden und ins Sitzkissen sinken. Dann entspannen Sie die Füße. Überprüfen Sie den gesamten Körper nach überflüssigen Muskelanspannungen, atmen Sie tief durch, und lassen Sie diese los.♪

Gähnen Sie nun zehnmal, es wird Sie ganz besonders entspannen und wach machen. Sie können es auch nur vortäuschen, versuchen Sie einfach zu gähnen. Ab dem vierten oder fünften Mal fühlt sich das Gähnen echt an, und Sie können sich immer mehr entspannen. Gähnen Sie noch einmal, hören Sie Ihrem Partner beim Gähnen zu, und spüren Sie, wie entspannt Sie sind. Und wieder tief einatmen und gähnen.♪

Halten Sie die Augen weiterhin geschlossen, lächeln Sie, und stellen Sie sich Ihren Partner vor, wie er ebenfalls vor Ihnen sitzt und lächelt. Bleiben Sie sich Ihrer Atmung bewusst, stellen Sie sich ein Bild des Mitgefühls vor, oder hegen Sie einen liebevollen Gedanken. Denken Sie an etwas, was Sie an der Person mögen, oder erinnern Sie sich an etwas, das Ihnen Freude oder Frieden bereitete. Atmen Sie tief durch, und entspannen Sie sich weiter.♪

Stellen Sie sich vor, Sie führten mit Ihrem Partner ein imaginäres Gespräch voller Mitgefühl und Respekt. In dieser Unterhaltung sprechen Sie beide abwechselnd, und zwar langsam und nicht länger als 30 Sekunden. Sie sagen nur ein bis zwei Sätze – höchstens zehn bis 20 Wörter – und legen dann eine Pause ein. Nach jedem Satz kehren Sie zu Ihrer Atmung zurück und lassen Ihre Gedanken sich zerstreuen. Bleiben Sie dabei im Hier und Jetzt, und konzentrieren Sie sich auf Ihre Entspannung und Atmung.♪

Stellen Sie sich vor, wie Ihr Partner langsam zu Ihnen spricht. Was er auch sagt, Sie bleiben entspannt, lächeln und fassen einen mitfühlenden Gedanken. Während Sie zuhören, werden alle Abwehrmechanismen abgestellt. Denken Sie daran, Sie müssen lediglich sprechen ... atmen ... zuhören ... atmen ... und sich entspannen.♪

Ihr gedankliches Gespräch ist langsam, spontan und entspannt. Es gibt keinen Grund zur Eile. Sie müssen lediglich leise reden, atmen, zuhören, atmen und sich entspannen. Lassen Sie diesem Gespräch in Ihren Gedanken freien Lauf. Kontrollieren Sie es nicht. Versuchen Sie nicht, sich durchzusetzen, und lassen Sie sich nicht stören, wenn das Thema wechselt. Bleiben Sie einfach nur entspannt, während Sie sich vorstellen, ein mitfühlendes Gespräch zu führen: sprechen, zuhören, atmen und entspannen.♪

Gähnen Sie ein weiteres Mal, und öffnen Sie die Augen. Blicken Sie Ihrem Partner mitfühlend in die Augen, und hegen Sie dabei zehn Sekunden lang einen liebevollen Gedanken. Lächeln Sie freundlich, während Sie diesen Gedanken festhalten.♪

Gleich werden Sie ein Gespräch anfangen, indem Sie Ihrem Partner zunächst ein Kompliment machen und sich dann ein Kompliment von ihm oder ihr anhören. Es ist nicht schlimm, wenn sich das Kompliment anfangs erzwungen anfühlt, denn die andere Person wird dennoch positiv reagieren.♪

Schauen Sie sich weiterhin in die Augen, und lassen Sie zu, dass sich ein spontanes Gespräch entwickelt. Reden Sie langsam, sagen Sie nicht mehr als ein oder zwei Sätze und übergeben Sie das Wort nach 30 Sekunden an Ihren Partner. Setzen Sie dies fünf Minuten lang fort – atmen, sprechen, atmen, zuhören –, und bleiben Sie so entspannt wie möglich.♪

Vertiefen Sie das Gespräch nach fünf Minuten und vertrauen Sie sich einander persönliche Gedanken an. Nach weiteren drei Minuten beenden Sie das Gespräch mit einem gegenseitigen Kompliment.♪

Untersuchungen haben übrigens ergeben, dass eine Person erst fünf Komplimente hören muss, bevor sie ohne Abwehrhaltung Kritik annehmen kann. Ich empfehle Ihnen also, dass Sie lernen, verschiedenen Menschen im Verlauf des Tages bewusst Komplimente zu machen. Wenn Sie darüber Buch führen, werden Sie vielleicht wenige Wochen später schon merken, dass mehr Menschen Ihnen Komplimente machen.

Widerstand

Viele Menschen sind zunächst verlegen, wenn Sie mit dem Gedanken spielen, die mitfühlende Kommunikation auszuprobieren. Wundern Sie sich also nicht, wenn Ihr Freund oder Partner anfangs ein gewisses Maß an Widerstand leistet. Selbst Workshop-Teilnehmer, die uns erzählten, wie kraftvoll die Erfahrung für sie war, hatten starke Hemmungen, die Übung mit Ihren Partnern zu machen. Eine Frau, die Mitte 60 war, ging jedoch heim und bat Ihren Mann (der sich geweigert hatte an dem Workshop teilzunehmen), die Übung mit ihr zu machen. Als es an der Zeit war, sich gegenseitig ein Kompliment zu machen, sagte er: »Du bist wunderschön.« Nach dem Gespräch fragte sie ihn, ob er das ernst gemeint hatte. Er antwortete: »Natürlich!« In den 40 Jahren ihrer Ehe hatte er ihr nicht einmal gesagt, dass sie für ihn wunderschön war.

Aber wenn Sie und Ihr Partner miteinander im Streit stehen, müssen Sie sich beide ernsthaft dazu verpflichten, dass Sie zumindest während der Übung zusammenarbeiten. Wenn Sie sehen, dass Ihr Partner die Stirn runzelt, kann dies ein Zeichen dafür sein, dass eine Ihrer Äußerungen bei ihm eine starke emotionale Reaktion ausgelöst hat. Die darauffolgende Abwehrhaltung legt die Fähigkeit des Gehirns lahm, bewusst eingestimmt zu bleiben.

Eine weitere Ebene des Widerstands wird dadurch erzeugt, dass sich manche Teilnehmer bei dem künstlich angelegten Dialog nicht wohlfühlen. Sie sagen: »Es fühlt sich einfach nicht echt an.« Und damit haben sie natürlich recht – es ist nicht echt. Es ist Training. Jede neue Fertigkeit – ob im Sport, in der Ausbildung oder bei der Kommunikation – muss erst geübt werden, bevor sie in Fleisch und Blut übergehen kann.

Ein weiteres Problem liegt oft in der kurzen Sprechdauer. Für die meisten ist sie ungewohnt, aber im Rahmen der mitfühlenden Kommunikation ist es wichtig, nicht länger als 30 Sekunden zu sprechen. Warum? Weil das menschliche Gehirn im Arbeitsgedächtnis nicht viele Konzepte gleichzeitig bewusst festhalten kann – maximal vier bis sieben Informations-»Brocken«[20] – und weil diese nicht länger als 20 bis 30 Sekunden lang gespeichert werden können. Wenn sich beide Gesprächspartner abwechseln und nicht länger als 30 Sekunden sprechen, sind beide in der Lage, jedem Schritt des Kommunikationsprozesses zu folgen und darauf umfassend einzugehen.

In »normalen« Gesprächen redet man meistens länger als 30 Sekunden. Es ist nicht ungewöhnlich, dass sich Ihr Partner nur an Ihre letzten Äußerungen erinnern und demnach auch nur auf diese eingehen kann. Bei intellektuellen Dialogen, die länger als 30 Sekunden dauern, können die Frontallappen anfangen, sich von den emotionalen Zentren des Gehirns loszulösen. Sie beginnen sich in Worten zu verlieren und beeinträchtigen so den einfühlenden Bund zwischen Ihnen und Ihrem Gesprächspartner. Selbst wenn Sie ganz aufhören zu reden, neigen die Frontallappen weiterhin dazu zu rasen, und dann brauchen Sie das Atmen und Gähnen, um den inneren Monolog zu verlangsamen.

Viele Menschen meinen, 30 Sekunden reichten nicht aus, um ein komplexes Gefühl oder einen komplexen Gedanken in Worte zu fassen, weswegen sie die »Regel« einfach ignorieren und weiterreden. Hierbei soll das Erklingen der Glocke in der Audio-Aufnahme helfen. Es ist anfänglich schwer zu begreifen, wie ein kurzer Gedankenaustausch zu einer bedeutungsvollen Erfahrung führen kann, aber aus neurologischer Sicht lernen die nonverbalen Teile des Gehirns auf diese Weise, miteinander zu schwingen. Dies erzeugt ein Gefühl von Vertrautheit, und wenn dieser Zustand hergestellt ist, kann das Gespräch harmonischer verlaufen. Mit ein bisschen Übung wird das langsame, begrenzte Sprechen dem Gehirn und Ihrem bewussten Verstand beibringen, Ihre Worte gezielter zu wählen. Sie beginnen bewusster und direkter zu kommunizieren.

Bei der mitfühlenden Kommunikation geht es *nicht* darum, sich durchzusetzen. Im Mittelpunkt steht vielmehr das Ziel, dem Verstand beizubringen, dem freien Lauf eines spontanen Gesprächs zuzusehen. Wenn Sie das Gespräch nicht in eine bestimmte Richtung lenken, konzentriert sich das Gehirn automatisch auf die unterschwelligen Kernfragen, die sich oft nur schwer in Worte fassen lassen. Hierin liegt die wahre Schönheit der mitfühlenden Kommunikation. Wie auch andere Formen der bewusstseinsbasierten Meditation befördert sie Sie schnell auf unbekannte Gefühls- und Gedankenebenen, während Sie vollkommen entspannt und wachsam bleiben.

Sobald Sie sich mit dieser Übung wohler fühlen, was zwei oder drei Übungssitzungen dauern kann, werden Sie merken, dass Sie den Dialog auf eine bestimmte Kernfrage oder auf ein bestimmtes Problem lenken können. Solange Sie daran denken, entspannt zu bleiben, sollten Sie imstande sein, viele Probleme in weniger als einer Stunde zu lösen. Genau das erleben wir immer wieder in unserem Beratungsraum, aber in dieser Situation ist natürlich eine dritte Person anwesend, die Ihnen dabei helfen kann, keinen Irrweg einzuschlagen. Wenn Sie diese Übung selbst durchführen, sollten Sie sich mit Ihrem Partner einigen, dass Sie sich gegenseitig dabei helfen werden, nicht vom Weg abzukommen. So können Sie zum Beispiel mit einer sanften Handberührung signalisieren, dass die andere Person tief durchatmen sollte.

Bei Eheleuten ist es wichtig, dass sich die Knie und Hände berühren. Die körperliche Nähe und die Berührung reichen oft schon aus, die unbewusste Abwehrhaltung auszuschalten. Außerdem senken wenige Minuten Körperkontakt mit dem Partner den Blutdruck sowie den Cortisol- und den Noradrenalinspiegel und halten die Herz-Kreislauf-Reaktionen auf einem niedrigeren Niveau, während sie den Spiegel des Oxytocins, des »Kuschel«-Botenstoffs, erhöhen.[21] Sollte Sie der Körperkontakt stören, schlage ich vor, dass Sie während der mitfühlenden Kommunikation genau dies zum Thema machen. Unter Freunden oder Arbeitskollegen kann die Berührung unangebracht sein. Dann sollten Sie gemeinsam bewusst entscheiden, was die »richtige« Distanz ist. Selbst ein Gespräch über dieses Thema kann tiefere Vertrautheit wecken.

Sobald Sie die mitfühlende Kommunikation beherrschen, können Sie die »Regeln« etwas lockern und danach einen normaleren Dialog zulassen. Wenn Sie mindestens 30 Minuten lang in einem »dialogischen« meditativen Zustand bleiben, können die Aktivitäten im Parietallappen nachlassen und zu einer offenbarenden Erfahrung führen. Geringe Aktivitäten im Parietalbereich bewirken, dass die neurologischen Grenzen zwischen dem »Ich« und dem »Du« verschwimmen und Sie sich einander enger verbunden fühlen. Egoismus und Narzissmus lassen nach und werden durch ein gegenseitiges Gefühl von Vertrautheit und Vertrauen ersetzt. »Ich« und »Du« werden zum »Wir«, was eine ideale Voraussetzung für die Förderung von Zusammenarbeit und zwischenmenschlichem Frieden ist.

Mitfühlende Kommunikation und Achtsamkeit am Arbeitsplatz

Im Umgang mit Kollegen oder entfernten Bekannten können Sie die oben geschilderten Schritte im Stillen einsetzen, um mitfühlende Kommunikation in all Ihre Gespräche einfließen zu lassen. Die andere Person muss gar nicht wissen, dass Sie »üben«, denn wie bereits erläutert, ist das Gehirn darauf eingerichtet, mit den kognitiven und emotionalen Zuständen anderer mitzuschwingen.

Probieren Sie folgendes Experiment aus, wenn Sie das nächste Mal an einer geschäftlichen Konferenz teilnehmen sollen. Nehmen Sie sich vor dem Meeting fünf Minuten Zeit, um sich tief zu entspannen, und nutzen Sie Ihre Fantasie, um sich die für Sie »ideale« Interaktion vorzustellen. Visualisieren Sie die lächelnden Gesichter der einzelnen Personen, mit denen Sie kommunizieren werden (auch wenn diese griesgrämig sind), und konzentrieren Sie sich eine Minute lang auf einen mitfühlenden

Gedanken. Dann gehen Sie in Ihre Besprechung. Begrüßen Sie alle Teilnehmer mit einem Lächeln, und atmen Sie dann – im Stillen, für sich selbst – langsam durch, während Sie Arme, Beine und Gesicht tief entspannen. Wenn Sie reden, sprechen Sie langsam und in kurzen Sätzen. Gestatten Sie es der anderen Person zu antworten. Kehren Sie dabei aber stets bewusst in Ihren eigenen Entspannungszustand zurück. Ich möchte wetten, dass die Kollegen, mit denen Sie reden, nach nur wenigen Wochen anfangen, einfühlsamer zu reagieren.

Akzeptanz

Bewusstseinsbasierte Meditationen wie die mitfühlende Kommunikation unterscheiden sich in einer Hinsicht von den anderen Formen der therapeutischen Intervention. Sie bringen Ihnen bei, Ihre tief verborgenen Fehler zu *akzeptieren*. Das therapeutische Gewicht der Akzeptanz wird erst seit kurzem anerkannt. Die meisten Menschen gehen nämlich davon aus, dass sie etwas verändern müssen, wenn sie sich mit einem Problem beschäftigen. Wir gehen zum Arzt, weil wir ein Symptom beseitigen möchten, und wir sprechen mit einem Berater, um unsere Lebensqualität zu verbessern. Für die wenigsten Menschen ist Akzeptanz ein Ziel. Das Ziel ist vielmehr die Veränderung in Verbindung mit Leistung und Erfolg. Akzeptanz wird in der Tat oft mit Misserfolg auf eine Stufe gestellt – Misserfolg beim Erreichen der Ziele, Misserfolg bei den Verbesserungsversuchen und Misserfolg beim Überschreiten der Grenzen des eigenen alten Selbst.

Aber Akzeptanz ist nicht gleich Misserfolg. So wie wir es hier verwenden, impliziert es das allgemeine Vertrauen, dass die Dinge »gut genug« sind. Es impliziert außerdem Toleranz und die Fähigkeit, auf andere und sich selbst ohne Urteile zu reagieren. Wenn wir uns einem Problem stellen, müssen wir es also zunächst anschauen, bevor wir es verändern. Wir lassen einfach zu, dass das Problem existiert, und damit werden wir uns bewusst, was das eigentliche Problem ist. Wir beobachten es, nehmen es zur Kenntnis und tolerieren es, während wir uns in einem ruhigen Entspannungszustand befinden. Akzeptanz und Achtsamkeit gehen offensichtlich Hand in Hand.

Akzeptanz ist besonders im Umgang mit ernsthaften emotionalen Problemen wichtig. In diesem Zusammenhang bedeutet Akzeptanz ganz einfach, dass wir unsere Erwartungen herunterschrauben. Tun wir dies nicht, leidet der Perfektionismus, während er unser Gefühl für Misserfolg steigert. Wenn Sie beispielsweise mit dem Rauchen aufhören wollen, es aber nur schaffen, Ihren Konsum von drei Schachteln Zigaretten am Tag auf eine Schachtel zu reduzieren, so haben Sie sich deutlich verbessert. Und Verbesserungen reichen dem Gehirn.

Das Gleiche gilt für die Liebe. Wenn wir unsere Erwartungen zu hoch stecken, sind wir am Ende immer enttäuscht. Und Enttäuschung zehrt an unseren Fähigkeiten, klare Gedanken zu fassen, effektiv zu kommunizieren, unsere Gefühle unter Kontrolle zu halten und entspannt zu bleiben.

Die Lösung liegt im Gleichgewicht von Akzeptanz und Veränderung, dies war eine der größten Entdeckungen in der Psychotherapie. Heutzutage sind akzeptanzbasierte Therapien eine bewährte Lösung für den Umgang mit emotionalen Problemen.[22] Wenn Menschen ihre zerstörerischen Gedanken und Gefühle einfach nur beobachten, verlieren sie die Angst vor den Dingen, die sie ihres Erachtens nach nicht kontrollieren können, und sie gewinnen auf diese Weise sogar eine gewisse Kontrolle über ihr Leben zurück.

Als die Meditation in die Psychotherapie aufgenommen wurde, waren die Ergebnisse so erfolgreich, dass sie den Anstoß für eine ganze Reihe neuer Behandlungen gaben: achtsamkeitsbasierte Therapie, kognitive Verhaltenstherapie, Akzeptanztherapie, Bindungstherapie und dialektische Verhaltenstherapie.[23] Sie werden zur Behandlung von Depressionen, Angstzuständen und Wutanfällen, trauerbedingten Krisen und einer Vielfalt von stressbedingten Störungen eingesetzt.[24] Achtsamkeit hat sogar Schizophrenen geholfen, Angstzustände zu reduzieren[25], und akzeptanzbasierte Therapien haben sich besonders bei der Behandlung von chronischen Schmerzen und Suchtverhalten bewährt.[26] Da das akademische und fachliche Interesse an diesen neuen Therapien in den letzten Jahren so gestiegen ist, haben wir für diejenigen, die Interesse daran haben, sich mit den Forschungsarbeiten näher zu befassen, in den Anmerkungen eine Reihe von Referenzen aufgeführt.

Von der Akzeptanz zum Mitgefühl

Wenn wir uns selbst so akzeptieren, wie wir sind – als Menschen voller Stärken und Schwächen –, ist es einfacher, die Fehler anderer zu akzeptieren. Mit Akzeptanz lassen sich Unterschiede einfacher tolerieren, und es lassen sich die Weichen für eine bessere Zusammenarbeit stellen. Wie wir festgestellt haben, stärkt die Meditation die wichtigen Neuralkreisläufe, die unsere kognitiven Fähigkeiten mit unserem sozialen Geschick und unseren Emotionen verbinden. Das Ergebnis eines gut funktionierenden Gehirns sind tiefes Mitgefühl und tiefe Liebe. Anders als Tiere scheinen die Menschen die einzigen Wesen zu sein, die für alle anderen Bewohner dieses Planeten Mitgefühl empfinden können. Dies ist eine wahrhaft einzigartige Leistung.

Wenn Sie morgen also von der Arbeit heimgehen, bleiben Sie ein paar Minuten im Auto sitzen, oder lassen Sie sich etwas mehr Zeit auf dem Weg von der U-Bahn, bevor Sie ins Haus gehen. Stellen Sie sich die Menschen vor, die Sie dort antreffen werden, und fassen Sie einen mitfühlenden Gedanken. Gähnen Sie mehrfach, und überlegen Sie sich ein Kompliment, das Sie machen könnten. Es muss kein großes sein, ein aufrichtiges kleines sollte ausreichen. Selbst ein einfacher Satz wie »Es ist schön, wieder zu Hause zu sein« kann dem Mitgefühl Tor und Tür öffnen. Dann gehen Sie bewusst mit einem Lächeln auf die Haus- oder Wohnungstür zu und nehmen jeden Schritt und jedes Geräusch wahr. Selbst wenn Sie das Haus betreten und nichts sagen, werden Sie sich wohler fühlen und diesen inneren Zustand auf die Gehirne der anderen übertragen. Indem Sie mit anderen bewusst sprechen und sich ihnen gegenüber bewusst verhalten, machen Sie Ihre Beziehungen zu einem wesentlichen Bestandteil Ihres persönlichen Weges und Ihrer spirituellen Entwicklung.

21 Strategien zur Wahrung des Friedens

Mitgefühl schafft zwar die Voraussetzung für die Bewältigung von Konflikten, aber während eines mitfühlenden Dialogs benötigen Sie weitere Fähigkeiten, um sicherzustellen, dass das Gespräch nicht vom Weg abkommt. Damit Ihnen dies gelingt, werden wir Ihnen 21 Strategien empfehlen, die aus Hunderten von Studien der Psychologie und Betriebswirtschaft, zur Scheidungsmediation und zu politischen Friedensstrategien zusammengetragen wurden. An erster Stelle steht das oberste Gesetz: Im Dialog mit anderen hilft Wut *nie*. Da sind sich die Psychologen, fachärztlichen Berater, spirituellen Führer und Neurowissenschaftler der ganzen Welt einig. Wut, Feindseligkeit und sogar fordernde Haltungen, die in einem Dialog zum Ausdruck kommen, führen dazu, dass der Körper und das Gehirn mit zahlreichen Stresshormonen geflutet wird.[27]

Wut mag zwar eine unvermeidliche Facette konfliktgeladener Beziehungen sein, aber sie wird den Kommunikationsprozess immer zum Entgleisen bringen, weil sie die im Frontallappen stattfindenden Prozesse der Sprache, der Logik und der kooperativen Interaktion unterbricht. Ein unterschwellig wütender Tonfall genügt, um eine konstruktive Diskussion scheitern zu lassen.[28] Widersprüchliche emotionale Zeichen können außerdem andere kognitive Funktionen beeinträchtigen.[29]

Selbst wenn jemand seine Verachtung hinter einem Lächeln versteckt, kann der anteriore cinguläre Kortex des Gehirns die Unstimmigkeiten registrieren und Ihnen warnend mitteilen, dass sich Ihr Gesprächspartner nicht ehrlich verhält. Es mag dem menschlichen Gehirn zwar schwerfallen, zwischen wahr und unwahr zu unterscheiden, aber Lügen erkennt das Gehirn sehr gut. Wenn Sie gereizt sind, sollten Sie also zunächst die Meditationstechniken aus Kapitel 9 anwenden, die sich gezielt mit Ihrer Wut beschäftigen.

Als Erstes empfehle ich Ihnen, die folgenden Strategien mit Ihrem Partner durchzugehen. Stimmen Sie beide jedem Punkt zu? Falls nicht, überarbeiten Sie sie, damit sie Ihrer beider Bedürfnisse entgegenkommen. Wenn Sie eine zusätzliche Hilfestellung benötigen, um auf dem richtigen Weg zu bleiben, können Sie ein Papier unterzeichnen, auf dem Sie schriftlich festhalten, dass Sie bewusst versuchen werden, die vereinbarten Regeln zu befolgen, und sich gegenseitig mitfühlend daran erinnern werden, wenn einer von Ihnen vom Weg abgekommen ist.

Die wichtigsten Strategien habe ich mit einer kleinen Sonne gekennzeichnet, aber es gibt zwei nicht verhandelbare Punkte, die für den Umgang mit starken emotionalen Problemen unerlässlich sind.

Erstens: Konfrontationen finden nur nach Vereinbarung statt. Sie können nicht einfach in einen Raum platzen und erwarten, dass Ihr Partner (oder Angestellter oder Chef) sofort bereit ist, das Problem zu diskutieren. Beide Seiten müssen darauf vorbereitet sein, und dieser Prozess kann mehrere Stunden oder sogar Tage dauern. Beschreiben Sie kurz Ihr Problem, und lassen Sie Ihren Partner einen Termin bestimmen. In manchen spirituellen Gemeinden gehen beide Partner eine mündliche Verpflichtung ein, über das Problem mehrere Tage lang im Stillen nachzudenken, bevor sie sich zusammensetzen, um darüber zu reden, was sie beunruhigt. Während des Gesprächs geben Sie sich alle Mühe, die spirituellen Prinzipien anzuwenden, an die Sie fest glauben und denen sie vertrauen.

Es gibt noch ein zweites, nicht verhandelbares Gesetz: *Während eines Gesprächs können beide Teilnehmer zu jeder Zeit eine Auszeit nehmen.* Diese ist wichtig, um zerstörerische Emotionen wie Wut und Angst unter Kontrolle zu halten. Wenn Sie bei Ihrem Gesprächspartner einen wunden Punkt treffen, muss Ihr Partner die Möglichkeit erhalten, in einen mitfühlenden Zustand zurückzukehren. Sonst werden Sie keine Fortschritte erzielen. Eine Auszeit kann ein bis zwei oder auch mehrere Stunden dauern – manchmal sogar mehrere Tage. Die Person, die sich die Auszeit genommen hat, trägt die Verantwortung, einen neuen Termin vorzuschlagen, an dem Sie sich wieder zusammensetzen.

Die Strategien fallen in vier allgemeine Kategorien:

- Drei Strategien für den Beginn eines konstruktiven Dialogs
- Sechs Strategien zur Bändigung störender Emotionen
- Sechs Strategien zur Verbesserung der Kommunikation
- Sechs Strategien für kreative Lösungen

Und denken Sie an die goldene Regel der Neurowissenschaft, die ich nicht genug betonen kann: *Wut funktioniert nie.* Es mag Ihnen im Moment zwar besser gehen, aber Wut unterbricht den Kommunikationsprozess und fügt wichtigen Teilen des Gehirns großen Schaden zu.

Die kleine Sonne kennzeichnet wie gesagt die wichtigsten Strategien, die Sie befolgen sollten: den richtigen Zeitpunkt wählen, mit Liebe beginnen, provokative Äußerungen vermeiden, mit gedämpfter Stimme sprechen, keine Beschuldigungen erheben, die Meinung des Partners respektieren, sich das Gespräch gerecht »teilen«, mit Liebe abschließen und einen Erfahrungsbericht einholen.

Drei Strategien für den Beginn eines konstruktiven Dialogs

☼ 1. *Wählen Sie den richtigen Zeitpunkt.* Vereinbaren Sie einen Termin – die erste der nicht verhandelbaren Regeln –, an dem Sie sich zum Reden zusammensetzen, und einigen Sie sich, wie viel Zeit Sie dafür einplanen wollen. Stellen Sie sicher, dass Sie genug zusätzliche »freie« Zeit haben, um vorher über das bevorstehende Gespräch nachzudenken. Aber bevor Sie den Termin festlegen, stellen Sie sich diese Frage: »Kann mein Partner, meine Partnerin mir zu dem Zeitpunkt zuhören und antworten?« Wenn nicht, überlegen Sie, ob Sie einen besseren Zeitpunkt abwarten wollen. Es ist in Ordnung, mehrere Tage oder sogar Wochen auf den richtigen Moment zu warten, an dem die andere Person Ihnen aufrichtig und ohne Urteile zuhören kann. Vermeiden Sie es, gleich nach dem Aufstehen, während des Essens, direkt vor und nach der Arbeit und besonders vor dem Schlafengehen über ein Problem zu diskutieren.

2. *Finden Sie den bestmöglichen Treffpunkt.* Verabreden Sie sich an einem Ort, an dem keiner von Ihnen durch Telefonanrufe, Arbeit oder Kinder gestört werden kann. Vermeiden Sie Konfrontationen im Schlafzimmer. Dieser Raum sollte ausschließlich für Frieden und Ruhe reserviert bleiben. Ziehen Sie es in Erwägung, Ihr Gespräch an einem wunderschönen, ruhigen Ort zu führen, zum Beispiel in einem Garten oder Ihrem Lieblingspark. Sie können besonders empfindliche Themen entschärfen, indem Sie während des Gesprächs spazieren gehen. Wenn Sie glauben, Ihr Partner könnte wütend werden, dann sollten Sie überlegen, ob Sie sich nicht lieber in einem Restaurant oder an einem öffentlichen Ort treffen.

3. *Beginnen Sie den Dialog mit Liebe.* Beginnen Sie jede Konfrontation mit einem Ausdruck von Respekt – mit einem Kompliment, einer kleinen Aufmerksamkeit oder einer zärtlichen Umarmung. Dieser Schritt ist wichtig, denn er zeigt Ihrem Partner, dass Sie bereit sind, während dieser Auseinandersetzung die zugrunde liegende Liebe zueinander zu schützen. Sie können sich auch an den Händen halten – das macht es vielen Menschen schwer, in die Defensive zu gehen. Und für den anterioren cingulären Kortex ist Liebe ein Festschmaus!

Sechs Strategien zur Bändigung störender Emotionen

1. *Vermeiden Sie provokative Äußerungen.* Keine Beleidigungen. Keine Beschuldigungen. Keine Verurteilungen. Keine Worte der Verachtung. Kein Rufmord. Kein Sarkasmus. Kein Fluchen. Keine Drohungen. Keine Schreierei. Und seien Sie mit dem Gebrauch des Wortes Nein vorsichtig. Gehirnscans haben gezeigt, dass es selbst in geschriebener Form eine defensive Reaktion auslösen kann. Bitten Sie Ih-

ren Partner, Sie darauf hinzuweisen, wenn Ihre Kommunikation angreifend wirkt. Es wird Sie überraschen, wie oft ein Kommunikationsstil, dessen Sie sich noch nicht einmal bewusst sind, die andere Person in die Abwehrhaltung drängt.

2. *Dämpfen Sie Ihren Tonfall.* Passen Sie beim Sprechen auf Ihre Stimme auf. Feindseligkeit kann genauso im Tonfall kommuniziert werden wie mit Worten. Ihre Kommunikation ist viel effektiver, wenn Sie langsam und mit einer warmen Stimme sprechen. Ein beruhigender, sanfter Ton kann Ihnen ein ganzes Stück weiterhelfen, sich Ihrem Gesprächspartner verständlich zu machen. Und reden Sie langsam. Bei schnellem Sprechen fällt es vielen Menschen schwer, sich zu konzentrieren.
3. *Erheben Sie keine Beschuldigungen.* Sprechen Sie stattdessen immer von sich selbst: Beginnen Sie Ihre Sätze so oft wie möglich mit »Ich denke ...« statt mit »Du bist ...«. Maßen Sie sich nicht an zu »wissen«, was die andere Person für ein Problem hat, es würde Ihnen umgekehrt auch nicht gefallen. Sprechen Sie über Ihre inneren Gefühle, aber bleiben Sie konkret: Vermeiden Sie Verallgemeinerungen und vage Beschreibungen. Statt zum Beispiel zu sagen: »Es tut mir weh, wenn ich kritisiert werde«, stellen Sie ein bestimmtes Ereignis und die Gefühle fest, die in Ihnen in diesem Moment hochgekommen sind: »Wenn du mir sagst, dass ich ein Schwein bin, fühle ich mich schlecht, aber es hilft uns nicht, eine Lösung zu finden. Vielleicht kannst du mich stattdessen bitten, meine Unordnung zu beseitigen.«
4. *Seien Sie sich der nonverbalen Kommunikation bewusst.* Gefühle und Emotionen können auch nonverbal durch den Gesichtsausdruck oder Körperbewegungen kommuniziert werden. Wegsehen, Stirnrunzeln, ein übertriebenes Lächeln

und Augenverdrehen können leicht als Wut, Feindseligkeit, Sarkasmus und Zweifel interpretiert werden. Da diese Zeichen bei Ihrem Partner ungewollte Reaktionen auslösen können, bitten Sie ihn um Feedback zu jeglichen nonverbalen Botschaften, die Sie vielleicht übermitteln. Einigen Sie sich auf ein Zeichen (Sie können zum Beispiel den Zeigefinger heben), um der anderen Person damit zu signalisieren, dass die Kommunikation kurz davor ist zusammenzubrechen.

Der digitale Schiedsrichter

Eine bewährte Methode des Wutabbaus während eines Gesprächs besteht darin, es auf Kassette oder ein Diktiergerät aufzunehmen. Schon der laufende Rekorder genügt, um Wut zu verdrängen. Sollte diese dennoch hochkommen, können Sie und Ihr Partner sich die Aufnahme anhören und besprechen, wodurch diese emotionale Reaktion ausgelöst wurde.

5. *Kontrollieren Sie Ihre Wut, und erkennen Sie die Gefahrenzone.* Wenn Sie merken, dass Sie sich beim Reden oder Zuhören immer mehr aufregen, nehmen Sie sich ein paar Minuten, um wieder herunterzukommen. Schließen Sie die Augen, gähnen Sie, und atmen Sie mehrmals tief durch, während Sie Arme und Beine ausstrecken. Bitten Sie Ihren Partner um Hilfe – sich an den Händen zu berühren, kann beruhigend wirken. Messen Sie Ihren Puls. Geht er schneller, machen Sie eine 20-minütige Pause. Schwäche, verstärktes Schwitzen, eine feuchtkalte Haut, Muskelanspannung, zusammengebissene Zähne, Enge in der Brust, Anspannung in den Armen, geballte Fäuste, eine Tendenz

zum Grimassenschneiden und ähnliche einschüchternde Körperbewegungen sind Anzeichen dafür, dass Sie kurz davor sein könnten, die Kontrolle über Ihre Gefühle zu verlieren. Bitten Sie Ihren Partner, Sie auf solche Warnsignale aufmerksam zu machen, die Sie selbst vielleicht nicht bemerken. Dann machen Sie eine Pause.

6. *Nehmen Sie sich eine Auszeit.* Wenn Sie sich eingeengt oder überwältigt fühlen, verlangen Sie eine fünf- bis 30-minütige Pause – aber gehen Sie nicht einfach davon oder legen bei einem Telefonat abrupt den Hörer auf. Eine plötzliche Unterbrechung kann Ihren Gesprächspartner aus dem Gleichgewicht bringen, weil Sie ihm nicht genug Zeit gegeben haben, sich auf Ihre Auszeit vorzubereiten. Nehmen Sie sich eine Minute Zeit, um zu erklären, warum Sie eine Pause benötigen, und einigen Sie sich auf eine Uhrzeit, zu der Sie fortfahren werden. Entspannen Sie sich während dieser Auszeit, und gehen Sie in Gedanken die Anleitung zur mitfühlenden Kommunikation durch. Sollte die Kommunikation zwischen Ihnen auch später wieder abbrechen, verschieben Sie Ihr Gespräch auf den nächsten Tag oder auf einen späteren Termin in der Woche. Denken Sie daran: Dies ist eine der nicht verhandelbaren Regeln. Auszeiten sind notwendig, wenn einer von Ihnen die Fähigkeit verliert, mitfühlend zu reden oder zuzuhören.

Sechs Strategien zur Verbesserung der Kommunikation

1. *Seien Sie konkret.* Machen Sie sich eine Liste von allen Kernfragen, die Sie ansprechen wollen, aber konzentrieren Sie sich im Gespräch immer nur auf ein Problem. Wenn Sie zum Beispiel über eine verletzende Äußerung reden, die Ihr Partner vor kurzem gemacht hat, dann erwähnen Sie keine weiteren Ereignisse aus der Vergangenheit. Bleiben Sie bei

dem einen Ereignis. Beschreiben Sie das Problem in allen Einzelheiten, geben Sie eine vollständige Erklärung dafür ab, warum es für Sie besteht, und machen Sie Vorschläge, wie es gelöst werden kann.

2. *Respektieren Sie die Meinung Ihres Partners.* Es ist wichtig, die Ansichten und auch die Kritik Ihres Partners anzuerkennen, selbst wenn Sie anderer Meinung sind. Denn jeder Mensch sieht die Probleme auf seine ganz eigene Weise. Teilen Sie Ihrem Partner mit, dass Sie daran interessiert sind, seine Meinung zu hören: »Ich möchte sehr gern wissen, was du darüber denkst und wie es dir mit dem Problem geht.« Oder: »Ich kann dich besser verstehen, wenn du mir deine Meinung erklärst.«
3. *Übernehmen Sie Verantwortung.* Lernen Sie einen Konflikt als ein Problem zu sehen. Ein Problem ist selten nur »deines« oder »meines«.
4. *Bestreiten Sie das Gespräch nicht ganz allein.* Sprechen Sie kurz, und lassen Sie dann Ihren Partner reden. In der mitfühlenden Kommunikation begrenzen Sie Ihren Dialog bewusst auf 30-sekündige Abschnitte, aber bei der Konfliktlösung benötigen Sie manchmal ein oder zwei Minuten Zeit, um eine komplexe Vorstellung in Worte zu fassen. Die neurologischen Erfahrungen belegen eindeutig, dass Ihr Partner Schwierigkeiten haben wird, die Informationen aufzunehmen, dies sollten Sie bedenken. Wenn Sie das Gefühl haben, dass Sie mehr Zeit zum Reden brauchen, fragen Sie den anderen, ob er gewillt ist, Ihnen etwas länger zuzuhören. Und vergessen Sie nicht, um Feedback zu bitten. Genauer gesagt, bitten Sie ihn zusammenzufassen, was Sie gerade gesagt haben. Wenn er dazu nicht in der Lage ist, gehen Sie davon aus, dass das Problem bei Ihnen liegt, und fassen Sie Ihre Punkte kurz zusammen.

5. *Bitten Sie um Erläuterung.* Wenn Sie den Äußerungen Ihres Partners nicht ganz folgen können, bitten Sie ihn, sein Problem zu wiederholen: »Ich bin mir nicht sicher, ob ich das richtig verstanden habe. Könntest du es mir noch einmal oder in etwas anderen Worten sagen?« Bitten Sie Ihren Partner um nähere Einzelheiten, so dass er die wichtigen Punkte hervorheben kann. Aber stellen Sie sicher, dass Sie ihn mitfühlend bitten.
6. *Vermeiden Sie es, »Gedanken zu lesen«.* Maßen Sie sich nicht an zu wissen, was Ihr Partner denkt oder fühlt. Fragen Sie ihn lieber. Statt zu sagen: »Immer wenn wir Besuch haben, gehst du in die Defensive«, was ein Beispiel für das Gedankenlesen wäre, stellen Sie ihm eine Frage: »Glaubst du, du gehst in die Defensive, wenn wir Besuch haben?« Fragen wirken nicht so drohend wie Behauptungen. Sie können sogar ein intensives persönliches Gespräch führen, wenn Sie sich weiterhin ernsthaft nach den Gefühlen und Gedanken Ihres Partners erkundigen. Nehmen Sie sich jedoch vor Fragen in Acht, die in Wirklichkeit Kritik ausdrücken: »Siehst du nicht, dass du auch jetzt in der Defensive bist?« Das ist keine Frage, sondern vielmehr eine verkleidete »Du«-Behauptung.

Sechs Strategien für kreative Lösungen

1. *Suchen Sie nach konstruktiven Ideen.* Machen Sie Vorschläge, und fragen Sie Ihren Partner, ob er noch andere Vorschläge hat. Schreiben Sie sie auf ein Blatt Papier, und sprechen Sie darüber. Suchen Sie nach Lösungen, und nehmen Sie die Ideen Ihres Partners mit in Ihren Plan auf.
2. *Probieren Sie es mit Brainstorming.* Schalten Sie Ihre Kreativität ein. Fantasieren Sie sich die irrwitzigsten Lösungen zusammen: »Lass uns einen Babyelefanten adoptieren und ihn

mitnehmen, wenn wir zu meinen Eltern fahren.« Albern Sie herum, lassen Sie Ihrer Vorstellungskraft freien Lauf, und schreiben Sie all Ihre Ideen auf. Wenn Sie dies ein Dutzend Mal tun, kann es sein, dass Sie auf eine Idee stoßen, die wirklich funktioniert. Die Hälfte der Produkte dieser Welt (Computer, das Internet, Handys, neue Automodelle, Atombomben und auch das Buch in Ihren Händen) sind das Produkt von Brainstorming-Sitzungen. Und diese Technik funktioniert ebenso gut bei der persönlichen Konfliktlösung.

3. *Lassen Sie Ihr Problem sacken.* Wenn Sie keine wirksame Lösung finden können, lassen Sie den Lösungsansatz ein paar Tage oder länger sacken. Versuchen Sie nicht, das Problem zu lösen. Verwenden Sie stattdessen die Technik der mitfühlenden Meditation, und beobachten Sie Ihre Gefühle und Gedanken. Seien Sie nur achtsam. Oft wird Ihnen schon nach kurzer Zeit ein neuer Lösungsansatz einfallen. Falls nicht, fragen Sie Ihre Freunde nach weiteren Ideen, und besprechen Sie diese mit Ihrem Partner.
4. *Setzen Sie Ihren Plan um.* Spielen Sie verschiedene Lösungsansätze durch: »Wenn wir A tun, könnte B passieren und uns vielleicht zu C führen ...« Wenn Sie mit Ihren Plänen derartige »Probefahrten« machen, können Sie oft auf zuvor nicht erkannte Schwierigkeiten stoßen und diese lösen, bevor sie real auftauchen. Erarbeiten Sie sich Schritt für Schritt eine Lösung für Ihr Problem – wer macht was, wann, wo und wie – und schreiben Sie alle Schritte auf.
5. *Schließen Sie mit Liebe ab.* Machen Sie unterstützende Bemerkungen (»Ich weiß es sehr zu schätzen, dass du bereit warst, diesen Prozess mit mir zusammen durchzustehen – ich weiß, wie schwer es für dich ist«), und umarmen Sie sich gegenseitig. Setzen Sie alles daran, liebevolle Gefühle zu erzeugen, bevor Sie das Gespräch beenden.

6. *Holen Sie einen Erfahrungsbericht ein.* Bitten Sie in den darauf folgenden Tagen und Wochen Ihren Partner regelmäßig um Feedback: »Was hältst du von unserem Plan? Meinst du, wir machen Fortschritte?« Dann werten Sie Ihre Problemlösungs-Kompetenzen aus: »Was hat dir an dem Prozess am meisten gefallen und was am wenigsten?« »Was würdest du anders machen, sollte wieder ein Problem auftreten?« Und wenn keiner von Ihnen in der Lage ist, das Problem zu lösen, ergehen Sie sich nicht in Kritik. Meditieren Sie stattdessen über die Akzeptanz und darüber, dass das Leben, so wie es ist, wunderschön ist.

Nicht warten: Fangen Sie gleich an

21 Strategien – und das erste Gebot: *Du sollst nicht wütend werden, während du sprichst.* Man muss sich vieles merken, und Sie werden bestimmt die Hilfe eines Partners benötigen, um nicht vom Weg abzukommen, aber Sie werden reichlich belohnt. Ich empfehle Ihnen, eine Liste der Strategien an Ihrem Kühlschrank anzubringen und sie sich einmal wöchentlich anzuschauen.

Am besten üben Sie diese Techniken, *bevor* ein ernsthaftes Problem auftaucht. Wenn Sie zu lange warten und sich unterschwellige Verärgerungen anstauen, kann es schon zu spät sein. Denn das Gehirn kann buchstäblich in die Falle der eigenen Wutproduktion tappen. Denken Sie daran, dauerhafter Groll kann genau jenen Mechanismen des Gehirns schaden, die die zerstörerischen Emotionen unter Kontrolle halten.[30] Glücklicherweise können Mitgefühl und Verzeihen diese beschädigten Hirnstrukturen wieder heilen.[31]

Machen Sie Meditation, Mitgefühl und Akzeptanz also unbedingt zu einem Teil Ihrer Beziehungen und Ihres Ehelebens.

Sie werden mehr Verbundenheit, Nähe und Optimismus empfinden und die Unterschiede dieser Welt besser tolerieren können.[32] Und wenn Sie trainieren, gegenwärtiger und achtsamer zu sein und bewusst mehr Feinfühligkeit für Ihren inneren Achtsamkeitszustand und den Ihres Partners zu entwickeln, werden Sie die neuronalen Funktionen von Körper und Gehirn erweitern.

Das Glücksprinzip »weitergeben«

Zum Abschluss dieses Kapitels möchte ich Ihnen noch eine weitere Empfehlung mit auf den Weg geben: das Buch *Das Glücksprinzip*[33] von Catherine Ryan Hyde, das von Mimi Leder verfilmt wurde. In dem Roman gibt eine Klassenlehrerin ihren Schülern die Aufgabe, »sich etwas auszudenken, das die Welt verändern könnte, und es in die Tat umzusetzen«. Einer der Jungen hat die Idee, drei anderen Menschen etwas Gutes zu tun, und als Gegenleistung sollen diese ihrerseits drei weiteren Menschen etwas Gutes tun. Er ist fest davon überzeugt, dass sich die guten Taten schließlich über die ganze Welt verteilen würden.

Kann ein solches Konzept funktionieren? Ich kann es nicht mit Bestimmtheit sagen, aber ähnliche »Weitergabe«-Strategien haben sich bewährt. So hatte ein Pfarrer einer Unitarier-Kirche in Kansas City zum Beispiel die Idee, Menschen dazu zu ermutigen, sich 21 Tage lang nicht zu beschweren.[34] Sie tragen ein Gummiarmband, damit Sie Ihr Ziel nicht aus den Augen verlieren. Jedes Mal, wenn Sie sich beschweren, müssen Sie das Handgelenk wechseln und mit Ihren 21 Tagen wieder von vorn anfangen. Diese Übung ist im Grunde eine auf Akzeptanz und Mitgefühl basierende Meditation, und sie mag sich einfach anhören. Doch bei den meisten Menschen dauert es vier bis acht Monate, bevor sie es schaffen, sich 21 Tage lang nicht zu beschweren. Bis heute haben mehr als fünf Millionen Menschen – darunter viele Kinder – an dem Experiment teilgenommen, und das allein ist ein positiver Schritt dahin, die in dieser Welt bestehende Gereiztheit zu untergraben.

Mark und ich möchten Sie bitten, die mitfühlende Kommunikation »weiterzugeben«. Stellen Sie die Übung drei Menschen vor, und üben Sie sie 15 Minuten lang. Sie müssen nur 45 Minuten Ihrer Zeit aufbringen. Üben Sie mit einem Freund, Ihrem Kind oder einem Arbeitskollegen, und bitten Sie ihn oder sie, die Übung an drei Personen weiterzugeben. Oder kopieren Sie zumindest die Anweisungen, verteilen Sie sie an zwölf Personen und bitten diese, das Gleiche zu tun – schaffen Sie sozusagen einen legalen mitfühlenden Kettenbrief. Wenn es Ihnen gelingt, haben Sie die Welt mit ein wenig mehr Entspannung, Frieden und Liebe erfüllt. Oder kreieren Sie Ihre eigene Übung zur Förderung der menschlichen Liebe und Akzeptanz, und geben Sie sie an möglichst viele Menschen weiter.

PS: Sie erhalten Bonuspunkte gutgeschrieben, wenn Sie drei Personen beibringen, ihren Präcuneus zu aktivieren, indem Sie sie zehnmal hintereinander gähnen lassen. Aber seien Sie vorgewarnt: Das Gähnen ist zwar eines der entspannendsten Mittel, aber es ist es schwieriger, als man denkt, jemanden dazu zu bringen, bewusst zu gähnen.

Nachwort

Ist Gott real?

Eine persönliche Betrachtung

Zum Abschluss möchte ich meinen eigenen persönlichen Weg mit Ihnen teilen und beschreiben, wie Gott mein Gehirn verändert hat.

Gott ist für mich ein sehr persönliches Konzept, eines, das mich schon seit meiner Kindheit beschäftigt. Ich lehne mich oft zurück und beobachte den Lauf meiner Gedanken. Als ich eines Tages in Gedanken bei Gott war, hatte ich die erstaunliche Offenbarung, dass meine Beziehung zu ihm auf sonderbare Art und Weise mit der zu meinem Hund zu vergleichen war. Das meine ich nicht wörtlich, sondern als Metapher: Mir kam der Gedanke, dass Gott hinsichtlich der Kommunikation für den Menschen das Gleiche ist wie der Mensch für den Hund.

Mit dem Gedanken spielte ich eine Weile und dachte über die gewaltigen artbedingten Unterschiede zwischen Mensch und Hund nach. Unser Leben ist tausendfach komplexer als das der Hunde. Im Vergleich zu den Tieren hegen wir Menschen viel mehr Beziehungen, wir können uns anderen gegenüber unterschiedlich verhalten, auf unsere Mitmenschen unterschiedlich eingehen, und wir sind in der Lage, unterschiedliche Gedanken zu fassen und Gefühle zu empfinden. Wir verstehen unsere Haustiere, oder wir denken zumindest, dass wir es tun, aber ich bin mir ziemlich sicher, dass Hunde uns nicht verstehen. Sie können nicht begreifen, was wir beruflich tun, wie wir

Auto fahren und woher wir wissen, wann und womit wir sie füttern müssen. Hunde haben natürlich auch Gefühle und Gedanken, aber im Vergleich zum Durchschnittsmenschen sind diese eher beschränkt.

Selbst wenn Hunde in der Lage wären, unsere Gedanken auch nur ansatzweise zu verstehen, könnten wir sie ihnen nicht erklären, weil diese Tiere sich nur auf Bruchstücke unserer Sprache einen Reim machen können. Meistens begreifen sie nur ihren Namen und eine begrenzte Anzahl von Befehlen wie »Sitz!«, »Platz!« und »Bring!«. Wir möchten zwar glauben, dass sie uns verstehen, aber sie hören wahrscheinlich nichts weiter als »Blabla blabla blabla *Fiffi*, blabla blabla *Futter*«. Wir können ihnen nicht erklären, warum uns die Arbeit schwerfällt, warum wir uns über einen Freund ärgern oder warum wir uns darauf freuen, allein mit der Partnerin ins Wochenende zu fahren. Grundlegende Verhaltensweisen können sie aber glücklicherweise erfassen. Sie spüren es, wenn sie jemand mag und wenn sie etwas angestellt haben. Aber alles, was darüber hinausgeht, verstehen sie für gewöhnlich nicht. All unsere anderen Verhaltensweisen sind ihnen ein Rätsel.

Dann richtete ich meine Gedanken auf unsere Beziehung zu Gott. Für viele Menschen ist Gott meistens ein unendliches, allmächtiges und allwissendes Wesen. Im Gegensatz zu Gott sind wir sterblich, ziemlich schwach und begrenzt, auch wenn wir der Meinung sind, dass wir viel mehr wissen, als das wirklich der Fall ist. Wie können wir uns auch nur erhoffen, die Grenzenlosigkeit Gottes jemals zu verstehen? Dies wäre wahrscheinlich Millionen Mal schwieriger, als es für den Hund ist, die Menschen zu verstehen, aber dieser Vergleich erschien mir ein angemessener zu sein. Wir können nicht begreifen, was Gott beruflich macht, ob er »Freunde« hat, wie er aussieht oder was er wirklich für eine Persönlichkeit ist. Es handelt sich hier um menschliche Eigenschaften und sie treffen auf Gott wahrscheinlich nicht zu.

Es gibt natürlich Menschen, die glauben, sie hätten das Wort Gottes entweder direkt oder über die Heilige Schrift empfangen. Aber selbst die Bibel kann die Realität Gottes nicht vollständig erfassen. Das Wort Gottes kann noch so vollkommen sein, aber unser Wissen ist es nie.

Es erscheint mir anmaßend zu glauben, dass wir das Wesen Gottes voll und ganz verstehen und dass wir genau wissen, wie wir seines Erachtens nach unser Leben führen sollten. Selbst die Zehn Gebote geben meiner Meinung nach nicht all das wieder, was Gott uns zu verstehen geben möchte, und sie erinnern mich an die Art und Weise, wie wir unseren Haustieren kurze Befehle geben. Statt »Nicht beißen«, »Nicht bellen« und »Bei Fuß« heißt es bei uns: »Nicht lügen«, »Nicht morden« und »Des Sabbats gedenken«. Genauso wie Hunde unsere Befehle oft nicht befolgen, halten wir Menschen uns auch oft nicht an die Gebote Gottes. Ich möchte mit diesem Vergleich aber keinesfalls die Heiligkeit Gottes herabsetzen. Ich möchte nur darauf aufmerksam machen, dass, so unglaublich Gott auch ist, wir nur hoffen können, wenigstens den kleinsten Aspekt von ihm begreifen zu können. Es ist wie mit der Geschichte von den blinden Männern und dem Elefanten. Jeder berührt nur einen kleinen Teil, und das ist das Ausmaß ihres Wissens. Und was Gott angeht, sind wir alle sehbehindert.

Damit komme ich zu meinem letzten allegorischen Vergleich. Auch wenn Hunde uns und das, was wir sagen, kaum begreifen können, sind ihre und unsere Art äußerst kompatibel. Wenn wir ihnen Liebe schenken, geben sie uns zehnmal so viel Liebe zurück, weil sie sich uns treu anvertrauen und wissen, dass wir sie beschützen. Ebenso bringen die Menschen, die an Gott glauben, Liebe und Hingabe zum Ausdruck in der Hoffnung, dass Gott diese erwidert. Obwohl wir Menschen nicht in der Lage sind, Gott vollkommen zu begreifen, verlassen sich viele ergeben auf Gott, darauf, dass er sie beschützt und ihnen Kraft gibt.

Wenn der Verstand versagt, kommt der Glaube zum Vorschein. Es kann mir als Arzt vorkommen, dass ich mir nicht sicher bin, ob eine Krebsbehandlung erfolgreich sein wird oder nicht, aber ich hoffe es immer sehr. Und ich bin davon überzeugt, dass ein Patient seine Heilungschancen steigern kann, wenn er an die Behandlung glaubt. Physiker und Astronomen tun genau das, wenn sie das Universum als Ganzes betrachten. Sie sind sich im Klaren darüber, dass es die Möglichkeiten des menschlichen Verstandes übersteigt, die Wahrheiten des Universums zu verstehen, und dennoch glauben sie fest an ihre Hypothesen und Überzeugungen. Wissenschaftler und Theologen geben die Suche nie auf.

Aber wie sollen wir jemals wirklich wissen, ob unsere Vorstellungen vom Universum oder von Gott korrekt sind und der Wahrheit entsprechen? Müssen wir dafür nicht erst jede mögliche Perspektive erfahren und auswerten? Und was ist mit den spirituellen Wahrheiten? Gibt es jemanden, der alle heiligen Schriften aller Religionen dieser Welt von Anfang bis Ende gelesen und alle Rituale ausprobiert hätte? Natürlich nicht! Selbst wenn wir alle religiösen Glaubensüberzeugungen und spirituellen Praktiken testen könnten, würde jedes Gehirn die Daten und Erfahrungen ganz unterschiedlich interpretieren. Es mag zwar eine universale oder endgültige Wahrheit geben, aber ich glaube nicht, dass die Einschränkungen des menschlichen Verstandes es uns jemals ermöglichen werden, diese wahrzunehmen oder einen gemeinsamen Nenner zu finden, besonders nicht, was die Realität Gottes angeht.

Diese Schlussfolgerung ist zugegebenermaßen eher beunruhigend, aber ich versuche mich auf meinen Optimismus zu konzentrieren und an dem Glauben festzuhalten, dass es vielleicht doch eine Möglichkeit gibt, die Antworten für all die wirklich großen Lebensfragen zu finden. Und wie Mark und ich so oft erwähnt haben, liegt unsere Stärke in unserem Glauben.

Die höchste Metapher

Angesichts unserer Fähigkeit, unser Universum wenigstens ansatzweise zu verstehen, stelle ich mir Gott als eine Metapher für unsere Suche nach der höchsten Bedeutung und der höchsten Wahrheit vor. Für viele Menschen mögen finanzielle Sicherheit und eine dauerhafte Beziehung zu den höchsten Lebenszielen gehören, aber ich glaube, dass in uns allen der Urtrieb steckt, etwas Höheres anzustreben. Wir möchten verstehen, *warum* wir hier sind und welchen Zweck wir erfüllen *sollten*. Wir möchten verstehen, woher wir kommen und wo wir schließlich hingehen werden. Außerdem wollen wir verstehen, was die Realität wirklich ist. Mit dem Wissen fühlen wir uns gezwungen, uns intuitiv rationaler zu verhalten.

Immanuel Kant sprach vom »kategorischen Imperativ«, von einer Vorstellung, dass wir im Grunde alle von unserer Vernunft gesteuert werden, einem inneren Moralgesetz zu folgen. Dieses Konzept wurde schnell von anderen Philosophen angepasst und zu einer göttlichen Stimme verwandelt, die den menschlichen Geist ins Bewusstsein führt. Meiner Meinung nach wird der menschliche Geist aber von einem *kognitiven* Imperativ vorangetrieben, denn wir streben von Geburt an danach, so viel wie möglich über die Welt zu erfahren. Dieser philosophische Trieb ist biologisch in unserem Gehirn verankert.

Manchmal glaube ich, dass mein Hund Rock auch ein Philosoph ist, aber nur insoweit, als er sich fragt, wo ich bin. Er denkt nicht darüber nach, was es bedeutet, Hund zu sein, oder wie er sich aufgrund seiner natürlichen »Hundigkeit« verhalten sollte. Er fragt sich nicht, wie er durchs Leben geführt wird. Aber ich denke, dass alle Menschen darüber nachdenken, was es heißt, *Mensch* zu sein, und dass die meisten von uns versuchen, sich gemäß dem natürlichen, inneren Menschsein zu verhalten. Dennoch ist es eine Herausforderung, dieses Menschsein aufrechtzuerhalten, weil das menschliche Gehirn egoistische und negative Tendenzen entwickelt. Viele Menschen können sich in ihrer Kindheit also vorstellen, dass es jemanden oder etwas gibt, der oder das sie auf einem positiven Weg durchs Leben führt. Aber das menschliche Gehirn ruht nicht. Es will ständig herausfinden, wo Gott sein könnte, und damit wird das philosophische Gehirn zum Theologen.

Wir kommen jedoch weder mit einem philosophischen noch mit einem theologischen Verstand zur Welt, wir besitzen lediglich ein Potenzial. Im Kindesalter sind die neuronalen Verbindungen noch nicht ausgereift, so dass wir uns voll und ganz auf andere verlassen müssen, die uns vorgeben, was wir glauben sollen. Wir sind noch zu jung, um Gott selbst zu erfinden oder zu entdecken, aber wir sind von Menschen umgeben, die aktiv die Existenz Gottes verkünden. Was wir auch immer später daraus machen, wir beginnen das Leben alle mit den religiösen Glaubensüberzeugungen unserer Eltern und unserer Gesellschaft.

In diesem vagen Bewusstseinszustand bleibt Gott eine Ungewissheit. Aber da das Gehirn keine Zweideutigkeit mag, versucht es, Gott eine Form und zunächst ein Gesicht zu geben. Warum? Weil Gesichter das Spiegelbild der inneren Gefühlszustände von anderen sind. Mit dieser Information kann das Gehirn feststellen, ob eine Person oder ein Wesen ein Freund oder ein Feind ist. Es ist sehr wichtig, dass kleine Kinder lernen, dies zu begreifen. Tatsächlich schrecken die meisten Kinder vor Puppen mit wütendem oder ängstlichem Gesichtsausdruck zurück.

In ihren frühen Lebensjahren können Kinder die Welt nur mit konkreten Bildern gedanklich erfassen. Deswegen werden die spirituellen Konzepte in allen Kulturen zunächst in gewohnten Objekten verankert, die auf der physischen Ebene existieren. Und dann, ungefähr im zehnten Lebensjahr des Kindes, geschieht etwas in seinem Gehirn. Je mehr es über Gott nachdenkt, umso mehr verwandelt sich Gott in eine abstrakte und übernatürliche Kraft, denn die neuronalen Verbindungen, die die abstrakte Denkfähigkeit regulieren, befinden sich in einer unwahrscheinlich schnellen Wachstumsphase.

Mit Einsetzen der Pubertät sind die meisten neuronalen Verbindungen fast vollständig ausgeprägt. Das menschliche Gehirn hat mehr Zugriff auf Wissen und Kognition, und es fängt an, die alten Überzeugungen neu zu werten. Auf dieser biologischen Suche nach Unabhängigkeit wird das skeptische Gehirn geboren, und die meisten Teenager beginnen nahezu alle Aspekte des Lebens infrage zu stellen: Werte, Moral und ganz besonders religiöse Glaubensüberzeugungen. Manche möchten gern glauben und können es nicht, während die Gläubigen anfangen zu zweifeln. Manchen gefällt die Vorstellung von einem liebevollen und beschützenden Gott, und die meisten verachten das Bild eines wütenden, autoritären Gottes.

In diesem Entwicklungsstadium werden viele Jugendliche mit der Entstehung eines agnostischen Gehirns belastet. Für manche kann Gott wirklich, aber distanziert sein, für andere erscheinen Wissenschaft und Spiritualität als unvereinbar und bei wenigen lösen negative religiöse Erfahrungen innere Konflikte und inneres Leid aus. Aber bei denjenigen, die aufgeschlossen bleiben oder mit anderen religiösen Ritualen experimentieren, geschieht etwas im Gehirn, das die Weichen für eine Akzeptanz spiritueller Wahrheiten stellen kann. Für manche wird Gott zu einer lebenden Realität, für die nächsten zu einer Metapher für innere Werte und bei anderen werden die alten Vorstellungen durch eine transzendente Wahrnehmung der Welt ersetzt. Derartige Erfahrungen können so tief greifend sein, dass sie den Lebenslauf einer Person verändern.

Für diejenigen, die sich auf einen spirituellen Weg begeben, wird Gott zu einer Metapher für ihre Suche nach der Wahrheit. Dieser Weg führt sie nach innen zu Selbstbewusstsein, Erlösung und Erleuchtung. Für diejenigen, die diese mystische Erfahrung berührt, gewinnt das Leben an Bedeutung und Fülle.

Ich persönlich glaube, dass es eine höchste Wirklichkeit über das Universum hinaus geben muss. Ich weiß nicht, was sie ist, aber ich bin fest entschlossen, nach ihr zu suchen und mir dabei von Wissenschaft, Philosophie und Spiritualität helfen zu lassen. Im Vergleich zu mir steht Mark der Sache etwas skeptischer gegenüber:

> Ich persönlich finde die Wissenschaft befriedigender *und* mysteriöser als die Philosophie oder die Theologie. Für mich ist Gott also eine Metapher und keine Tatsache. Dennoch betrachte ich die Suche eines Menschen nach Gott als ein hochherziges Streben. Das Infragestellen der Existenz Gottes ist ein wichtiger Bestandteil dieser Suche. Mich faszinieren die Geschichten, mit denen sowohl Fundamentalisten, Atheisten, Agnostiker als auch Mystiker ihre spirituellen Wege schildern. Ich kann in den Überzeugungen und im Unglauben der Menschen Wahrheiten und Werte erkennen, was aus mir wahrscheinlich einen Humanisten und Pluralisten macht. Aber selbst diese beiden Begriffe erfassen weder meine Person noch meinen Glauben. In Wirklichkeit mag ich keine Kategorien und Betitelungen, denn sie erzeugen willkürliche Trennungslinien zwischen Menschen.

> Mir persönlich ist es egal, ob sich jemand für oder gegen den Gottesglauben entscheidet. Viel wichtiger ist – zumindest meiner Meinung nach – unser Verhalten anderen gegenüber. Es ist großartig, wenn Sie Ihren Gottesglauben für wohltätige Zwecke und die Verbreitung von Mitgefühl und Akzeptanz einsetzen. Wenn Sie aber mit Ihrem Glauben Diskriminierung erzeugen, dann habe ich persönlich ein Problem damit. Aber ich habe trotzdem Vertrauen in die Menschheit und glaube, dass wir alle die Verantwortung tragen, ein von ethischen Grundsätzen geleitetes Leben zu leben, in dem wir alle unabhängig von unseren religiösen oder politischen Überzeugungen miteinander auskommen. Wenn wir das bewältigen können, wird hoffentlich auch alles andere einen Sinn machen.

Anders als Mark habe ich die Hoffnung und auch das Gefühl, dass Gott oder eine höchste Wirklichkeit – in welcher Form auch immer – tatsächlich existiert. Ich weiß nicht, ob meine Intuition zutrifft, aber ich fühle mich wohl mit meiner Ungewissheit. Ja, sie erlaubt es mir sogar, beide Seiten jedes Arguments oder jeder Debatte zu schätzen. Ich habe meinem Vater dafür zu danken, denn in meiner Jugend verbrachte ich viele Stunden damit, über alles und jedes zu diskutieren, auch über Gott. Mein Vater ist ein Agnostiker, wie er im Buche steht, und zudem Jurist. Es war also egal, welche Partei ich ergriff, mein Vater konnte brillant für die Gegenseite argumentieren – und gewinnen. Aber er tat es mit einer so unermesslichen Liebe, dass ich mit dem Glauben aufwuchs, dass jede Perspektive weder richtig noch falsch ist und dass beide Seiten legitime Meinungen widerspiegelten, die in einem begrenzten Gehirn produziert wurden, das versucht, ein grenzenloses Universum zu verstehen.

Mark kann diese Eigenschaft von mir bestätigen, denn immer wenn er versucht, mich auf etwas festzunageln, fange ich unwillkürlich an, den anderen Standpunkt zu vertreten. Ich würde sogar so weit gehen zu behaupten, dass darin eine grundlegende spirituelle Wahrheit zum Vorschein kommt, die ans Mystische grenzt. Diese Ansicht wird in dieser Sufi-Geschichte vertreten:

> Mulla Nasrudin [eine Art Till Eulenspiegel des Orients] hielt eines Tages Gericht. Ein Ehepaar wollte gerichtlich regeln lassen, wer für die Erziehung ihres Sohnes zuständig sein sollte. Die Ehefrau argumentierte, sie solle das alleinige Erziehungsrecht bekommen, und nannte viele triftige Gründe, die ihre Meinung stützten. Mulla sagte: »Sie haben vollkommen recht!« Dann sprach der Ehemann, um seinen Standpunkt zu vertreten. Als Antwort sagte Mulla wieder: »Sie haben vollkommen recht!« Daraufhin stand ein Geistlicher im hinteren Teil des Gerichtssaales auf und schrie: »Nasrudin, sie können doch nicht beide recht haben!«, woraufhin Mulla antwortete: »Sie haben vollkommen recht!«

Ich muss zugeben, dass ich wirklich wie Mulla bin, aber so kann ich in allem ein Stückchen Wahrheit finden. Ich wünschte mir nur, dass mehr religiöse Gläubige so denken würden. Atheisten, Agnostiker und Theologen haben alle viel zur Menschlichheit, zur Moral und der Suche nach der höchsten Wahrheit beigetragen.

Ich weiß nicht, was diese höchste Realität oder Wahrheit sein könnte, aber soweit ich informiert bin, weiß das niemand. Dies bringt jeden Einzelnen von uns wieder zurück zu unseren inneren Überzeugungen und zu dem Glauben, dem wir vertrauen müssen, während wir danach streben, die Welt zu begreifen. Wenn Sie über Gott nachdenken, werden Sie mit derartig wichtigen Kernfragen konfrontiert, während Konzepte mit weniger Bedeutung (zum Beispiel das des Geldes) Sie diesen tief greifenden Fragen nicht näherbringen werden. Bei manchen Menschen wirft die Wissenschaft derartige Fragen auf, aber meiner

Ansicht nach reicht sie allein nicht aus, um den Sinn des Lebens verstehen zu können.

Machen Sie es sich nicht zu leicht

Ich werde oft gefragt, ob ich an Gott glaube. Eine einfache Antwort mit Ja oder Nein kann einem so tief greifenden persönlichen Glauben jedoch nicht gerecht werden. Daher antworte ich gewöhnlich mit einer eher langatmigen Diskussion über die komplexe Natur Gottes, der Wissenschaft und der Religion. Inzwischen bin ich dazu übergegangen, mit einer Gegenfrage zu reagieren, und lasse die Person selbst Gott definieren. Dies ist keine einfache Aufgabe und, wie unsere Umfragen ergeben haben, sind die Definitionen bei fast allen Menschen einzigartig. Je nachdem, wie die Person antwortet, kann es sein, dass ich einigen Aspekten ihrer Definition zustimme und anderen widerspreche. Aber sobald jemand versucht, die Definition Gottes einzuschränken, weiß ich, dass es nicht wahr sein kann. Man kann etwas Unendliches nicht beschränken, und somit kann die Wissenschaft – so wunderbar sie auch ist – das verknotete Problem der Existenz Gottes nicht allein lösen. Und wenn wir Gott auf dem wissenschaftlichen Weg tatsächlich finden sollten, würden wir es vielleicht sogar nicht einmal merken.

Die Wissenschaft kann aber helfen, unsere Gedanken und Gefühle für Gott aufzudecken und unsere persönlichen Glaubensüberzeugungen zu erweitern. Deswegen glaube ich auch, dass es wichtig ist, der Wissenschaft mit Studien über das Gotteskonzept auf persönlicher, subjektiver und auf theologischer Ebene weiterzuhelfen. Ich denke, wir haben eine gute Chance, die Antwort auf die Gottesfrage zu finden, wenn wir die Ziele und Ansichten der Wissenschaft und der Religion kombinieren. Sowohl die Wissenschaft als auch die Religion gelangen jede für sich an zu viele Grenzen und stehen allein vor zu vielen Schwierigkeiten. Das ist die wahre Natur der spirituellen Reise: die Herausforderung, aus dem Verstand und dem Gehirn alles herauszuholen. Dann, und nur dann, können wir daran denken, die Welt zu verändern.

Aber machen Sie es sich nicht zu leicht. Setzen Sie alles daran, die Natur der Welt zu erforschen, und teilen Sie Ihre Unsicherheiten mit anderen. Wenn Sie mit Ihrer Neugier und Ihrem Mitgefühl alle Möglichkeiten durchspielen, bereichern Sie Ihr Leben und verbessern hoffentlich auch die Welt. Und vertiefen Sie sich unbedingt in Ihre Kontemplation Gottes, denn so werden Sie schließlich Ihr eigenes Selbst entdecken.

Wenn sie im Gehirn eins werden, können Gott und die Wissenschaft meiner Meinung nach Ihr Leben beeinflussen und transformieren.

Bücher, CDs und Programme zu Meditation und Achtsamkeit

Heutzutage versteht man unter »Achtsamkeit« die Kunst und das Verfahren, mehr Bewusstsein in die täglichen Aktivitäten des Lebens einfließen zu lassen. Ursprünglich beruhen Achtsamkeitsmeditationen auf östlichen spirituellen Praktiken, aber seit 30 Jahren werden sie auch in die westliche Medizin und Psychotherapie integriert.

Es ist nicht schwer, sich ein individuelles Meditations- und Entspannungsprogramm zusammenzustellen. Es gibt zahlreiche gute Bücher, CDs und Organisationen, die Ihnen mit Ihren ersten Schritten helfen können. Die folgenden Hilfsmittel waren vielen unserer Leser, Studenten und Patienten dienlich.

Bücher

In den Büchern zur Einführung in die Meditation finden Sie unterschiedliche Übungen von 5 bis 50 Minuten Länge. Diese Werke beschreiben oft viele der Anfangsschwierigkeiten. Bevor Sie ein Buch kaufen, raten wir Ihnen, drei oder vier verschiedene durchzublättern, damit Sie sich ein besseres Bild vom Stil und der Orientierung des Autors machen können. Die Bücher und CDs von Jon Kabat-Zinn sind zum Beispiel eher weltlich ausgerichtet und konzentrieren sich hauptsächlich auf das individuelle Bewusstsein und die individuelle Gesundheit, während die Bücher und CDs von Jack Kornfield und Sharon Salzberg Elemente aus dem Buddhismus und aus östlichen

Traditionen widerspiegeln. Wenn Sie eine meditative Übung finden möchten, die Ihre persönlichen spirituellen Überzeugungen aufgreift, können Sie sich in vielen religiösen Institutionen geeignete Ratschläge und Buchempfehlungen holen. Sie können aber auch ohne Weiteres die Meditationstechniken einer Tradition an eine andere anpassen, ohne dass dies deren gesundheitsfördernde Wirkungen beeinträchtigen würde.

Für Anfänger empfehlen wir *Gesund durch Meditation* von Jon Kabat-Zinn und *Frag den Buddha und geh den Weg des Herzens* von Jack Kornfield. Herbert Bensons Buch *Gesund im Stress. Eine Anleitung zur Entspannungsreaktion* ist ein weiteres geeignetes Nachschlagewerk. Wenn Sie unter Depressionen oder chronischer Traurigkeit leiden, empfehlen wir Ihnen *Der achtsame Weg durch die Depression* von Mark G. Williams, John Teasdale, Zindel V. Segal und Jon Kabat-Zinn. Die dazugehörige CD führt Sie durch das Trainingsprogramm zur Stressverminderung, das im medizinischen Institut der Universität von Massachusetts entwickelt wurde. Die in diesen Büchern beschriebenen Übungen sind bisher in wissenschaftlichen Kreisen am gründlichsten untersucht worden.

Für Fachleute, die Interesse an der Integration von Meditation in die Psychotherapie haben, eignen sich *Mindfulness and Acceptance*, herausgegeben von Steven C. Hayes, Victoria M. Follette und Marsha M. Linehan, *Die Achtsamkeitsbasierte Kognitive Therapie der Depression* von Zindel V. Segal, Mark G. Williams und John Teasdale und *Mindfulness-Based Treatment Approaches*, herausgegeben von Ruth A. Baer.

CDs

Da es oft einfacher ist, sich nicht durch die Meditationsübungen »durchzulesen«, raten wir Ihnen, einige CDs zu kaufen, die Sie durch die Grundübungen führen können. Dafür eignen sich *Die heilende Kraft der Achtsamkeit* von Jon Kabat-Zinn (zwei CDs), *Meditation für Anfänger* von Jack Kornfield (eine CD). Das Set *Geh-Meditation* von Anh-Huong Nguyen und Thich Nhat Hanh enhält neben dem Buch eine CD mit fünf geführten Meditationen und eine Unterweisungs-DVD. *Das Gebet der Sammlung* von Thomas Keating bringt Ihnen das christlich ausgerichtete kontemplative Gebet näher, das wir in Kapitel 9 beschrieben haben.

Programme

Viele akademische Einrichtungen führen laufende Forschungsprogramme durch, die sich auf Meditation, Entspannung und Stressverminderung konzentrieren. Es werden außerdem immer mehr Institutionen gegründet, die gezielt Spiritualität und Gesundheit integrieren. Weltweit können Sie an den Universitäten achtsamkeitsbasierte Kurse zur Stressreduzierung und Therapie-Programme finden. Diese Zentren bieten Workshops, Kurse, Einkehrtage und professionelles Training zur Behandlung von zahlreichen Gesundheitsproblemen an.

Dank

In allen Büchern kommen viele verschiedene Stimmen zu Wort, auch dieses Buch ist dabei keine Ausnahme. Darum möchten wir vielen Menschen danken: unseren Freunden, Familien, Kollegen, Studenten und Patienten, und zwar dafür, dass sie uns zu unserer Arbeit inspiriert haben. Insbesondere möchten wir unserem Agenten Jim Levine sowie den Lektorinnen der Originalausgabe, Caroline Sutton und Marnie Cochran, danken, die dabei geholfen haben, viele Teile dieses Buches zu gestalten und stilistisch zu verbessern.

Wir danken den Fakultätsmitgliedern und Mitarbeitern der Universität von Pennsylvania, die uns bei unseren Forschungsarbeiten geholfen haben. Ein besonderer Dank geht an R. Nick Bryan, Gail Morrison, Abass Alavi, Michael Baime, Ralph Ciampa, John Ehman, Joe Maffei, Nancy Wintering und Arthur Rubenstein.

Auch möchten wir Stephanie Newberg und Stephen Treat vom Council for Relationships für ihre Beiträge zu unseren Forschungsarbeiten zur mitfühlenden Kommunikation danken. Für die Unterstützung unserer Forschungsarbeit am Moorpark College danken wir John Baker, Paul Mattson, Janice Daurio und Jerrold Caplan. Für die Workshops zur mitfühlenden Kommunikation und für die Unterstützung unserer Forschung geht unser Dank an Pam und Patrick Geagan, Molly Rockey, Arthur Chang, Maria Flannigan, Jymme Taylor, Sue Rubin und James Lockard sowie an die vielen wunderbaren Helfer und religiösen Führer, die mit ihren Talenten, ihrer Zeit und ihrem ansteckenden Optimismus unsere Programme belebt haben. Wir möchten unsere Dankbarkeit zum Ausdruck bringen für die technische Unterstützung, das Feedback und die Beiträge von Andrew Davidson, Grace Boyett, Janet und Chris Attwood sowie Jeremy Tarcher.

Schließlich möchten wir all den Menschen danken, die an unseren Studien und Workshops teilgenommen haben. Sie haben dazu beigetragen, die gegenwärtige amerikanische Religion und Spiritualität für das 21. Jahrhundert neu zu definieren. Ohne sie hätte dieses Buch nicht geschrieben werden können.

Andrew Newberg und Mark Robert Waldman

Anmerkungen

Die Zeitschriftentitel werden abgekürzt angegeben. Für weitere Informationen siehe http://www.ncbi.nlm.nih.gov/pubmed/.

Kapitel 1: Wer interessiert sich für Gott? (Seiten 11–38)

1 Einstein, A., *The Human Side*, hrsg. von Dukas, Helen/Hoffmann, Banesh, Princeton 1981, S. 144.

2 Newberg, A./d'Aquili, E., *Der gedachte Gott*, München 2003.

3 Newberg, A./Waldman, M., *Why We Believe What We Believe*, New York 2006.

4 Newberg, A./Waldman, M., *Born to Believe*, New York 2007.

Newberg, A. B./Wintering, N. A./Morgan, D./Waldman, M. R., »The measurement of regional cerebral blood flow during glossolalia: a preliminary SPECT study«, in: *Psychiatry Res*, 22. November 2006, Band 148, Ausgabe 1, S. 67–71.

Newberg, A./Pourdehnad, M./Alavi, A./d'Aquili, E. G., »Cerebral blood flow during meditative prayer: preliminary findings and methodological issues«, in: *Percept Mot Skills*, Oktober 2003, Band 97, Ausgabe 2, S. 625–630.

Newberg, A. B./Iversen, J., »The neural basis of the complex mental task of meditation: neurotransmitter and neurochemical considerations«, in: *Med Hypotheses*, August 2003, Band 61, Ausgabe 2, S. 282–291.

Newberg, A./Alavi, A./Baime, M./Pourdehnad, M./Santanna, J./d'Aquili, E., »The measurement of regional cerebral blood flow during the complex cognitive task of meditation: a preliminary SPECT study«, in: *Psychiatry Res*, 10. April 2001, Band 106, Ausgabe 2, S. 113–122.

5 Das menschliche Bewusstsein ist in naturwissenschaftlichen Kreisen ein kontrovers diskutiertes Thema, und es herrschen noch immer große Wissenslücken über den realitätsbildenden Mechanismus des Gehirns. Mark R. Waldman und ich stützen unsere Hypothese, dass zwei Realitäten parallel zueinander existieren können, auf zwei bedeutsame Theori-

en der Nobelpreisträger Francis Crick und Eric Kandel und einer von mir kürzlich abgeschlossenen Studie auf dem Gebiet der Magnetresonanztomografie (MRT). Deren Ergebnisse belegen, wie Meditation in Teilen des Striatums Gehirntätigkeiten anregt. Laut Kandel spielt das Striatum eine wesentliche Rolle bei der Erzeugung von Genügsamkeit und des Gefühls von Sicherheit. Unsere Gehirnscan-Studie hat gezeigt, dass die striatale Dopamin-Ausschüttung während der Meditation steigt, was erklärt, warum Meditierende so entspannt, glücklich und friedvoll sind. Das Striatum leitet diese Informationen weiter an andere Teile des Gehirns, unter anderem an den Thalamus, der für die Umschaltung verantwortlich ist und unsere Wahrnehmungen der Außenwelt verarbeitet. Unser Gehirn empfindet dies als einen inneren Realitätszustand, während eine weitere innere Realitätserfahrung vom Claustrum ausgeht. Hier liegt laut Crick der Schlüssel zum Mechanismus der Bewusstseinsbildung im Gehirn.

Jetzt wird es interessant: Das Claustrum ist eng verbunden mit dem Großteil des Kortex, »mit Ausnahme des Thalamus«. Kandel glaubt, dass der Thalamus einen ganzheitlichen Realitätssinn erzeugt, der jedoch offensichtlich getrennt von dem im Striatum erzeugten Realitätssinn existiert. Das Gehirn schafft mit anderen Worten zwei Realitäten, eine bewusste und eine unbewusste, und beide verarbeiten den Informationsfluss von der Außenwelt auf sehr verschiedene Art und Weise. Es ist zwar durchaus möglich, dass beide mit Hilfe weiterer Neuralkreise zusammenfinden, die Forschungsergebnisse von neurologischen Störungen unterstreichen jedoch die These, dass innerhalb des Gehirns unterschiedliche Realitäten koexistieren. Darüber hinaus haben wir entdeckt, dass fortgeschrittene Meditierende außergewöhnliche, asymmetrische Thalamus-Aktivitäten aufweisen. Daraus schließen wir, dass das Ausüben von spirituellen Praktiken möglicherweise voneinander unabhängige Räume mit jeweils separaten Realitäten entstehen lässt oder gar dabei hilft, separate, koexistierende Realitäten zu vereinigen.

Wir stellen außerdem folgende Hypothese auf: spirituelle Konzepte mögen sich aufgrund von thalamischer Asymmetrie genauso objekthaft real anfühlen wie die Objekte, die das Gehirn in der weltlichen Umgebung wahrnimmt. Das menschliche Bewusstsein setzt sich jedoch aus so vielen Bestandteilen zusammen, dass man diese einzigartige menschliche Erfahrung wohl nicht nur einer einzigen Theorie oder einem einzigen Neuralkreis zuschreiben kann.

So spielt zum Beispiel der Präcuneus laut einer jüngeren Forschungsarbeit eine entscheidende Rolle bei der Stärkung und Schwächung unseres bewussten Wahrnehmungsvermögens der Außenwelt. Wie wir später näher belegen werden, hat das Gähnen nur die Aufgabe, die Präcuneus-Aktivität zu erhöhen. Siehe dazu: Kandel, E., *In Search of Memory: The Emergence of a New Science of Mind,* New York 2006.

Rogan, M. T./Leon, K. S./Perez, D. L./Kandel, E. R., »Distinct neural signatures for safety and danger in the amygdala and striatum of the mouse«, in: *Neuron,* 21. April 2005, Band 46, Ausgabe 2, S. 309–320.

Crick, F. C./Koch, C., »What is the function of the claustrum?«, in: *Philos Trans R Soc B Biol Sci,* 29. Juni 2005, Band 360, Ausgabe 1458, S. 1271–1279.

Stevens, C. F., »Consciousness: Crick and the claustrum«, in: *Nature,* 23. Juni 2005, Band 435, Ausgabe 7045, S. 1040 f.

Edelstein, L. R./Denaro, F. J., »The claustrum: a historical review of its anatomy, physiology, cytochemistry and functional significance«, in: *Cell Mol Biol (Noisy-le-grand,)* September 2004, Band 50, Ausgabe 6, S. 675–702.

Cavanna, A. E., »The precuneus and consciousness«, in: *CNS Spectr,* Juli 2007, Band 12, Ausgabe 7, S. 545–552.

6 Altemeyer, B., *The Authoritarians,* Online-Veröffentlichung der University of Manitoba, 2006.

7 Pape, R., *Dying to Win,* London 2007.

8 In den letzten zehn Jahren ist die Mitgliederzahl des Verbandes »Südliche Baptisten in den USA« von zehn Prozent der amerikanischen Bevölkerung auf sechs Prozent zurückgegangen, während sich die Anhängerschaft liberalerer Institutionen rapide vergrößert: Lyons, L., »Tracking U.S. Religious Preferences Over the Decades«, in: *Gallup News Service: Religion and Social Trends,* 24. März 2005.

9 Carter, J., *Our Endangered Values: America's Moral Crisis,* New York, 2005.

Tutu, D., »God's Word and World Politics«, in: *United Nations Lecture Series,* 17. März 2007.

10 Lukas 6, 26–28, *Elberfelder Bibel,* Wuppertal und Zürich 1992.

11 Viele, die versucht haben, aus autoritären Religionsgemeinden wie jener der Zeugen Jehovas auszusteigen, wurden schikaniert und von ihren Familien abgeschottet. Dieser Brauch, auch Meidung genannt, findet häufig Erwähnung im Neuen Testament. Hier ein paar Beispiele:

2. Thessalonicher 3, 6: »Wir gebieten euch aber, Brüder, im Namen unseres Herrn Jesus Christus, daß ihr euch zurückzieht von jedem Bruder, der unordentlich und nicht nach der Überlieferung wandelt, die er von uns empfangen hat.«

2. Thessalonicher 3, 14–15: »Wenn aber jemand unserem Wort durch den Brief nicht gehorcht, den bezeichnet, habt keinen Umgang mit ihm,

damit er beschämt werde; und seht ihn nicht als einen Feind an, sondern weist ihn zurecht als einen Bruder.«

Römer 16, 17: »Ich ermahne euch aber, Brüder, daß ihr achthabt auf die, welche entgegen der Lehre, die ihr gelernt habt, Parteiungen und Ärgernisse anrichten, und wendet euch von ihnen ab.«

Johannes 10, 10: »Der Dieb kommt, um zu stehlen, zu schlachten und zu vernichten. Ich aber bringe Leben — und dies im Überfluss. Ich bin der gute Hirte. Ein guter Hirte setzt sein Leben für die Schafe ein.«

Anhand dieser Bibelpassagen wurde der Meidungsakt bereits erfolgreich vor Gericht durchgesetzt. Laut *New York Times,* 15. Juni 1987, urteilte das US-Bundesbezirksgericht, dass »der Meidungsakt zum Glauben eines Zeugen Jehovas gehört und dass die in den Vereinigten Staaten verfassungsrechtlich festgelegte freie Religionsausübung es den Ausgeschlossenen rechtlich unmöglich macht, Schadensersatz einzuklagen«.

12 Zahlreiche Bewegungen kombinieren in ihren Lehren eine Vielfalt geistiger Philosophien. Zu diesen Gruppierungen gehören die Church of Religious Science (Kirche der Religiösen Wissenschaft), Unitarian Universalists (Universitarier), Unity Church (Unitarier-Kirche), New-Age-Gemeinden (Neues Zeitalter), viele orientalische Sekten sowie gewisse Sufi-Gruppen.

13 Eine umfangreiche Evaluierung und Auflistung religiöser Extremisten (sowie rassistischer Bewegungen, die sich hinter religiösen Begriffen wie »Christian Identity« verstecken) stellt die Anti-Defamation League auf ihrer Website http://www.ADL.org unter »extremism« (Extremismus) zur Verfügung.

14 Einen umfangreichen Überblick über die Geschichte der Religionen in Amerika gibt Gaustad, E. S., *The Religious History of America,* New York 2004.

15 Yoshii, A./Constantine-Paton, M., »BDNF induces transport of PSD-95 to dentrites through PI3K-AKT signaling after NMDA receptor activation«, in, *Nat Neurosci,* Juni 2007, Band 10, Ausgabe 6, S. 702–711.

16 Die Meeresschnecke hat es übrigens bis auf die Bestsellerliste der New York Times geschafft. Siehe: Kandel, E., *Auf der Suche nach dem Gedächtnis. Die Entstehung einer neuen Wissenschaft des Geistes,* München 2006.

17 Gaiarsa, J. L./Caillard, O./Ben-Ari, Y., »Long-term plasticity at GABAergic and glycinergic synapses: mechanisms and functional significance«, in: *Trends Neurosci,* 2002, Band 25, Ausgabe 11, S. 564–570.

18 Das Zentrum für Synaptische Plastizität (Centre for Synaptic Plasticity) stellt eine hervorragende Übersicht über neuronale Plastizität online zur Verfügung. Das Zentrum, ein gemeinsames Unternehmen des Medical Research Council und der Universität von Bristol, gibt Aufschluss über

die synaptische Plastizität während normaler menschlicher Tätigkeiten, insbesondere während des Lernprozesses und Gedächtnisvorganges, bei bestimmten Erkrankungen wie Alzheimer, Gedächtnisschwund und Epilepsie. Eine vollständige Liste diesbezüglicher Forschungsarbeiten ist zu finden unter http://www.bris.ac.uk/synaptic/research/res2.html.

19 Polley, D. B./Kvasnak, E./Frostig, R. D., »Naturalistic experience transforms sensory maps in adult cortex of caged animals«, in: *Nature* von 2004, Band 429, S. 67–71.

Frostig, R. D., »Functional organization and plasticity in the adult rat barrel cortex: moving out-of-the-box«, in: *Curr Opin Neurobiol,* 2006, Band 16, S. 1–6.

Kapitel 2: Braucht man Gott zum Beten? (S. 39–68)

1 Charlton, R. A./McIntyre, D. J./Howe, F. A./Morris, R. G./Markus, H. S., »The relationship between white matter brain metabolites and cognition in normal aging: the GENIE study«, in: *Brain Res,* 20. August 2007, Band 1164, S. 108–116.

2 Damoiseaux, J. S./Beckmann, C. F./Arigita, E. J./Barkhof, F./Scheltens, P./Stam, C. J./Smith, S. M./Rombouts, S. A., »Reduced resting-state brain activity in the default network in normal aging«, in: *Cereb Cortex,* 5. Dezember 2007.

Allain, P./Kauffmann, M./Dubas, F./Berrut, G./Le Gall, D., »Executive functioning and normal aging: a study of arithmetic word-problem-solving«, in: *Psychol Neuropsychiatr Vieil,* Dezember 2007, Band 5, Ausgabe 4, S. 315–325.

Charlton, R. A./Barrick, T. R./McIntyre, D. J./Shen, Y./O'Sullivan, M./Howe, F. A./Clark, C. A./Morris, R. G./Markus, H. S., »White matter damage on diffusion tensor imaging correlates with age-related cognitive decline«, in: *Neurology,* 24. Januar 2006, Band 66, Ausgabe 2, S. 217–222.

Lamar, M./Yousem, D. M./Resnick, S. M., »Age differences in orbitofrontal activation: an fMRI investigation of delayed match and non-match to sample«, in: *Neuroimage,* April 2004, Band 21, Ausgabe 4, S. 1368–1376.

MacPherson, S. E./Phillips, L. H./Della Sala, S., »Age, executive function, and social decision making: a dorsolateral prefrontal theory of cognitive aging«, in: *Psychol Aging,* Dezember 2002, Band 17, Ausgabe 4, S. 598–609.

3 Es gibt verschiedene Versionen der »Sa-Ta-Na-Ma«-Meditation. Yogi Bhajan brachte die wohl bekannteste aus Nordindien in den Westen, als er 1969 in die Vereinigten Staaten ging, um die mannigfaltige Kunst von Kundalini und Tantra-Yoga zu unterrichten.

4 Sathyprabha, T. N./Satishchandra, P./Pradham, C./Sinha, S./Kaveri, B./Thennarasu, K./Murthy, B. T./Raju, T. R., »Modulation of cardiac autonomic balance with adjuvant yoga therapy in patients with refractory epilepsy«, in: *Epilepsy Behav,* Februar 2008, Band 12, Ausgabe 2, S. 245–252.

Paul, G./Elam, B./Verhulst, S. J., »A longitudinal study of students' perceptions of using deep breathing meditation to reduce testing stress«, in: *Teach Learn Med,* Sommer 2007, Band 19, Ausgabe 3, S. 287–292.

Brazier, A./Mulkins, A./Verhoef, M., »Evaluating a yogic breathing and meditation intervention for individuals living with HIV/AIDS«, in: *Am J Health Promot,* Januar–Februar 2006, Band 20, Ausgabe 2, S. 192–195.

Mehling, W. E./Hamel, K. A./Acree, M./Byl, N./Hecht, F. M., »Randomized, controlled trial of breath therapy for patients with chronic low-back pain«, in: *Altern Ther Health Med,* Juli–August 2005, Band 11, Ausgabe 4, S. 44–52.

Cohen, L./Warneke, C./Fouladi, R. T./Rodriguez, M. A./Chaoul-Reich, A., »Psychological adjustment and sleep quality in a randomized trial of the effects of a Tibetan yoga intervention in patients with lymphoma«, in: *Cancer,* 15. Mai 2004, Band 100, Ausgabe 10, S. 2253–2260.

5 Telles, S./Raghuraj, P./Maharana, S./Nagendra, H. R., »Immediate effect of three yoga breathing techniques on performance on a letter-cancellation task«, in: *Percept Mot Skills,* Juni 2007, Band 104, Ausgabe 3, Teil 2, S. 1289–1296.

Naveen, K. V./Nagarathna, R./Nagendra, H. R./Telles, S., »Yoga breathing through a particular nostril increases spatial memory scores without lateralized effects«, in: *Psychol Rep,* Oktober 1997, Band 81, Ausgabe 2, S. 555–561.

Jella, S. A./Shannahoff-Khalsa, D. S., »The effects of unilateral forced nostril breathing on cognitive performance«, in: *Int J Neurosci,* November 1993, Band 73, Ausgaben 1–2, S. 61–68.

6 Sharma, H./Datta, P./Singh, A./Sen, S./Bhardwaj, N. K./Kochupillai, V./Singh, N., »Gene expression profiling in practitioners of Sudarshan Kriya«, in: *J Psychosom Res,* Februar 2008, Band 64, Ausgabe 2, S. 213–218.

Kochupillai, V./Kumar, P./Singh, D./Aggarwal, D./Bhardwaj, N./Bhutani, M./Das, S. N., »Effect of rhythmic breathing (Sudarshan Kriya and Pranayam) on immune functions and tobacco addiction«, in: *Ann NY Acad Sci,* November 2005, Band 1056, S. 242–252.

Sharma H./Sen, S./Singh, A./Bhardwaj, N. K./Kochupillai, V./Singh, N., »Sudarshan Kriya practitioners exhibit better antioxidant status and lower blood lactate levels«, in: *Biol Psychol,* Juli 2003, Band 63, Ausgabe 3, S. 281–291.

7 Bernardi, L./Sleight, P./Bandinelli, G./Cencetti, S./Fattorini, L./Wdowczyc-Szulc, J./Lagi, A., »Effect of rosary prayer and yoga mantras on autonomic cardiovascular rhythms: comparative study«, in: *BMJ,* 22.–29. Dezember 2001, Band 323, Ausgabe 7327, S. 1446–1449.

8 Dieselben Mantras oder Laute können für verschiedene Kundalini-, Kriya- und Tantra-Yoga-Lehrer unterschiedliche Bedeutungen haben. So steht »Sa« laut Dr. Dharma Singh Khalsa für »Ursprung«, »Unendlichkeit« oder die absolute Vollkommenheit, während andere Lehrer es mit Energien von Weisheit und Wissen verbinden. Für die einen steht »Ta« für Leben, Existenz und Kreativität, für die anderen symbolisiert es Geduld. Khalsa ist der Meinung, dass »Na« für Tod, Übergang und Bewusstseinswandel steht. »Ma« hingegen bedeutet für viele Wiedergeburt, Erneuerung und Auferstehung, während es für andere die intuitive Kommunikation symbolisiert.

Der *AH*-Klang, so Yogi Bhajan, bedeutet »manifestierte Wahrheit« (*Die Unterweisungen des Yogi Bhajan,* Norderstedt 2004). Tief greifende Studien von Herbert Benson und anderen deuten ferner darauf hin, dass es in Bezug auf den Entspannungseffekt anscheinend nicht von Belang ist, welcher Klang oder welches Wort rezitiert wird. Ausschlaggebend ist nur, dass die Meditation für den Praktizierenden etwas Positives symbolisiert.

9 Originelle und ungewöhnliche Klänge haben die Kraft, gezielt die Nervenbahnen unseres Bewusstseins zu intensivieren. Siehe zum Beispiel: Jaaskelainen, I. P./Ahveninen, J./Bonmassar, G./Dale, A. M./Ilmoniemi, R. J./Levanen, S./Lin, F. H./May, P./Melcher, J./Stufflebeam, S./Tiitinen, H./Belliveau J. W., »Human posterior auditory cortex gates novel sounds to consciousness«, in: *Proc Natl Acad Sci USA,* 27. April 2004, Band 101, Ausgabe 17, S. 6809–6814.

Jüngste Studien haben gezeigt, dass das Kleinhirn (Zerebellum) eine entscheidende Rolle für das Erinnerungs-, Aufmerksamkeits- und Koordinationsvermögen spielt. Repetitive Tätigkeiten, wie das Tippen, erhöhen die Aktivitäten im Kleinhirn. Siehe: Spencer, R. M./Verstynen, T./Brett, M./Ivry, R., »Cerebellar activation during discrete and not continuous times movements: an fMRI study«, in: *Neuroimage,* Juni 2007, Band 36, Ausgabe 2, S. 378–387, und Akshoomoff, N. A./Courchesne, E./Townsend, J., »Attention coordination and anticipatory control«, in: *Int Rev Neurobiol,* 1997, Band 41, S. 575–598.

10 Toyoda, H./Zhao, M. G./Xu, H./Wu, L. J./Ren, M./Zhuo, M., »Requirement of extracellular signal-regulated kinase/mitogen-activated protein kinase for long-term potentiation in adult mouse anterior cingulate cortex«, in: *Mol Pain,* 1. Dezember 2007, Band 3, S. 36.

Malin, E. L./Ibrahim, D. Y./Tu, J. W./McGaugh, J. L., »Involvement of the rostral anterior cingulate cortex in consolidation of inhibitory avoidance memory: interaction with the basolateral amygdala«, in: *Neurobiol Learn Mem,* Februar 2007, Band 87, Ausgabe 2, S. 295–302.

Fincham, J. M./Anderson, J. R., »Distinct roles of the anterior cingulate and prefrontal cortex in the acquisition and performance of a cognitive skill«, in: *Proc Natl Acad Sci* USA, 22. August 2006, Band 103, Ausgabe 34, S. 12941–12946.

Teixeira, C. M./Pomedli, S. R,./Maei, H. R./Kee, N./Frankland, P. W., »Involvement of the anterior cingulate cortex in the expression of remote spatial memory«, in: *J Neurosci,* 19. Juli 2006, Band 26, Ausgabe 29, S. 7555–7564.

Lenartowicz, A./McIntosh, A. R., »The role of anterior cingulate cortex in working memory is shaped by functional connectivity«, in: *J Cogn Neurosci,* Juli 2005, Band 17, Ausgabe 7, S. 1026–1042.

11 Pardo, J. V./Lee, J. T./Sheikh, S. A./Surerus-Johnson, C./Shah, H./Munch, K. R./Carlis, J. V./Lewis, S. M./Kuskowski, M. A./Dysken, M. W., »Where the brain grows old: decline in anterior cingulate and medical prefrontal function with normal aging«, in: *Neuroimage,* 15. April 2007, Band 35, Ausgabe 3, S. 1231–1237.

Otsuka, Y./Osaka, N./Morishita, M./Kondo, H./Osaka, M., »Decreased activation of anterior cingulate cortex in the working memory of the elderly«, in: *Neuroreport,* 2. Oktober 2006, Band 17, Ausgabe 14, S. 1479–1482.

12 Holmes, A. J./Pizzagalli, D. A., »Spatiotemporal dynamics of error processing dysfunctions in major depressive disorder«, in: *Arch Gen Psychiatry,* Februar 2008, Band 65, Ausgabe 2, S. 179–188.

Foster, J. A./MacQueen, G., »Neurobiological factors linking personality traits and major depression«, in: *Can J Psychiatry,* Januar 2008, Band 53, Ausgabe 1, S. 6–13.

Cardoso, E. F./Fregni, F./Martins Maia, F./Boggio, P. S./Luis Myczkowski, M./Coracini, K./Lopes Vicira, A./Melo, L. M./Sato, J. R./Antonio Marcolin, M./Rigonatti, S. P./Cruz, A. C./Reis Barbosa, E./Amaro, E., »rTMS treatment for depression in Parkinson's disease increases BOLD responses in the left prefrontal cortex«, in: *Int J Neuropsychopharmacol,* 21. August 2007, S. 1–11.

Langguth, B./Wiegand, R./Kharraz, A./Landgrebe, M./Marienhagen, J./Frick, U./Hajak, G./Eichhammer, P., »Pre-treatment anterior cingulate activity as a predictor of antidepressant response to repetitive transcranial magnetic stimulation (rTMS)«, in: *Neuro Endocrinol Lett,* Oktober 2007, Band 28, Ausgabe 5, S. 633–638.

Alexopoulos, G. S./Gunning-Dixon, F. M./Latoussakis, V./Kanellopoulos, D./Murphy, C. F., »Anterior cingulate dysfunction in geriatric depression«, in: *Int J Geriatr Psychiatry,* 5. November 2007.

13 Richards, B. A./Chertkow, H./Singh, V./Robillard, A./Massoud, F./Evans, A. C./Kabani, N. J., »Patterns of cortical thinning in Alzheimer's disease and frontotemporal dementia«, in: *Neurobiol Aging,* 6. Februar 2008.

Marshall, G. A./Monserratt, L./Harwood, D./Mandelkern, M./Cummings, J. L./Sultzer, D. L., »Positron emission tomography metabolic correlates of apathy in Alzheimer disease«, in: *Arch Neurol,* Juli 2007, Band 64, Ausgabe 7, S. 1015–1020.

Matsui, H./Nishinaka, K./Oda, M./Niikawa, H./Komatsu, K./Kubori, T./Udaka, F., »Depressions in Parkinson's disease. Diffusion tensor imaging study«, in: *Neurol,* September 2007, Band 254, Ausgabe 9, S. 1170–1173.

Mito, Y./Yoshida, K./Yabe, I./Makino, K./Tashiro, K./Kikuchi, S./Sasaki, H., »Brain SPECT analysis by 3D-SSP and phenotype of Parkinson's disease«, in: *J Neurol Sci,* 15. Februar 2006, Band 241, Ausgabe 1–2, S. 67–72.

Ring, H. A./Bench, C. J./Trimble, M. R./Brooks, D. J./Frackowiak, R. S./Dolan, R. J., »Depression in Parkinson's disease. A positron emission study«, in: *Br J Psychiatry,* September 1994, Band 165, Ausgabe 3, S. 333–339.

14 Kaufman, Y./Anaki, D./Binns, M./Freedman, M., »Cognitive decline in Alzheimer disease: Impact of spirituality, religiosity, and QOL«, in: *Neurology,* 1. Mai 2007, Band 68, Ausgabe 18, S. 1509–1514.

15 Pagnoni, G./Cekic, M., »Age effects on gray matter volume and attentional performance in Zen meditation«, in: *Neurobiol Aging,* Oktober 2007, Band 28, Ausgabe 10, S. 1623–1627.

16 Braam, A. W./Deeg, D. J./Poppelaars, J. L./Beekman, A. T./van Tilburg, W., »Prayer and depressive symptoms in a period of secularization: patterns among older adults in the Netherlands«, in: *Am J Geriatr Psychiatry,* 2007.

17 Obisean, T./Livingston, I./Trulear, H. D./Gillum, F., »Frequency of attendance at religious services, cardiovascular disease, metabolic risk factors and dietary intake in Americans: an age-stratified exploratory analysis«, in: *Int J Psychiatry Med,* 2006, Band 36, Ausgabe 4, S. 435–448.

Hill, T. D./Angel, J. L./Ellison, C. G./Angel, R. J., »Religious attendance and mortality: an 8-year follow-up of older Mexican Americans«, in: *J Gerontol B Psychol Sci Soc Sci,* März 2005, Band 60, Ausgabe 2, S. 102–109.

Musick, M. A./House, J. S./Williams, D. R., »Attendance at religious services and mortality in a national sample«, in: *J Health Soc Behav,* Juni 2004, Band 45, Ausgabe 2, S. 198–213.

18 Ai, A. L./Peterson, C./Tice, T. N./Huang, B./Rodgers, W./Bolling S. F., »The influence of prayer coping on mental health among cardiac surgery patients: the role of optimism and acute distress«, in: *J Health Psychol,* Juli 2007, Band 12, Ausgabe 4, S. 580–596.

Jantos, M./Kiat, H., »Prayer as medicine: how much have we learned?«, in: *Med J Aust,* 21. Mai 2007, Band 186, Beiblatt 10, S. 51–53.

Rew, L./Wong, Y. J./Sternglanz, R. W., »The relationship between prayer, health behaviours, and protective resources in school-age children«, in: *Issues Compr Pediatr Nurs,* Oktober–Dezember 2004, Band 27, Ausgabe 4, S. 245–255.

19 Pardo, J. V./Lee, J. T./Sheikh, S. A./Surerus-Johnson, C./Shah, H./Munch, K. R./Carlis, J. V./Lewis, S. M./Kuskowski, M. A./Dysken, M. W., »Where the brain grows old: decline in anterior cingulate and medial prefrontal function with normal aging«, in: *Neuroimage,* 15. April 2007, Band 35, Ausgabe 3, S. 1231–1237.

20 Riva, G./Mantovani, F./Gaggioli, A., »Presence and rehabilition: toward second-generation virtual reality applications in neuropsychology«, in: *J Neuroeng Rehabil,* 8. Dezember 2004, Band 1, Ausgabe 1, S. 9.

21 Csíkszentmihályi, M., *Flow. Das Geheimnis des Glücks,* Stuttgart 2002.

22 Chang, C./Crottaz-Herbette, S./Menon, V., »Temporal dynamics of basal ganglia response and connectivity during verbal working memory«, in: *Neuroimage,* 1. Februar 2007, Band 34, Ausgabe 3, S. 1253–1269.

Tinaz, S./Schendan, H. E./Schon, K./Stern, C. E., »Evidence fort the importance of basal ganglia output nuclei in semantic event sequencing: an fMRI study«, in: *Brain Res,* 5. Januar 2006, Band 1067, Ausgabe 1, S. 239–249.

Nieoullon, A., »Dopamine and the regulation of cognition and attention«, in: *Prog Neurobiol,* Mai 2002, Band 67, Ausgabe 1, S. 53–83.

Menon, V./Anagnoson, R. T./Glover, G. H./Pfefferbaum, A., »Basal ganglia involvement in memory-guided movement sequencing«, in: *Neuroreport,* 9. November 2000, Band 11, Ausgabe 16, S. 3641–3645.

23 Raz, N./Rodrigue, K. M./Kennedy, K. M./Head, D./Gunning-Dixon, F./Acker, J. D., »Differential aging of the human striatum: longitudinal evi-

dence«, in: *AJNR Am J Neuroradiol,* Oktober 2003, Band 24, Ausgabe 9, S. 1849–1856.

24 Shirai, W./Ito, S./Hattori, T., »Linear T2 Hyperintensity along the Medial Margin of the Globus Pallidus in Patients with Machado-Joseph Disease and Parkinson Disease, and in Healthy Subjects«, in: *AJNR Am J Neuroradiol,* 3. Oktober 2007.

25 Baym, C. L./Corbett, B. A./Wright, S. B./Bunge, S. A., »Neural correlates of tic severity and cognitive control in children with Tourette syndrome«, in: *Brain,* 3. Dezember 2007.

Lewis, S. J./Caldwell, M. A./Barker, R. A., »Modern therapeutic approaches in Parkinson's disease«, in: *Expert Rev Mol Med,* 28. März 2003, Band 5, Ausgabe 10, S. 1–10.

Rosenblatt, A./Leroi, I., »Neuropsychiatry of Huntington's disease and other basal ganglia disorders«, in: *Psychosomatics,* Januar–Februar 2000, Band 41, Ausgabe 1, S. 24–30.

26 Pagnoni, G./Cekic, M., »Age effects on gray matter volume and attentional performance in Zen meditation«, in: *Neurobiol Aging,* Oktober 2007, Band 28, Ausgabe 10, S. 1623–1627.

Doraiswamy, P. M./Xiong, G. L., »Does meditation enhance cognition and brain longevity?«, in: *Ann NY Acad Sci,* 28. September 2007.

27 Trail Making Test (Reitan und Wolfson, 1985).

28 Bottiroli, S./Cavallini, E./Vecchi, T., »Long-term effects of memory training in the elderly: A longitudinal study«, in: *Arch Gerontol Geriatr,* 11. Oktober 2007.

29 Paul, G./Elam, B./Verhulst, S. J., »A longitudinal study of students' perceptions of using deep breathing meditation to reduce testing stresses«, in: *Teach Learn Med,* Sommer 2007, Band 19, Ausgabe 3, S. 287–292.

30 Barnes, V. A./Bauza, L. B./Treiber, F. A., »Impact of stress reduction on negative school behaviour in adolescents«, in: *Health Qual Life Outcomes,* 23. April 2003, Band 1, Ausgabe 1, S. 10.

Siehe auch: Rosaen, C./Benn, R., »The experience of transcendental meditation in middle school students: a qualitative report«, in: *Explore (NY),* September–Oktober 2006, Band 2, Ausgabe 5, S. 422–425.

31 Wall, R. B., »Tai Chi and mindfulness-based stress reduction in a Boston Public Middle School«, in: *J Pediatr Health Care,* Juli–August 2005, Band 19, Ausgabe 4, S. 230–237.

32 Manjunath, N. K./Telles, S., »Spatial and verbal memory test scores following yoga and fine arts camps for school children«, in: *Indian J Physiol Pharmacol,* Juli 2004, Band 48, Ausgabe 3, S. 353–356.

33 Sreenivasan, K. K./Jha, A. P., »Selective attention supports working memory maintenance by modulating perceptual processing of distractors«, in: *J Cogn Neurosci,* Januar 2007, Band 19, Ausgabe 1, S. 32–41.

34 Chang, C./Crottaz-Herbette, S./Menon, V., »Temporal dynamics of basal ganglia response and connectivity during verbal working memory«, in: *Neuroimage,* 1. Februar 2007, Band 34, Ausgabe 3, S. 1253–1269.

35 Nobelpreisträger Eric Kandel erklärt diesen neurologischen Prozess in seiner Autobiografie *Auf der Suche nach dem Gedächtnis. Die Entstehung einer neuen Wissenschaft des Geistes,* München 2006.

36 Furukawa, T. A./Watanabe, N./Omiro, I. M./Churchill, R., »Can pill placebo augment cognitive-behaviour therapy for panic disorder?«, in: *BMC Psychiatry,* 20. Dezember 2007, Band 7, S. 73.

Siehe auch: Harrington, A., *The Placebo Effect,* Cambridge 1999.

37 Bormann, J. E./Smith, T. L./Shively, M./Dellefield, M. E./Gifford, A. L., »Self-monitoring of a stress reduction technique using wrist-worn counters«, in: *J Healthcare Qual,* Januar–Februar, Band 29, Ausgabe 1, S. 45–52.

Bormann, J. E./Becker, S./Gershwin, M./Kelly, A./Pada, L./Smith, T. L./Gifford, A. L., »Relationship of frequent mantram repetition to emotional and spiritual well-being in healthcare workers«, in: *J Contin Educ Nurs,* September–Oktober 2006, Band 37, Ausgabe 5, S. 218–224.

Bormann, J. E./Smith, T. L./Becker, S./Gershwin, M./Pada, L./Grudzinski, A. H./Nurmi, E. A., »Efficacy of frequent mantram repetition on stress, quality of life, and spiritual well-being in veterans: a pilot study«, in: *J Holist Nurs,* Dezember 2005, Band 23, Ausgabe 4, S. 378–414.

38 Spencer, R. M./Verstynen, T./Brett, M./Ivry, R., »Cerebrellar activation during discrete and not continuous timed movements: An fMRI study«, in: *Neuroimage,* Juni 2007, Band 36, Ausgabe 2, S. 378–387.

Akshoomoff, N. A./Courchesne, E./Townsend, J., »Attention coordination and anticipatory control«, in: *Int Rev Neurobiol,* 1997, Band 41, S. 575–598.

39 Ranganathan, V. K./Siemionow, V./Sahgal, V./Liu, J. Z./Yue, G. H., »Skilled finger movement exercise improves hand function«, in: *J Gerontol A Biol Sci Med Sci,* August 2001, Band 56, Ausgabe 8, S. M518–522.

40 Grant, M. D./Brody, J. A., »Musical experience and dementia. Hypothesis«, in: *Aging Clin Exp Res,* Oktober 2004, Band 16, Ausgabe 5, S. 403–405.

41 Schlaug, G./Norton, A./Overy, K./Winner, E., »Effects of music trainig on the child's brain and cognitive development«, in: *Ann N Y Acad Sci,* Dezember 2005, Band 1060, S. 219–230.

42 Baumgartner, T./Esslen, M./Jancke, L., »From emotion perception to emotion experience: emotions evoked by pictures and classical music«, in: *Int J Psychophysiol,* April 2006, Band 60, Ausgabe 1, S. 34–43.

43 Blood, A. J./Zatorre, R. J., »Intensely pleasurable responses to music correlate with activity in brain regions implicated in reward and emotion«, in: *Proc Natl Acad Sci USA,* 25. September 2005, Band 98, Ausgabe 20, S. 11818–11823.

Baumgartner, T./Lutz, K./Schmidt, C. F./Jancke, L., »The emotional power of music: how music enhances the feeling of affective pictures«, in: *Brain Res,* 23. Februar 2006, Band 1075, Ausgabe 1, S. 151–164

44 Mitterschiffthaler, M. T./Fu, C. H./Dalton, J. A./Andrew, C. M./Williams, S. C., »A functional MRI study of happy and sad affective states induced by classical music«, in: *Hum Brain Mapp,* 8. Februar 2007.

45 Perry, D. W./Zatorre, R. J./Petrides, M./Alivisatos, B./Meyer, E./Evans, A. C., »Localization of cerebral activity during simple singing«, in: *Neuroreport,* 16. Dezember 1999, Band 10, Ausgabe 18, S. 3979–3984.

46 Kalueff, A. V., »Neurobiology of memory and anxiety: from genes to behavior«, in: *Neural Plast,* 2007, S. 78171.

Wall, P. M./Messier, C., »Concurrent modulation of anxiety and memory«, in: *Behavioral Brain Research,* 2000, Band 109, Ausgabe 2, S. 229–241.

47 Peavy, G. M./Lange, K. L./Salmon, D. P./Patterson, T. L./Goldman, S./Gamst, A. C./Mills, P. J./Khandrika, S./Galasko, D., »The Effects of Prolonged Stress and APOE Genotype on Memory and Cortisol in Older Adults«, in: *Biol Psychiatry,* 1. Juni 2007.

48 Veröffentlichung der US-Regierung ohne urheberrechtlich einschränkende Bedingungen.

49 Brown, S. M./Henning, S./Wellman, C. L., »Mild, short-term stress alters dendritic morphology in rat medial prefrontal cortex«, in: *Cereb Cortex,* November 2005, Band 15, Ausgabe 11, S. 1714–1722.

Cook, S. C./Wellman, C. L., »Chronic stress alters dendritic morphology in rat medial prefrontal cortex«, in: *Neurobiol,* August 2004, Band 60, Ausgabe 2, S. 236–248.

Wellman, C. L., »Dendritic reorganization in pyramidal neurons in medial prefrontal cortex after chronic corticosterone administration«, in: *J Neurobiol,* 15. November 2001, Band 49, Ausgabe 3, S. 245–253.

50 Brown, S. M./Henning, S./Wellman, C. L., »Mild, short-term stress alters dendritic morphology in rat medial prefrontal cortex«, in: *Cereb Cortex,* November 2005, Band 15, Ausgabe 11, S. 1714–1722.

51 Radley, J. J./Rocher, A. B./Janssen, W. G./Hof, P. R./McEwen, B. S./Morrison, J. H., »Reversibility of apical dendritic retraction in the rat medial

prefrontal cortex following repeated stress«, in: *Exp Neurol,* November 2005, Band 196, Ausgabe 1, S. 199–203.

52 Radley, J. J./Rocher, A. B./Miller, M./Janssen, W. G./Liston, C./Hof, P. R./ McEwen, B. S./Morrison, J. H., »Repeated stress includes dendritic spine loss in the rat medial prefrontal cortex«, in: *Cereb Cortex,* März 2006, Band 16, Ausgabe 3, S. 313–320.

53 Uylings, H. B./de Brabander, J. M., »Neuronal changes in normal human aging and Alzheimer's disease«, in: *Brain Cogn,* 2002, Band 49, S. 268–276.

de Brabander, J. M./Kramers, R. J./Uylings, H. B., »Layer-specific dendritic regression of pyramidal cells with ageing in the human prefrontal cortex«, in: *Eur L Neurosci,* 1998, Band 10, S. 1261–1269.

54 Dickstein, D. L./Kabaso, D./Rocher, A. B./Luebke, J. I./Wearne, S. L./Hof, P. R., »Changes in the structural complexity of the aged brain«, in: *Aging Cell,* Juni 2007, Band 6, Ausgabe 3, S. 275–284.

55 Buell, S. J./Coleman, P. D., »Dendritic growth in the aged human brain and failure of growth in senile dementia«, in: *Science,* 16. November 1979, Band 206, Ausgabe 4420, S. 854–856.

56 Die von uns gewählte szintigrafische Methode zur Untersuchung der neuronalen Aktivitäten des Gehirns während der Meditation misst den Blutfluss durch das Gehirn, der mit dem synaptischen Zünden der Neuronen in Verbindung steht.

Jueptner, M./Weiller, C., »Review: Does measurement of regional cerebral blood flow reflect synaptic activity? Implications for PET and fMRI«, in: *Neuroimage,* Juni 1995, Band 2, Ausgabe 2, S. 148–156.

Wong, T. P./Marchese, G./Casu, M. A./Ribeiro-da-Silva, A./Cuello, A. C./De Koninck, Y., »Loss of presynaptic and postsynaptic structures is accompanied by compensatory increase in action potential-dependent synaptic input to layer V neocortical pyramidal neurons in aged rats«, in: *J Neurosci,* 15. November 2000, Band 20, Ausgabe 22, S. 8596–8606.

57 Carretti, B./Borella, E./De Beni, R., »Does strategic memory training improve the working memory performance of younger and older adults?«, in: *Exp Psychol,* 2007, Band 54, Ausgabe 4, S. 311–320.

Bottiroli, S./Cavallini, E./Vecchi, T., »Long-term effects of memory training in the elderly: A longitudinal study«, in: *Arch Gerontol Geriatr,* 11. Oktober 2007.

O'Hara, R./Brooks, J. O./Friedman, L./Schroder, C. M./Morgan, K. S./ Kraemer, H. C., »Long-term effects of mnemonic training in community-dwelling older adults«, in: *J Psychiatr Res,* Oktober 2007, Band 41, Ausgabe 7, S. 585–590.

Willis, S. L./Tennstedt, S. L./Marsiske, M./Ball, K./Elias, J./Koepke, K. M./Morris, J. N./Rebok, G. W./Unverzagt, F. W./Stoddard, A. M./Wright, E., »ACTIVE Study Group. Long-term effects of cognitive training on everyday functional outcomes in older adults«, in: *JAMA*, 20. Dezember 2006, Band 296, Ausgabe 23, S. 2805–2814.

Cheng, S. T./Chan, A. C./Yu, E. C., »An exploratory study of the effect of mahjong on the cognitive functioning of persons with dementia«, in: *Int J Geriatr Psychiatry*, Juli 2006, Band 21, Ausgabe 7, S. 611–617.

Ball, K./Berch, D. B./Helmers, K. F./Jobe, J. B./Leveck, M. D./Marsiske, M./Morris, J. N./Rebok, G. W./Smith, D. M./Tennstedt, S. L./Unverzagt, F. W./Willis, S. L., »Advanced Cognitive Training for Independent and Vital Elderly Study Group. Effects of cognitive training interventions with older adults: a randomized controlled trial«, in: *JAMA*, 13. November 2002, Band 288, Ausgabe 18, S. 2271–2281.

Brooks, J. O./Friedman, L./Pearman, A. M./Gray, C./Yesavage, J. A., »Mnemonic training in older adults: effects of age, length of training, and type of cognitive pretraining«, in: *Int Psychogeriatr*, März 1999, Band 11, Ausgabe 1, S. 75–84.

58 Derwinger, A./Stigsdotter Neely, A./Backman, L., »Design your own memory strategies! Self-generated strategy training versus mnemonic training in old age: an 8-month follow-up«, in: *Neuropsychol Rehabil*, März 2005, Band 15, Ausgabe 1, S. 37–54.

Derwinger, A./Stigsdotter Neely, A./MacDonald, S./Bäckman, L., »Forgetting numbers in old age: strategy and learning speed matter«, in: *Gerontology*, Juli–August 2005, Band 51, Ausgabe 4, S. 277–284.

59 Small, G. W./Silverman, D. H./Siddarth, P./Ercoli, L. M./Miller, K. J./Lavretsky, H./Wright, B. C./Bookheimer, S. Y./Barrio, J. R./Phelps, M. E., »Effects of a 14-day healthy longevity lifestyle program on cognition and brain function«, in: *Am J Geriatr Psychiatry*, Juni 2006, Band 14, Ausgabe 6, S. 538–545.

60 Finucane, A./Mercer, S. W., »An exploratory mixed methods study of the acceptability and effectiveness of Mindfulness-Based Cognitive Therapy for patients with active depression and anxiety in primary care«, in: *BMC Psychiatry*, 7. April 2006, Band 6, S. 14.

Siehe auch: Williams, M./Teasdale, J. D./Segal, Z. V./Kabat-Zinn, J., *Der achtsame Weg durch die Depression*, übersetzt von Weber, U./Wehner, B., Freiburg 2009.

Williams, M./Teasdale, J. D./Segal, Z. V., *Die achtsamkeitsbasierte kognitive Therapie der Depression. Ein neuer Ansatz zur Rückfallprävention*, Tübingen 2008.

61 Ritchie, K./Carrière, I./de Mendonca, A./Portet, F./Dartigues, J. F./Rouaud, O./Barberger-Gateau, P./Ancelin, M. L., »The neuroprotective effects of caffeine: a prospective population study (the Three City Study)«, in: *Neurology,* 7. August 2007, Band 69, Ausgabe 6, S. 536–545.

Van Gelder, B. M./Buijsse, B./Tijhuis, M./Kalmijn, S./Giampaoli, S./Nissinen, A./Kromhout, D., »Coffee consumption is inversely associated with cognitive decline in elderly European men: the FINE Study«, in: *Eur J Clin Nutr,* Februar 2007, Band 61, Ausgabe 2, S. 226–232.

Arendash, G. W./Schleif, W./Rezai-Zadeh, K./Jackson, E. K./Zacharia, L. C./Cracchiolo, J. R./Shippy, D./Tan, J., »Caffeine protects Alzheimer's mice against cognitive impairment and reduces brain beta-amyloid production«, in: *Neuroscience,* 3. November 2006, Band 142, Ausgabe 4, S. 941–952.

Haskell, C. F./Kennedy, D. O./Wesnes, K. A./Scholey, A. B., »Cognitive and mood improvements of caffeine in habitual consumers and habitual non-consumers of caffeine«, in: *Psychopharmacology (Berl),* Juni 2005, Band 179, Ausgabe 4, S. 813–825.

Beaumont, M./Batejat, D./Pierard, C./Coste, O./Doireau, P./Van Beers, P./Chauffard, F./Chassard, D./Enslen, M./Denis, J. B./Lagarde, D., »Slow release caffeine and prolonged (64–h) continuous wakefulness: effects on vigilance and cognitive performance«, in: *J Sleep Res,* Dezember 2001, Band 10, Ausgabe 4, S. 265–276.

62 Abel, E. L./Hendrix, S. O./McNeeley, S. G./Johnson, K. C./Rosenberg, C. A./Mossavar-Rahmani, Y./Vitolins, M./Kruger, M., »Daily coffee consumption and prevalence of nonmelanoma skin cancer in Caucasian women«, in: *Eur J Cancer Prev,* Oktober 2007, Band 16, Ausgabe 5, S. 446–452.

Hu, G./Bidel, S./Jousilahti, P./Antikainen, R./Tuomilehto, J., »Coffee and tea consumption and the risk of Parkinson's disease«, in: *Mov Disord,* 15. November 2007, Band 22, Ausgabe 15, S. 2242–2248.

Choi, H. K./Willett, W./Curhan, G., »Coffee consumption and risk of incident gout in men: a prospective study«, in: *Arthritis Rheum,* Juni 2007, Band 56, Ausgabe 6, S. 2049–2055.

Greenberg, J. A./Axen, K. V./Schnoll, R./Boozer, C. N., »Coffee, tea and diabetes: the role of weight loss and caffeine«, in: *Int J Obes (Lond),* September 2005, Band 29, Ausgabe 9, S. 1121–1129.

Michels, K. B./Willett, W. C./Fuchs, C. S./Giovannucci, E., »Coffee, tea and caffeine consumption and incidence of colon and rectal cancer«, in: *J Natl Cancer Inst,* 16. Februar 2005, Band 97, Ausgabe 4, S. 282–292.

63 Lieberman, H. R./Tharion, W. J./Shukitt-Hale, B./Speckman, K. L./Tulley, R., »Effects of caffeine, sleep loss, and stress on cognitive performance and mood during U.S. Navy SEAL training. Sea-Air-Land«, in: *Psychopharmacology (Berl),* November 2002, Band 164, Ausgabe 3, S. 250–261.

Siehe auch: Tharion, W. J./Shukitt-Hale, B./Lieberman, H. R., »Caffeine effects on marksmanship during high-stress military training with 72 hour sleep deprivation«, in: *Aviat Space Environ Med,* April 2003, Band 74, Ausgabe 4, S. 309–314.

64 Ganmaa, D./Willett, W. C./Li, T. Y./Feskanich, D./van Dam, R. M./Lopez-Garcia, E./Hunter, D. J./Holmes, M. D., »Coffee, tea, caffeine and risk of breast cancer: a 22-year follow-up«, in: *Int J Cancer,* 1. Mai 2008, Band 122, Ausgabe 9, S. 2071–2076.

Happonen, P./Läärä, E./Hiltunen, L./Luukinen, H., »Coffee consumption and mortality in a 14-year follow-up of an elderly northern Finnish population«, in: *Br J Nutr,* 6. Dezember 2007, S. 1–8.

Hino, A./Adachi, H./Enomoto, M./Furuki, K./Shigetoh, Y./Ohtsuka, M./Kumagae, S./Hirai, Y./Jalaldin, A./Satoh, A./Imaizumi, T., »Habitual coffee but not green tea consumption is inversely associated with metabolic syndrome: an epidemiological study in a general Japanese population«, in: *Diabetes Res Clin Pract,* Juni 2007, Band 76, Ausgabe 3, S. 383–389.

Lopez-Garcia, E./van Dam, R. M./Qi, L./Hu, F. B., »Coffee consumption and markers of inflammation and endothelial dysfunction in healthy and diabetic women«, in: *Am J Clin Nutr,* Oktober 2006, Band 84, Ausgabe 4, S. 888–893.

Iwai, N./Ohshiro, H./Kurozawa, Y./Hosoda, T./Morita, H./Funakawa, K./Okamoto, M./Nose, T., »Relationship between coffee and green tea consumption and all-cause mortality in a cohort of a rural Japanese population«, in: *J Epidemiol,* Mai 2002, Band 12, Ausgabe 3, S. 191–198.

65 Hering-Hanit, R./Gadoth, N., »Caffeine-induced headache in children and adolescents«, in: *Cephalalgia,* Juni 2003, Band 23, Ausgabe 5, S. 332–335.

Bic, Z./Blix, G. G./Hopp, H. P./Leslie, F. M., »In search of the ideal treatment for migraine headache«, in: *Med Hypotheses,* Januar 1998, Band 50, Ausgabe 1, S. 1–7.

66 http://www.hsph.harvard.edu/nutritionsource/calcium.html.

67 Fujiyoshi, N./Yoshioka, T./Morimoto, F./Suzuki, Y./Sueyoshi, K./Shibuya, M./Shimazaki, J., »A case of caffeine poisoning, survived by percutaneous cardiopulmonary support«, in: *Chudoku Kenkyu,* Januar 2008, Band 21, Ausgabe 1, S. 69–73.

Kerrigan, S./Lindsey, T., »Fatal caffeine overdose: two case reports«, in: *Fornesic Sci Int,* 4. Oktober 2005, Band 153, Ausgabe 1, S. 67–69.

Holmgren, P./Nordén-Pettersson, L./Ahlner, J., »Caffeine fatalities – four case reports«, in: *Forensic Sci Int,* 6. Januar 2004, Band 139, Ausgabe 1, S. 71–73.

68 Haskell, C. F./Kennedy, D. O./Milne, A. L./Wesnes, K. A./Scholey, A. B., »The effects of L-theanine, caffeine and their combination on cognition and mood«, in: *Biol Psychol,* Februar 2008, Band 77, Ausgabe 2, S. 113–122.

Kuriyama, S./Hozawa, A./Ohmori, K./Shimazu, T./Matsui, T./Ebihara, S./Awata, S./Nagatomi, R./Arai, H./Tsuji, I., »Green tea consumption and cognitive function: a cross-sectional study from the Tsurugaya Project 1«, in: *Am J Clin Nutr,* Februar 2006, Band 83, Ausgabe 2, S. 355–361.

Hindmarch, I./Rigney, U./Stanley, N./Quinlan, P./Rycroft, J./Lane, J., »A naturalistic investigation of the effects of day-long consumption of tea, coffee and water on alertness, sleep onset and sleep quality«, in: *Psychopharmacology (Berl),* April 2000, Band 149, Ausgabe 3, S. 203–216.

69 Rogers, P. J./Smith, J. E./Heatherley, S. V./Pleydell-Pearce, C. W., »Time for tea: mood, blood pressure and cognitive performance effects of caffeine and theanine administered alone and together«, in: *Psychopharmacology (Berl),* Januar 2008, Band 195, Ausgabe 4, S. 569–577.

70 Bryan, J., »Psychological effects of dietary components of tea: caffeine and L-theanine«, in: *Nutr Rev,* Februar 2008, Band 66, Ausgabe 2, S. 82–90.

71 Petri, N. M./Dropulic, N./Kardum, G., »Effects of voluntary fluid intake deprivation on mental and psychomotor performance«, in: *Croat Med J,* Dezember 2006, Band 47, Ausgabe 6, S. 855–861.

Wilson, M. M./Morlez, J. E., »Impaired cognitive function and mental performance in mild dehydration«, in: *Eur J Clin Nutr,* 2003, Band 57, Beiheft 2, S. 24–29.

72 Adam, G. E./Carter, R./Cheuvront, S. N./Merullo, D. J./Castellani, J. W./Lieberman, H. R./Sawka, M. N., »Hydration effects on cognitive performance during military tasks in temperate and cold environments«, in: *Physiol Behav,* 28. November 2007.

Lieberman, H. R., »Hydration and cognition: a critical review and recommendations for future research«, in: *J Am Coll Nutr,* Oktober 2007, Band 26, Beiheft 5, S. 555–561.

Patel, A. V./Mihalik, J. P./Notebaert, A. J./Guskiewicz, K. M./Prentice, W. E., »Neuropsychological performance, postural stability, and symptoms after dehydration«, in: *J Athl Train,* Januar–März, Band 42, Ausgabe 1, S. 66–75.

Szinnai, G./Schachinger, H./Arnaud, M. J./Linder, L./Keller, U., »Effect of water deprivation on cognitive-motor performance in healthy men and women«, in: *Am J Psychiol Regul Integr Comp Physiol,* Juli 2005, Band 289, Ausgabe 1, S. R275–280.

73 Morgan, J./Banerjee, R., »Post-event processing and autobiographical memory in social anxiety: the influence of negative feedback and rumination«, in: *J Anxiety Disord,* 9. Januar 2008.

Kocovski, N. L./Endler, N. S./Rector, N. A./Flett, G. L., »Ruminative coping and post-event processing in social anxiety«, in: *Behav Res Ther,* August 2005, Band 43, Ausgabe 8, S. 971–984.

Lyubomirsky, S./Caldwell, N. D./Nolen-Hoeksema, S., »Effects of ruminative and distracting responses to depressed mood on retrieval of autobiographical memories«, in: *J Pers Soc Psychol,* Juli 1998, Band 75, Ausgabe 1, S. 166–177.

Kapitel 3: Wie beeinflusst Gott das Gehirn? (S. 69–104)

1 Eine umfangreiche Liste aller Studien über die gesundheitsfördernden Qualitäten der Spiritualität und des Kirchenbesuchs finden Sie unter http://www.dukespiritualityandhealth.org/resources/pdfs/ Research%20-%20latest%20outside%20Duke.pdf.

2 Luu, P./Posner, M. I., »Anterior cingulate cortex regulation of sympathetic activity«, in: *Brain,* Oktober 2003, Band 126, Teil 10, S. 2119–2120.

Critchley, H. D./Mathias, C. J./Josephs, O./O'Doherty, J./Zanini, S./Dewar, B. K./Cipolotti, L./Shallice, T./Dolan, R. J., »Human cingulate cortex and autonomic control: converging neuroimaging and clinical evidence«, in: *Brain,* Oktober 2003, Band 126, Teil 10, S. 2139–2152.

Paus, T., »Primate anterior cingulate cortex: where motor control, drive and cognition interface«, in: *Nat Rev Neurosci,* Juni 2001, Band 2, Ausgabe 6, S. 417–424.

Awh, E./Ehring, W. J., »The anterior cingulate cortex lends a hand in response selection«, in: *Nat Neurosci,* Oktober 1999, Band 2, Ausgabe 10, S. 853–854.

3 Deckro, G. R./Ballinger, K. M./Hoyt, M./Wilcher, M./Dusek, J./Myers, P./Greenberg, B./Rosenthal, D. S./Benson, H., »The evaluation of a mind/body intervention to reduce psychological distress and perceived stress in college students« in: *J Am Coll Health,* Mai 2002, Band 50, Ausgabe 6, S. 281–287.

Stefano, G. B./Fricchione, G. L./Slingsby, B. T./Benson, H., »The placebo effect and the relaxation response: neural processes and their coupling to constitutive nitric oxide«, in: *Brain Res Rev,* 2001, Band 35, S. 1–19.

Googale, I. L./Domar, A. D./Benson, H., »Alleviation of premenstrual syndrome symptoms with the relaxation response«, in: *Obstet Gynecol,* April 1990, Band 75, Ausgabe 4, S. 649–655.

Leserman, J./Stuart, E. M./Mamish, M. E./Benson, H., »The efficacy of the relaxation response in preparin for cardiac surgery«, in: *Behav Med,* Herbst 1989, Band 15, Ausgabe 3, S. 111–117.

Kass, J. D./Friedman, R./Leserman, J./Zuttermeister, P. C./Benson, H., »Health outcome and a new index of spiritual experience«, in: *J Sci Stud Religion,* 1991, Band 30, S. 203–211.

Benson, H./Lehmann, J. W./Malhotra, M. S./Goldman, R. F./Hopkins, J./Epstein, M. D., »Body temperature changes during the practice of g tum-mo (heat) yoga«, in: *Nature,* 1982, Band 295, S. 234–236.

Hoffman, J. W./Benson, H./Arns, P. A./Stainbrook, G. L./Landsberg, L./Young, J. B./Gill, A., »Reduced sympathetic nervous system responsivity associated with the relaxation response«, in: *Science,* 1982, Band 215, S. 190–192.

Benson, H./McCallie, D. P. Jr., »Angina pectoris and the placebo effect«, in: *N Engl J Med,* 1979, Band 300, S. 1424–1429.

Beary, J. F./Benson, H., »A simple psychophysiologic technique which elicits the hypometabolic changes of the relaxation response«, in: *Psychosom Med,* 1974, Band 36, S. 115–120.

Benson, H./Beary, J. F./Carol, M. P., »The relaxation response«, in: *Psychiatry,* 1974, Band 37, S. 37–46.

Wallace, R. K./Benson, H./Wilson, A. F., »A wakeful hypometabolic psychiologic state«, in: *Am J Physiol,* 1971, Band 221, S. 795–799.

4 Galvin, J. A./Benson, H./Deckro, G. R./Fricchione, G. L./Dusek, J. A., »The relaxation response: reducing stress and improving cognition in healthy aging adults«, in: *Complement Ther Clin Pract,* August 2006, Band 12, Ausgabe 3, S. 186–191.

5 Roof, W., *A Generation of Seekers,* New York 1993.

6 In der King-James-Bibel gibt es 20 Hinweise auf Meditation: Genesis 24, 63, Josua 1, 8, Psalm 1, 2, Psalm 5, 1, Psalm 19, 14, Psalm 49, 3, Psalm 63, 6, Psalm 77, 12, Psalm 104, 34, Psalm 119, 15, Psalm 119, 23, Psalm 119, 48, Psalm 119, 78, Psalm 119, 97, Psalm 119, 99, Psalm 119, 148, Psalm 143, 5, Jesaja 33, 18, Lukas 21, 14 und Thimotheus 4, 15.

7 Einen Gesamtüberblick über die christlichen Bräuche der Meditation finden Sie online in der katholischen Enzyklopädie *(Catholic Encyclopedia)* unter http://www.newadvent.org/cathen/index.html.

8 Dieser christlich-mystische Text wird zwar einem englischen Klausner aus dem 14. Jahrhundert zugeschrieben, aber der wahre Autor ist unbekannt. Der hier zitierte Auszug stammt aus der Nachdichtung eines Manuskripts des Britischen Museums durch Evelyn Underwood, herausgegeben von John M. Watkins, *A Book of Contemplation Which Is Called the Cloud of Unknowing, In Which a Soul is One with God,* London 1922.

9 Keating, T., *Intimacy with God,* New York 2009.

10 Die vollständige Entstehungsgeschichte und Beschreibung der englischen Fassung des kontemplativen Gebets finden Sie unter http://www.centeringprayer.com.

11 Newberg, A./Pourdehnad, M./Alavi, A./d'Aquili, E. G., »Cerebral blood flow during meditative prayer: preliminary findings and methodological issues«, in: *Percept Mot Skills,* Oktober 2003, Band 97, Ausgabe 2, S. 625–630.

12 Die Ähnlichkeiten werden detailliert beschrieben in Newberg, A./Waldman, M., *Born to Believe,* New York 2007.

13 Gödel, K., »Ontologischer Gottesbeweis (Ontological Proof)«, *Collected Works: Unpublished Essays & Lectures,* Band III, Oxford 1995, S. 403–404.

14 Creswell, J. D./Way, B. M./Eisenberger, N. I./Lieberman, M. D., »Neural correlates of dispositional mindfulness during affect labeling«, in: *Psychosom Med,* Juli–August 2007, Band 69, Ausgabe 6, S. 560–565.

15 Newberg, A./Waldman, M., *Born to Believe,* New York 2007.

16 Der Neuropsychologe Vilayanur Ramachandran und der Neurologe Michael Persinger behaupten, dass religiöse und paranormale Erfahrungen mit Schläfenlappen-Epilepsie zusammenhängen können, aber bisher gibt es nur wenige Beispiele dafür. Der Großteil der Menschen, die spirituelle Erfahrungen gemacht haben, zeigt keinerlei Zeichen von neuronaler Dysfunktion. Siehe: Persinger, M. A./Valliant, P. M., »Temporal lobe signs and reports of subjective paranormal experiences in a normal population: a replication«, in: *Percept Mot Skill,* 1985, Band 60, Ausgabe 3, S. 903–909, und Ramachandran, V. S./Blageslee, S., *Phantoms in the Brain: Probing the Mysteries of the Human Mind,* New York 1998.

17 Shalom, D. B./Poeppel, D., »Functional anatomic models of language: assembling the pieces«, in: *Neuroscientist,* Februar 2008, Band 14, Ausgabe 1, S. 119–127.

18 Hölzel, B. K./Ott, U./Hempel, H./Hackl, A./Wolf, K./Stark, R./Vaitl, D., »Differential engagement of anterior cingulate and adjacent medial frontal cortex in adept meditators and non-meditators«, in: *Neurosci Lett,* 21. Juni 2007, Band 421, Ausgabe 1, S. 16–21.

Critchley, H. D./Melmed, R. N./Featherstone, E./Mathias, C. J./Dolan, R. J., »Brain activity during biofeedback relaxation: a functional neuroimaging investigation«, in: *Brain* von Mai 2001, Band 124, Teil 5, S. 1003–1012.

Lazar, S. W./Bush, G./Gollub, R. L./Fricchione, G. L./Khalsa, G./Benson, H., »Functional brain mapping of the relaxation response and meditation«, in: *Neuroreport,* 15. Mai 2000, Band 11, Ausgabe 7, S. 1581–1585.

19 Pujol, J./López, A./Deus, J. u. a., »Anatomical variability of the anterior cingulate gyrus and basic dimensions of human personality«, in: *Neuroimage,* 2002, Band 15, S. 847–855.

20 Gündel, H./López-Sala, A./Ceballos-Baumann, A, O./Deus, J./Cardoner, N./Marten-Mittag, B./Soriano-Mas, C./Pujol, J., »Alexithymia correlates with the size of the right anterior cingulate«, in: *Psychosom Med,* Januar–Februar 2004, Band 66, Ausgabe 1, S. 132–140.

21 Berthoz, S./Artiges, E./Van De Moortele, P. F./Poline, J. B./Rouquette, S./Consoli, S. M./Martinot, J. L., »Effect of impaired recognition and expression of emotions on frontocingulate cortics: an fMRI study of men with alexithymia«, in: *Am J Psychiatry,* Juni 2002, Bnd 159, Ausgabe 6, S. 961–967.

22 Lamm, C./Batson, C. D./Decety, J., »The neural substrate of human empathy: effects of perspective-taking and cognitive appraisal«, in: J Cogn Neurosci, Januar 2007, Band 19, Ausgabe 1, S. 42–58.

Singer, T., »The neuronal basis of empathy and fairness«, in: *Novartis Found Symp,* 2007, Band 278, S. 20–30.

Seitz, R. J./Nickel, J./Azari, N. P., »Functional modularity of the medial prefrontal cortex: involvement in human empathy«, in: *Neuropsychology,* November 2006, Band 20, Ausgabe 6, S. 743–751.

23 Milad, M. R./Quirk, G. J./Pitman, R. K./Orr, S. P./Fischl, B./Rauch, S. L., »A role for the human dorsal anterior cingulate cortex in fear expression«, in: *Biol Psychiatry,* 16. August 2007.

Rudebeck, P. H./Walton, M. E./Millette, B. H./Shirley, E./Rushworth, M. F./Bannerman, D. M., »Distinct contribution of frontal areas to emotion and social behaviour in the rat«, in: *Eur J Neurosci,* Oktober 2007, Band 26, Ausgabe 8, S. 2315–2326.

24 Etkin, A./Wager, T. D., »Functional neuroimaging of anxiety: a meta-analysis of emotional processing in PTSD, social anxiety disorder, and specific phobia«, in: *Am J Psychiatry* von Oktober 2007, Band 164, Ausgabe 10, S. 1476–1488.

25 Knippenberg, J. M./Maes, J. H./Kuniecki, M. J./Buyse, B. A./Coenen, A. M./van Luijtelaar, G., »N150 in amygdalar ERT's in the rat: Is there modulation by anticipatory fear?«, in: *Physiol Behav,* 29. August 2007.

Kumari, V./Ffytche, D. H./Das, M./Wilson, G. D./Goswami, S./Sharma, T., »Neuroticism and brain responses to anticipatory fear«, in: *Behav Neurosci,* August 2007, Band 121, Ausgabe 4, S. 643–652.

26 Shim, Y. S./Kim, J. S./Shon, Y. M./Chung, Y. A./Ahn, K. J./Yang, D. W., »A serial study of regional cerebral blood flow deficits in patients with left anterior thalamic infarction: Anatomical and neuropsychological correlates«, in: *J Neurol Sci,* 15. März 2008, Band 266, Ausgaben 1–2, S. 84–94.

Schroeter, M. L./Raczka, K./Neumann, J./von Cramon, D. Y., »Neural networks in frontotemporal dementia – a meta-analysis«, in: *Neurobiol Aging,* März 2008, Band 29, Ausgabe 3, S. 418–426.

Sziklas, V./Petrides, M., »Contribution of the anterior thalamic nuclei to conditional learning in rats«, in: *Hippocampus,* 2007, Band 17, Ausgabe 6, S. 456–461.

Edelstyn, N. M./Hunter, B./Ellis, S. J., »Bilateral dorsolateral thalamic lesions disrupts conscious recollection«, in: *Neuropsychologia,* 2006, Band 44, Ausgabe 6, S. 931–938.

Cheung, C. C./Lee, T. M./Yip, J. T./King, K. E./Li, L. S., »The differential effects of thalamus and basal ganglia on facial emotion recognition«, in: *Brain Cogn,* August 2006, Band 61, Ausgabe 3, S. 262–268.

Graham, D. I./Adams, J. H./Murray, L. S./Jennett, B., »Neuropathology of the vegetative state after head injury«, in: *Neuropsychol Rehabil,* Juli–September 2005, Band 15, Ausgaben 3–4, S. 198–213.

Dagenbach, D./Kubat-Silman, A. K./Absher, J. R., »Human verbal working memory impairments associated with thalamic damage«, in: *Int J Neurosci,* 2001, Band 111, Ausgaben 1–2, S. 67–87.

27 Kjaer, T. W./Bertelsen, C./Piccini, P./Brooks, D./Alving, J./Lou, H. C., »Increased dopamine tone during meditation-induced change of consciousness«, in: *Brain Res Cogn Res,* April 2002, Band 13, Ausgabe 2, S. 255–259.

28 Gianotti, L. R./Mohr, C./Pizzagalli, D./Lehmann, D./Brugger, P., »Associative processing and paranormal belief«, in: *Psychiatry Clin Neurosci,* Dezember 2001, Band 55, Ausgabe 6, S. 595–603.

29 Kurup, R. K/Kurup, P. A., »Hypothalamic digoxin, hemispheric chemical dominance, and spirituality«, in: *Int J Neurosci,* März 2003, Band 113, Ausgabe 3, S. 383–393.

30 Orme-Johnson, D., »Evidence that the Transcendental Meditation program prevents or decreases diseases of the nervous system and is specifically beneficial for epilepsy«, in: *Med Hypotheses,* 2006, Band 2006, Ausgabe 2, S. 240–246.

Jaseja, H., »Mediation potentially capable of increasing susceptibility to epilepsy – a follow-up hypothesis«, in: *Med Hypotheses,* 2006, Band 66, Ausgabe 5, S. 925–928.

Solberg, E. E./Holen, A./Ekeberg, Ø./Østerud, B./Halvorsen, R./Sandvik, L., »The effects of long meditation on plasma melatonin and blood serotonin«, in: *Med Sci Monit,* März 2004, Band 10, Ausgabe 3, S. CR96–101.

Bujatti, M./Riederer, P., »Serotonin, noradrenaline, dopamine metabolites in Transcendental Meditation-technique«, in: *J Neural Transm,* 1976, Band 39, Ausgabe 3, S. 257–267.

31 Toneatto, T./Nguyen, L., »Does mindfulness meditation improve anxiety and mood symptoms? A review of the controlled research«, in: *Can J Psychiatry,* April 2007, Band 52, Ausgabe 4, S. 260–266.

Finucane, A./Mercer, S. W., »An exploratory mixed methods study of the acceptability and effectiveness of Mindfulness-Based Cognitive Therapy for patients with active depression and anxiety in primary care«, in: *BMC Psychiatry,* 7. April 2006, Band 6, S. 14. PMID.

Grossman, P./Niemann, L./Schmidt, S./Walach, H., »Mindfulness-based stress reduction and health benefits. A meta-analysis«, in: *J Psychosom Res,* Juli 2004, Band 57, Ausgabe 1, S. 35–43.

32 Streeter, C. C./Jensen, J. E./Permutter, R. M./Cabral, H. J./Tian, H./Terhune, D. B./Ciraulo, D. A./Renshaw, P. F., »Yoga Asana sessions increase brain GABA levels: a pilot study«, in: *J Altern Complement Med,* Mai 2007, Band 13, Ausgabe 4, S. 419–426.

33 Infante, J. R./Torres-Avisbal, M./Pinel, P./Vallejo, J. A./Peran, F./Gonzalez, F./Contreras, P./Pacheco, C./Roldan, A./Latre, J. M., »Catecholamine levels in practitioners of the transcendental meditation technique«, in: *Psychiol Behav,* Januar 2001, Band 72, Ausgaben 1–2, S. 141–146.

34 Der Gebrauch von Halluzinogenen wurde von 1969 bis 1996 eingehend erforscht und im *Journal of Transpersonal Psychology* dokumentiert. Mit der steigenden Popularität von LSD als Partydroge ab dem Jahr 1973 berichteten jedoch immer weniger Menschen von spirituellen Erfahrungen und psychologischen Einsichten.

35 O'Leary, D. S./Block, R. I./Turner, B. M./Koeppel, J./Magnotta, V. A./Ponto, L. B./Watkins, G. L./Hichwa, R. D./Andreasen, N. C., »Marijuana alters the human cerebrellar clock«, in: *Neuroreport,* 11. Juni 2003, Band 14, Band 8, S. 1145–1151.

36 Block, R. I./O'Leary, D. S./Hichwa, R. D./Augustinack, J. C./Ponto, L. L./Ghoneim, M. M./Arndt, S./Ehrhardt, J. C./Hurtig, R. R./Watkins, G. L./Hall, J. A./Nathan, P. E./Andreasen, N. C., »Cerebrellar hypoactivity in

frequent marijuana users«, in: *Neuroreport,* 20. März 2000, Band 11, Ausgabe 4, S. 749–753.

37 Ghaffar, O./Feinstein, A., »Multiple sclerosis and cannabis. A cognitive and psychiatric study«, in: *Neurology,* 13. Februar 2008.

D'Souza, D. C./Braley, G./Blaise, R./Vendetti, M./Oliver, S./Pittman, B./Ranganathan, M./Bhakta, S./Zimolo, Z./Cooper, T./Perry, E., »Effects of haloperidol on the behavioral, subjective, cognitive, motor, and neuroendocrine effects of Delta-9-tetrahydrocannabinol in humans«, in: *Psychopharmacology (Berl),* 29. Januar 2008.

Fisk, J. E/Montgomery, C., »Real-world memory and executive processes in cannabis users and non-users«, in: *J Psychopharmacol,* 21. Januar 2008.

Senn, R./Keren, O./Hefetz, A./Sarne, Y., »Long-term cognitive deficits induced by a single, extremely low dose of tetrahydrocannabinol (THC): Behavioral, pharmacological and biochemical studies in mice«, in: *Pharmacol Biochem Behav,* Januar 2008, Band 88, Ausgabe 3, S. 230–237.

Solowij, N., *Cannabis and Cognitive Functioning,* Cambridge 1998.

38 de Sola Llopis, S./Miguelez-Pan, M./Peña-Casanova, J./Poudevida, S./Farre, M./Pacifici, R./Böhm, P./Abanades, S./García, A. V./Zuccaro, P./de la Torre, R., »Cognitive performance in recreational ecstasy polydrug users: a two-year follow-up study«, in: *J Psychopharmacol,* 21. Januar 2008.

Bedi, G./Redman, J., »Ecstasy use and higher-level cognitive functions: weak effects of ecstasy after control for potential confounds«, in: *Psychol Med,* 29. Januar 2008, S. 1–12.

Schilt, T./Win, M. M./Jager, G./Koeter, M. W./Ramsey, N. F./Schmand, B./van den Brink, W., »Specific effects of ecstasy and other illicit drugs on cognition in poly-substance users«, in: *Psychol Med,* 8. November 2007, S. 1–9.

Montgomery, C./Fisk, J. E., »Everyday memory deficits in ecstasy-polydrug users«, in: *J Psychopharmacol,* September 2007, Band 21, Ausgabe 7, S. 709–717.

Rodgers, J./Buchanan, T./Scholey, A. B./Heffernan, T. M./Ling, J./Parrott, A. C., »Patterns of drug use and the influence of gender on self-reports of memory ability in ecstasy users: a Web-based study«, in: *J Psychopharmacol,* Dezember 2003, Band 17, Ausgabe 4, S. 389–396.

Rodgers, J., »Cognitive performance amongst recreational users of ›ecstasy‹«, in: *Psychopharmacology (Berl),* Juli 2000, Band 151, Ausgabe 1, S. 19–24.

39 Lerner, M./Lyvers, M., »Values and beliefs of psychedelic drug users: a cross-cultural study«, in: *J Psychoactive Drugs,* Juni 2006, Band 38, Ausgabe 2, S. 143–147.

40 Hartung, J./Skorka, D., »The HIT clinical profile of psychedelic drug users«, in: *J Pers Assess,* Juni 1980, Band 44, Ausgabe 3, S. 237–245.

41 Vollenweider, F. X./Leenders, K. L./Scharfetter, C./Maguire, P./Stadelmann, O./Angst, K., »Positron emission tomography and fluorodeoxyglucose studies of metabolic hyperfrontality and psychopathology in the psilocybin model of psychosis«, in: *Neuropsychopharmacology,* Mai 1997, Band 16, Ausgabe 5, S. 357–372.

42 Griffiths, R. R./Richards, W. A./McCann, U./Jesse R., »Psilocybin can occasion mystical-type experiences having substantial and sustained personal meaning and spiritual significance«, in: *Psychopharmacology (Berl),* August 2006, Band 187, Ausgabe 3, S. 268–283.

43 Bonn-Miller, M. O./Bernstein, A./Sachs-Ericsson, N./Schmidt, N. B./ Zvolensky, M. J., »Associations between psychedelic use, abuse, and dependence and life-time panic attack history in a representative sample«, in: *J Anxiety Disord,* 2007, Band 21, Ausgabe 5, S. 730–741.

44 Newberg, A./Waldman, M., *Born to Believe,* New York 2007.

45 Helmut Hanisch, *Die zeichnerische Entwicklung des Gottesbildes bei Kindern und Jugendlichen. Eine empirische Untersuchung mit religiös und nicht-religiös Erzogenen im Alter von 7–16 Jahren,* Stuttgart und Leipzig 1996, S. 240.

46 Zu Studien über die gesundheitsfördernden Qualitäten der Spiritualität und des Kirchenbesuchs siehe: http://www.dukespiritualityandhealth.org/resources/pdfs/ Research%20-%20latest%20outside%20Duke.pdf.

47 Gillum, R. F./Ingram, D. D., »Frequency of attendance at religious services, hypertension, and blood pressure: the Third National Health and Nutrition Examination Survey«, in: *Psychosom Med,* Mai–Juni 2006, Band 68, Ausgabe 3, S. 382–385.

48 Shermer, M., »Hope Springs Eternal: Science, the Afterlife & the Meaning of Life«, http://www.skeptic.com/reading_room/debates/afterlife.html.

49 Sloan, R., *Blind Faith: The Unholy Alliance of Religion and* Medicine, New York 2006.

50 Musick, M. A./House, J. S./Williams, D. R., »Attendance at religious services and mortality in a national sample«, in: *J Health Soc,* 2004, Band 45, Ausgabe 2, S. 198–213.

51 Hill, T. D./Angel, J. L./Ellison, C. G./Angel, R. J., »Religious attendance and mortality: an 8-year follow-up of older Mexican Americans«, in: *J Gerontol B Psychol Sci Soc Sci,* März 2005, Band 60, Ausgabe 2, S. 102–109.

52 Obisesan, T./Livingston, I./Trulear, H. D./Gillum, F., »Frequency of attendance at religious services, cardiovascular disease, metabolic risk fac-

tors and dietary intake in Americans: an age-stratified exploratory analysis«, in: *Int J Psychiatry Med,* 2006, Band 36, Ausgabe 4, S. 435–448.

53 Oman, D./,Kurata, J. H./Strawbridge, W. J./Cohen, R. D., »Religious attendance and cause of death over 31 years«, in: *Int J Psychiatry Med,* 2002, Band 32, Ausgabe 1, S. 69–89.

54 Gillum, R. F., »Frequency of attendance at religious services and cigarette smoking in American women and men: the Third National Health and Nutrition Examination Survey «, in: *Prev Med,* August 2005, Band 41, Ausgabe 2, S. 607–613.

55 Whooley, M. A./Boyd, A. L./Gardin, J. M./Williams, D. R., »Religious involvement and cigarette smoking in young adults: the CARDIA study (Coronary Artery Risk Development in Young Adults) study«, in: *Arch Intern Med,* 22. Juli 2002, Band 162, Ausgabe 14, S. 1604–1610.

56 Pargament, K. I./Koenig, H. G./Tarakeshwar, N./Hahn, J., »Religious struggle as a predictor of mortality among medically ill elderly patients: a 2-year longitudinal study«, in: *Archives of Internal Medicine,* 13.–27. August 2001, Band 161, Ausgabe 15, S. 1881–1885.

57 Koenig, H. G./Pargament, K. I/Nielsen, J., »Religious coping and health status in medically ill hospitalized older adults«, in: *J Nerv Ment Dis,* September 1998, Band 186, Ausgabe 9, S. 513–521.

58 Pargament, K. I., *The Psychology of Religion and Coping: Theory, Research, Practice,* New York 1997.

Koenig, H. G./Pargament, K. I./Nielsen, J., »Religious coping and health status in medically ill hospitalized older adults«, in: *J Nerv Ment Dis,* 1998, Band 186, S. 513–521.

Fitchett, G./Rybarczyk, B. D./DeMarco, G. A./Nicholas, J. J., »The role of religion in medical rehabilitation outcomes: a longitudinal study«, in: *Rehab Psychol,* 1999, Band 44, S. 1–22.

59 Pargament, K. I./Koenig, H. G./Tarakeshwar, N./Hahn, J., »Religious coping methods as predictors of psychological, physical and spiritual outcomes among medically ill elderly patients: a two-year longitudinal study«, in: *J Health Psychol,* November 2004, Band 9, Ausgabe 6, S. 713–730.

60 Creswell, J. D./Way, B. M./Eisenberger, N. I./Liebermann, M. D., »Neural correlates of dispositional mindfulness during affect labeling«, in: *Psychosom Med,* Juli–August 2007, Band 69, Ausgabe 6, S. 560–565.

Pagnoni, G./Cekic, M., »Age effects on gray matter volume and attentional performance in Zen meditation«, in: *Neurobiol Aging,* Oktober 2007, Band 28, Ausgabe 10, S. 1623–1627.

Brefczynski-Lewis, J. A./Lutz, A./Schaefer, H. S./Levinson, D. B./Davidson, R. J., »Neural correlates of attentional expertise in long-term meditation practitioners«, in: *Proc Natl Acad Sci USA,* 3. Juli 2007, Band 104, Ausgabe 27, S. 11483–11488.

Hölzel, B. K./Ott, U./Hempel, H./Hackl, A./Wolf, K./Stark, R./Vaitl, D., »Differential engagement of anterior cingulate and adjacent medial frontal cortex in adept meditators and non-meditators«, in: *Neurosci Lett,* 21. Juni 2007, Band 421, Ausgabe 1, S. 16–21.

61 Brefczynski-Lewis, J. A./Lutz, A./Schaefer, H. S./Levinson, D. B./Davidson, R. J., »Neural correlates of attentional expertise in long-term meditation practitioners«, in: *Proc Natl Acad Sci USA,* 3. Juli 2007, Band 104, Ausgabe 27, S. 11483–11488.

62 Goleman, D., *Dialog mit dem Dalai Lama. Wie wir destruktive Emotionen überwinden können,* übersetzt von Friedrich Griese, München 2005.

63 Slagter, H. A./Lutz, A./Greischar, L. L./Francis, A. D./Nieuwenhuis, S./Davis, J. M./Davidson, R. J., »Mental training affects distribution of limited brain resources«, in: *PLoS Biol,* Juni 2007, Band 5, Ausgabe 6, S. e138.

Lutz, A./Greischar, L. L./Rawlings, N. B./Ricard, M./Davidson, R. J., »Long-term meditators self-induced high-amplitude gamma synchrony during mental practice», in: *Proc Natl Acad Sci* USA, 16. November 2004, Band 101, Ausgabe 46, S. 16369–16373.

64 Lazar, S. W./Kerr, C. E./Wasserman, R. H./Gray, J. R./Greve, D. N./Treadway, M. T./McGarvey, M./Quinn, BT./Dusek, J. A./Benson, H./Rauch, S. L./Moore, C. I./Fischl, B., »Meditation experience is associated with increased cortical thickness«, in: *Neuroreport,* 28. November 2005, Band 16, Ausgabe 17, S. 1893–1897.

Kapitel 4: Wie fühlt sich Gott an? (S. 107–129)

1 Ganzel, B./Casez, B. J./Glover, G./Voss, H. U./Temple, E., »The aftermath of 9/11: effect of intensity and recency of trauma on outcome«, in: *Emotion,* Mai 2007, Band 7, Ausgabe 2, S. 227–238.

Wessa, M./Flor, H., »Posttraumatische Belastungsstörung und Traumagedächtnis – eine psychobiologische Perspektive (Posttraumatic stress disorder and trauma memory – a psychobiological perspective)«, in: *Psychosom Med Psychother,* 2002, Band 48, Ausgabe 1, S. 28–37.

2 Yokoyama, S./Miyamoto, T./Riera, J./Kim, J./Akitsuki, Y./Iwata, K./Yoshimoto, K./Horie, K./Sato, S./Kawashima, R., »Cortical mechanisms invol-

ved in the processing of verbs: an fMRI study«, in: *J Cogn Neurosci,* August 2006, Band 18, Ausgabe 8, S. 1304–1313.

3 Newport, F., »Who Believes in God and Who Doesn't?«, in: *Gallup News Service,* 23. Juni 2006.

4 Larson, E. J./Witham, L., »Scientists Are Still Keeping the Faith«, in: *Nature,* April 1997, Band 386, S. 435f.

5 Gunn, H., » Web-based Surveys: Changing the Survey Process«, in: *First Monday,* Dezember 2002, Band 7, Ausgabe 12, http://firstmonday.org/issues/issue7_12/gunn/index.html.

6 Laut Nobelpreisträger Francis Crick ist das Claustrum mit dem Dirigenten eines Orchesters zu vergleichen. Es ist für die Einheit des Bewusstseins zuständig. Nobelpreisträger Eric Kandel behauptet jedoch, dass der Schlüssel zur Verarbeitung des ganzheitlichen Realitätssinns im Thalamus verankert ist. Tatsache ist allerdings, dass das Claustrum zwar mit dem Großteil des Kortex eng verbunden ist, nicht aber mit dem Thalamus.

Crick, F. C./Koch, C., »What is the function of the claustrum?«, in: *Philos Trans R Soc Lond B Biol Sci,* 29. Juni 2005, Band 360, Ausgabe 1458, S. 1271–1279.

Kandel, E., *Auf der Suche nach dem Gedächtnis. Die Entstehung einer neuen Wissenschaft des Geistes,* München 2006.

7 Es gibt zahlreiche literarische Werke von berühmten Autoren wie Aldous Huxley, Ken Wilber und Huston Smith, die sich mit der ewigen Philosophie befassen. Siehe: Cousineau, P. (Hg.), *The Way Things Are: Conversations with Huston Smith on the Spiritual Life,* Berkeley 2005.

8 Ens, C./Bond, J. B. Jr., »Death anxiety in adolescents: the contribution of bereavement and religiosity«, in: *Omega (Westport),* 2007, Band 55, Ausgabe 3, S. 169–184.

Al-Sabwah, M. N./Abdel-Khalek, A. M., »Religiosity and death distress in Arabic college students«, in: *Death Stud,* Mai 2006, Band 30, Ausgabe 4, S. 365–375.

Wink, P./Scott, J., »Does religiousness buffer against the fear of death and dying in late adulthood? Findings from a longitudinal study«, in: *J Gerontol B Psychol Sci Soc Sci,* Juli 2005, Band 60, Ausgabe 4, S. P207–214.

Roff, L. L./Butkevicience, R./Klemmack, D. L., »Death anxiety and religiosity among Lithuanian health and social service professionals«, in: *Death Stud,* November 2002, Band 26, Ausgabe 9, S. 731–742.

Suhail, K./Akram, S., »Correlates of death anxiety in Pakistan«, in: *Death Stud,* Januar 2002, Band 26, Ausgabe 1, S. 39–50.

Fortner, B. V./Neimeyer, R. A., »Death anxiety in older adults: a quantitative review«, in: *Death Stud,* Juli–August 1999, Band 23, Ausgabe 5, S. 387–411.

9 Waldman, M., »The Case of Julia: Kundalini or Psychosis?«, in: *J Transpers Psychol,* 1992, Band 24, Ausgabe 2.

10 American Psychiatric Association, *Diagnostic and Statistical Manual of Mental Disorders – DSM-IV,* 4. Auflage, Washington D. C. 2000.

11 James, W., *Die Vielfalt religiöser Erfahrung. Eine Studie über die menschliche Natur,* Frankfurt 2005.

12 Keup, J., »Understanding the Role of Religion and Spirituality in the UCLA Undergraduate Experience«, www.sairo.ucla.edu/2005reports/religion%20%20spirituality%20in%20the%20UCLA%20Undergraduate%20Experience%20Oct%202005.pdf.

Siehe auch: http://www.spirituality.ucla.edu/

13 80 bis 90 Prozent der amerikanischen Bevölkerung glauben an Gott, und für die meisten Amerikaner ist der Glaube sogar der zweitwichtigste sittliche Maßstab (*Barna Research Group,* 14. März 2006). Trotzdem gehen nur 30 bis 40 Prozent regelmäßig in die Kirche (*Gallup News Service,* 3. und 10. Januar 2006) und 43 Prozent besuchen keinerlei religiöse Institutionen (*Gallup News Service,* 11. Oktober 2005).

14 Die alljährlichen Folgestudien der Barna Forschungsgruppe zeigen, dass die Amerikaner zwar weiterhin spirituell aktiv sind, dass aber immer weniger von ihnen die biblischen Anschauungen vertreten (*Barna Research Group,* 21. Mai 2007).

15 Pew Global Attitudes Project, »Support for Terror Wanes Among Muslim Publics – Islamic Extremism: Common Concern for Muslim and Western Publics«, in: *Pew Global Attitudes Project,* 14. Juli 2005, S. 2. Siehe auch: http://pewglobal.org/reports/display.php?PageID=809.

Pew Global Attitudes Project, »A Rising Tide Lifts Mood in the Developing World Sharp Decline in Support for Suicide Bombing in Muslim Countries«, in: *Pew Global Attitudes Project,* 24. Juli 2007. Siehe auch: http://pewglobal.org/reports/display.php?ReportID=257.

Kapitel 5: Wie sieht Gott aus? (S. 130–149)

1 Wilson, D. S., *Darwin's Cathedral,* Chicago 2002.
2 Kensinger, E. A./Schacter, D. L., »Processing emotional pictures and words: effects of valence and arousal«, in: *Cogn Affect Behav Neurosci,* Juni 2006, Band 6, Ausgabe 2, S. 110–126.
3 Alia-Klein, N./Goldstein, R. Z./Tomasi, D./Zhang, L./Fagin-Jones, S./Telang, F./Wang, G. J./Fowler, J. S./Volkow, N. D., »What is in a word? No versus yes differentially engage the lateral orbitofrontal cortex«, in: *Emotion,* August 2007, Band 7, Ausgabe 3, S. 649–659.
4 Solso, R., »Brain activities in a skilled versus a novice artist: An fMRI study«, in: *Leonardo 34.1,* 2001, S. 31–34.
5 Heller, D., *The Children's God,* Chicago 1988.
6 Ladd, K./Mclntosh, D. N./Spilka, B., »Children's god concepts: Influences of denomination, age, and gender«, in: *International J for the Psychology of Religion,* 1998, Band 8, Ausgabe 1, S. 49–56.
7 Harms, E., »The development of religious experience in children«, in: *American Journal of Sociology,* 1944, Band 50.

Siegenthaler, H., »Die Entwicklung des Gottesbildes bei Kindern und Jugendlichen«, in: *entwurf,* hg. von der Fachgemeinschaft evangelischer Religionslehrer in Württemberg und vom Fachverband evangelischer Religionslehrer in Baden e.V., 3/1980.

Hanisch, H., *Die zeichnerische Entwicklung des Gottesbildes bei Kindern und Jugendlichen. Eine empirische Vergleichsuntersuchung mit religiös und nicht-religiös Erzogenen im Alter von 7–16,* Stuttgart und Leipzig 1996.

Siehe auch: Hanisch, H., »Children's and Young People's Drawings of God (Vortrag an der Universität von Gloucestershire)«, http://www.uni-leipzig.de/~rp/vortraege/hanisch01.html (21. Oktober 2002).

Ladd, K./Mclntosh, D. N./Spilka, B., »Children's god concepts: Influences of denomination, age, and gender«, in: *Int J Psychol Rel,* 1998, Band 8, Ausgabe 1, S. 49–56.

8 Szpunar, K. K./Watson, J. M./McDermott, K. B., »Neural substrates of envisioning the future«, in: *Proc Natl Acad Sci USA,* 9. Januar 2007, Band 104, Ausgabe 2, S. 642–647.

Addis, D. R./Wong, A. T./Schacter, D. L., »Remembering the past and imagining the future: common and distinct neural substrates during event construction and elaboration«, in: *Neuropsychologia,* 8. April 2007, Band 7, S. 1363–1377.

9 Hofer, A./Siedentopf, C. M./Ischebeck, A./Rettenbacher, M. A./ Verius, M./ Felber, S./Wolfgang Fleischhacker, W., »Sex differences in brain activation

patterns during processing of positively and negatively valenced emotional words«, in: *Psychol Med,* Januar 2007, Band 37, Ausgabe 1, S. 109–119.

10 Die ersten 50 Wörter sind hauptsächlich Namen von wichtigen Personen und Nahrungsmitteln sowie Substantive, die Tätigkeiten wie zum Beispiel »baden« beschreiben, Wörter und Verben, die ein Geschehen bezeichnen, und einfache richtungsweisende Wörter wie rauf, runter, öffnen oder gehen. Siehe: Bremner, J. G./Slater, A./Butterworth, G., *Infant Development: Recent Advances,* Hove 1997.

11 Ravid, D., »Semantic development in textual contexts during the school years: noun scale analysis«, in: *J Child Lang,* November 2006, Band 33, Ausgabe 4, S. 791–821.

Ogura, T./Dale, P. S./Yamashita, Y./Murase, T./Mahieu, A., »The use of nouns and verbs by Japanese children and their caregivers in book-reading and toy-playing contexts«, in: *J Child Lang,* Februar 2006, Band 33, Ausgabe 1, S. 1–29.

12 Je besser die Neuroimaging-Technologie wird, desto mehr werden bestehende Annahmen in Bezug auf den Spracherwerb von Kindern in Frage gestellt. Darüber hinaus ist es möglich, dass Sprachen von unterschiedlichen Kulturen auf unterschiedliche Art und Weise gelernt und neurologisch verarbeitet werden. Siehe: Li, P./Jin, Z./Tan, L. H., »Neural representations of nouns and verbs in Chinese: an fMRI study«, in: *Neuroimage,* April 2004, Band 21, Ausgabe 4, S. 1533–1541.

Bassano, D., »Early development of nouns and verbs in French: exploring the interface between lexicon and grammar«, in: *J Child Lang,* Oktober 2000, Band 27, Ausgabe 3, S. 521–559.

13 Federmeier, K. D./Segal, J. B./Lombrozo, T./Kutas, M., »Brain responses to nouns, verbs and class-ambiguous words in context«, in: *Brain,* Dezember 2000, Band 123, Pt 12, S. 2552–2566.

14 Pobric, G./Mashal, N./Faust, M./Lavidor, M., »The role of the right cerebral hemisphere in processing novel metaphoric expressions: a transcranial magnetic stimulation study«, in: *J Cogn Neurosci,* Januar 2008, Band 20, Ausgabe 1, S. 170–181.

15 Vinckier, F./Naccache, L./Papeix, C./Forget, J./Hahn-Barma, V./Dehaene, S./Cohen, L., »›What‹ and ›where‹ in word reading: ventral coding of written words revealed by parietal atrophy«, in: *J Cogn Neurosci,* Dezember 2006, Band 18, Ausgabe 12, S. 1998–2012.

Sestieri, C./Di Matteo, R./Ferretti, A./Del Gratta, C./Caulo, M./Tartaro, A./Olivetti Belardinelli, M./Romani, G. L., »›What‹ versus ›where‹ in the audiovisual domain: an fMRI study«, in: *Neuroimage,* 1. November 2006, Band 33, Ausgabe 2, S. 672–680.

16 Shafritz, K. M./Gore, J. C./Marois, R., »The role of the parietal cortex in visual feature binding«, in: *Proc Natl Acad Sci USA*, 6. August 2002, Band 99, Ausgabe 16, S. 10917–10922.

17 Harrington, G. S./Farias, D./Davis, C. H./Buonocore, M. H., »Comparison of the neural basis for imagined writing and drawing«, in: *Hum Brain Mapp,* Mai 2007, Band 28, Ausgabe 5, S. 450–459.

18 Taylor, K. I./Regard, M., »Language in the right cerebral hemisphere: contributions from reading studies«, in: *News Physiol Sci,* Dezember 2003, Band 18, S. 257–261.

19 Sabsevitz, D. S./Medler, D. A./Seidenberg, M./Binder, J. R., »Modulation of the semantic system by word imageability«, in: *Neuroimage,* August 2005, Band 27, Ausgabe 1, S. 188–200.

Taylor, K. I./Regard, M., »Language in the right cerebral hemisphere: contributions from reading studies«, in: *News Physiol Sci,* Dezember 2003, Band 18, S. 257–261.

20 Einstein, A., »A Symposium, by the Conference on Science, Philosophy and Religion in Their Relation to the Democratic Way of Life«, in: *Science, Philosophy and Religion,* 1940.

Unter http://www.sahajayoga.asso.fr/news_sahaja-yoga_france/documents/Albert%20Einstein%20-%20Contemplating%20the%20cosmos.pdf finden Sie zahlreiche andere informative Aufsätze von Einstein über das Thema Religion.

21 Kandinsky, W., *Über das Geistige in der Kunst,* Bern 1973.

22 Quiroga, R. Q./Reddy, L./Kreiman, G./Koch, C./Fried, I., »Invariant visual representation by single neurons in the human brain«, in: *Nature,* 23. Juni 2005, Band 435, Ausgabe 7045, S. 1102–1107.

23 Buber, M., »Die Vorurteile der Jugend. Ansprache an die jüdische Jugend, gehalten in Prag am 13. Jänner 1937«, in: Martin Buber, *Schriften zu Jugend, Erziehung und Bildung*, hg. von Jacobi, J., Gütersloh 2005. Hier zitiert aus *Martin Buber Werkausgabe*, hg. von Mendes-Flohr, P./Schäfer, P., Band 8, S. 296 f.

24 Wilson, D., »Beyond Demonic Memes: Why Richard Dawkins Is Wrong About Religion«, in: *eSkeptic,* 14. Juli 2007.

25 Das Zentrum für synaptische Plastizität (Centre for Synaptic Plasticity) stellt auf seiner Website einen hervorragenden Überblick über Plastizität zur Verfügung. Das Zentrum, ein Gemeinschaftsunternehmen zwischen dem medizinischen Forschungsrat (Medical Research Council) und der Universität von Bristol, erforscht die synaptische Plastizität bei normalen Gehirntätigkeiten des Menschen, insbesondere während des Lernens, des Erinnerungsprozesses und bei bestimmten pathologischen Erkran-

kungen wie der Alzheimer-Krankheit, Gedächtnisschwund und Epilepsie. Eine Liste der wichtigsten Forschungsarbeiten finden Sie online unter http://www.bris.ac.uk/synaptic/research/res2.html.

26 Chklovskii, D. B./Mel, B. W./Svoboda, K., »Cortical rewiring and information storage«, in: *Nature,* 14. Oktober 2004, Band 431, Ausgabe 7010, S. 782–788.

27 Yoshii, A./Constantine-Paton, M., »BDNF induces transport of PSD-95 to dendrites through PI3K-AKT signaling after NMDA receptor activation«, in: *Nature Neuroscience,* 2007, Band 10, S. 702. Das Zitat wurde am 20. Mai 2007 in *Medical Science News* veröffentlicht.

28 Frostig, R. D., »Functional organization and plasticity in the adult rat barrel cortex: moving out-of-the-box«, in: *Curr Opin Neurobiol,* 2006, Band 16, S. 1–6.

29 Polley, D. B./Kvasnak, E./Frostig, R. D., »Naturalistic experience transforms sensory maps in the adult cortex of caged animals«, in: *Nature,* 2004, Band 429, S. 67–71.

30 Jacobs, B./Scheibel, A. B., »A quantitative dendritic analysis of Wernick's area in humans. I. Lifespan changes«, in: *J Comp Neurol,* 1. Januar 1993, Band 327, Ausgabe 1, S. 83–96.

Allman, J., *Evolving Brains (Scientific American Library),* New York 2000.

31 Muotri, A. R./Marchetto, M. C./Coufal, N. G./Gage, F. H., »The necessary junk: new functions for transposable elements«, in: *Hum Mol Genet,* 15. Oktober 2007, Band 16, Spec 2, S. R159–167.

Garcia-Perez, J. L. u.a., »LINE-1 retrotransposition in human embryonic stem cells«, in: *Hum Mol Genet,* 1. Juli 2007, Band 16, Ausgabe 13, S. 1569–1577.

Muotri, A. R. u. a., »Somatic mosaicism in neuronal precursor cells mediated by L1 retrotransposition«, in: *Nature,* 16. Juni 2005, Band 435, Ausgabe 7044, S. 903–910.

32 Deacon, C., *The Symbolic Species: The Co-Evolution of Language and the Brain,* New York 1998.

Kapitel 6: Hat Gott ein Herz? (S. 150–174)

1 Bader, C./Dougherty, K./Froese, P./Johnson, B./Carson Mencken, F./Park, J./Stark, R., *American Piety in the 21st Century: New Insights to the Depth and Complexity of Religion in the U.S. Selected Findings from The*

Baylor Religion Survey, Dallas 2006. Siehe: http://www.baylor.edu/content/services/document.php/33304.pdf.

2 Buber, M., *Ich und Du*, Ditzingen 1923.

3 Wuthnow, R., *Sharing the Journey*, New York 1994.

4 Mehr hierzu finden Sie auf der Website der Barna-Gruppe in der Kategorie »Beliefs: General Religious«, http://www.barna.org/component/search/religious%20beliefs/ (2007/2008). Siehe auch: Barna, G., *Index of Leading Spiritual Indicators*, Dallas 1996.

5 Dieses Zitat erschien im *New York Irish Times Magazine*, 9. November 1930, und später in Einsteins Buch *Mein Weltbild*, Amsterdam 1934/Berlin 2005.

6 Einen umfangreichen Überblick über die Geschichte der Religion in Amerika gibt Gaustad, E. S., *The Religious History of America*, New York 2004.

7 Atkinson, W., *Gedankenvibration oder Das Gesetz der Anziehung in der Gedankenwelt*, Bensheim 2008. Der englischsprachige Aufsatz wurde zuerst im Jahr 1901 in Chicago veröffentlicht.

8 Astin, A. W./Astin, H./Bryant, A. N./Calderone, S./Szelényi, K., »Spirituality and the Professoriate: A National Study of Faculty Beliefs, Attitudes, and Behaviors«, Los Angeles 2006.

9 Minkkinen, M., »Early care and education: Our social experiment«, in: *J Coll Teaching Learning*, 2005, Band 2, Ausgabe 7, S. 1–6.

10 Die Neurobiologie einer romantischen Liebesbeziehung spricht andere Teile des Gehirns an, als es andere emotionale Umstände tun: Bereiche im frontalen und anterioren cingulären Kortex sowie im limbischen System. Liebe wird aber auch durch unsere Gedanken, durch die Auswertung von Belohnung und Zurückweisung sowie durch ein sich ständig änderndes Gleichgewicht von biochemischen Stoffen und Hormonen wie Oxytocin, Vasopressin, Dopamin und Opioiden kontrolliert. Siehe zum Beispiel: Zeki, S., »The neurobiology of love«, in: *FEBS Letters*, 12. Juni 2007, Band 581, Ausgabe 14, S. 2575–2579.

Fisher, H. E./Aron, A./Brown, L. L., »Romantic love: a mammalian brain system for mate choice«, in: *Philos Trans R Soc Lond B Biol Sci*, 29. Dezember 2006, Band 361, Ausgabe 1476, S. 2173–2186.

Kendrick, K. M., »The neurobiology of social bonds«, in: *J Neuroendocrinol*, Dezember 2004, Band 16, Ausgabe 12, S. 1007 f.

Bartels, A./Zeki, S., »The neural correlates of maternal and romantic love«, in: *Neuroimage*, März 2004, Band 21, Ausgabe 3, S. 1155–1166.

Marazziti, D./Cassano, G. B., »The neurobiology of attraction«, in: *J Endocrinol Invest*, 2003, Band 26, Ergänzung 3, S. 58–60.

Bartels, A./Zeki, S., »The neural basis of romantic love«, in: *Neuroreport*, 27. November 2000, Band 11, Ausgabe 17, S. 3829–3834.

11 Bernier, P./Bédard, A./Vinet, J./Lévesque, M./Parent, P., »Newly generated neurons in the amygdale and adjoining cortex of adult primates«, in: *Proceedings of the National Academy of Sciences USA,* 20. August 2002, Band 99, Ausgabe 17, S. 11464–11469.

12 Allman, J. M./Hakeem, A./Erwin, J. M./Nimchinsky, E./Hof, P., »The anterior cingulated cortex. The evolution of an interface between emotion and cognition«, in: *Ann N Y Acad Sci,* Mai 2001, Band 935, S. 107–117.

Kasai, K./Yamasue, H./Gilbertson, M. W./Shenton, M. E./Rauch, S. L./Pitman, R. K., »Evidence for acquired pregenual anterior cingulated gray matter loss from a twin study of combat-related posttraumatic stress disorder«, in: *Biol Psychiatry,* 15. März 2008, Band 63, Ausgabe 6, S. 550–556.

Javadapour, A./Malhi, G. S./Ivanovski, B./Chen, X./Wen, W./Sachdev, P., »Increased anterior cingulated cortex volume in bipolar I disorder«, in: *Aust N Z J Psychiatry,* November 2007, Band 41, Ausgabe 11, S. 910–916.

Onoda, K./Okamoto, Y./Toki, S./Ueda, K./Shishida, K./Kinoshita, A./Yoshimura, S./Yamashita, H./Yamawaki, S., »Anterior cingulated cortex modulates preparatory activation during certain anticipation of negative picture«, in: *Neuropsychologia,* 15. August 2007, Band 46, Ausgabe 1, S. 102–110.

13 Bartolomeo, P./Zieren, N./Vohn, R./Dubois, B./Sturm, W., »Neural correlates of primary and reflective consciousness of spatial orienting«, in: *Neuropsychologia,* 15. Januar 2008, Band 46, Ausgabe 1, S. 348–361.

14 Saarela, M. V./Hlushchuk, Y./Williams, A. C./Schürmann, M./Kalso, E./Hari, R., »The compassionate brain: humans detect intensity of pain from another's face«, in: *Cereb Cortex,* Januar 2007, Band 17, Ausgabe 1, S. 230–237.

15 Alexopoulos, G. S./Gunning-Dixon, F. M./Latoussakis, V./Kanellopoulos, D./Murphy, C. F., »Anterior cingulated dysfunction in geriatric depression«, in: *Int J Geriatr Psychiatry,* 5. November 2007, Band 23, Ausgabe 4, S. 347–355.

16 Seeley, W. W./Allman, J. M./Carlin, D. A./Crawford, R. K./Macedo, M. N./Greicius, M. D./Dearmond, S. J./Miller, B. L., »Divergent social functioning in behavioral variant frontotemporal dementia and Alzheimer disease: reciprocal networks and neuronal evolution«, in: *Alzheimer Dis Assoc Disord,* Oktober–Dezember 2007, Band 21, Ausgabe 4, S. 50–57.

Hof, P. R./Van Der Gucht, E., »Structure of the cerebral cortex of the humpback whale, Megaptera novaeangliae (Cetacea, Mysticeti, Balaenopteridae)«, in: *Anat Rec A Discov Mol Cell Evol Biol,* Januar 2007, Band 290, Ausgabe 1, S. 1–31.

17 Gross, J. J., *Handbook of Emotion Regulation,* New York 2007.

18 Siegrist, J./Menrath, I./Stöcker, T./Klein, M./Kellermann, T./Shah, N. J./Zilles, K./Schneider, F., »Differential brain activation according to chronic social reward frustration«, in: *Neuroreport,* 28. November 2005, Band 16, Ausgabe 17, S. 1899–1903.

19 Seeley, W. W./Allman, J. M./Carlin, D. A./Crawford, R. K./Macedo, M. N./Greicius, M. D./Dearmond, S. J./Miller, B. L., »Divergent social functioning in behavioral variant frontotemporal dementia and Alzheimer disease: reciprocal networks and neuronal evolution«, in: *Alzheimer Dis Assoc Disord,* Oktober–Dezember 2007, Band 21, Ausgabe 4, S. 50–57.

Seeley, W. W./Carlin, D. A./Allman, J. M./Macedo, M. N./Bush, C./Miller, B. L./Dearmond, S. J., »Early frontotemporal dementia targets neurons unique to apes and humans«, in: *Ann Neurol,* Dezember 2006, Band 60, Ausgabe 6, S. 660–667.

Allman, J., *Evolving Brains,* New York 2000.

20 Eisenberger, N. I./Gable, S. L./Liebermann, M. D., »Functional magnetic resonance imaging responses relate to differences in real-world social experience«, in: *Emotion,* November 2007, Band 7, Ausgabe 4, S. 745–754.

Rudebeck, P. H./Walton, M. E./Millette, B. H./Shirley, E./Rushworth, M. F./Bannerman, D. M., »Distinct contribution of frontal areas to emotion and social behaviour in the rat«, in: *Eur J Neurosci,* Oktober 2007, Band 26, Ausgabe 8, S. 2315–2326.

Eisenberger, N. I./Taylor, S. E./Gable, S. L./Hilmert, C. J./Liebermann, M. D., »Neural pathways link social support to attenuated neuroendrocrine stress responses«, in: *Neuroimage,* 1. Mai 2007, Band 35, Ausgabe 4, S. 1601–1612.

21 Dieses und das vorangegangene Zitat erschienen zuerst im *New York Irish Times Magazine,* 9. November 1930, und später in Einsteins Buch *Mein Weltbild,* Amsterdam 1934/Berlin 2005.

22 Slagter, H./Lutz, A./Greischar, L./Francis, A./Nieuwenhuis, S./Davis, J./Davidson, R., »Mental Training Affects Distribution of Limited Brain Resources«, in: *PLoS Biol,* Juni 2007, Band 5, Ausgabe 6, S. e138. Siehe: http://www.plosbiology.org/article/info:doi%2F10.1371%2Fjournal.pbio.0050138.

23 Halman, L./Draulans, V., »How secular is Europe?«, in: *Br J Sociol,* Juni 2006, Band 57, Ausgabe 2, S. 263–288.

Kapitel 7: Was geschieht, wenn Gott wütend wird? (S. 175–198)

1 Davidson, R. J./Lewis, D. A./Alloy, L. B./Amaral, D. G./Bush, G./Cohen, J. D./Drevets, W. C./Farah, M. J./Kagan, J./McClelland, J. L./Nolen-Hoeksema, S./Peterson, B. S., »Neural and behavioral substrates of mood and mood regulation«, in: *Biol Psychiatry,* 15. September 2002, Band 52, Ausgabe 6, S. 478–502.

2 Für einen umfassenden Überblick über die bisher veröffentlichte Literatur zum Phänomen der Wut siehe Lerner, J. S./Tiedens, L. Z., »Portrait of the angry decision maker: How appraisal tendencies shape anger's influence on cognition«, in: *J Behavioral Decision Making,* 2006, Band 19, S. 115–137.

Tiedens, L. Z./Linton, S., »Judgment under emotional certainty and uncertainty: the effects of specific emotions on information processing«, in: *J Pers Soc Psychol,* Dezember 2001, Band 81, Ausgabe 6, S. 973–988.

Lerner, J. S./Goldberg, J. H./Tetlock, P. E., »Sober second thought: the effects of accountability, anger and authoritarianism on attributions of responsibility«, in: *Personality and Social Psychology Bulletin,* 1998, Band 24, Ausgabe 6, S. 563–574.

3 Maner, J. K./Kenrick, D. T./Becker, D. V./Robertson, T. E./Hofer, B./Neuberg, S. L./Delton, A. W./Butner, J./Schaller, M., »Functional projection: how fundamental social motives can bias interpersonal perception«, in: *J Pers Soc Psychol,* Januar 2005, Band 88, Ausgabe 1, S. 63–78.

4 Hugenberg, K./Bodenhausen, G. V., »Facing prejudice: implicit prejudice and the perception of facial threat«, in: *Psychol Sci,* November 2003, Band 14, Ausgabe 6, S. 640–643.

5 Lerner, J. S./Keltner, D., »Fear, anger, and risk«, in: *J Pers Soc Psychol,* Juli 2001, Band 81, Ausgabe 1, S. 146–159.

6 Thomas, K. S./Nelesen, R. A./Dimsdale, J. E., »Relationships between hostility, anger expression, and blood pressure dipping in an ethnically diverse sample«, in: *Psychosom Med,* Mai–Juni 2004, Band 66, Band 3, S. 298–304.

Chang, P. P./Ford, D. E./Meoni, L. A./Wang, N. Y./Klag, M. J., »Anger in young men and subsequent premature cardiovascular disease«, in: *Arch Intern Med,* 2002, Band 162, S. 901–906.

Gallacher, J. E./Yarnell, J. W./Sweetnam, P. M./Elwood, P. C./Stansfeld, S. A., »Anger and incident heart disease in the caerphilly study«, in: *Psychosom Med,* Juli–August 1999, Band 61, Ausgabe 4, S. 446–453.

Bongard, S./al'Absi, M./Lovallo, W. R., »Interactive effects of trait hostility and anger expression on cardiovascular reactivity in young men«, in: *Int J Psychophysiol,* März 1998, Band 28, Ausgabe 2, S. 181–191.

Shapiro, D./Goldstein, I. B./Jamner, L. D., »Effects of cynical hostility, anger out, anxiety, and defensiveness on ambulatory blood pressure in black and white college students«, in: *Psychosom Med,* Juli–August 1996, Band 58, Ausgabe 4, S. 354–364.

Shapiro, D./Goldstein, I. B./Jamner, L. D., »Effects of anger/hostility, defensiveness, gender, and family history of hypertension on cardiovascular reactivity«, in: *Psychophysiology* von September 1995, Band 32, Ausgabe 5, S. 425–435.

7 Lerner, J. S./Tiedens, L. Z., »Portrait of the angry decision maker: How appraisal tendencies shape anger's influence on cognition«, in: *J Behavioral Decision Making,* 2006, Band 19, S. 115–137.

8 Anderson, C. A./Carnagey, N. L./Eubanks, J., »Exposure to violent media: the effects of songs with violent lyrics on aggressive thoughts and feelings«, in: *J Pers Soc Psychol,* Mai 2003, Band 84, Ausgabe 5, S. 960–971.

Warm, T. R., »The role of teasing in development and vice versa«, in: *J Dev Behav Pediatr,* April 1997, Band 18, Ausgabe 2, S. 97–101.

Ueno, Y., »The relation between the attitude toward humor, aggression and altruism«, in: *Shinrigaku Kenkyu,* Oktober 1993, Band 64, Ausgabe 4, S. 247–254.

Prerost, F. J., »Locus of control and the aggression inhibiting effects of aggressive humor appreciation«, in: *J Pers Assess,* Juni 1983, Band 47, Ausgabe 3, S. 294–299.

Sinnott, J. D., Ross, B. M. »Comparison of aggression and incongruity as factors in children's judgments of humor«, in: *J Genet Psychol,* Juni 1976, Band 128, Teil 2, S. 241–249.

9 Beaver, J. D./Lawrence, A. D./Passamonti, L./Calder, A. J., »Appetitive motivation predicts the neural response to facial signals of aggression«, in: *J Neurosci,* 12. März 2008, Band 28, Ausgabe 11, S. 2719–2725.

10 Dougal, S./Phelps, E. A./Davachi, L., »The role of medial temporal lobe in item recognition and source recollection of emotional stimuli«, in: *Cogn Affect Behav Neurosci,* September 2007, Band 7, Ausgabe 3, S. 233–242.

Landis, T., »Emotional words: what's so different from just words?«, in: *Cortex,* August 2006, Band 42, Ausgabe 6, S. 823–830.

Nakic, M./Smith, B. W./Busis, S./Vythilingam, M./Blair, R. J., »The impact of affect and frequency on lexical decision: the role of the amygdala and inferior frontal cortex«, in: *Neuroimage,* 15. Juli 2006, Band 31, Ausgabe 4, S. 1752–1761.

11 Hamann, S./Mao, H., »Positive and negative emotional verbal stimuli elicit activity in the left amygdala«, in: *Neuroreport,* 21. Januar 2002, Band 13, Ausgabe 1, S. 15–19.

12 Reynolds, S. J./Ceranic, T. L., »The effects of moral judgment and moral identity on moral behavior: an empirical examination of the moral individual«, in: *J Appl Psychol,* November 2007, Band 92, Ausgabe 6, S. 1610–1624.

13 Eldakar, O. T./Farrell, D. L./Wilson, D. S., »Selfish punishment: altruism can be maintained by competition among cheaters«, in: *J Theor Biol,* 21. November 2007, Band 249, Ausgabe 2, S. 198–205.

Nakamaru, M./Iwasa, Y., »The coevolution of altruism and punishment: role of the selfish punisher«, in: *J Theor Biol,* 7. Juni 2006, Band 240, Ausgabe 3, S. 475–488.

Fowler, J. H., »Altruistic punishment and the origin of cooperation«, in: *Proc Nad Acad Sci USA,* 10. Mai 2005, Band 102, Ausgabe 19, S. 7047–7049.

Fehr, E./Rockenbach, B., »Human altruism: economic, neural, and evolutionary perspectives«, in: *Curr Opin Neurobiol,* Dezember 2004, Band 14, Ausgabe 6, S. 784–790.

Jaffe, K., »Altruism, altruistic punishment and social investment«, in: *Acta Biotheor,* 2004, Band 52, Ausgabe 3, S. 155–172.

Fehr, E./Gächter, S., »Altruistic punishment in humans«, in: *Nature,* 10. Januar 2002, Band 415, Ausgabe 6868, S. 137–140.

14 Abe, N./Suzuki, M./Mori, E./Itoh, M./Fujii, T., »Deceiving others: distinct neural responses of the prefrontal cortex and amygdala in simple fabrication and deception with social interactions«, in: *J Cogn Neurosci,* Februar 2007, Band 19, Ausgabe 2, S. 287–295.

Grèzes, J./Berthoz, S./Passingham, R. E., »Amygdala activation when one is the target of deceit: did he lie to you or to someone else?«, in: *Neuroimage,* 1. April 2006, Band 30, Ausgabe 2, S. 601–608.

Langleben, D. D./Loughead, J. W./Bilker, W. B./Ruparel, K., Childress, A. R./Busch, S. I./Gur, R. C., »Telling truth from lie in individual subjects with fast event-related fMRI«, in: *Hum Brain Mapp,* Dezember 2005, Band 26, Ausgabe 4, S. 262–272.

Grèzes, J./Frith, C./Passingham, R. E., »Brain mechanisms for inferring deceit in the actions of others«, in: *J Neurosci,* 16. Juni 2004, Band 24, Ausgabe 24, S. 5500–5555.

15 Lotze, M./Veit, R./Anders, S./Birbaumer, N., »Evidence for a different role of the ventral and dorsal medial prefrontal cortex for social reactive aggression: An interactive fMRI study«, in: *Neuroimage,* 1. Januar 2007, Band 34, Ausgabe 1, S. 470–478.

16 de Quervain, D. J./Fischbacher, U./Treyer, V./Schellhammer, M./Schnyder, U./Buck, A./Fehr, E., »The neural basis of altruistic punishment«, in: *Science,* 27. August 2004, Band 305, Ausgabe 5688, S. 1254–1258.

17 Die erste veröffentlichte Fassung der »Zwei Wölfe«, die mir bekannt ist, stammt aus dem Jahr 1965 (siehe Bisagno, Anmerkung unten). Es gibt jedoch einen Interneteintrag (http://answers.google.com/answers/threadview?id=321024), in dem sich ein 60-jähriger Mann daran erinnert, eine Version dieser Geschichte im Jahr 1958 im Sonntagsschulunterricht einer von Tscherokesen geführten Kirche der Baptisten in Oklahoma gehört zu haben. Missionarische Traditionen wandelten oft die Volksmärchen der Ureinwohner in christliche Parabeln und Lehrgeschichten um. Es ist also möglich, dass die Metapher der »Zwei Hunde«, die Bisagno verwendet, ursprünglich in der Tradition der Prärieindianer verwurzelt war.

18 Bisagno, J., *The Power of Positive Praying,* Michigan 1965.

19 Graham, B., *The Holy Spirit: Activating God's Power in Your Life,* Nashville 2000.

20 Sapolsky, R., *Warum Zebras keine Migräne kriegen,* München 1998.

Goleman, D., *Dialog mit dem Dalai Lama: Wie wir destruktive Emotionen überwinden können,* München 2005.

21 Buston, P. M./Balshine, S., »Cooperating in the face of uncertainty: a consistent framework for understanding the evolution of cooperation«, in: *Behav Processes,* Oktober 2007, Band 76, Ausgabe 2, S. 152–159.

Lehmann, L./Keller, L., »The evolution of cooperation and altruism – a general framework and a classification of models«, in: *J Evol Biol,* September 2006, Band 19, Ausgabe 5, S. 1365–1376.

Sachs, J. L./Mueller, U. G./Wilcox, T. P./Bull, J. J., »The evolution of cooperation«, in: *Q Rev Biol,* Juni 2004, Band 79, Ausgabe 2, S. 135–160.

Marshall, J. A./Rowe, J. E., »Kin selection may inhibit the evolution of reciprocation«, in: *J Theor Biol,* 7. Juni 2003, Band 222, Ausgabe 3, S. 331–335.

22 Batson, C. D./Thompson, E. R./Seuferling, G./Whitney, H./Strongman, J. A., »Moral hypocrisy: appearing moral to oneself without being so«, in: *J Personal Soc Psychol,* 1999, Band 77, Ausgabe 3, S. 525–537.

23 Shariff, A. F./Norenzayan, A., »God is watching you: priming God concepts increases prosocial behavior in an anonymous economic game«, in: *Psychol Sci,* September 2007, Band 18, Ausgabe 9, S. 803–809.

24 Muris, P./Merckelbach, H./Ollendick, T. H./King, N. J./Bogie, N., »Children's nighttime fears: parent-child ratings of frequency, content, origins, coping behaviors and severity«, in: *Behav Res Ther,* Januar 2001, Band 39, Ausgabe 1, S. 13–28.

25 Mohammed, N. A./Eapen, V./Bener, A., »Prevalence and correlates of childhood fears in Al-Ain, United Arab Emirates«, in: *East Mediterr Health J,* Mai 2001, Band 7, Ausgabe 3, S. 422–427.

26 Huelsman, M. A./Piroch, J./Wasieleski, D., »Relation of religiosity with academic dishonesty in a sample of college students«, in: *Psychol Rep,* Dezember 2006, Band 99, Ausgabe 3, S. 739–742.

27 Storch, E. A./Storch, J. B., »Organizational, nonorganizational, and intrinsic religiosity and academic dishonesty«, in: *Psychol Rep,* April 2001 Band 88, Ausgabe 2, S. 548–552.

28 Sider, R. J., *The Scandal of the Evangelical Conscience,* Dartmouth 2005.

29 Takahashi, T./Ikeda, K./Hasegawa, T., »Social evaluation – induced amylase elevation and economic decision – making in the dictator game in humans«, in: *Neuro Endocrinol Lett,* Oktober 2007, Band 28, Ausgabe 5, S. 662–665.

30 de Waal, F. B., »Putting the altruism back into altruism: the evolution of empathy«, in: *Annu Rev Psychol,* 2008, Band 59, S. 279–300.

Rilling, J./Gutman, D./Zeh, T./Pagnoni, G./Berns, G./Kilts, C., »A neural basis for social cooperation«, in: *Neuron,* 18. Juli 2002, Band 35, Ausgabe 2, S. 395–405.

31 Kaplan, J. T./Freedman, J./lacoboni, M., »Us versus them: Political attitudes and party affiliation influence neural response to faces of presidential candidates«, in: *Neuropsychologia,* 7. Januar 2007, Band 45, Ausgabe 1, S. 55–64.

32 Eek, D./Gärling, T., »Prosocials prefer equal outcomes to maximizing joint outcomes«, in: *Br J Soc Psychol,* Juni 2006, Band 45, Teil 2, S. 321–337.

Joireman, J./Duell, B., »Mother Teresa versus Ebenezer Scrooge: mortality salience leads proselfs to endorse self-transcendent values (unless proselfs are reassured)«, in: *Pers Soc Psychol Bull,* März 2005, Band 31, Ausgabe 3, S. 307–320.

33 Turner, R. N./Hewstone, M./Voci, A., »Reducing explicit and implicit outgroup prejudice via direct and extended contact: The mediating role of self-disclosure and intergroup anxiety«, in: *J Pers Soc Psychol,* September 2007, Band 93, Ausgabe 3, S. 369–388.

Henry, P. J./Hardin, C. D., »The contact hypothesis revisited: status bias in the reduction of implicit prejudice in the United States and Lebanon«, in: *Psychol Sci,* Oktober 2006, Band 17, Ausgabe 10, S. 862–868.

Harris, L. T./Fiske, S. T., »Dehumanizing the lowest of the low: neuroimaging responses to extreme out-groups«, in: *Psychol Sci,* Oktober 2006, Band 17, Ausgabe 10, S. 847–853.

Wheeler, M. E./Fiske, S. T., »Controlling racial prejudice: social-cognitive goals affect amygdala and stereotype activation«, in: *Psychol Sci,* Januar 2005, Band 16, Ausgabe 1, S. 56–63.

Paolini, S./Hewstone, M./Cairns, E./Voci, A., »Effects of direct and indirect cross-group friendships on judgments of Catholics and Protestants in Northern Ireland: the mediating role of an anxiety-reduction mechanism«, in: *Pers Soc Psychol Bull,* Juni 2004, Band 30, Ausgabe 6, S. 770–786.

Ensari, N./Miller, N., »The out-group must not be so bad after all: the effects of disclosure, typicality, and salience on intergroup bias«, in: *J Pers Soc Psychol,* August 2002, Band 83, Ausgabe 2, S. 313–329.

34 Oyamot, C. M. Jr./Borgida, E./Fisher, E. L., »Can values moderate the attitudes of right-wing authoritarians?«, in: *Pers Soc Psychol Bull,* April 2006, Band 32, Ausgabe 4, S. 486–500.

35 Fowler, J. H./Johnson, T./Smirnov, O., »Human behaviour: Egalitarian motive and altruistic punishment«, in: *Nature,* 6. Januar 2005, Band 433, Ausgabe 7021, S. 1.

36 Dawes, C. T./Fowler, J. H./Johnson, T./McElreath, R./Smirnov, O., »Egalitarian motives in humans«, in: *Nature,* 12. April 2007, Band 446, Ausgabe 7137, S. 794–796.

37 Feather, N. T., »Acceptance and rejection of arguments in relation to attitude strength, critical ability, and intolerance of inconsistency«, in: *J Abnor and Six Psychol,* 1964, Band 69, S. 127–136.

38 Miller, A. (Hg.), *The Social Psychology of Good and Evil,* New York 2004.

39 Cohen, T. R./Montoya, R. M./Insko, C. A., »Group morality and intergroup relations: cross-cultural and experimental evidence«, in: *Pers Soc Psychol Bull,* November 2006, Band 32, Ausgabe 11, S. 1559–1572.

40 Tajfel, H./Flament, M. C./Billig, M./Bundy, R. P., »Social categorization and intergroup behavior«, in: *Euro J Soc Psychol,* 1971, Band 1, S. 149–178.

41 Fiske, S. T., »Bias against outgroups«, in: Miller, A., *The Social Psychology of Good and Evil,* New York 2004.

42 Wheeler, M. E./Fiske, S. T., »Controlling racial prejudice: social-cognitive goals affect amygdale and stereotype activation«, in: *Psychol Sci,* 2005, Band 16, Ausgabe 1, S. 56–63.

Hart, A. J./Whalen, P. J./Shin, L. M./McInerney, S. C./Fischer, H./Rauch, S. L., »Differential response in the human amygdala to racial outgroup vs ingroup face stimuli«, in: *Neuroreport,* 2000, Band 11, Ausgabe 11, S. 2351–2355.

43 Eine umfassende Analyse der neuronalen Vielseitigkeit von Moral und Vorurteil finden Sie in Kapitel 6 unseres Buches *Born to Believe,* New York 2007.

44 Aronson, E., »Reducing hostility and building compassion: Lessons from the jigsaw classroom«, in: Miller, A., *The Social Psychology of Good and Evil,* New York 2004.

45 Davis, J. A. u. a., *General Social Survey 2000,* National Opinion Research Center, Chicago 2000. Siehe auch Barna Group, »A New Generation of Pastors Places Its Stamp on Ministry«, 17. Februar 2004.

46 Das Fundamentalismus-Projekt brachte Hunderte von Religions- und Kulturexperten zusammen. Es wurde unter der Schirmherrschaft der amerikanischen Akademie für Geistes- und Naturwissenschaften (American Academy of Arts and Sciences) durchgeführt und von der Stiftung John D. und Catherine T. MacArthur finanziert. Die fünf enzyklopädischen Bände wurden von Marty Appleby herausgegeben und von der University of Chicago Press als Band 1 bis 5 in den Jahren 1991 bis 1995 veröffentlicht. Sie können einige der wissenschaftlichen Abhandlungen nachlesen unter http://www.illuminos.com/mem/selectPapers/contentsSelectList.html.

47 Hood, R. W./Hill, P. C./Williamson, W. P., *The Psychology of Religious Fundamentalism*, New York 2005.

48 Flannelly, K. J./Koenig, H. G./Ellison, C. G./Galek, K./Krause, N., »Belief in life after death and mental health: findings from a national survey«, in: *J Nerv Ment Dis,* Juli 2006, Band 194, Ausgabe 7, S. 524–529.

Murphy, P. E./Ciarrocchi, J. W./Piedmont, R. L./Cheston, S./Peyrot, M./Fitchett, G., »The relation of religious belief and practices, depression, and hopelessness in persons with clinical depression«, in: *J Consult Clin Psychol,* Dezember 2000, Band 68, Ausgabe 6, S. 1102–1106.

Alvarado, K. A./Templer, D. I./Bresler, C./Thomas-Dobson, S., »The relationship of religious variables to death depression and death anxiety«, in: *J Clin Psychol,* März 1995, Band 51, Ausgabe 2, S. 202–204.

49 Vasegh, S./Mohammadi, M. R., »Religiosity, anxiety, and depression among a sample of Iranian medical students«, in: *Int J Psychiatry Med,* 2007, Band 37, Ausgabe 2, S. 213–227.

50 Hovey, J. D./Seligman, L. D., »Religious coping, family support, and negative affect in college students«, in: *Psychol Rep,* Juni 2007, Band 100, Ausgabe 3, Teil 1, S. 787 f.

51 Kalkhoran, M. A./Karimollahi, M., »Religiousness and preoperative anxiety: a correlational study«, in: *Ann Gen Psychiatry,* 29. Juni 2007, Band 6, S. 17.

Grzesiak-Feldman, M., »Conspiracy thinking and state-trait anxiety in young Polish adults«, in: *Psychol Rep,* Februar 2007, Band 100, Ausgabe 1, S. 199–202.

Altemeyer, B., *The Authoritarians*, Online-Veröffentlichung der Universität von Manitoba, 2006.

52 Kreindler, S. A., »A dual group processes model of individual differences in prejudice«, in: *Pers Soc Psychol Rev,* 2005, Band 9, Ausgabe 2, S. 90–107.

53 Phelps, E. A., »Human emotion and memory: interactions of the amygdala and hippocampal complex«, in: *Curr Opin Neurobiol,* 2004, Band 14, Ausgabe 2, S. 198–202.

54 Sander, D./Grandjean, D./Pourtois, G./Schwartz, S./Seghier, M. L./Scherer, K. R./Vuilleumier, P., »Emotion and attention interactions in social cognition: brain regions involved in processing anger prosody«, in: *Neuroimage,* Dezember 2005, Band 28, Ausgabe 4, S. 848–858.

55 Stein, M. B./Goldin, P. R./Sareen, J./Zorrilla, L. T./Brown, G. G., »Increased amygdale activation to angry and contemptuous faces in generalized social phobia«, in: *Arch Gen Psychiatry,* November 2002, Band 59, Ausgabe 11, S. 1027–1034.

56 Hariri, A. R./Tessitore, A./Mattay, V. S./Fera, F./Weinberger, D. R., »The amygdale response to emotional stimuli: a comparison of faces and scenes«, in: *Neuroimage,* September 2002, Band 17, Ausgabe 1, S. 317–323.

57 Wild, B./Erb, M./Bartels, M., »Are emotions contagious? Evoked emotions while viewing emotionally expressive faces: quality, quantity, time course, and gender differences«, in: *Psychiatry Res,* 1. Juni 2001, Band 102, Ausgabe 2, S. 109–124.

58 Kirsh, S. J./Mounts, J. R./Olczak, P. V., »Violent media consumption and the recognition of dynamic facial expressions«, in: *J Interpers Violence,* Mai 2006, Band 21, Ausgabe 5, S. 571–584.

Yukawa, S./Yoshida, F., »The effect of media violence on aggression: Is aggressive behavior mediated by aggressive cognitions and emotions?«, in: *Shinrigaku Kenkyu,* Juni 1999, Band 70, Ausgabe 2, S. 94–103.

59 Fischer, P./Greitemeyer, T., »Music and aggression: the impact of sexual-aggressive song lyrics on aggression-related thoughts, emotions, and behavior toward the same and the opposite sex«, in: *Pers Soc Psychol Bull,* September 2006, Band 32, Ausgabe 9, S. 1165–1176.

60 Anderson, C. A./Carnagey, N. L./Eubanks, J,. »Exposure to violent media: the effects of songs with violent lyrics on aggressive thoughts and feelings«, in: *J Pers Soc Psychol,* Mai 2003, Band 84, Ausgabe 5, S. 960–971.

61 Carnagey, N. L./Anderson, C. A., »The effects of reward and punishment in violent video games on aggressive affect, cognition, and behavior«, in: *Psychol Sci,* November 2005, Band 16, Ausgabe 11, S. 882–889.

Anderson, C. A./Bushman, B. J., »Effects of violent video games on aggressive behavior, aggressive cognition, aggressive affect, physiological arousal, and prosocial behavior: a meta-analytic review of the scientific literature«, in: *Psychol Sci,* September 2001, Band 12, Ausgabe 5, S. 353–359.

62 Anderson, C. A., »An update on the effects of playing violent video games«, in: *J Adolcsc,* Februar 2004, Band 27, Ausgabe 1, S. 113–122.

63 Kisley, M. A./Wood, S./Burrows, C. L., »Looking at the sunny side of life: age-related change in an event-related potential measure of the negativity bias«, in: *Psychol Sci,* September 2007, Band 18, Ausgabe 9, S. 838–843.

64 Duhachek, A./Zhang, S./Krishnan, S., »Anticipated group interaction: coping with valence asymmetries in attitude shift«, in: *Journal Of Consumer Research,* Oktober 2007, Band 34, Ausgabe 3, S. 395–405.

65 Magnee, M. J./Stekelenburg, J. J./Kemner, C./de Gelder, B., »Similar facial electromyographic responses to faces, voices, and body expressions«, in: *Neuroreport,* 5. März 2007, Band 18, Ausgabe 4, S. 369–372.

66 Tamura, R./Kameda, T., »Are facial expressions contagious in the Japanese? «, in: *Shinrigaku Kenkyu,* Oktober 2006, Band 77, Ausgabe 4, S. 377–382.

Hies, R./Wagner, D. T./Morgeson, F. P., »Explaining affective linkages in teams: individual differences in susceptibility to contagion and individualism-collectivism«, in: *J Appl Psychol,* Juli 2007, Band 92, Ausgabe 4, S. 1140–1148.

Lundqvist, L. O., »Facial EMG reactions to facial expressions: a case of facial emotional contagion?«, in: *Scand J Psychol,* Juni 1995, Band 36, Ausgabe 2, S. 130–141.

67 Moody, E. J./Mclntosh, D. N./Mann, L. F./Weisser, K. R., »More than mere mimicry? The influence of emotion on rapid facial reactions to faces«, in: *Emotion,* Mai 2007, Band 7, Ausgabe 2, S. 447–457.

68 Sonnby-Borgstrorn, M., »The facial expression says more than words. Is emotional ›contagion‹ via facial expression the first step toward empathy?«, in: *Lakartidningen,* 27. März 2002, Band 99, Ausgabe 13, S. 1438–1442.

69 Bond, A. J./Verheyden, S. L./Wingrove, J./Curran, H. V., »Angry cognitive bias, trait aggression and impulsivity in substance users«, in: *Psychopharmacology (Berl),* Januar 2004, Band 171, Ausgabe 3, S. 331–339.

70 Wachs, K./Cordova, J. V., »Mindful relating: exploring mindfulness and emotion repertoires in intimate relationships«, in: *J Marital Fam Ther,* Oktober 2007, Band 33, Ausgabe 4, S. 464–481.

Carson, J. W./Carson, K. M./Gil, K. M./Baucom, D. H., »Self-expansion as a mediator of relationship improvements in a mindfulness intervention«, in: *J Marital Fam Ther,* Oktober 2007, Band 33, Ausgabe 4, S. 517–528.

Barnes, S./Brown, K. W./Krusemark, E./Campbell, W. K./Rogge, R. D., »The role of mindfulness in romantic relationship satisfaction and responses to relationship stress«, in: *J Marital Fam Ther,* Oktober 2007, Band 33, Ausgabe 4, S. 482–500.

71 Block-Lerner, J./Adair, C./Plumb, J. C./Rhatigan, D. L./Orsillo, S. M., »The case for mindfulness-based approaches in the cultivation of empathy: does nonjudgmental, present-moment awareness increase capacity for perspective-taking and empathic concern?«, in: *J Marital Fam Ther,* Oktober 2007, Band 33, Ausgabe 4, S. 501–516.

72 Lester, E./Roberts, P. S., *Learning about World Religions in Public Schools: The Impact on Student Attitudes and Community Acceptance in Modesto, California,* Nashville 2006. Sie können diese wissenschaftliche Abhandlung lesen oder herunterladen unter http://iis-db.stanford.edu/pubs/21196/FirstForum_ModestoWorldReligions.pdf.

73 Einen umfassenden Überblick zusammen mit Videoaufnahmen des Experiments finden Sie unter http://www.prisonexp.org.

74 Krakovsky, M. (Interviewer), »Zimbardo Unbound«, in: *Stanford Magazine,* Mai/Juni 2007.

75 Mancuso, S., »Tolerance in Terror: Terror Management Theory«, Oberlin College, unveröffentlicht.

76 Greenberg, J./Jonas, E., »Psychological motives and political orientation – the left, the right, and the rigid: comment on Jost et al.«, in: *Psychol Bull,* Mai 2003, Band 129, Ausgabe 3, S. 376–382.

Jost, J. T./Glaser, J./Kruglanski, A. W./Sulloway, F. J., »Political conservatism as motivated social cognition«, in: *Psychol Bull,* 2003, Band 129, S. 339–375.

77 Crowson, H. M./Thoma, S. J./Hestevold, N., »Is political conservatism synonymous with authoritarianism? «, in: *J Soc Psychol,* 2005 Oktober, Band 145, Ausgabe 5, S. 571–592.

78 Evans, J./Heron, J./Lewis, G./Araya, R./Wolke, D., »Negative self-schemas and the onset of depression in women: longitudinal study«, in: *Br J Psychiatry,* 2005 April, 86, S. 302–307.

79 Exline, J. J./Yali, A. M./Sanderson, W. C., »Guilt, discord, and alienation: the role of religious strain in depression and suicidality«, in: *J Clin Psychol,* 2000 Dezember, Band 56, Ausgabe 12, S. 1481–1496.

Kapitel 8: Gehirntraining (S. 201–232)

1 Ohayon, M. M./Vecchierini, M. F., »Normative sleep data, cognitive function and daily living activities in older adults in the community«, in: *Sleep,* 1. August 2005, Band 28, Ausgabe 8, S. 981–989.

2 Frauscher, B./Gschliesser, V./Brandauer, E./Ulmer, H./Poewe, W./Hogl, B., »The relation between abnormal behaviors and REM sleep microstructure in patients with REM sleep behavior disorder«, in: *Sleep Med,* 21. März 2008, Band 10, Ausgabe 2, S. 174–181.

3 Baulk, S. D./Biggs, S. N./Reid, K. J./van den Heuvel, C. J./Dawson, D., »Chasing the silver bullet: measuring driver fatigue using simple and complex tasks«, in: *Accid Anal Prev,* Januar 2008, Band 40, Ausgabe 1, S. 396–402.

Jones, C. B./Dorrian, J./Jay, S. M./Lamond, N./Ferguson, S./Dawson, D., »Self-awareness of impairment and the decision to drive after an extended period of wakefulness«, in: *Chronobiol Int,* 2006, Band 23, Ausgabe 6, S. 1253–1263.

4 Song, S./Howard, J. H. Jr./Howard, D. V., »Sleep does not benefit probabilistic motor sequence learning«, in: *J Neurosci,* 14. November 2007, Band 27, Ausgabe 46, S. 12475–12483.

Lockley, S. W./Barger, L. K./Ayas, N. T./Rothschild, J. M./Czeisler, C. A./Landrigan, C. P., »Harvard Work Hours, Health and Safety Group. Effects of health care provider work hours and sleep deprivation on safety and performance«, in: *Jt Comm J Qual Patient Saf,* November 2007, Band 33, Ergänzung 11, S. 7–18.

Zeitzer, J. M./Duffy, J. F./Lockley, S. W./Dijk, D. J./Czeisler, C. A., »Plasma melatonin rhythms in young and older humans during sleep, sleep deprivation, and wake«, in: *Sleep,* 1. November 2007, Band 30, Ausgabe 11, S. 1437–1443.

Turner, T. H./Drummond, S. P./Salamat, J. S./Brown, G. G., »Effects of 42 hr of total sleep deprivation on component processes of verbal working memory«, in: *Neuropsychology,* November 2007, Band 21, Ausgabe 6, S. 787–795.

5 Calhoun, P. S./Wiley, M./Dennis, M. F./Means, M. K./Edinger, J. D./Beckham, J. C., »Objective evidence of sleep disturbance in women with posttraumatic stress disorder«, in: *J Trauma Stress,* Dezember 2007, Band 20, Ausgabe 6, S. 1009–1018.

Perez-Chada, D./Perez-Lloret, S./Videla, A. J./Cardinali, D./Bergna, M. A./Fernandez-Acquier, M./Larrateguy, L./Zabert, G. E./Drake, C., »Sleep disordered breathing and daytime sleepiness are associated with poor academic performance in teenagers. A study using the Pediatric Daytime Sleepiness Scale (PDSS)«, in: *Sleep*, 1. Dezember 2007, Band 30, Ausgabe 12, S. 1698–1703.

Palermo, T. M./Toliver-Sokol, M./Fonareva, I./Koh, J. L., »Objective and subjective assessment of sleep in adolescents with chronic pain compared to healthy adolescents«, in: *Clin J Pain*, November–Dezember 2007, Band 23, Ausgabe 9, S. 812–820.

Cornelia, C. L., »Sleep disorders in Parkinson's disease: an overview«, in: *Mov Disord*, September 2007, Band 22, Ergänzung 17, S. 8367–8373.

Blackwell, T./Yaffe, K./Ancoli-Israel, S./Schneider, J. L./Cauley, J. A./ Hillier, T. A./Fink, H. A./Stone, K.L., »Study of Osteoporotic Fractures Group. Poor sleep is associated with impaired cognitive function in older women: the study of osteoporotic fractures«, in: *J Gerontol A Biol Sci Med Sci*, April 2006, Band 61, Ausgabe 4, S. 405–410.

6 »Brain Basics: Understanding Sleep«, *National Institute of Neurological Disorders and Stroke*. Siehe auch: http://www.ninds.nih.gov/disorders/brain_basics/understanding_sleep.htm.

7 Okun, M. S./Bowers, D./Springer, U./Shapira, N. A./Malone, D./Rezai, A. R./Nuttin, B./Heilman, K. M./Morecraft, R. J./Rasmussen, S. A./Greenberg, B. D./Foote, K. D./Goodman, W. K., »What's in a ›smile?‹ Intra-operative observations of contralateral smiles induced by deep brain stimulation«, in: *Neurocase*, August 2004, Band 10, Ausgabe 4, S. 271–279.

8 Thich Nhat Hanh, *Innerer Friede – Äußerer Friede*, Berlin 2001.

9 Tamura, R./Kameda, T., »Are facial expressions contagious in the Japanese?«, in: *Shinrigaku Kenkyu*, Oktober 2006, Band 77, Ausgabe 4, S. 377–382 (japanisch).

Wild, B./Erb, M./Eyb, M./Bartels, M./Grodd, W., »Why are smiles contagious? An fMRI study of the interaction between perception of facial affect and facial movements«, in: *Psychiatry Res*, 1. Mai 2003, Band 123, Ausgabe 1, S. 17–36.

Wild, B./Erb, M./Bartels, M., »Are emotions contagious? Evoked emotions while viewing emotionally expressive faces: quality, quantity, time course, and gender differences«, in: *Psychiatry Res*, 1. Juni 2001, Band 102, Ausgabe 2, S. 109–124.

10 Oliver, C./Horsier, K./Berg, K./Bellamy, G./Dick, K./Griffiths, E., »Genomic imprinting and the expression of affect in Angelman syndrome: what's in the smile?«, in: *J Child Psychol Psychiatry*, Juni 2007, Band 48, Ausgabe 6, S. 571–579.

11 Hennenlotter, A./Schroeder, U./Erhard, P./Castrop, F./Haslinger, B./Stoecker, D./Lange, KW./Ceballos-Baumann, A. O., »A common neural basis

for receptive and expressive communication of pleasant facial affect«, in: *Neuroimage,* Juni 2005, Band 26, Ausgabe 2, S. 581–591.

12 Okun, M. S./Bowers, D./Springer, U./Shapira, N. A./Malone, D./Rezai, A. R./Nuttin, B./Heilman, K. M./Morecraft, R. J./Rasmussen, S. A./Greenberg, B. D./Foote, K. D./Goodman, W. K., »What's in a ›smile?‹ Intra-operative observations of contralateral smiles induced by deep brain stimulation«, in: *Neurocase,* August 2004, Band 10, Ausgabe 4, S. 271–279.

13 Moody, E. J./Mclntosh, D. N./Mann, L. J./Weisser, K. R., »More than mere mimicry? The influence of emotion on rapid facial reactions to faces«, in: *Emotion,* Mai 2007, Band 7, Ausgabe 2, S. 447–457.

Falkenberg, I./Bartels, M./Wild, B., »Keep smiling! Facial reactions to emotional stimuli and their relationship to emotional contagion in patients with schizophrenia«, in: *Eur Arch Psychiatry Clin Neurosci,* 23. Februar 2008, Band 258, Ausgabe 4, S. 245–253

O'Doherty, J./Winston, J./Critchley, H./Perrett, D./Burt, D. M./Dolan, R. J., »Beauty in a smile: the role of medial orbitofrontal cortex in facial attractiveness«, in: *Neuropsychologia,* 2003, Band 41, Ausgabe 2, S. 147–155.

14 Finzi, E./Wasserman, E., »Treatment of depression with botulinum toxin A: a case series«, in: *Dermatol Surg,* Mai 2006, Band 32, Ausgabe 5, S. 645–649. Diese Studie wurde von Alastair Carruthers, dem Präsidenten der amerikanischen Gesellschaft für dermatologische Chirurgie (American Society for Dermatologic Surgery), stark kritisiert, und zwar aufgrund der kurzen Nachbeobachtungsperiode, der wenigen Teilnehmer, der mangelnden Vergleichsgruppe und des Einsatzes von subjektiven Patientenberichten. Mit anderen Worten: Es kann sein, dass es sich um einen Placeboeffekt handelt, der durch den Glauben des Patienten ausgelöst wird, dass ein hübsches Gesicht die sozialen Interaktionen verbessert und somit eine optimistischere Zukunft verspricht. Andererseits können jegliche Unterbrechungen von negativen Verhaltensweisen die Neuralkreise verändern, die diese Stimmung erzeugen.

15 Wild, B./Rodden, F. A./Rapp, A./Erb, M./Grodd, W./Ruch, W., »Humor and smiling: cortical regions selective for cognitive, affective, and volitional components«, in: *Neurology,* 28. März 2006, Band 66, Ausgabe 6, S. 887–893.

16 Bartolo, A./Benuzzi, F./Nocetti, L./Baraldi, P./Nichelli, P., »Humor comprehension and appreciation: an FMRI study«, in: *J Cogn Neurosci,* November 2006, Band 18, Ausgabe 11, S. 1789–1798.

17 Moran, J. M./Wig, G. S./Adams, R. B. Jr./Janata, P./Kelley W. M. »Neural correlates of humor detection and appreciation«, in: *Neuroimage,* März 2004, Band 21, Ausgabe 3, S. 1055–1060.

Watson, K. K./Matthews, B. J./Allman, J. M., »Brain activation during sight gags and language-dependent humor«, in: *Cereb Cortex,* Februar 2007, Band 17, Ausgabe 2, S. 314–324.

18 Hayashi, T./Tsujii, S./Iburi, T./Tamanaha, T./Yamagami, K./Ishibashi, R./Hori, M./Sakamoto, S./Ishii, H./Murakami, K., »Laughter up-regulates the genes related to NK cell activity in diabetes«, in: *Biomed Res,* Dezember 2008, Band 28, Ausgabe 6, S. 281–285.

Hayashi, T./Urayama, O./Hori, M./Sakamoto, S./Nasir, U. M./Iwanaga, S./Hayashi, K./Suzuki, F./Kawai, K./Murakami, K., »Laughter modulates prorenin receptor gene expression in patients with type 2 diabetes«, in: *J Psychosom Res,* Juni 2007, Band 62, Ausgabe 6, S. 703–706.

Hayashi, T./Urayama, O./Kawai, K./Hayashi, K./Iwanaga, S./Ohta, M./Saito, T./Murakami, K., »Laughter regulates gene expression in patients with type 2 diabetes«, in: *Psychother Psychosom,* 2006, Band 75, Ausgabe 1, S. 62–65. Erratum in: *Psychother Psychosom,* 2006, Band 75, Ausgabe 2, S. 106.

Bennett, M. P./Zeller, J. M./Rosenberg, L./McCann, J., »The effect of mirthful laughter on stress and natural killer cell activity«, in: *Altern Ther Health Med,* März–April 2003, Band 9, Ausgabe 2, S. 38–45.

Takahashi, K./Iwase, M./Yamashita, K./Tatsumoto, Y./Ue, H./Kuratsune, H./Shimizu, A./Takeda, M., »The elevation of natural killer cell activity induced by laughter in a crossover designed study«, in: *Int J Mol Med,* Dezember 2001, Band 8, Ausgabe 6, S. 645–650.

19 Mitterschiffthaler, M. T./Fu, C. H./Dalton, J. A./Andrew, C. M./Williams, S. C., »A functional MRI study of happy and sad affective states induced by classical music«, in: *Hum Brain Mapp,* November 2007, Band 28, Ausgabe 11, S. 1150–1162.

Blood, A. J./Zatorre, R. J., »Intensely pleasurable responses to music correlate with activity in brain regions implicated in reward and emotion«, in: *Proc Natl Acad Sci USA,* 25. September 2001, Band 98, Ausgabe 20, S. 11818–11823.

20 Gallagher, L. M./Lagman, R./Walsh, D./Davis, M. P./Legrand, S. B., »The clinical effects of music therapy in palliative medicine«, in: *Support Care Cancer,* August 2006, Band 14, Ausgabe 8, S. 859–866.

21 Jacobs, R./Harvey, A. S./Anderson, V., »Executive function following focal frontal lobe lesions: impact of timing of lesion on outcome«, in: *Cortex,* August 2007, Band 43, Ausgabe 6, S. 792–805.

Counts, S. E./Nadeem, M./Lad, S. P./Wuu, J./Mufson, E. J., »Differential expression of synaptic proteins in the frontal and temporal cortex of elderly subjects with mild cognitive impairment«, in: J *Neuropathol Exp Neurol,* Juni 2006, Band 65, Ausgabe 6, S. 592–601.

22 Elston, G. N., »Pyramidal cells of the frontal lobe: all the more spinous to think with«, in: *J Neurosci,* 15. September 2000, Band 20, Ausgabe 18, S. RC95.

23 Hall, P. A./Fong, G. T./Epp, L. J./Elias, L. J., »Executive function moderates the intention-behavior link for physical activity and dietary behavior«, in: *Psychol Health,* 2008, Band 23, Ausgabe 3, S. 309–326.

24 Carretti, B./Borella, E./De Beni, R., »Does strategic memory training improve the working memory performance of younger and older adults?«, in: *Exp Psychol,* 2007, Band 54, Ausgabe 4, S. 311–320.

Bottiroli, S./Cavallini, E./Vecchi, T., »Long-term effects of memory training in the elderly: A longitudinal study«, in: *Arch Gerontol Geriatr,* 11. Oktober 2007.

O'Hara, R./Brooks, J. O./Friedman, L./Schroder, C. M./Morgan, K. S./Kraemer, H. C., »Long-term effects of mnemonic training in community-dwelling older adults«, in: *J Psychiatr Res,* Oktober 2007, Band 41, Ausgabe 7, S. 585–590.

Willis, S. L./Tennstedt, S. L./Marsiske, M./Ball, K./Elias, J./Koepke, K. M./Morris, J. N./Rebok, G. W./Unverzagt, F. W./Stoddard, A. M./Wright, E., »ACTIVE Study Group. Long-term effects of cognitive training on everyday functional outcomes in older adults«, in: *JAMA,* 20. Dezember 2006, Band 296, Ausgabe 23, S. 2805–2814.

Cheng, S. T./Chan, A. C./Yu, E. C., »An exploratory study of the effect of mahjong on the cognitive functioning of persons with dementia«, in: *Int J Geriatr Psychiarty,* Juli 2006, Band 21, Ausgabe 7, S. 611–617.

Derwinger, A./Stigsdotter Neely, A./MacDonald, S./Backman, L., »Forgetting numbers in old age: strategy and learning speed matter«, in: *Gerontology,* Juli–August 2005, Band 51, Ausgabe 4, S. 277–284.

Derwinger, A./Stigsdotter Neely, A./Backman, L., »Design your own memory strategies! Self-generated strategy training versus mnemonic training in old age: an 8-month follow-up«, in: *Neuropsychol Rehabil,* März 2005, Band 15, Ausgabe 1, S. 37–54.

Ball, K./Berch, D. B./Helmers, K. F./Jobe, J. B./Leveck, M. D./Marsiske, M./Morris, J. N./Rebok, G. W./Smith, D. M./Tennstedt, S. L./Unverzagt, F. W./Willis, S. L., »Advanced Cognitive Training for Independent and Vital Elderly Study Group. Effects of cognitive training interventions with older adults: a randomized controlled trial«, in: *JAMA,* 13. November 2002, Band 288, Ausgabe 18, S. 2271–2281.

Brooks, J. O./Friedman, L./Pearman, A. M./Gray, C./Yesavage, J. A., »Mnemonic training in older adults: effects of age, length of training, and type of cognitive pretraining«, in: *Int Psychogeriatr,* 1999, Band 11, Ausgabe 1, S. 75–84.

25 Willis, S. L./Tennstedt, S. L./Marsiske, M./Ball, K./Elias, J./Koepke, K. M./Morris, J. N./Rebok, G. W./Unverzagt, F. W./Stoddard, A. M./Wright, E., »ACTIVE Study Group. Long-term effects of cognitive training on everyday functional outcomes in older adults«, in: *JAMA*, 20. Dezember 2006, Band 296, Ausgabe 23, S. 2805–2814.

Wadley, V. G./Benz, R. L./Ball, K. K./Roenker, D. L./Edwards, J. D./Vance, D. E., »Development and evaluation of home-based speed-of-processing training for older adults«, in: *Arch Phys Med Rehabil*, Juni 2006, Band 87, Ausgabe 6, S. 757–763.

26 Hambrick, D. Z./Salthouse, T. A./Meinz, E. J., »Predictors of crossword puzzle proficiency and moderators of age-cognition relations«, in: J *Exp Psychol Gen*, Juni 1999, Band 128, Ausgabe 2, S. 131–164.

MacKay, D. G./Abrams, L., »Age-linked declines in retrieving orthographic knowledge: empirical, practical, and theoretical implications«, in: *Psychol Aging*, Dezember 1998, Band 13, Ausgabe 4, S. 647–662.

27 Gimmig, D./Huguet, P./Caverni, J. P./Cury, F., »Choking under pressure and working memory capacity: when performance pressure reduces fluid intelligence«, in: *Psychon Bull Rev*, Dezember 2006, Band 13, Ausgabe 6, S. 1005–1010.

28 Azari, N. P./Nickel, J./Wunderlich, G./Niedeggen, M./Hefter, H./Tellmann, L./Herzog, H./Stoerig, P./Birnbacher, D./Seitz, R. J., »Neural correlates of religious experience«, in: *Eur J Neurosci*, April 2001, Band 13, Ausgabe 8, S. 1649–1652.

29 Grüsser, S. M./Thalemann, R./Albrecht, U./Thalemann, C. N., »Excessive computer usage in adolescents – results of a psychometric evaluation«, in: *Wien Klin Wochenschr*, März 2005, Band 117, Ausgabe 5 f, S. 188–195.

30 Bioulac, S./Arfi, L./Bouvard, M. P., »Attention deficit/hyperactivity disorder and video games: a comparative study of hyperactive and control children«, in: *Eur Psychiatry*, März 2008, Band 23, Ausgabe 2, S. 134–141.

Chan, P. A./Rabinowitz, T., »A cross-sectional analysis of video games and attention deficit hyperactivity disorder symptoms in adolescents«, in: *Ann Gen Psychiatry*, 24. Oktober 2006, Band 5, S. 16.

31 Tejeiro Salguero, R. A./Moran, R. M., »Measuring problem video game playing in adolescents«, in: *Addiction*, Dezember 2002, Band 97, Ausgabe 12, S. 1601–1606.

32 Grüsser, S. M./Thalemann, R./Griffiths, M. D., »Excessive computer game playing: evidence for addiction and aggression?«, in: *Cyberpsychol Behav*, April 2007, Band 10, Ausgabe 2, S. 290–292.

33 Carnagey, N. L./Anderson, C. A., »The effects of reward and punishment in violent video games on aggressive affect, cognition, and behavior«, in: *Psychol Sci,* November 2005, Band 16, Ausgabe 11, S. 882–889.

Anderson, C. A., »An update on the effects of playing violent video games«, in: J *Adolesc,* Februar 2004, Band 27, Ausgabe 1, S. 113–122.

Anderson, C. A./Bushman, B. J., »Effects of violent video games on aggressive behavior, aggressive cognition, aggressive affect, physiological arousal, and prosocial behavior: a meta-analytic review of the scientific literature«, in: *Psychol Sci,* September 2001, Band 12, Ausgabe 5, S. 353–359.

34 Phillips, H., »Video game brain damage claim criticized«, in: *New Scientist,* 11. Juli 2002, Nachrichtendienst von NewScientist.com.

35 Jimison, H./Pavel, M., »Embedded assessment algorithms within home-based cognitive computer game exercises for elders«, in: *Conf Proc IEEE Eng Med Biol Soc,* 2006, Band 1, S. 6101–6104.

36 Gillam, R. B./Loeb, D. F./Hoffman, L. M./Bohman, T./Champlin, C. A./Thibodeau, L./Widen, J./Brandel, J./Friel-Patti, S., »The efficacy of Fast ForWord Language intervention in school-age children with language impairment: a randomized controlled trial«, in: *J Speech Lang Hear Res,* Februar 2008, Band 51, Ausgabe 1, S. 97–119.

Valentine, D./Hedrick, M. S./Swanson, L. A., »Effect of an auditory training program on reading, phoneme awareness, and language«, in: *Percept Mot Skills,* August 2006, Band 103, Ausgabe 1, S. 183–196.

Cohen, W./Hodson, A./O'Hare, A./Boyle, J./Durrani, T./McCartney, E./Mattey, M./Naftalin, L./Watson, J., »Effects of computer-based intervention through acoustically modified speech (Fast ForWord) in severe mixed receptive-expressive language impairment: outcomes from a randomized controlled trial«, in: *J Speech Lang Hear Res,* Juni 2005, Band 48, Ausgabe 3, S. 715–729.

37 Ball, K./Edwards, J. D./Ross, L. A., »The impact of speed of processing training on cognitive and everyday functions«, in: *J Gerontol B Psychol Sci Soc Sci,* Juni 2007, Band 62, Spec 1, S. 19–31.

Mahncke, H. W./Connor, B. B./Appelman, J./Ahsanuddin, O. N./Hardy, J. L./Wood, R. A./Joyce, N. M./Boniske, T./Atkins, S. M./Merzenich, M. M., »Memory enhancement in healthy older adults using a brain plasticity-based training program: a randomized, controlled study«, in: *Proc Natl Acad Sci USA,* 15. August 2006, Band 103, Ausgabe 33, S. 12523–12528.

Mahncke, H. W./Bronstone, A./Merzenich, M. M., »Brain plasticity and functional losses in the aged: scientific bases for a novel intervention«, in: *Prog Brain Res,* 2006, Band 157, S. 81–109.

Ball, K./Berch, D. B./Helmers, K. F./Jobe, J. B./Leveck, M. D./Marsiske, M./Morris, J. N./Rebok, G. W./Smith, D. M./Tennstedt, S. L./Unverzagt, F. W./Willis, S. L., »Advanced Cognitive Training for Independent and Vital Elderly Study Group. Effects of cognitive training interventions with older adults: a randomized controlled trial«, in: *JAMA*, 13. November 2002, Band 288, Ausgabe 18, S. 2271–2281.

Edwards, J. D./Wadley, V. G./Myers, R. S./Roenker, D. L./Cissell, G. M./Ball, K. K., »Transfer of a speed of processing intervention to near and far cognitive functions«, in: *Gerontology*, September–Oktober 2002, Band 48, Ausgabe 5, S. 329–340.

Siehe auch den Beitrag über die Forschungsarbeiten von Dr. Michael Merzenich in *The journal of Life Sciences*, 6. März 2008, http://www.tjols.conVprinter_article-534-4.html.

38 Krout, R. E., »The effects of single-session music therapy interventions on the observed and self-reported levels of pain control, physical comfort, and relaxation of hospice patients«, in: *Am J Hosp Palliat Care*, November–Dezember 2001, Band 18, Ausgabe 6, S. 383–390.

39 Schellenberg, E.G./Hallam, S., »Music listening and cognitive abilities in 10- and 11-year-olds: the blur effect«, in: *Ann N Y Acad Sci*, Dezember 2005, Band 1060, S. 202–209.

Aoun, P./Jones, T./Shaw, G. L./Bodner, M., »Long term enhancement of maze learning in mice via a generalized Mozart effect«, in: *Neurol Res*, Dezember 2005, Band 27, Ausgabe 8, S. 791–796.

Bangerter, A./Heath, C., »The Mozart effect: tracking the evolution of a scientific legend«, in: *Br J Soc Psychol*, Dezember 2004, Band 43, Teil 4, S. 605–623.

40 Wlodarczyk, N., »The effect of music therapy on the spirituality of persons in an in-patient hospice unit as measured by self-report«, in: *J Music Ther*, Sommer 2007, Band 44, Ausgabe 2, S. 113–122.

41 Boone, D. R./McFarlane, S. C., »A critical view of the yawn-sigh as a voice therapy technique«, in: *J Voice*, März 1993, Band 7, Ausgabe 1, S. 75–80.

42 Platek, S. M./Mohamed, F. B./Gallup, G. G. Jr., »Contagious yawning and the brain«, in: *Brain Res Cogn Brain Res*, Mai 2005, Band 23, Ausgabe 2 f, S. 448–452.

Schurmann, M./Hesse, M. D./Stephan, K. E./Saarela, M./Zilles, K./Hari, R./Fink, G. R., »Yearning to yawn: the neural basis of contagious yawning«, in: *Neuroimage*, 15. Februar 2005, Band 24, Ausgabe 4, S. 1260–1264.

43 Cavanna, A. E., »The precuneus and consciousness«, in: *CNS Spectr*, Juli 2007, Band 12, Ausgabe 7, S. 545–552.

Cavanna, A. E./Trimble, M. R., »The precuneus: a review of its functional anatomy and behavioural correlates«, in: *Brain,* März 2006, Band 129, Teil 3, S. 564–583.

44 Lou , H. C./Nowak, M./Kjaer, T. W., »The mental self«, in: *Prog Brain Res,* 2005, Band 150, S. 197–204.

45 Karas, G./Scheltens, P./Rombouts, S./van Schijndel, R./Klein, M./Jones, B./van der Flier, W./Vrenken, H./Barkhof, F., »Precuneus atrophy in early-onset Alzheimer's disease: a morphometric structural MRI study«, in: *Neuroradiology,* Dezember 2007, Band 49, Ausgabe 12, S. 967–976.

46 Schulte-Rüther, M./Markowitsch, H. J./Fink, G. R./Piefke, M., »Mirror neuron and theory of mind mechanisms involved in face-to-face interactions: a functional magnetic resonance imaging approach to empathy«, in: J *Cogn Neurosci,* August 2007, Band 19, Ausgabe 8, S. 1354–1372.

Castellanos, F. X./Margulies, D. S./Kelly, C./Uddin, L. Q./Ghaffari, M./ Kirsch, A./Shaw, D./Shehzad, Z./Di Martino, A./Biswal, B./Sonuga-Barke, E. J./Rotrosen, J./Adler, L. A./Milham, M. P., »Cingulate-precuneus interactions: a new locus of dysfunction in adult attention-deficit/hyperactivity disorder«, in: *Biol Psychiatry,* 1. Februar 2008, Band 63, Ausgabe 3, S. 332–337.

Völlm, B. A./Taylor, A. N./Richardson, P./Corcoran, R./Stirling, J./ McKie, S./Deakin, J. F./Elliott, R., »Neuronal correlates of theory of mind and empathy: a functional magnetic resonance imaging study in a nonverbal task«, in: *Neuroimage,* 1. Januar 2006, Band 29, Ausgabe 1, S. 90–98.

Uddin, L. Q./Kaplan, J. T./Molnar-Szakacs, I./Zaidel, E./lacoboni, M., »Self-face recognition activates a frontoparietal ›mirror‹ network in the right hemisphere: an event-related fMRI study«, in: *Neuroimage,* 15. April 2005, Band 25, Ausgabe 3, S. 926–935.

47 Zilli, I./Giganti, F./Salzarulo, P,. »Yawning in morning and evening types«, in: *Physiol Behav,* 8. Juni 2007, Band 91, Ausgabe 2f, S. 218–222.

Guggisberg, A. G./Mathis, J./Herrmann, U. S./Hess, C. W., »The functional relationship between yawning and vigilance«, in: *Behav Brain Res,* 16. April 2007, Band 179, Ausgabe 1, S. 159–166.

48 Giganti, F./Hayes, M. J./Cioni, G./Salzarulo, P., »Yawning frequency and distribution in preterm and near term infants assessed throughout 24-h recordings«, in: *Infant Behav Dev,* Dezember 2007, Band 30, Ausgabe 4, S. 641–647.

Seki, Y./Nakatani, Y./Kita, I./Sato-Suzuki, I./Oguri, M./Arita, H., »Light induces cortical activation and yawning in rats, *Behav Brain Res,* 18. März 2003, Band 140, Ausgabe 1 f, S. 65–73.

49 Matikainen, J./Elo, H., »Does yawning increase arousal through mechanical stimulation of the carotid body?«, in: *Med Hypotheses,* 2008, Band 70, Ausgabe 3, S. 488–492.

Kita, I./Kubota, N./Yanagita, S./Motoki C., »Intracerebroventricular administration of corticotropin-releasing factor antagonist attenuates arousal response accompanied by yawning behavior in rats«, in: *Neurosci Lett,* 15. März 2008, Band 433, Ausgabe 3, S. 205–208.

Kita, I./Seki, Y./Nakatani, Y./Fumoto, M./Oguri, M./Sato-Suzuki, I./ Arita, H., »Corticotropin-releasing factor neurons in the hypothalamic paraventricular nucleus are involved in arousal/yawning response of rats«, in: *Behav Brain Res,* 25. April 2006, Band 169, Ausgabe 1, S. 48–56.

Walusinski, O., »Yawning: from birth to senescence«, in: *Psychol Neuropsychiatr Vieil,* März 2006, Band 4, Ausgabe 1, S. 39–46.

Kasuya, Y./Murakami, T./Oshima, T./Dohi, S., »Does yawning represent a transient arousal-shift during intravenous induction of general anesthesia?«, in: *Anesth Analg,* August 2005, Band 101, Ausgabe 2, S. 382–384.

Sato-Suzuki, I./Kita, I./Seki, Y./Oguri, M./Arita, H., »Cortical arousal induced by microinjection of orexins into the paraventricular nucleus of the rat«, in: *Behav Brain Res,* 22. Januar 2002, Band 128, Ausgabe 2, S. 169–177.

Alóe, F., »Yawning«, in: *Arq Neuropsiquiatr,* Juni 1994, Band 52, Ausgabe 2, S. 273–276.

Askenasy, J. J., »Is yawning an arousal defense reflex?«, in: *J Psychol,* November 1989, Band 123, Ausgabe 6, S. 609–621.

50 Walusinski, O., »Yawning: unsuspected avenue for a better understanding of arousal and interoception«, in: *Med Hypotheses,* 2006, Band 67, Ausgabe 1, S. 6114.

Platek, S. M./Mohamed, F. B./Gallup, G. G. Jr., »Contagious yawning and the brain«, in: *Brain Res Cogn Brain Res,* Mai 2005, Band 23, Ausgabe 2 f, S. 448–452.

51 Schürmann, M./Hesse, M. D./Stephan, K. E./Saarela, M./Zilles, K./Hari, R./Fink, G. R., »Yearning to yawn: the neural basis of contagious yawning«, in: *Neuroimage,* 15. Februar 2005, Band 24, Ausgabe 4, S. 1260–1264.

52 Wong, A., »Why do we yawn when we are tired? And why does it seem to be contagious?«, in: *Scientific American,* 12. August 2002.

53 Sherer, D. M./Smith, S. A./Abramowicz, J. S., »Fetal yawning in utero at 20 weeks gestation«, in: *J Ultrasound Med,* 1991, Band 10, S. 68.

54 Giganti, F./Hayes, M. J./Cioni, G./Salzarulo, P., »Yawning frequency and distribution in preterm and near term infants assessed throughout 24-h

recordings«, in: *Infant Behav Dev,* Dezember 2007, Band 30, Ausgabe 4, S. 641–647.

55 Giganti, F./Hayes, M. J./Akilesh, M. R./Salzarulo, P., »Yawning and behavioral states in premature infants«, in: *Dev Psychobiol,* November 2002, Band 41, Ausgabe 3, S. 289–296.

56 Gallup, A./Gallup, G., »Yawning as a Brain Cooling Mechanism: Nasal Breathing and Forehead Cooling Diminish the Incidence of Contagious Yawning«, in: *Evolutionary Psychology,* http://www.epjournal.net, 2007, Band 5, Ausgabe 1, S. 92–101.

57 Senju, A./Maeda, M./Kikuchi, Y./Hasegawa, T./Tojo, Y./Osanai, H., »Absence of contagious yawning in children with autism spectrum disorder«, in: *Biol Lett,* 22. Dezember 2007, Band 3, Ausgabe 6, S. 706–708.

Wong, A., »Why do we yawn when we are tired? And why does it seem to be contagious?«, in: *Scientific American,* 12. August 2002.

58 Paukner, A./Anderson, J. R., »Video-induced yawning in stumptail macaques (Macaca arctoides)«, in: *Biol Lett,* 22. März 2006, Band 2, Ausgabe 1, S. 36–38.

59 Anderson, J. R./Myowa-Yamakoshi, M./Matsuzawa, T., »Contagious yawning in chimpanzees. Proceedings of the Royal Society«, in: *Biological Sciences,* 2004, Band 271, Biology Letters Supplement 6, S. 468–470.

Platek, S. M./Critton, S. R./Myers, T. E./Gallup, G. G. Jr., »Contagious yawning: the role of self-awareness and mental state attribution«, in: *Cogn Brain Res,* 2003, Band 17, S. 223–227.

60 Platek, S. M./Mohamed, F. B./Gallup, G. G. Jr., »Contagious yawning and the brain«, in: *Brain Res Cogn Brain Res,* Mai 2005, Band 23, Ausgabe 2 f, S. 448–452.

61 Opar, A., (Zitat von Robert Provine, Psychologe der Universität von Maryland), »Scientists aren't exactly sure why we yawn, but they know yawns are contagious«, in: *Seed,* 5. Mai 2006.

62 Provine, R. R., »Yawning«, in: *American Scientist,* November–Dezember 2005, Band 93, Ausgabe 6, S. 532–549.

63 Kita, I./Kubota, N./Yanagita, S./Motoki, C., »Intracerebroventricular administration of corticotropin-releasing factor antagonist attenuates arousal response accompanied by yawning behavior in rats«, in: *Neurosci Lett,* 15. März 2008, Band 433, Ausgabe 3, S. 205–208.

Gimenez-Llort, L./Cañete, T./Guitart-Masip, M./Fernandez-Teruel, A./Tobeña, A., »Two distinctive apomorphine-induced phenotypes in the Roman high- and low-avoidance rats«, in: *Physiol Behav,* 15. November 2005, Band 86, Ausgabe 4, S. 458–466.

Diaz-Romero, M./Arias-Montaño, J. A./Eguibar, J. R./Flores, G., »Enhanced binding of dopamine DI receptors in caudate-putamen subregions in High-Yawning Sprague-Dawley rats«, in: *Synapse,* Mai 2005, Band 56, Ausgabe 2, S. 69–73.

Nasello, A. G./Tieppo, C. A./Felicio, L. F., »Apomorphine-induced yawning in the rat: influence of fasting and time of day«, in: *Physiol Behav,* Mai 1995, Band 57, Ausgabe 5, S. 967–971.

64 Singer, O. C./Humpich, M. C./Lanfermann, H./Neumann-Haefelin, T., »Yawning in acute anterior circulation stroke«, in: *J Neurol Neurosurg Psychiatry,* November 2007, Band 78, Ausgabe 11, S. 1253–1254.

Wicks, P., »Excessive yawning is common in the bulbar-onset form of ALS«, in: *Acta Psychiatr Scand,* Juli 2007, Band 116, Ausgabe 1, S. 76.

D'Andrea, G./Nordera, G. P./Perini, F./Allais, G./Granella, F., »Biochemistry of neuromodulation in primary headaches: focus on anomalies of tyrosine metabolism«, in: *Neurol Sci,* Mai 2007, Band 28, Ergänzung 2, S. 894–896.

Gutierrez-Alvarez, A. M., »Do your patients suffer from excessive yawning?«, in: *Acta Psychiatr Scand,* Januar 2007, Band 115, Ausgabe 1, S. 80–81.

65 Perriol, M. P./Monaca, C., »One person yawning sets off everyone else«, in: *J Neurol Neurosurg Psychiatry,* Januar 2006, Band 77, Ausgabe 1, S. 3.

66 Daquin, G./Micallef, J./Blin, O., »Yawning«, in: *Sleep Med Rev,* August 2001, Band 5, Ausgabe 4, S. 299–312.

67 Walusinski, O., »Yawning: unsuspected avenue for a better understanding of arousal and interoception«, in: *Med Hypotheses,* 2006, Band 67, Ausgabe 1, S. 6–14.

Goessler, U. R./Hein, G./Sadick, H./Maurer, J. T./Hermann, K./Verse, T., »Physiology, role and neuropharmacology of yawning«, in: *Laryngo-Rhino-Otologie,* Mai 2005, Band 84, Ausgabe 5, S. 345–351.

Argiolas, A./Melis, M. R., »The neuropharmacology of yawning«, in: *Eur J Pharmacol,* 5. Februar 1998, Band 343, Ausgabe 1, S. 1–16.

68 Swenson, A. J./Leira, E. C., »Paroxysmal sneezing at the onset of lateral medullary syndrome: cause or consequence?«, in: *Eur J Neurol,* April 2007, Band 14, Ausgabe 4, S. 461–463.

69 Leigh, J./Bowen, S./Marlatt, G. A., »Spirituality, mindfulness and substance abuse«, in: *Addict Behav,* August 2005, Band 30, Ausgabe 7, S. 1335–1341.

70 Pressemitteilung der Gesellschaft für Neurowissenschaft (Society for Neuroscience), 13. November 2005.

71 Yates, L. B./Djousse, L./Kurth, T./Buring, J. E./Gaziano, J. M., »Exceptional longevity in men: modifiable factors associated with survival and function to age 90 years«, in: *Arch Intern Med,* 11. Februar 2008, Band 168, Ausgabe 3, S. 284–290.

72 Barclay, L., »Exercise May Have Neuroprotective Effect«, in: *Medscape Medical News (medscape.com).*

73 Lolak, S./Connors, G. L./Sheridan, M. J./Wise, T. N., »Effects of progressive muscle relaxation training on anxiety and depression in patients enrolled in an outpatient pulmonary rehabilitation program«, in: *Psychother Psychosom,* 2008, Band 77, Ausgabe 2, S. 119–125.

74 Knobf, M. T./Musanti, R./Dorward, J., »Exercise and quality of life outcomes in patients with cancer«, in: *Semin Oncol Nurs,* November 2007, Band 23, Ausgabe 4, S. 285–296.

75 Ospina, M. B./Bond, K./Karkhanch, M./Tjosvold, L./Vandermeer, B./Liang, Y./Bialy, L./Hooton, N./Buscemi, N./Dryden, D. M./Klassen, T. P., »Meditation practices for health: state of the research«, in: *Evid Rep Technol Assess* (Full Rep), Juni 2007, Ausgabe 155, S. 1–263.

76 Sivasankaran, S./Pollard-Quintner, S./Sachdeva, R./Pugeda, J./Hoq, S. M./Zarich, S. W., »The effect of a six-week program of yoga and meditation on brachial artery reactivity: do psychosocial interventions affect vascular tone?«, in: *Clin Cardiol,* September 2006, Band 29, Ausgabe 9, S. 393–398.

77 Sahay, B. K., »Role of yoga in diabetes«, in: *J Assoc Physicians India,* Februar 2007, Band 55, S. 121–126.

Malhotra, V./Singh, S./Tandon, O. P./Sharma, S. B., »The beneficial effect of yoga in diabetes«, in: *Nepal Med Coll J,* Dezember 2005, Band 7, Ausgabe 2, S. 145–147.

Manjunatha, S./Vempati, R. P./Ghosh, D./Bijlani, R. L., »An investigation into the acute and long-term effects of selected yogic postures on fasting and postprandial glycemia and insulinemia in healthy young subjects«, in: *Indian J Physiol Pharmacol,* Juli–Septbember 2005, Band 49, Ausgabe 3, S. 319–324.

Singh, S./Malhotra, V./Singh, K. P./Madhu, S. V./Tandon, O. P., »Role of yoga in modifying certain cardiovascular functions in type 2 diabetic patients«, in: *J Assoc Physicians India,* März 2004, Band 52, S. 203–206.

78 Booth-LaForce, C./Thurston, R. C./Taylor, M. R., »A pilot study of a Hatha yoga treatment for menopausal symptoms«, in: *Maturitas,* 20. Juli 2007, Band 57, Ausgabe 3, S. 286–295.

79 Standaert, C. J., »Is yoga an effective therapy for chronic low back pain?«, in: *Clin J Sport Med,* Januar 2007, Band 17, Ausgabe 1, S. 83–84.

Sherman, K. J./Gherkin, D. C./Erro, J./Miglioretti, D. L./Deyo, R. A., »Comparing yoga, exercise, and a self-care book for chronic low back pain: a randomized, controlled trial«, in: *Ann Intern Med,* 20. Dezember 2005, Band 143, Ausgabe 12, S. 849–856.

Williams, K. A./Petronis, J./Smith, D./Goodrich, D./Wu, J./Ravi, N./ Doyle, E. J. Jr./Gregory Juckett, R./Munoz Kolar, M./Gross, R./Steinberg, L., »Effect of lyengar yoga therapy for chronic low back pain«, in: *Pain,* Mai 2005, Band 115, Ausgabe 1 f, S. 107–117.

Galantino, M. L./Bzdewka, T. M./Eissler-Russo, J. L./Holbrook, M. L./ Mogck, E. P./Geigle, P./Farrar, J. T., »The impact of modified Hatha yoga on chronic low back pain: a pilot study«, in: *Altern Ther Health Med,* März–April 2004, Band 10, Ausgabe 2, S. 56–59.

80 John, P. J./Sharma, N./Sharma, C. M./Kankane, A., »Effectiveness of yoga therapy in the treatment of migraine without aura: a randomized controlled trial«, in: *Headache,* Mai 2007, Band 47, Ausgabe 5, S. 654–661.

81 Streeter, C. C./Jensen, J. E./Perlmutter, R. M./Cabral, H. J./Tian, H./Terhune, D. B./Ciraulo, D. A./Renshaw, P. F., »Yoga Asana Sessions Increase Brain GABA Levels: A Pilot Study«, in: *J Altern complement Med,* Mai 2007, Band 13, Ausgabe 4, S. 419–426.

Siehe auch: Harinath, K./Malhotra, A. S./Pal, K./Prasad, R./Kumar, R./ Kain, T. C./Rai, L./Sawhney, R. C,. »Effects of Hatha yoga and Omkar meditation on cardiorespiratory performance, psychologic profile, and melatonin secretion«, in: *J Altern Complement Med,* April 2004, Band 10, Ausgabe 2, S. 261–268.

82 Duraiswamy, G./Thirthalli, J./Nagendra, H. R./Gangadhar, B. N., »Yoga therapy as an add-on treatment in the management of patients with schizophrenia – a randomized controlled trial«, in: *Acta Psychiatr Scand,* September 2007, Band 116, Ausgabe 3, S. 226–232.

83 Telles, S./Praghuraj, P./Ghosh, A./Nagendra, H. R., »Effect of a one-month yoga training program on performance in a mirror-tracing task«, in: *Indian J Physiol Pharmacol,* April–Juni 2006, Band 50, Ausgabe 2, S. 187–190.

Manjunath, N. K./Telles, S., »Improved performance in the Tower of London test following yoga«, in: *Indian J Physiol Pharmacol,* Juli 2001, Band 45, Ausgabe 3, S. 351–354.

Telles, S./Hanumanthaiah, B. H./Nagarathna, R./Nagendra, H. R., »Plasticity of motor control systems demonstrated by yoga training«, in: *Indian J Physiol Pharmacol,* April 1994, Band 38, Ausgabe 2, S. 143–144.

Telles, S./Hanumanthaiah, B./Nagarathna, R./Nagendra, H. R., »Improvement in static motor performance following yogic training of school children«, in: *Percept Mot Skills,* Juni 1993, Band 76, Ausgabe 3, Teil 2, S. 1264–1266.

84 White, L. J./Castellano, V., »Exercise and brain health-implications for multiple sclerosis: part 1-neuronal growth factors«, in: *Sports Med,* 2008, Band 38, Ausgabe 2, S. 91–100.

85 Vaynman, S./Gomez-Pinilla, F., »License to run: Exercise impacts functional plasticity in the intact and injured central nervous system by using neurotrophins«, in: *Neurorehabilitation and Neural Repair,* Dezember 2005, Band 19, Ausgabe 4, S. 283–295.

86 McMorris, T./Collard, K./Corbett, J./Dicks, M./Swain, J. P., »A test of the cate-cholamines hypothesis for an acute exercise-cognition interaction«, in: *Pharmacol Biochem Behav,* März 2008, Band 89, Ausgabe 1, S. 106–115.

Hillman, C. H./Erickson, K. I./Kramer, A. F., »Be smart, exercise your heart: exercise effects on brain and cognition«, in: *Nat Rev Neurosci,* Januar 2008, Band 9, Ausgabe 1, S. 58–65.

Tomporowski P. D., »Effects of acute bouts of exercise on cognition«, in: *Acta Psychol,* März 2003, Band 112, Ausgabe 3, S. 297–324.

87 Radak, Z./Kumagai, S./Taylor, A. W./Naito, H./Goto, S., »Effects of exercise on brain function: role of free radicals«, in: *Appl Physiol Nutr Metab,* Oktober 2007, Band 32, Ausgabe 5, S. 942–946.

88 Cotman, C. W./Berchtold, N. C./Christie, L. A., »Exercise builds brain health: key roles of growth factor cascades and inflammation«, in: *Trends Neurosci,* September 2007, Band 30, Ausgabe 9, S. 464–472.

Dishman, R. K./Berthoud, H. R./Booth, F. W./Cotman, C. W./Edgerton, V. R./Fleshner, M. R./Gandevia, S. C./Gomez-Pinilla, F./Greenwood, B. N./Hillman, C. H./Kramer, A. F./Levin, B. E./Moran, T. H./Russo-Neustadt, A. A./Salamone, J. D./Van Hoomissen, J. D./Wade, C. E./York, D. A./Zigmond, M. J., »Neurobiology of exercise«, in: *Obesity (Silver Spring),* März 2006, Band 14, Ausgabe 3, S. 345–356.

89 Campisi, J./Leem, T. H./Greenwood, B. N./Hansen, M. K./Moraska, A./Higgins, K./Smith, T. P./Fleshner, M., »Habitual physical activity facilitates stress-induced HSP72 induction in brain, peripheral, and immune tissues«, in: *Am J Physiol Regul Integr Comp Physiol,* Februar 2003, Band 284, Ausgabe 2, S. R520–530.

90 Trejo, J. L./Llorens-Martin, M. V./Torres-Alemán, I., »The effects of exercise on spatial learning and anxiety-like behavior are mediated by an IGF-I-dependent mechanism related to hippocampal neurogenesis«, in: *Mol Cell Neurosci,* Februar 2008, Band 37, Ausgabe 2, S. 402–411.

Guszkowska, M., »Effects of exercise on anxiety, depression and mood«, in: *Psychiatr Pol,* Juli–August 2004, Band 38, Ausgabe 4, S. 611–620.

Scully, D./Kremer, J./Meade, M. M./Graham, R./Dudgeon, K., »Physical exercise and psychological well being: a critical review«, in: *Br J Sports Med,* Juni 1998, Band 32, Ausgabe 2, S. 111–120.

Byrne, A./Byrne, D. G., »The effect of exercise on depression, anxiety and other mood states: a review«, in: *J Psychosom Res,* September 1993, Band 37, Ausgabe 6, S. 565–574.

Petruzzello, S. J./Landers, D. M./Hatfield, B. D./Kubitz, K. A./Salazar, W., »A meta-analysis on the anxiety-reducing effects of acute and chronic exercise. Outcomes and mechanisms«, in: *Sports Med,* März 1991, Band 11, Ausgabe 3, S. 143–182.

91 Broocks, A./Ahrendt, U./Sommer, M., »Physical training in the treatment of depressive disorders«, in: *Psychiatr Prax,* September 2007, Band 34, Suppl. 3, S. 300–304.

Meeusen, R., »Exercise and the brain: insight in new therapeutic modalities«, in: *Ann Transplant,* 2005, Band 10, Ausgabe 4, S. 49–51.

92 Blumenthal, J. A./Babyak, M. A./Doraiswamy, P. M./Watkins, L./Hoffman, B. M./Barbour, K. A./Herman, S./Craighead, W. E./Brosse, A. L./Waugh, R./Hinderliter, A./Sherwood, A., »Exercise and pharmacotherapy in the treatment of major depressive disorder«, in: *Psychosom Med,* September–Oktober 2007, Band 69, Ausgabe 7, S. 587–596.

93 Interessanterweise war die kognitive Verhaltenstherapie wirksamer als die psychodynamische Therapie und die psychodynamische Übung, wie diese Studie belegt: Pinquart, M./Duberstein, P. R./Lyness, J. M., »Effects of psychotherapy and other behavioral interventions on clinically depressed older adults: A meta-analysis«, in: *Aging Ment Health,* November 2007, Band 11, Ausgabe 6, S. 645–657.

94 Colcombe, S. J./Erickson, K. I./Raz, N./Webb, A. G./Cohen, N. J./McAuley, E./Kramer, A. F., »Aerobic fitness reduces brain tissue loss in aging humans«, in: *J Gerontol A Biol Sci Med Sci,* Februar 2003, Band 58, Ausgabe 2, S. 176–180.

95 Adlard, P. A./Perreau, V. M./Pop, V./Cotman, C. W., »Voluntary exercise decreases amyloid load in a transgenic model of Alzheimer's disease«, in: *J Neurosci,* 27. April 2005, Band 25, Ausgabe 17, S. 4217–4221.

96 Booth, F. W./Laye, M. J./Lees, S. J./Rector, R. S./Thyfault, J. P., »Reduced physical activity and risk of chronic disease: the biology behind the consequences«, in: *Eur J Appl Physiol,* 7. November 2007.

97 Ornish, D./Brown, S. E./Scherwitz, L. W./Billings, J. H./Armstrong, W. T./Ports, T. A./McLanahan, S. M./Kirkeeide, R. L./Brand, R. J./Gould, K.

L., »Can lifestyle changes reverse coronary heart disease? The Lifestyle Heart Trial«, in: *Lancet,* 21. Juli 1990, Band 336, Ausgabe 8708, S. 129–133.

98 Yanek, L. R./Becker, D. M./Moy, T. F./Gittelsohn, J./Koffman, D. M., »Project Joy: faith based cardiovascular health promotion for African American women«, in: *Public Health Rep,* 2001, Band 116, Ergänzung 1, S. 68–81.

99 Deacon, T., *The Symbolic Species: The Co-evolution of Language and the Brain,* New York 1997.

100 Green, A. F./Rebok, G./Lyketsos, C. G., »Influence of social network characteristics on cognition and functional status with aging«, in: *Int J Geriatr Psychiatry,* 1. Mai 2008.

Holtzman, R. E./Rebok, G. W./Saczynski, J. S./Kouzis, A. C./Wilcox Doyle, K./Eaton, W. W., »Social network characteristics and cognition in middle-aged and older adults«, in: *J Gerontol B Psychol Sci Soc Sci,* November 2004, Band 59, Ausgabe 6, S. P278–284.

Seeman, T. E./Lusignolo, T. M./Albert, M./Berkman, L., »Social relationships, social support, and patterns of cognitive aging in healthy, high-functioning older adults: MacArthur studies of successful aging«, in: *Health Psychol,* Juli 2001, Band 20, Ausgabe 4, S. 243–255.

Unger, J. B./McAvay, G./Bruce, M. L./Berkman, L./Seeman, T., »Variation in the impact of social network characteristics on physical functioning in elderly persons: MacArthur Studies of Successful Aging«, in: *J Gerontol B Psychol Sci Soc Sci,* 1999, Band 54, Ausgabe 5, S. S245–S251.

Bassuk, S. S./Glass, T. A./Berkman, L. F., »Social disengagement and incident cognitive decline in community-dwelling elderly persons«, in: *Ann Intern Med,* 1999, Band 131, Ausgabe 3, S. 165–173.

101 Bitte beachten Sie: Es ist oft unangemessen, mit Menschen Experimente in Isolation durchzuführen. Daher werden Experimente mit Tieren aus vielen Forschungsfeldern herangezogen, um zu zeigen, dass auch den Menschen ein ähnlicher Schaden zugefügt werden kann, wenn sie sozial isoliert werden.

Ibi, D./Takuma, K./Koike, H./Mizoguchi, H./Tsuritani, K./Kuwahara, Y./Kamei, H./Nagai, T./Yoneda, Y./Nabeshima, T./Yamada, K., »Social isolation rearing-induced impairment of the hippocampal neurogenesis is associated with deficits in spatial memory and emotion-related behaviors in juvenile mice«, in: *J Neurochem,* Mai 2008, Band 105, Ausgabe 3, S. 921–932.

Bock, J./Murmu, R. P./Ferdman, N./Leshem, M./Braun, K., »Refinement of dendritic and synaptic networks in the rodent anterior cingulated and orbitofrontal cortex: critical impact of early and late social experience«, in: *Dev Neurobiol,* April 2008, Band 68, Ausgabe 5, S. 685–695.

Fone, K. C./Porkess, M. V., »Behavioural and neurochemical effects of post-weaning social isolation in rodents-Relevance to developmental neuropsychiatric disorders«, in: *Neurosci Biobehav Rev,* 18. März 2008.

Pibiri, F./Nelson, M./Guidotti, A./Costa, E./Pinna, G., »Decreased corticolimbic allopregnanolone expression during social isolation enhances contextual fear: A model relevant for posttraumatic stress disorder«, in: *Proc Nad Acad Sci USA*, 8. April 2008, Band 105, Ausgabe 14, S. 5567–5572.

102 Frankl, V., ... *trotzdem Ja zum Leben sagen. Ein Psychologe erlebt das Konzentrationslager*, München 2008.

103 In unserem Buch *Born to Believe* finden Sie eine Analyse des Placeboeffekts und der starken Wirkung, die Glaubensüberzeugungen auf unsere psychologische Gesundheit haben können.

104 Sharot, T./Riccardi, A. M./Raio, C. M./Phelps, E. A., »Neural mechanisms mediating optimism bias«, in: *Nature,* 1. November 2007, Band 450, Ausgabe 7166, S. 102–105.

105 http://www.mayoclinic.com/health/positive-thinking/SR00009.

Kung, S./Rummans, T. A./Colligan, R. C./Clark, M. M./Sloan, J. A./ Novotny, P. J./Huntington, J. L., »Association of optimism-pessimism with quality of life in patients with head and neck and thyroid cancers«, in: *Mayo Clin Proc,* Dezember 2006, Band 81, Ausgabe 12, S. 1545–1552.

106 Evans, P./Forte, D./Jacobs, C./Fredhoi, C./Aitchison, E./Hucklebridge, F./Clow, A., »Cortisol secretory activity in older people in relation to positive and negative well-being«, in: *Psychoneuroendocrinology,* September–November 2007, Band 32, Ausgabe 8 ff, S. 922–930.

Schlotz, W./Schulz, P./Hellhammer, J./Stone, A. A./Hellhammer, D. H., »Trait anxiety moderates the impact of performance pressure on salivary cortisol in everyday life«, in: *Psychoneuroendocrinology,* Mai 2006, Band 31, Ausgabe 4, S. 459–472.

Lai, J. C./Evans, P. D./Ng, S. H./Chong, A. M./Siu, O. T./Chan, C. L./ Ho, S. M./Ho, R. T./Chan, P./Chan, C. C., »Optimism, positive affectivity, and salivary cortisol«, in: *Br J Health Psychol,* November 2005, Band 10, Teil 4, S. 467–484.

107 Treharne, G. J./Lyons, A. C./Booth, D. A./Kitas, G. D., »Psychological well-being across 1 year with rheumatoid arthritis: coping resources as buffers of perceived stress«, in: *Br J Health Psychol,* 12. September 2007, Band 12, Teil 3, S. 323–345.

Steptoe, A /Marmo, M./Wardle, J., »Positive affect and psychosocial processes related to health«, in: *Br J Psychol*, 27. Juni 2007.

Martínez-Correa, A./Reyes del Paso, G. A./García-León, A./González-Jareño, M. I., »Relationship between dispositional optimism/pessimism and stress coping strategies«, in: *Psicothema*, Februar 2006, Band 18, Ausgabe 1, S. 66–72.

Nes, L. S./Segerstrom, S. C., »Dispositional optimism and coping: a meta-analytic review«, in: *Pers Soc Psychol Rev*, 2006, Band 10, Ausgabe 3, S. 235–251.

Schou, I./Ekeberg, O./Ruland, C. M., »The mediating role of appraisal and coping in the relationship between optimism-pessimism and quality of life«, in: *Psychooncology*, September 2005, Band 14, Ausgabe 9, S. 718–727.

108 Brummett, B. H./Helms, M. J./Dahlstrom, W. G./Siegler, I. C., »Prediction of all-cause mortality by the Minnesota Multiphasic Personality Inventory Optimism-Pessimism Scale scores: study of a college sample during a 40-year follow-up period«, in: *Mayo Clin Proc*, Dezember 2006, Band 81, Ausgabe 12, S. 1541–1544.

109 http://www.ppc.sas.upenn.edu/aboutus.htm.

110 Gillath, O./Bunge, S. A./Shaver, P. R./Wendelken, C./Mikulincer, M., »Attachment-style differences in the ability to suppress negative thoughts: exploring the neural correlates«, in: *Neuroimage*, Dezember 2005, Band 28, Ausgabe 4, S. 835–847.

111 Ray, R. D./Ochsner, K. N./Cooper, J. C./Robertson, E. R./Gabrieli, J. D./Gross J. J., »Individual differences in trait rumination and the neural systems supporting cognitive reappraisal«, in: Cogn *Affect Behav Neurosci*, Juni 2005, Band 5, Ausgabe 2, S. 156–168.

112 Orndorff, R. L. u. a., »Quantum Dot Ex Vivo Labeling of Neuromuscular Synapses«, in: *Nano Lett*, 1. Februar 2008.

113 Lei, Y./Tang, H./Yao, L./Yu, R./Feng, M./Zou, B., »Applications of mesenchymal stem cells labeled with tat Peptide conjugated quantum dots to cell tracking in mouse body«, in: *Bioconjug Chem*, März–April 2008, Band 19, Ausgabe 2, S. 421–427.

114 Es gibt eine kleine Gruppe von Wissenschaftlern, die nach einer Verbindung zwischen den Quanteneigenschaften und dem Bewusstsein suchen, aber bisher stützen sich deren Forschungsarbeiten nur auf Theorien. Selbst wenn sie Beweise finden würden, wäre es unmöglich festzustellen, ob und wie derartige Eigenschaften unsere Gedanken und erst recht etwas, das außerhalb unseres Körpers und Gehirns existiert, beeinflussen können.

Die Theorien lassen allerhöchstens darauf schließen, dass die Quantendynamik die außergewöhnlichen ständigen Veränderungen unseres Bewusstseins erklären könnte. Dennoch bin ich der Meinung, dass auch einfache neurowissenschafliche Modelle das gleiche Phänomen erklären könnten, das wir beobachten, wenn es darum geht, die Wege des menschlichen Bewusstseins nachzuvollziehen. Mehr Informationen über dieses Thema finden Sie unter www.pubmed.gov in den folgenden Beiträgen:

Basar, E./Giintekin, B., »A breakthrough in neuroscience needs a *Nebulous Cartesian System*: Oscillations, quantum dynamics and chaos in the brain and vegetative system«, in: *Int J Psychophysiol,* April 2007, Band 64, Ausgabe 1, S. 108–122.

Persinger, M. A./Koren, S. A., »A theory of neurophysics and quantum neuroscience: implications for brain function and the limits of consciousness«, in: *Int J Neurosci,* Februar 2007, Band 117, Ausgabe 2, S. 157–175.

Bob, P., »Chaos, brain and divided consciousness«, in: *Acta Univ Carol Med Monogr,* 2007, Band 153, S. 9–80.

Schwartz, J. M./Stapp, H. P./Beauregard, M., »Quantum physics in neuroscience and psychology: a neurophysical model of mind-brain interaction«, in: *Philos Trans R Soc Lond B Biol Sci,* 29. Juni 2005, Band 360, Ausgabe 1458, S. 1309–1327.

Sieb, R. A., »The emergence of consciousness«, in: *Med hypothesis,* 2004, Band 63, Ausgabe 5, S. 900–904.

Korn, H./Faure, P., »Is there chaos in the brain? II. Experimental evidence and related models«, in: *C R Biol,* September 2003, Band 326, Ausgabe 9, S. 787–840.

Pastor-Gómez, J., »Quantum mechanics and brain: a critical review«, in: *Rev Neurol,* 1.–15. Juli 2002, Band 35, Ausgabe 1, S. 87–94.

John, E. R., »The neurophysics of consciousness«, in: *Brain Res Brain Res Rev,* Juni 2002, Band 39, Ausgabe 1, S. 1–28.

115 Attwood, J./Attwood, C., *Passion Test. Entdecken Sie Ihre Leidenschaft,* Bielefeld 2007.

116 Taylor, S. E./Lerner, J. S./Sherman, D. K./Sage, R. M./McDowell, N. K., »Are self-enhancing cognitions associated with healthy or unhealthy biological profiles?«, in: *J Pers Soc Psychol,* Oktober 2003, Band 85, Ausgabe 4, S. 605–615.

117 Taylor, S. E./Kemeny, M. E./Reed, G. M./Bower, J. E./Gruenewald, T. L., »Psychological resources, positive illusions, and health«, in: *Am Psychol,* Januar 2000, Band 55, Ausgabe 1, S. 99–109.

118 Fournier, M./De Ridder, D./Sensing, J., »Optimism and adaptation to chronic disease: The role of optimism in relation to self-care options of type 1 diabetes mellitus, rheumatoid arthritis and multiple sclerosis«, in: *Br J Health Psychol,* November 2002, Band 7 (Teil 4), S. 409–432.

119 Weinstein, N. D., »Unrealistic optimism about susceptibility to health problems«, in: *J Behav Med,* Dezember 1982, Band 5, Ausgabe 4, S. 441–460.

120 Cohen, S./Alper, C. M./Doyle, W. J./Treanor, J. J./Turner, R. B., »Positive emotional style predicts resistance to illness after experimental exposure to rhinovirus or influenza a virus«, in: «, in: *Psychosom Med,* November–Dezember 2006, Band 68, Ausgabe 6, S. 809–815.

121 Dillard, A. J./McCaul, K. D./Klein, W. M., »Unrealistic optimism in smokers: implications for smoking myth endorsement and self-protective motivation«, in: *J Health Commun,* 2006, Band 11, Ergänzung 1, S. 93–102.

122 Groot, W./van den Brink, H. M., »Optimism, pessimism and the compensating income variation of cardiovascular disease: a two-tiered quality of life stochastic frontier model«, in: *Soc Sci Med,* Oktober 2007, Band 65, Ausgabe 7, S. 1479–1489.

123 Weber, H./Vollmann, M./Renner, B., »The spirited, the observant, and the disheartened: social concepts of optimism, realism, and pessimism«, in: *J Pers,* Februar 2007, Band 75, Ausgabe 1, S. 169–197.

124 Sharot, T./Riccardi, A. M./Raio, C. M./Phelps, E. A., »Neural mechanisms mediating optimism bias«, in: *Nature,* 1. November 2007, Band 450, Ausgabe 7166, S. 102–105.

125 van der Velden, P. G./Kleber, R. J./Fournier, M./Grievink, L./Drogendijk, A./Gersons, B. P., »The association between dispositional optimism and mental health problems among disaster victims and a comparison group: A prospective study«, in: *J Affect Disord,* September 2007, Band 102, Ausgabe 1 ff, S. 35–45.

Pinquart, M./Frohlich, C./Silbereisen, R. K., »Optimism, pessimism, and change of psychological well-being in cancer patients«, in: *Psychol Health Med,* August 2007, Band 12, Ausgabe 4, S. 421–432.

126 Maruta, T./Colligan, R. C./Malinchoc, M./Offord, K. P., »Optimists vs pessimists: survival rate among medical patients over a 30-year period«, in: *Mayo Clin Proc,* Februar 2000, Band 75, Ausgabe 2, S. 140–143. Erratum in: *Mayo Clin Proc,* März 2000, Band 75, Ausgabe 3, S. 318.

Maruta, T./Colligan, R. C./Malinchoc, M./Offord, K. P., »Optimism-pessimism assessed in the 1960s and self-reported health status 30 years later«, in: *Mayo Clin Proc,* August 2002, Band 77, Ausgabe 8, S. 748–753.

Kapitel 9: Innere Ausgeglichenheit finden (S. 233–296)

1 Lou, H. C./Nowak, M./Kjaer ,T. W., »The mental self«, in: *Prog Brain Res,* 2005, Band 150, S. 197–204.

2 Brefczynski-Lewis, J. A./Lutz, A./Schaefer, H. S./Levinson, D. B./Davidson, R. J., »Neural correlates of attentional expertise in long-term meditation practitioners«, in: *Proc Nad Acad Sci USA,* 3. Juli 2007, Band 104, Ausgabe 27, S. 11483–11488.

3 Musick, M. A./House, J. S./Williams, D. R., »Attendance at religious services and mortality in a national sample«, in: *Journal of Health and Social Behavior,* 2004, Band 45, Ausgabe 2, S. 198–213.

4 Hill, T. D./Angel, J. L./Ellison, C. G./Angel, R. J., »Religious attendance and mortality: an 8-year follow-up of older Mexican Americans«, in: *J Gerontol B Psychol Sci Soc Sci,* März 2005, Band 60, Ausgabe 2, S. 102–109.

5 Obisesan, T./Livingston, I./Trulear, H. D./Gillum, F., »Frequency of attendance at religious services, cardiovascular disease, metabolic risk factors and dietary intake in Americans: an age-stratified exploratory analysis«, in: *Int J Psychiatry Med,* 2006, Band 36, Ausgabe 4, S. 435–448.

6 Rostosky, S. S./Danner, F./Riggle, E. D. B. (Hg.), »Is religiosity a protective factor against substance use in young adulthood? Only if you're straight!«, in: *J Adolesc Health,* Mai 2007, Band 40, Ausgabe 5, S. 440–447. Diese Längsschnittstudie widerlegte vorherige Forschungsarbeiten, die besagten, Religion wirke in einem gewissen Maß als eine Art Puffer auf den Alkohol- und Marihuanakonsum. Siehe Stewart, C., »The influence of spirituality on substance use of college students«, in: *J Drug Educ,* 2001, Band 31, Ausgabe 4, S. 343–351.

7 Koenig, H. G./Pargament, K.I./Nielsen, J., »Religious coping and health status in medically ill hospitalized older adults«, in: *J Nerv Ment Dis,* September 1998, Band 186, Ausgabe 9, S. 513–521.

8 Pargament, K. I./Koenig, H. G./Tarakeshwar, N./Hahn, J., »Religious struggle as a predictor of mortality among medically ill elderly patients: a 2-year longitudinal study«, in: *Arch Intern Med,* 13.–27. August 2001, Band 161, Ausgabe 15, S. 1881–1885.

9 Ray, R. D./Wilhelm, F. H./Gross, J. J., »All in the mind's eye? Anger rumination and reappraisal«, in: *J Pers Soc Psychol,* Januar 2008, Band 94, Ausgabe 1, S. 133–145.

McLaughlin, K. A./Borkovec, T. D./Sibrava, N. J., »The effects of worry and rumination on affect states and cognitive activity«, in: *Behave Ther,* März 2007, Band 38, Ausgabe 1, S. 23–38.

Peled, M./Moretti, M. M., »Rumination on anger and sadness in adolescence: fueling of fury and deepening of despair«, in: *J Clin Child Adolesc Psychol,* März 2007, Band 36, Ausgabe 1, S. 66–75.

McCullough, M. E./Orsulak, P./Brandon, A./Akers, L., »Rumination, fear, and cortisol: an in vivo study of interpersonal transgressions«, in: *Health Psychol,* Januar 2007, Band 26, Ausgabe 1, S. 126–132.

Lavender, A./Watkins, E., »Rumination and future thinking in depression«, in: *Br J Clin Psychol,* Juni 2004, Band 43, Teil 2, S. 129–142.

10 Ray, R. D./Ochsner, K. N./Cooper, J. C./Robertson, E. R./Gabrieli, J. D./Gross, J. J., »Individual differences in trait rumination and the neural systems supporting cognitive reappraisal«, in: *Cogn Affect Behav Neurosci,* Juni 2005, Band 5, Ausgabe 2, S. 156–168.

11 Jerath, R./Edry, J. W./Barnes, V. A./Jerath, V., »Physiology of long pranayamic breathing: neural respiratory elements may provide a mechanism that explains how slow deep breathing shifts the autonomic nervous system«, in: *Med Hypotheses,* 2006, Band 67, Ausgabe 3, S. 566–571.

12 Kjaer, T. W./Bertelsen, C./Piccini, P./Brooks, D./Alving, J./Lou, H. C., »Increased dopamine tone during meditation-induced change of consciousness«, in: *Brain Res Cogn Brain Res,* April 2002, Band 13, Ausgabe 2, S. 255–259.

13 Settergren, G./Angdin, M./Astudillo, R./Gelinder, S./Liska, J./Lundberg, J. O./Weitzberg, E., »Decreased pulmonary vascular resistance during nasal breathing: modulation by endogenous nitric oxide from the paranasal sinuses«, in: *Acta Physiol Scand,* Juli 1998, Band 163, Ausgabe 3, S. 235–239.

Lundberg, J. O./Settergren, G./Gelinder, S./Lundberg, J./Alving, K./Weitzberg, E., »Inhalation of nasally derived nitric oxide modulates pulmonary function in humans«, in: *Acta Physiol Scand,* Dezember 1996, Band 158, Ausgabe 4, S. 343–347.

14 Pinto,V. L./Brunini, T. M./Ferraz, M. R./Okinga, A./Mendes-Ribeiro, A. C., »Depression and cardiovascular disease: role of nitric oxide«, in: *Cardiovasc Hematol Agents Med Chem,* April 2008, Band 6, Ausgabe 2, S. 142–149.

Workman, J. L./Trainor, B. C./Finy, M. S./Nelson, R. J., »Inhibition of neuronal nitric oxide reduces anxiety-like responses to pair housing«, in: *Behav Brain Res,* 11. Februar 2008, Band 187, Ausgabe 1, S. 109–115.

Spiacci, A. Jr./Kanamaru, F./Guimaraes, F. S./Oliveira, R. M., »Nitric oxide-mediated anxiolytic-like and antidepressant-like effects in animal models of anxiety and depression«, in: *Pharmacol Biochem Behav,* Januar 2008, Band 88, Ausgabe 3, S. 247–255.

15 Gallop, A./Gallup, G., »Yawning as a brain cooling mechanism: nasal breathing and forehead cooling diminish the incidence of contagious yawning«, in: *Evolutionary Psychology*, 2007, Band 5, Ausgabe 1, S. 92–101. http://www.epjournal.net/filestore/ep0592101.pdf.

16 Benson, H., *Heilung durch Glauben. Erwiesene Selbstheilung in der neuen Medizin*, München 1997.

17 Bormann, J. E./Giffor, A. L./Shively, M./Smith, T. L./Rdwien, L./Kelly, A. u. a., »Effects of spiritual mantram repetition on HIV outcomes: A randomized clinical trial«, in: *Journal of Behavioral Medicine*, 2006, Band 29, S. 359–376.

18 Bormann, J. E./Becker, S./Gershwin, M./Kelly, A./Pada, L./Smith, T. L./Gifford, A. L., »Relationship of frequent mantram repetition to emotional and spiritual well-being in healthcare workers«, in: *J Contin Educ Nurs*, September–Oktober 2006, Band 37, Ausgabe 5, S. 218–224.

Bormann, J. E./Oman, D./Kemppainen, J. K./Becker, S./Gershwin, M./Kelly, A., »Mantram repetition for stress management in veterans and employees: a critical incident study«, in: *J Adv Nurs*, März 2006, Band 53, Ausgabe 5, S. 502–512.

Bormann, J. E./Smith, T. L./Becker, S./Gershwin, M./Pada, L./Grudzinski, A. H./Nurmi, E. A., »Efficacy of frequent mantram repetition on stress, quality of life, and spiritual well-being in veterans: a pilot study«, in: *J Holist Nurs*, Dezember 2005, Band 23, Ausgabe 4, S. 395–414.

19 Stevens, S. E./Hynan, M. T./Allen, M./Braun, M. M./McCart, M. R., »Are complex psychotherapies more effective than biofeedback, progressive muscle relaxation, or both? A meta-analysis«, in: *Psychol Rep*, Februar 2007, Band 100, Ausgabe 1, S. 303–324.

Kwekkeboom, K. L./Gretarsdottir, E., »Systematic review of relaxation interventions for pain«, in: *J Nurs Scholarsh*, 2006, Band 38, Ausgabe 3, S. 269–277.

Nickel, C./Kettler, C./Muehlbacher, M./Lahmann, C./Tritt, K./Fartacek, R./Bachler, E./Rother, N./Egger, C./Rother, W. K./Loew, T. H./Nickel, M. K., »Effect of progressive muscle relaxation in adolescent female bronchial asthma patients: a randomized, double-blind, controlled study«, in: *J Psychosom Res*, Dezember 2005, Band 59, Ausgabe 6, S. 393–398.

de Paula, A. A./de Carvalho, E. C./dos Santos, C. B., »The use of the ›progressive muscle relaxation‹ technique for pain relief in gynecology and obstetrics«, in: *Rev Lat Am Enfermagem*, September–Oktober 2002, Band 10, Ausgabe 5, S. 654–659.

Matsumoto, M./Smith, J. C., »Progressive muscle relaxation, breathing exercises, and ABC relaxation theory«, in: *J Clin Psychol*, Dezember 2001, Band 57, Ausgabe 12, S. 1551–1557.

20 Lolak, S./Connors, G. L./Sheridan, M. J./Wise, T. N., »Effects of progressive muscle relaxation training on anxiety and depression in patients enrolled in an out patient pulmonary rehabilitation program«, in: *Psychother Psychosom,* 2008, Band 77, Ausgabe 2, S. 119–125.

Yoo, H. J./Ahn, S. H./Kim, S. B./Kim, W. K./Han, O. S., »Efficacy of progressive muscle relaxation training and guided imagery in reducing chemotherapy side effects in patients with breast cancer and in improving their quality of life«, in: *Support Care Cancer,* Oktober 2005, Band 13, Ausgabe 10, S. 826–833.

21 Krystal, A. D., »Treating the health, quality of life, and functional impairment in insomnia«, in: *J Clin Sleep Med,* 15. Februar 2007, Band 3, Ausgabe 1, S. 63–72.

Simeit, R./Deck, R./Conta-Marx, B., »Sleep management training for cancer patients with insomnia«, in: *Support Care Cancer,* März 2004, Band 12, Ausgabe 3, S. 176–183.

Waters, W. F./Hurry, M. J./Binks, P. G./Carney, C. E./Lajos, L. E./Fuller, K. H./Betz, B./Johnson, J./Anderson, T./Tucci, J. M., »Behavioral and hypnotic treatments for insomnia subtypes«, in: *Behav Sleep Med,* 2003, Band 1, Ausgabe 2, S. 81–101.

Means, M. K./Lichstein, K. L./Epperson, M. T./Johnson, C. T., »Relaxation therapy for insomnia: nighttime and day time effects«, in: *Behav Res Ther,* Juli 2000, Band 38, Ausgabe 7, S. 665–678.

22 Hernandez-Ruiz, E., »Effect of music therapy on the anxiety levels and sleep patterns of abused women in shelters«, in: *J Music Ther,* Sommer 2005, Band 42, Ausgabe 2, S. 140–158.

23 Carrico, D. J./Peters, K. M./Diokno, A. C., »Guided Imagery for Women with Interstitial Cystitis: Results of a Prospective, Randomized Controlled Pilot Study«, in: *J Altern Complement Med,* Januar 2008, Band 14, Ausgabe 1, S. 53–60.

Menzies, V./Taylor, A. G./Bourguignon, C., »Effects of guided imagery on outcomes of pain, functional status, and self-efficacy in persons diagnosed with fibromyalgia«, in: *J Altern Complement Med,* Januar–Februar 2006, Band 12, Ausgabe 1, S. 23–30.

Fors, E. A./Sexton, H./Gotestam, K. G., »The effect of guided imagery and amitriptyline on daily fibromyalgia pain: a prospective, randomized, controlled trial«, in: *J Psychiatr Res,* Mai–Juni 2002, Band 36, Ausgabe 3, S. 179–187.

24 Leon-Pizarro, C./Gich, I./Barthe, E./Rovirosa, A./Farrus, B./Casas, F./Verger, E./Biete, A./Craven-Bartle, J./Sierra, J./Arcusa, A., »A randomized trial of the effect of training in relaxation and guided imagery techniques

in improving psychological and quality-of-life indices for gynecologic and breast brachytherapy patients«, in: *Psychooncology,* November 2007, Band 16, Ausgabe 1, S. 971–979.

Sloman, R., »Relaxation and imagery for anxiety and depression control in community patients with advanced cancer«, in: *Cancer Nurs,* Dezember 2002, Band 25, Ausgabe 6, S. 432–435.

Thompson, M. B./Coppens, N. M., »The effects of guided imagery on anxiety levels and movement of clients undergoing magnetic resonance imaging«, in: *Holist Nurs Pract,* Januar 1994, Band 8, Ausgabe 2, S. 59–69.

25 Mackenzie, A./Frawley, G. P., »Preoperative hypnotherapy in the management of a child with anticipatory nausea and vomiting«, in: *Anaesth Intensive Care,* Oktober 2007, Band 35, Ausgabe 5, S. 784–787.

Omlor, G./Kiewitz, S./Pietschmann, S./Roesler, S., »Effect of preoperative visualization therapy on postoperative outcome after inguinal hernia surgery and thyroid resection«, in: *Zentralbl Chir,* 2000, Band 125, Ausgabe 4, S. 380–385.

26 Lengacher, C. A./Bennett, M. P./Gonzalez, L./Gilvary, D./Cox, C. E./Cantor, A./Jacobsen, P. B./Yang, C./Djeu, J., »Immune responses to guided imagery during breast cancer treatment«, in: *Biol Res Nurs,* Januar 2008, Band 9, Ausgabe 3, S. 205–214.

Gruzelier, J. H., »A review of the impact of hypnosis, relaxation, guided imagery and individual differences on aspects of immunity and health«, in: *Stress,* Juni 2002, Band 5, Ausgabe 2, S. 147–163.

27 Peres, J. F./Newberg, A. B./Mercante, J. P./Simao, M./Albuquerque, V. E./Peres, M. J./Nasello, A. G., »Cerebral blood flow changes during retrieval of traumatic memories before and after psychotherapy: a SPECT study«, in: *Psychol Med,* Oktober 2007, Band 37, Ausgabe 10, S. 1481–1491.

28 Sinha, R./Lacadie, C./Skudlarski, P./Wexler, B. E., »Neural circuits underlying emotional distress in humans«, in: *Ann N Y Acad Sci,* Dezember 2004, Band 1032, S. 254–257.

29 Weydert, J. A./Shapiro, D. E./Acra, S. A./Monheim, C. J./Chambers, A. S./Ball, T. M., »Evaluation of guided imagery as treatment for recurrent abdominal pain in children: a randomized controlled trial«, in: *BMC Pediatr,* 8. November 2006, Band 6, S. 29.

30 Meyers, A. W./Whelan, J. P./Murphy, S. M. »Cognitive behavioral strategies in athletic performance enhancement«, in: *Prog Behav Modif,* 1996, Band 30, S. 137–164.

Blumenstein, B./Bar-Eli, M./Tenenbaum, G., »The augmenting role of biofeedback: effects of autogenic, imagery and music training on physiological indices and athletic performance«, in: *J Sports Sci,* August 1995, Band 13, Ausgabe 4, S. 343–354.

31 Hudetz, J. A./Hudetz, A. G./Reddy, D. M., »Effect of relaxation on working memory and the Bispectral Index of the EEC«, in: *Psychol Rep,* August 2004, Band 95, Ausgabe 1, S. 53–70.

Hudetz, J. A./Hudetz, A. G./Klayman, J., »Relationship between relaxation by guided imagery and performance of working memory«, in: *Psychol Rep,* Februar 2000, Band 86, Ausgabe 1, S. 15–20.

32 Williams, M./Teasdale, J./Segal, Z./Kabat-Zinn, J., *Der achtsame Weg durch die Depression,* Freiburg 2009.

Hayes, S.C. u. a. (Hg.), *Mindfulness and Acceptance,* New York 2004.

33 Dieser christlich-mystische Text wird zwar einem englischen Klausner aus dem 14. Jahrhundert zugeschrieben, aber der wahre Autor ist unbekannt. Siehe die Nachdichtung eines Manuskripts des Britischen Museums durch Evelyn Underwood, herausgegeben von John M. Watkins, *A Book of Contemplation Which Is Called the Cloud of Unknowing, In Which a Soul is One with God,* London 1922.

34 Keating, T., *Intimacy with God,* New York 2009.

35 van Uffelen, J. G./Chinapaw, M. J./van Mechelen, W./Hopman-Rock, M., »Walking or vitamin B for cognition in older adults with mild cognitive impairment? A randomized controlled trial«, in: *Br J Sports Med,* Mai 2008, Band 42, Ausgabe 5, S. 344–351.

van Uffelen, J. G./Chinapaw, M. J./Hopman-Rock, M./van Mechelen, W., Tin effect of walking and vitamin B supplementation on quality of life in nun munity-dwelling adults with mild cognitive impairment: a randomized, controlled trial«, in: *Qual Life Res,* September 2007, Band 16, Ausgabe 7, S. 1137–1146.

36 Andel, R./Crowe, M./Pedersen, N/ L./Fratiglioni, L./Johansson, B./Gatz, M., »Physical exercise at midlife and risk of dementia three decades later: a population based study of Swedish twins«, in: *J Gerontol A Biol Sci Med Sci,* Januar 2008, Band 63, Ausgabe 1, S. 62–66.

Rovio, S./Kåreholt, I./Helkala, E. L./Viitanen, M./Winblad, B./Tuomilehto, J./Soininen, H./Nissinen, A./Kivipelto, M., »Leisure-time physical activity at midlife and the risk of dementia and Alzheimer's disease«, in: *Lancet Neurol,* November 2005, Band 4, Ausgabe 11, S. 705–711.

37 Ernst, E./Canter, P. H., »The Alexander technique: a systematic review of controlled clinical trials«, in: *Forsch Komplementarmed Klass Naturheilkd,* Dezember 2003, Band 10, Ausgabe 6, S. 325–329.

Netz, Y./Lidor, R., »Mood alterations in mindful versus aerobic exercise modes«, in: *J Psychol,* September 2003, Band 137, Ausgabe 5, S. 405–419.

Stallibrass, C./Sissons, P./Chalmers, C., »Randomized controlled trial of the Alexander technique for idiopathic Parkinson's disease«, in: *Clin Rehabil,* November 2002, Band 16, Ausgabe 7, S. 695–708.

Malmgren-Olsson, E. B./Branholm, I. B., »A comparison between three physiotherapy approaches with regard to health-related factors in patients with non-specific musculoskeletal disorders«, in: *Disabil Rehabil,* 15. April 2002, Band 24, Ausgabe 6, S. 308–317.

Johnson, S. K./Frederick, J./Kaufman, M./Mountjoy, B., »A controlled investigation of bodywork in multiple sclerosis«, in: *J Altern Complement Med,* Juni 1999, Band 5, Ausgabe 3, S. 237–243.

Laumer, U./Bauer, M./Fichter, M./Milz, H., »Therapeutic effects of the Feldenkrais method ›awareness through movement‹ in patients with eating disorders«, in: *Psychother Psychosom Med Psychol,* Mai 1997, Band 47, Ausgabe 5, S. 170–180.

Stallibrass, C., »An evaluation of the Alexander technique for the management of disability in Parkinson's disease – a preliminary study«, in: *Clin Rehabil,* 1997, Band 11, Ausgabe 1, S. 8–12.

38 Cacciatore, T. W./Horak, F. B./Henry, S. M., »Improvement in automatic postural coordination following Alexander technique lessons in a person with low back pain«, in: *Phys Ther,* Juni 2005, Band 85, Ausgabe 6, S. 565–578.

Dunn, P. A./Rogers, D. K., »Feldenkrais sensory imagery and forward reach«, in: *Percept Mot Skills,* Dezember 2000, Band 91, Ausgabe 3, Teil 1, S. 755–757.

39 Seurinck, R./Vingerhoets, G./Vandemaele, P./Deblaere, K./Achten, E., »Trial pacing in mental rotation tasks«, in: *Neuroimage,* 1. Mai 2005, Band 25, Ausgabe 4, S. 1187–1196.

Seidler, R. D./Noll, D. C., »Neuroanatomical correlates of motor acquisition and motor transfer«, in: *J Neurophysiol,* 13. Februar 2008, Band 99, Ausgabe 4, S. 1836–1845.

Kiefer, M./Sim, E. J./Liebich, S./Hauk, O./Tanaka, J., »Experience-dependent plasticity of conceptual representations in human sensory-motor areas«, in: *J Cogn Neurosci,* März 2007, Band 19, Ausgabe 3, S. 525–542.

40 Anh-Huong, N./Hanh, T., *Geh-Meditation*, München, 2008.

41 Spencer, R. M./Verstynen, T./Brett, M./Ivry, R., »Cerebellar activation during discrete and not continuous timed movements: An fMRI study«, in: *Neuroimage,* 23. März 2007, Band 36, Ausgabe 2, S. 378–387.

Bormann, J. E./Smith, T. L./Shively, M./Dellefield, M. E./Gifford, A. L., »Self-monitoring of a stress reduction technique using wrist-worn counters«, in: *J Healthc Qual*, Januar–Februar 2007, Band 29, Ausgabe 1, S. 45–52.

Bernardi, L./Sleight, P./Bandinelli, G./Cencetti, S./Fattorini, L./Wdowczyc-Szulc, J./Lagi, A., »Effect of rosary prayer and yoga mantras on autonomic cardiovascular rhythms: comparative study«, in: *BMJ*, 22.–29. Dezember 2001, Band 323, Ausgabe 7327, S. 1446–1449.

Akshoomoff, N. A./Courchesne, E./Townsend, J., »Attention coordination and anticipatory control«, in: *Int Rev Neurobiol*, 1997, Band 41, S. 575–598.

42 Perry, D. W./Zatorre, R. J./Petrides, M./Alivisatos, B./Meyer, E./Evans, A. C., »Localization of cerebral activity during simple singing«, in: *Neuroreport*, 16. Dezember 1999, Band 10, Ausgabe 18, S. 3979–84.

43 Levine, S., *Sein lassen. Heilung im Leben und im Sterben*, Bielefeld 2006.

44 Dua, J. K./Swinden, M. L., »Effectiveness of negative-thought-reduction, meditation and placebo training treatment in reducing anger«, in: *Scand J Psychol*, 1992, Band 33, Ausgabe 2, S. 135–146.

45 Dua, J./Price, I., »Effectiveness of training in negative thought reduction and positive thought increment in reducing thought-produced distress«, in: *J Genet Psychol*, März 1993, Band 154, Ausgabe 1, S. 97–109.

46 Goleman, D., *Dialog mit dem Dalai Lama. Wie wir destruktive Emotionen überwinden können*, München 2005.

47 Guszkowska, M., »Effects of exercise on anxiety, depression and mood«, in: *Psychiatr Pol*, Juli–August 2004, Band 38, Ausgabe 4, S. 611–620.

Scully, D./Kremer, J./Meade, M. M./Graham, R./Dudgeon, K., »Physical exercise and psychological well being: a critical review«, in: *Br J Sports Med*, Juni 1998, Band 32, Ausgabe 2, S. 111–120.

Byrne, A./Byrne, D. G., »The effect of exercise on depression, anxiety and other mood states: a review«, in: *J Psychosom Res*, September 1993, Band 37, Ausgabe 6, S. 565–574.

Petruzzello, S. J./Landers, D. M./Hatfield, B. D./Kubitz, K. A./Salazar, W., »A meta-analysis on the anxiety-reducing effects of acute and chronic exercise. Outcomes and mechanisms«, in: *Sports Med*, März 1991, Band 11, Ausgabe 3, S. 143–182.

48 Grodnitzky, G. R./Tafrate, R. C., »Imaginal exposure for anger reduction in adult outpatients: a pilot study«, in: *J Behav Ther Exp Psychiatry*, September–Dezember 2000, Band 31, Ausgabe 3 f, S. 259–279.

49 Maio, G. R./Thomas, G./Fincham, F. D./Carnelley, K. B., »Unraveling the role of forgiveness in family relationships«, in: *J Pers Soc Psychol*, Februar 2008, Band 94, Ausgabe 2, S. 307–319.

50 Levenson, M. R./Aldwin, C. M./Yancura, L., »Positive emotional change: mediating effects of forgiveness and spirituality«, in: *Explore (NY),* November–Dezember 2006, Band 2, Ausgabe 6, S. 498–508.

51 Rye, M. S./Pargament, K. I., »Forgiveness and romantic relationships in college: can it heal the wounded heart?«, in: *J Clin Psychol,* April 2002, Band 58, Ausgabe 4, S. 419–441.

52 Worthington, E. L. Jr./Witvliet, C. V./Pietrini, P./Miller, A. J., »Forgiveness, health, and well-being: a review of evidence for emotional versus decisional forgiveness, dispositional forgivingness, and reduced unforgiveness«, in: *J Behav Med,* August 2007, Band 30, Ausgabe 4, S. 291–302.

Friedberg, J. P./Suchday, S./Shelov, D. V., »The impact of forgiveness on cardiovascular reactivity and recovery«, in: *Int J Psychophysiol,* August 2007, Band 65, Ausgabe 2, S. 87–94.

Lawler, K. A./Younger, J. W./Piferi, R. L./Jobe, R. L./Edmondson, K. A./ Jones, W. H., »The unique effects of forgiveness on health: an exploration of pathways«, in: *J Behav Med,* April 2005, Band 28, Ausgabe 2, S. 157–167.

Lawler, K. A./Younger, J. W./Piferi, R. L./Billington, E./Jobe, R./Edmondson, K./Jones, W. H., »A change of heart: cardiovascular correlates of forgiveness in response to interpersonal conflict«, in: *J Behav Med,* Oktober 2003, Band 26, Ausgabe 5, S. 373–393.

53 Mullet, E./Barros, J./Frongia, L./Usai, V./Neto, F./Shafighi, S. R., »Religious involvement and the forgiving personality«, in: *J Pers,* Februar 2003, Band 71, Ausgabe 1, S. 1–19.

54 Spiers, A., »Forgiveness as a secondary prevention strategy for victims of interpersonal crime«, in: *Australas Psychiatry,* September 2004, Band 12, Ausgabe 3, S. 261–326.

55 Harris, A. H./Luskin, F./Norman, S. B./Standard, S./Bruning, J./Evans, S./ Thoresen, C. E., »Effects of a group forgiveness intervention on forgiveness, perceived stress, and trait-anger«, in: *J Clin Psychol,* Juni 2006, Band 62, Ausgabe 6, S. 715–733. Für Links zu Forschungsarbeiten siehe http://www.forgiving.org.

56 Luskin, F. Weitere Daten zu den wirksamen Vergebungsmethoden der Stanford-Projekte zur Vergebung (Stanford Forgiveness Projects – Research Applications) finden Sie unter http://www.forgiving.org/conference_archive/conference_2.htm#luskin.

57 Ritskes, R./Ritskes-Hoitinga, M./Stødkilde-Jørgensen, H./Bærentsen, K./ Hartman, T., »MRI scanning during Zen meditation: The picture of enlightenment?« Protokolle der internationalen Konferenz des transnationalen Zusammenschlusses zur Erforschung des physischen, psychologi-

schen und spirituellen Wohlergehens (Transnational Network for the study of Physical, Psychological and Spiritual Wellbeing), Sydney/Australien, Juli 2002.

Kapitel 10: Mitfühlende Kommunikation (S. 297–335)

1 Sheffield, M./Carey, J./Patenaude, W./Lambert, M. J., »An exploration of the relationship between interpersonal problems and psychological health«, in: *Psychol Rep,* Juni 1995, Band 76, Ausgabe 3, Teil 1, S. 957–956.

2 Lamm, C./Nusbaum, H. C./Meltzoff, A. N./Decety, J., »What Are You Feeling? Using Functional Magnetic Resonance Imaging to Assess the Modulation of Sensory and Affective Responses during Empathy for Pain«, in: *PLoS ONE,* 12. Dezember 2007, Band 2, Ausgabe 12, S. e1292.

Saarela, M. V., Hlushchuk, Y./Williams, A. C./Schürmann, M./Kalso, E./Hari, R., »The compassionate brain: humans detect intensity of pain from another's face«, in: *Cereb Cortex,* Januar 2007, Band 17, Ausgabe 1, S. 230–237.

3 Güroğlu, B./Haselager, G. J./van Lieshout, C. F./Takashima, A./Rijpkema, M./Fernandez, G., »Why are friends special? Implementing a social interaction simulation task to probe the neural correlates of friendship«, in: *Neuroimage,* 15. Januar 2008, Band 39, Ausgabe 2, S. 903–910.

Völlm, B. A./Taylor, A. N./Richardson, P./Corcoran, R./Stirling, J./McKie, S./Deakin, J.F./Elliott, R., »Neuronal correlates of theory of mind and empathy: a functional magnetic resonance imaging study in a nonverbal task«, in: *Neuroimage,* 1. Januar 2006, Band 29, Ausgabe 1, S. 90–98.

Farrow, T. F./Zheng, Y./Wilkinson, I. D./Spence, S. A./Deakin, J. F./Tarrier, N./Griffiths, P. D./Woodruff, P. W., »Investigating the functional anatomy of empathy and forgiveness«, in: *Neuroreport,* 8. August 2001, Band 12, Ausgabe 11, S. 2433–2438.

4 Steffen, P. R./Masters, K. S., »Does compassion mediate the intrinsic religion-health relationship?«, in: *Ann Behav Med,* Dezember 2005, Band 30, Ausgabe 3, S. 217–224.

5 Morrison, I./Downing, P. E., »Organization of felt and seen pain responses in anterior cingulate cortex«, in: *Neuroimage,* 15. August 2007, Band 37, Ausgabe 2, S. 642–651, *Epub,* 24. Mai 2007.

Lamm, C./Batson, C. D./Decety, J., »The neural substrate of human empathy: effects of perspective-taking and cognitive appraisal«, in: *J Cogn Neurosci,* Januar 2007, Band 19, Ausgabe 1, S. 42–58.

Shafritz, K. M./Collins, S. H./Blumberg, H. P., »The interaction of emotional and cognitive neural systems in emotionally guided response inhibition«, in: *Neuroimage,* 15. Mai 2006, Band 31, Ausgabe 1, S. 468–475.

Lawrence, E. J./Shaw, P./Giampietro, V. P./Surguladze, S./Brammer, M. J./David, A. S., »The role of ›shared representations‹ in social perception and empathy: an fMRI study«, in: *Neuroimage,* 15. Februar 2006, Band 29, Ausgabe 4, S. 1173–1184.

Morrison, I./Lloyd, D./di Pellegrino, G./Roberts, N., »Vicarious responses to pain in anterior cingulate cortex: is empathy a multisensory issue?«, in: *Cogn Affect Behav Neurosci,* Juni 2004, Band 4, Ausgabe 2, S. 270–278.

6 Bartels, A./Zeki, S., »The neural basis of romantic love«, in: *Neuroreport,* 27. November 2000, Band 11, Ausgabe 17, S. 3829–3834.

7 Moriguchi, Y./Decety, J./Ohnishi, T./Maeda, M./Mori, T./Nemoto, K./Matsuda, H./Komaki, G., »Empathy and judging other's pain: an fMRI study of alexithymia«, in: *Cereb Cortex,* September 2007, Band 17, Ausgabe 9, S. 2223–2234.

Berthoz, S./Artiges, E./Van De Moortele, P. F./Poline, J. B./Rouquette, S./Consoli, S. M./Martinot, J. L., »Effect of impaired recognition and expressions of emotions on frontocingulate cortices: an fMRI study of men with alexithymia«, in: *Am I Psychiatry,* Juni 2002, Band 159, Ausgabe 6, S. 961–967.

8 Waldman, M. R. (Hg.), *The Art of Staying Together*, New York 1998.

Waldman, M. R., *Love Games*, New York, 2000.

9 Grepmair, L./Mitterlehner, F./Loew, T./Nickel, M., »Promotion of mindfulness in psychotherapists in training: preliminary study«, in: *Eur Psychiatry,* November 2007, Band 22, Ausgabe 8, S. 485–489.

Grepmair, L./Mitterlehner, F./Loew, T./Bachler, E./Rother, W./Nickel, M., »Promoting mindfulness in psychotherapists in training influences the treatment results of their patients: a randomized, double-blind, controlled study«, in: *Psychother Psychosom,* 2007, Band 76, Ausgabe 6, S. 332–338.

10 Brock, R. L./Lawrence, E., »A longitudinal investigation of stress spillover in marriage: does spousal support adequacy buffer the effects?«, in: *J Fam Psychol,* Februar 2008, Band 22, Ausgabe 1, S. 11–20.

Heffner, K. L./Kiccolt-Glaser, J. K./Loving, T. J./Glaser, R./Malarkey, W. B., »Spousal support satisfaction as a modifier of physiological responses to marital conflict in younger and older couples«, in: *J Behav Med,* Juni 2004, Band 27, Ausgabe 3, S. 233–254.

Cohan, C. L./Bradbury, T. N., »Negative life events, marital interaction, and the longitudinal course of newlywed marriage«, in: *J Pers Soc Psychol,* Juli 1997, Band 73, Ausgabe 1, S. 114–128.

Huston, T. L./Vangelisti, A. L., »Socioemotional behavior and satisfaction in marital relationships: a longitudinal study«, in: J *Pers Soc Psychol,* November 1991, Band 61, Ausgabe 5, S. 721–733.

11 Downs, A. C./Hillje, E. S., »Reassessment of the Miller Social Intimacy Scale: use with mixed- and same-sex dyads produces multidimensional structures«, in: *Psychol Rep,* Dezember 1991, Band 69, Ausgabe 3, Teil 1, S. 991–997.

Miller, R. S./Lefcourt, H. M., »The assessment of social intimacy«, in: *J Pers Assess,* Oktober 1982, Band 46, Ausgabe 5, S. 514–518.

12 Toussaint, L./Webb, J. R., »Gender differences in the relationship between empathy and forgiveness«, in: *J Soc Psychol,* Dezember 2005, Band 145, Ausgabe 6, S. 673–685.

13 Singer, T./Seymour, B./O'Doherty, J. P./Stephan, K. E./Dolan, R. J./Frith, C. D., »Empathic neural responses are modulated by the perceived fairness of others«, in: *Nature,* 26. Januar 2006, Band 439, Ausgabe 7075, S. 466–469.

14 Block-Lerner, J./Adair, C./Plumb, J. C./Rhatigan, D. L./Orsillo, S. M., »The case for mindfulness-based approaches in the cultivation of empathy: Does nonjudgmental, present-moment awareness increase capacity for perspective-taking and empathatic concern?«, in: *J Marital Fam Ther,* Oktober 2007, Band 33, Ausgabe 4, S. 501–516.

15 Carson, J. W./Carson, K. M./Gil, K. M./Baucom, D. H., »Self-expansion as a mediator of relationship improvements in a mindfulness intervention«, in: *J Marital Fam Ther,* Oktober 2007, Band 33, Ausgabe 4, S. 517–528.

16 Block-Lerner, J./Adair, C./Plumb, J. C./Rhatigan, D. L./Orsillo, S. M., »The case for mindfulness-based approaches in the cultivation of empathy: does nonjudgmental, present-moment awareness increase capacity for perspective-taking and empathic concern?«, in: *J Marital Fam Ther,* Oktober 2007, Band 33, Ausgabe 4, S. 501–516.

Barnes, S./Brown, K. W./Krusemark, E./Campbell, W. K./Rogge, R. D., »The role of mindfulness in romantic relationship satisfaction and responses to relationship stress«, in: *J Marital Fam Ther,* Oktober 2007, Band 33, Ausgabe 4, S. 482–500.

Wachs, K./Cordova, J. V., »Mindful relating: exploring mindfulness and emotion repertoires in intimate relationships«, in: *J Marital Fam Ther,* Oktober 2007, Band 33, Ausgabe 4, S. 464–481.

Allen, N. B./Chambers, R./Knight, W., »Melbourne Academic Mindfulness Interest Group. Mindfulness-based psychotherapies: a review of conceptual foundations, empirical evidence and practical considerations«, in: *Aust N Z J Psychiatry,* April 2006, Band 40, Ausgabe 4, S. 285–294.

17 Dumas, J. E., »Mindfulness-based parent training: strategies to lessen the grip of automaticity in families with disruptive children«, in: *J Clin Child Adolesc Psychol,* Dezember 2005, Band 34, Ausgabe 4, S. 779–791.

Singh, N. N./Lancioni, G. E./Winton, A. S./Singh, J./Curtis, W. J./Wahler, R. G./McAleavey, K. M., »Mindful parenting decreases aggression and increases social behavior in children with developmental disabilities«, in: *Behav Modif,* November 2007, Band 31, Ausgabe 6, S. 749–771.

18 Byrne, R., *The Secret – Das Geheimnis,* München 2007 (Film: Regie von Drew Heriot).

19 Wir haben in unserer Studie eine interessante Unstimmigkeit gefunden. Wir brachten einer Gruppe von Schülern, die ein Seminar über die Anthropologie der Religion besuchten, unsere mitfühlende Kommunikation bei, aber sie hielten an ihren Zielen und ihrem Suchen im Außen fest. Die meisten sprachen von besseren Noten, dem Schulabschluss oder einer guten Karriere, während Eigenschaften wie Glückseligkeit, Zufriedenheit und Frieden nur selten und dann auch nur von Mädchen erwähnt wurden. Alles in allem konnten wir nur einen leichten Anstieg der Intimität feststellen, und die Schüler waren sogar weniger bereit, mit Fremden einen offenen Dialog zu führen. Es könnte mehrere Gründe geben, warum diese Gruppe sich anders verhielt als die religiösen Gruppen, die wir bis dahin untersucht hatten. An erster Stelle steht das Alter: Jüngere Menschen haben weniger Erfahrung mit Kommunikation und Intimität und können sich vielleicht deswegen im Umgang mit Fremden nicht verbessern. Zweitens liegt Schülern weniger an der Intimität, die sie gewöhnlich nur mit langfristigen Beziehungen und der Ehe verbinden. Sie gehen in die Schule, weil sie ihren Abschluss machen wollen, während die Erwachsenen in unseren Workshops aus Interesse an unseren Experimenten teilnehmen. Drittens funktionierte an dem Tag, an dem wir die Studenten »testeten«, die Klimaanlage nicht und im Klassenzimmer herrschten 36 Grad Wärme – nicht gerade ideale Voraussetzungen zum Meditieren.

20 Gobet, F./Clarkson, G., »Chunks in expert memory: evidence for the magical number four ... or is it two?«, in: *Memory,* November 2004, Band 12, Ausgabe 6, S. 732–747.

Cowan, N., »The magical number 4 in short-term memory: a reconsideration of mental storage capacity«, in: *Behav Brain Sci,* Februar 2001, Band 24, Ausgabe 1, S. 87–114.

21 Grewen, K. M./Anderson, B. J./Girdler, S. S./Light, K. C., »Warm partner contact is related to lower cardiovascular reactivity«, in: *Behav Med,* Herbst 2003, Band 29, Ausgabe 3, S. 123–130.

Grewen, K. M./Girdler, S. S./Amico, J./Light, K. C., »Effects of partner support on resting oxytocin, cortisol, norepinephrine, and blood pressure before and after warm partner contact«, in: *Psychosom Med,* Juli–August 2005, Band 67, Ausgabe 4, S. 531–538.

Light, K. C./Grewen, K. M./Amico, J. A., »More frequent partner hugs and higher oxytocin levels are linked to lower blood pressure and heart rate in pre-menopausal women«, in: *Biol Psychol,* April 2005, Band 69, Ausgabe 1, S. 5–21.

22 Hayes, S. C. u. a. (Hg.), *Mindfulness and Acceptance*, New York 2004.

23 Öst, L. G., »Efficacy of the third wave of behavioral therapies: A systematic review and meta-analysis«, in: *Behav Res Ther,* 3. März 2008, Band 46, Ausgabe 3, S. 296–321.

Dalrymple, K. L./Herbert, J. D., »Acceptance and commitment therapy for generalized social anxiety disorder: a pilot study«, in: *Behav Modif,* September 2007, Band 31, Ausgabe 5, S. 543–568.

Roemer, L./Orsillo, S. M., »An open trial of an acceptance-based behavior therapy for generalized anxiety disorder«, in: *Behav Ther,* März 2007, Band 38, Ausgabe 1, S. 72–85.

24 Carlson, L. E./Speca, M./Patel, K. D./Paris, P., »One year pre-post intervention follow-up of psychological, immune, endocrine and blood pressure outcomes of mindfulness-based stress reduction (MBSR) in breast and prostate canceroutpatients«, in: *Brain Behav Immun,* November 2007, Band 21, Ausgabe 8, S. 1038–1049.

Toneatto, T./Nguyen, L., »Does mindfulness meditation improve anxiety and mood symptoms? A review of the controlled research«, in: *Can J Psychiatry,* April 2007, Band 52, Ausgabe 4, S. 260–266.

Jain, S./Shapiro, S. L./Swanick, S./Roesch, S. C./Mills, P. J./Bell, I./Schwartz, G. E., »A randomized controlled trial of mindfulness meditation versus relaxation training: effects on distress, positive states of mind, rumination, and distraction«, in: *Ann Behav Med,* Februar 2007, Band 33, Ausgabe 1, S. 11–21.

Hoppes, K., »The application of mindfulness-based cognitive interventions in the treatment of co-occurring addictive and mood disorders«, in: *CNS Spectr,* November 2006, Band 11, Ausgabe 11, S. 829–851.

Finucane, A./Mencer, S. W., »An exploratory mixed methods study of the acceptability and effectiveness of Mindfulness-Based Cognitive Therapy for patients with active depression and anxiety in primary care«, in: *BMC Psychiatry,* 7. April 2006, Band 6, S. 14.

Smith, J. E./Richardson, J./Hoffman, C./Pilkington, K., »Mindfulness-based stress reduction as supportive therapy in cancer care: systematic review«, in: *J Adv Nurs,* November 2005, Band 52, Ausgabe 3, S. 315–327. Besprechung. Erratum in: *J Adv Nurs,* März 2006, Band 53, Ausgabe 5, S. 618.

Plews-Ogan, M./Owens, J. E./Goodman, M./Wolfe, P./Schorling, J., »A pilot study evaluating mindfulness-based stress reduction and massage for the management of chronic pain«, in: *J Gen Intern Med,* Dezember 2005, Band 20, Ausgabe 12, S. 1136–1138.

Kreitzer, M. J./Gross, C. R./Ye, X./Russas, V./Treesak, C., »Longitudinal impact of mindfulness meditation on illness burden in solid-organ transplant recipients«, in: *Prog Transplant,* Juni 2005, Band 15, Ausgabe 2, S. 166–172.

Robert McComb, J. J./Tacon, A./Randolph, P./Caldera, Y., »A pilot study to examine the effects of a mindfulness-based stress-reduction and relaxation program on levels of stress hormones, physical functioning, and submaximal exercise responses«, in: *J Altern Complement Med,* Oktober 2004, Band 10, Ausgabe 5, S. 819–827.

Grossman, P./Niemann, L./Schmidt, S./Walach, H., »Mindfulness-based stress reduction and health benefits. A meta-analysis«, in: *J Psychosom Res,* Juli 2004, Band 57, Ausgabe 1, S. 35–43.

Gross, C. R./Kreitzer, M. J./Russas, V./Treesak, C./Frazier, P. A./Hertz, M. I., »Mind-fulness meditation to reduce symptoms after organ transplant: a pilot study«, in: *Altern Ther Health Med,* Mai–Juni 2004, Band 10, Ausgabe 3, S. 58–66.

Carlson, L. E./Speca, M./Patel, K. D./Goodey, E., »Mindfulness-based stress reduction in relation to quality of life, mood, symptoms of stress and levels of cortisol, dehydroepiandrosterone sulfate (DHEAS) and melatonin in breast and prostate cancer outpatients«, in: *Psychoneuroendocrinology,* Mai 2004, Band 29, Ausgabe 4, S. 448–474.

Roth, B./Robbins, D., »Mindfulness-based stress reduction and health-related quality of life: findings from a bilingual inner-city patient population«, in: *Psychosom Med,* Januar–Februar 2004, Band 66, Ausgabe 1, S. 113–123.

Singh, N. N./Wahler, R. G./Adkins, A. D./Myers, R. E., »Soles of the feet: a mind-fulness-based self-control intervention for aggression by an individual with mild mental retardation and mental illness«, in: *Res Dev Disabil,* Mai–Juni 2003, Band 24, Ausgabe 3, S. 158–169.

Rosenzweig, S./Reibel, D. K./Greeson, J. M./Brainard, G. C./Hojat, M., »Mindfulness-based stress reduction lowers psychological distress in medical students«, in: *Teach Learn Med,* Frühjahr 2003, Band 15, Ausgabe 2, S. 88–92.

Majumdar, M./Grossman, P./Dietz-Waschkowski, B./Kersig, S./Walach, H., »Does mindfulness meditation contribute to health? Outcome evaluation of a German sample«, in: *J Altern Complement Med,* Dezember 2002, Band 8, Ausgabe 6, S. 719–730, Besprechung S. 731–735.

Bishop, S. R., »What do we really know about mindfulness-based stress reduction?«, in: *Psychosom Med,* Januar–Februar 2002, Band 64, Ausgabe 1, S. 71–83.

Roth, B./Stanley, T. W,. »Mindfulness-based stress reduction and healthcare utilization in the inner city: preliminary findings«, in: *Altern Ther Health Med,* Januar–Februar 2002, Band 8, Ausgabe 1, S. 60–62, 64–66.

Speca, M./Carlson, L. E./Goodey, E./Angen, M., »A randomized, waitlist controlled clinical trial: the effect of a mindfulness meditation-based stress reduction program on mood and symptoms of stress in cancer outpatients«, in: *Psychosom Med,* September–Oktober 2000, Band 62, Ausgabe 5, S. 613–622.

Reibel, D. K./Greeson, J. M./Brainard, G. C./Rosenzweig, S., »Mindfulness-based stress reduction and health-related quality of life in a heterogeneous patient population«, in: *Gen Hosp Psychiatry,* Juli–August 2001, Band 23, Ausgabe 4, S. 183–192.

25 Davis, L. W./Strasburger, A. M./Brown, L. F., »Mindfulness: an intervention for anxiety in schizophrenia«, in: *J Psychosoc Nurs Ment Health Serv,* November 2007, Band 45, Ausgabe 11, S. 23–29.

26 Bjorgvinsson, T./Hart, J./Heffelfinger, S., »Obsessive-compulsive disorder: update on assessment and treatment«, in: *J Psychiatr Pract,* November 2007, Band 13, Ausgabe 6, S. 362–372.

Masedo, A. I./Rosa Esteve, M., »Effects of suppression, acceptance and spontaneous coping on pain tolerance, pain intensity and distress«, in: *Behav Res Ther,* Februar 2007, Band 45, Ausgabe 2, S. 199–209.

Gifford, E. V./Ritsher, J. B./McKellar, J. D./Moos, R. H., »Acceptance and relationship context: a model of substance use disorder treatment outcome«, in: *Addiction,* August 2006, Band 101, Ausgabe 8, S. 1167–1177.

Lau, M. A./McMain, S. F., »Integrating mindfulness meditation with cognitive and behavioural therapies: the challenge of combining acceptance- and change-based strategies«, in: *Can J Psychiatry,* November 2005, Band 50, Ausgabe 13, S. 863–869.

McCracken, L. M./Vowles, K. E./Eccleston, C., »Acceptance-based treatment for persons with complex, long standing chronic pain: a preliminary analysis of treatment outcome in comparison to a waiting phase«, in: *Behav Res Ther,* Oktober 2005, Band 43, Ausgabe 10, S. 1335–1346.

27 Heffner, K. L./Loving, T. J./Kiecolt-Glaser, J. K./Himawan, L. K./Glaser, R./Malarkey, W. B., »Older spouses' cortisol responses to marital conflict: associations with demand/withdraw communication patterns«, in: *J Behav Med,* August 2006, Band 29, Ausgabe 4, S. 317–325.

Kiecolt-Glaser, J. K./Loving, T. J./Glaser, R./Malarkey, W. B., »Spousal support satisfaction as a modifier of physiological responses to marital conflict in younger and older couples«, in: *J Behav Med,* Juni 2004, Band 27, Ausgabe 3, S. 233–254.

Marchand, J. F., »Husbands' and wives' marital quality: the role of adult attachment orientations, depressive symptoms, and conflict resolution behaviors«, in: *Attach Hum Dev,* März 2004, Band 6, Ausgabe 1, S. 99–112.

Kiecolt-Glaser, J. K./Bane, C./Glaser, R./Malarkey, W. B., »Love, marriage, and divorce: newlyweds' stress hormones foreshadow relationship changes«, in: J *Consult Clin Psychol,* Februar 2003, Band 71, Ausgabe 1, S. 176–188.

Kiecolt-Glaser, J. K./Glaser, R./Cacioppo, J. T./Malarkey, W. B., »Marital stress: immunologic, neuroendocrine, and autonomic correlates«, in: *Ann N Y Acad Sci,* 1. Mai 1998, Band 840, S. 656–663.

Kiecolt-Glaser, J. K./Glaser, R./Cacioppo, J. T./MacCallum, R. C./Snydersmith, M./Kim, C./Malarkey, W. B., »Marital conflict in older adults: endocrinological and immunological correlates«, in: *Psychosom Med,* Juli–August 1997, Band 59, Ausgabe 4, S. 339–349.

Kiecolt-Glaser, J. K./Newton, T./Cacioppo, J. T./MacCallum, R. C./Glaser, R./Malarkey, W. B., »Marital conflict and endocrine function: are men really more physiologically affected than women?«, in: *J Consult Clin Psychol,* April 1996, Band 64, Ausgabe 2, S. 324–332.

Malarkey, W. B./Kiecolt-Glaser, J. K./Pearl, D./Glaser, R., »Hostile behavior during marital conflict alters pituitary and adrenal hormones«, in: *Psychosom Med,* Januar–Februar 1994, Band 56, Ausgabe 1, S. 41–51.

28 Grandjean, D./Sander, D./Pourtois, G./Schwartz, S./Seghier, M. L./Scherer, K. R./Vuilleumier, P., »The voices of wrath: brain responses to angry prosody in meaningless speech«, in: *Nat Neurosci,* Februar 2005, Band 8, Ausgabe 2, S. 145–146.

Sander, D./Grandjean, D./Pourtois, G./Schwartz, S./Seghier, M. L./Scherer, K. R./Vuilleumier, P., »Emotion and attention interactions in social cognition: brain regions involved in processing anger prosody«, in: *Neuroimage,* Dezember 2005, Band 28, Ausgabe 4, S. 848–858.

29 Rota, G./Veit, R./Nardo, D./Weiskopf, N./Birbaumer, N./Dogil, G., »Processing of inconsistent emotional information: an fMRI study«, in: *Exp Brain Res,* April 2008, Band 186, Ausgabe 3, S. 401–407.

Mitchell, R. L., »How does the brain mediate interpretation of incongruent auditory emotions? The neural response to prosody in the presence of conflicting lexico-semantic cues«, in: *Eur J Neurosci,* Dezember 2006, Band 24, Ausgabe 12, S. 3611–3618.

30 Ghika-Schmid, F./Ghika, J./Vuilleumier, P./Assal, G./Vuadens, P./Scherer, K./Maeder, P./Uske, A./Bogousslavsky, J., »Bihippocampal damage with emotional dysfunction: impaired auditory recognition of fear«, in: *Eur Neurol,* 1997, Band 38, Ausgabe 4, S. 276–283.

Sachdev, P./Smith, J. S./Matheson, J./Last, P./Blumbergs, P., »Amygdalo-hippocampectomy for pathological aggression«, in: *Aust N Z J Psychiatry,* Dezember 1992, Band 26, Ausgabe 4, S. 671–676.

31 Clark, A. J., »Forgiveness: a neurological model«, in: *Med Hypotheses,* 2005, Band 65, Ausgabe 4, S. 649–654.

32 Carson, J. W./Carson, K. M./Gil, K. M./Baucom, D. H., »Mindfulness-Based Relationship Enhancement«, in: *Behavi* 35, S. 471–494.

33 Hyde, C., *Pay It Forward,* New York 2000.

34 Bowen, W., *Einwandfrei,* München 2008.

Register

Seitenangaben in *Kursivdruck* verweisen auf Abbildungen sowie grafische Darstellungen.

H

I

T

U